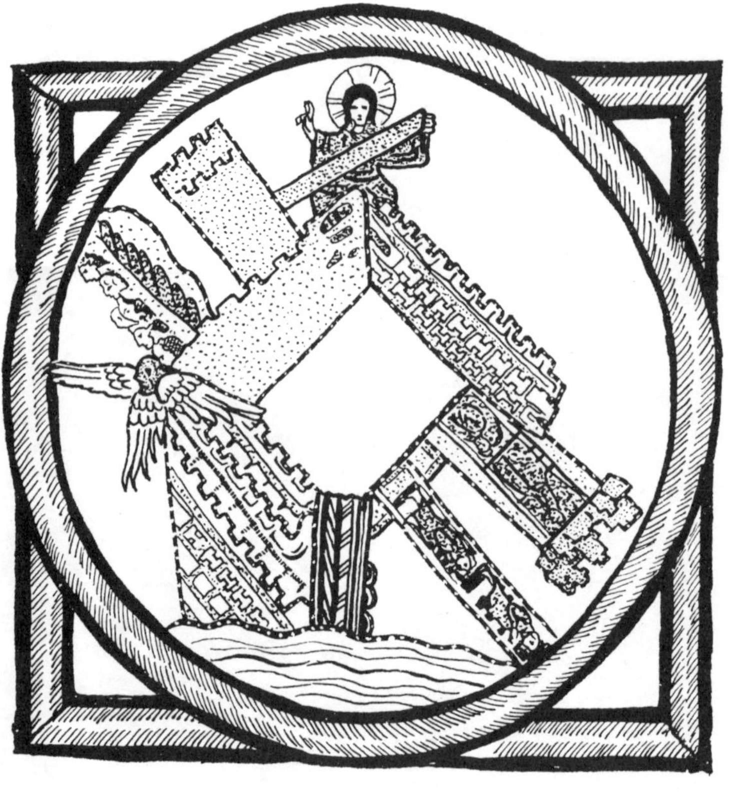

«Das Gebäude des Heils». Aus der Handschrift ‹*Scivias*› (‹*Wisse die Wege*›), die Hildegard von Bingen etwa 1180 verfaßte. Dieses Bild ist aus mehreren durch Migräneanfälle hervorgerufenen Visionen entstanden.

Oliver Sacks

Migräne

Überarbeitete und erweiterte Fassung

Deutsch von Jutta Schust

Rowohlt

Die Originalausgabe erschien 1992 unter dem Titel «Migraine: Revised and Expanded» im Verlag der University of California Press, Berkeley/Los Angeles/Oxford
Umschlag- und Einbandgestaltung Philipp Starke/Büro Hamburg
Umschlagillustration Jan Rieckhoff

Die in diesem Buch zusammengestellten Informationen über Möglichkeiten der Migränetherapie ersetzen in keinem Fall das Gespräch mit dem Arzt Ihrer Wahl. Der Verlag warnt vor Selbstbehandlungsversuchen.

1. Auflage April 1994

Satz Times (Linotronic 500)
Gesamtherstellung Clausen & Bosse, Leck
Printed in Germany
ISBN 3 498 06286 7

Meinen Eltern

Wie es bei Platon heißt, empfahl Sokrates erst eine Behandlung für den Kopfschmerz des Charmides, nachdem dieser seinen verstörten Geist besänftigt hatte; Körper und Seele müssen gemeinsam geheilt werden, wie der Kopf und die Augen...
Robert Burton

Wem... Krankheit eine Lebensäußerung des Organismus ist, der sieht in ihr nicht mehr einen Feind... Mit dem Augenblick, wo ich einsehe, daß die Krankheit eine Schöpfung des Kranken ist, wird sie für mich dasselbe wie seine Art zu gehen, seine Sprechweise, das Mienenspiel seines Gesichtes, die Bewegung seiner Hände, die Zeichnung, die er entworfen, das Haus, das er gebaut, das Geschäft, das er abgeschlossen hat, oder der Gang, den seine Gedanken gehen: ein beachtenswertes Symbol der Gewalten, die ihn beherrschen und die ich zu beeinflussen suche, wenn ich es für recht halte.
Georg Groddeck

Inhalt

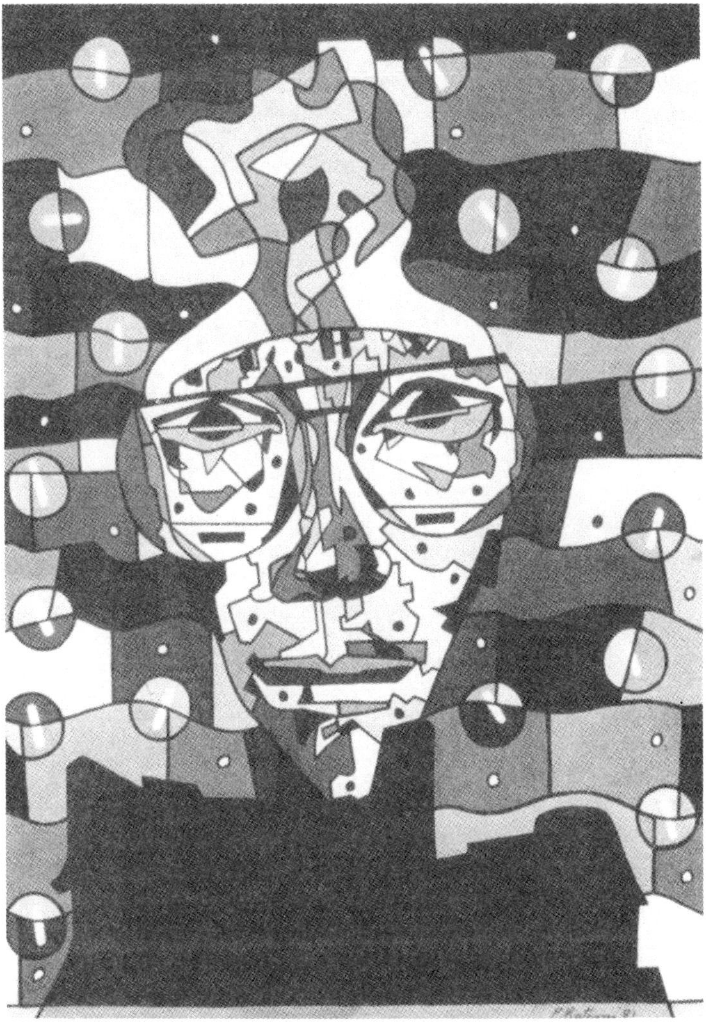

Bei einer Migräne können vielfältige Wahrnehmungsveränderungen auftreten. Die seltsamste und tiefgreifendste ist die *Mosaikillusion*, hier veranschaulicht durch das Bild eines Migränepatienten, den man bat, seine Erfahrungen während seiner Anfälle zu malen. (Mit freundlicher Genehmigung der British Migraine Association und der Boehringer Ingelheim GmbH.)

Vorwort zur überarbeiteten Fassung (1992)

Die wesentlichen Merkmale der Migräne – die mit ihr verbundenen Phänomene und die Art und Weise, wie Patienten sie erleben, ihre Erscheinungsformen und Auslöser, die allgemeinen Möglichkeiten, mit ihr zu leben oder gegen sie anzukämpfen – haben sich in zweitausend Jahren nicht verändert. Eine anschauliche und detaillierte Beschreibung all dessen ist also zu keinem Zeitpunkt unwichtig oder überflüssig.

Viele Migränepatienten – besonders junge Menschen, die zum erstenmal eine Migräne-Aura oder einen Anfall von klassischer Migräne erleben – wissen nicht, was mit ihnen geschieht, und haben vielleicht Angst, an einem Schlaganfall, einem Gehirntumor oder einer anderen schlimmen Krankheit zu leiden – oder sie befürchten, verrückt zu werden oder Opfer einer bizarren Hysterie zu sein. Solche Patienten fühlen sich ungeheuer erleichtert, wenn sie erfahren, daß ihr Leiden weder schwer noch eingebildet ist, sondern ein moralisch neutraler, wiederkehrender, jedoch seinem Wesen nach gutartiger Zustand, den sie mit zahllosen anderen Menschen gemeinsam haben und über den wir sehr viel wissen. «Die Angst vor dieser Krankheit», schrieb Montaigne, «treibt uns so lange um, wie wir nichts darüber wissen.» Ein Patient, der ‹*Migräne*› gelesen hat, ist nicht geheilt, doch zumindest weiß er, woran er leidet und was es bedeutet, und braucht keine Angst mehr zu haben.

Natürlich ist ‹*Migräne*› nicht nur eine Beschreibung, sondern auch ein Nachdenken über das Wesen von Gesundheit und Krankheit und darüber, wie Menschen es vielleicht gelegentlich *brauchen*, eine Zeitlang krank zu sein; ein Nachdenken zudem über die Einheit von Körper und Geist, über Migräne als ein exemplarisches Beispiel unserer psychophysischen Transparenz; und schließlich ist das Buch eine Betrachtung über Migräne als *biologische* Reaktion, analog jener, die wir bei vielen Tieren finden. Ich glaube, daß die umfassendere Sicht dieser Erkrankung als fester Bestandteil der *conditio humana* ihre Bedeutsamkeit bewahrt – konstituiert sie doch die konstante *Taxonomie* der Migräne.

Es sind im Laufe der Jahre einige Neuauflagen von ‹*Migräne*› erschienen, doch sie alle haben, wie ich finde, an Einschränkungen und Verkürzungen gelitten – daran, daß man das Original um die eine oder andere Einzelheit oder ausführlichere Erörterung gekürzt, es verwässert oder versucht hat, es «populärer» oder «praktischer» zu machen. Inzwischen glaube ich, daß dies ein Fehler war – das Buch ist am stärksten in seiner ursprünglichen Form und bleibt dabei doch auch für Leser zugänglich, die nicht fachlich vorgebildet sind.

Natürlich hat es in den letzten zwanzig Jahren in unserem Verständnis des Migränemechanismus und in der Entwicklung neuer Medikamente und Verfahren der Migränetherapie bedeutsame Fortschritte gegeben. Ein Patient, der an schwerer und häufig auftretender Migräne leidet, hat heute eine sehr viel größere Chance, damit fertig zu werden, als die Patienten von 1970. Ich habe das Buch also in vielerlei Hinsicht erweitert und ergänzt, einschließlich eines ganz neuen Kapitels (16), in dem ich mich mit den aufregenden physiologischen und pharmakologischen Entdeckungen der letzten zwei Jahrzehnte wie auch mit den neuen Behandlungsformen beschäftige, die uns dank dieser Entdeckungen zur Verfügung stehen. Drei Kapitel habe ich um Überlegungen erweitert, in denen ich Migräne in Beziehung zu Chaos- und Bewußtseinstheorien betrachte. Ich habe auch zahlreiche weitere Fallgeschichten, einen historischen Anhang und viele Fußnoten hinzugefügt. Mit diesen Ergänzungen wird die vorliegende Fassung zur vollständigsten und aktuellsten Ausgabe von ‹*Migräne*›.

Das ursprüngliche Manuskript des Buches (1967/68) enthielt

einen Teil V, der aus einer Analyse der komplexen geometrischen Auraformen und dem Versuch bestand, eine Erklärung für diese Formen zu finden. Ich kam zu dem Schluß, daß mir dies nicht gelungen und jeder derartige Versuch zur damaligen Zeit verfrüht war. Also nahm ich diesen Teil seinerzeit nicht in das Buch auf. Es war mir eine besondere Freude, dieses Projekt jetzt wieder aufnehmen und, zusammen mit meinem Kollegen Ralph Siegel, eine allgemeine Theorie oder Erkärung der Auraphänomene zur Diskussion stellen zu können, wie sie vor 25 Jahren nicht möglich gewesen wäre. Also verfügt die vorliegende Fassung schließlich doch über einen Teil V.

O. W. S.
New York
Februar 1992

Vorwort zur Ausgabe 1970

Als ich meinen ersten Migränepatienten sah, hielt ich Migräne für nicht mehr und nicht weniger als eine besondere Form von Kopfschmerz. Nachdem ich mehr Patienten behandelt hatte, wurde mir klar, daß Kopfschmerzen niemals das einzige Merkmal einer Migräne sind, und noch später begriff ich, daß es sich dabei nicht einmal um ein zwangsläufiges Symptom dieser Erkrankung handelt. Das brachte mich dazu, mich intensiver mit einem Phänomen zu beschäftigen, das mir zu entgleiten schien, immer komplexer wurde, immer weniger einzugrenzen und zu begreifen war, je mehr ich darüber wußte. Ich vergrub mich in die Fachliteratur, und als ich sie durchgearbeitet hatte, war ich in mancherlei Hinsicht kenntnisreicher, doch verwirrter in anderer. Ich kehrte zu meinen Patienten zurück, die ich lehrreicher fand als jedes Buch. Und nach tausend Migränepatienten sah ich, daß das Phänomen einen *Sinn* ergibt.

Zunächst war ich beunruhigt, später entzückt angesichts der Komplexität der Geschichten, die ich zu hören bekam. Hier war etwas, das innerhalb weniger Minuten von subtilsten Störungen von Wahrnehmung, Sprache, Emotion und Denken in jedes erdenkliche vegetative Symptom übergehen konnte. Jeder Patient mit klassischer Migräne offenbarte sich sozusagen als vollständige neurologische Enzyklopädie.

Das Leiden meiner Patienten und ihr Hoffen auf Hilfe ließen mein rein neurologisches Interesse in den Hintergrund treten. Manchen Patienten konnte ich mit Medikamenten helfen, manchen mit dem Zauber der Zuwendung. Bei den am schwersten betroffenen Patienten jedoch war all mein therapeutisches Bemühen vergebens, bis ich anfing, eingehend und beharrlich ihr emotionales Leben zu erkunden. Mir wurde klar, daß vielen Migräneattacken eine emotionale Bedeutung zugrunde liegt und daß man sie nicht sinnvoll erforschen – und noch weniger behandeln – kann, wenn man nicht ihre emotionalen Bedingungen und Auswirkungen genauestens kennt.

Ich fand es daher notwendig, mich ständig um eine doppelte Perspektive zu bemühen – die Migräne einerseits als eine *Struktur* zu betrachten, deren Formen dem Repertoire des Nervensystems implizit sind, und andererseits zugleich auch als eine *Strategie* auf dem Weg zu einem emotionalen und auch zu einem biologischen Ziel. Ich habe mich beim Aufbau dieses Buches bemüht, beide Perspektiven ständig im Blick zu behalten und die Migräne als physisches und symbolisches Geschehen darzustellen. In Teil I beschreibe ich die Formen von Migräneattacken, wie sie vom Patienten erlebt und vom Arzt beobachtet werden. Teil II befaßt sich mit den vielfältigen – physischen, physiologischen und psychologischen – Umständen, die einzelne oder wiederholte Migräneattacken auslösen können. Teil III gliedert sich in eine Betrachtung der physiologischen Mechanismen der Migräncattacke und eine Erkundung des biologischen und psychologischen Zwecks, dem eine Migräne oder bestimmte verwandte Störungen möglicherweise dienen. Teil IV ist dem therapeutischen Umgang mit der Migräne gewidmet und ist so zugleich Schlußfolgerung und Ergänzung zu den vorhergehenden Abschnitten des Buches.

Wo immer es möglich war, habe ich mich der Alltagssprache, wo immer es nötig erschien, einer Fachsprache bedient. Auch wenn Teil I und Teil II dieser Arbeit, im Unterschied zum erklärenden und spekulativen dritten Teil, vornehmlich beschreibender Natur sind, bewege ich mich doch ständig frei, vielleicht allzu frei, zwischen der Darstellung von Fakten und dem Hinterfragen ihrer Bedeutung hin und her. Wenn sich der Bezugsrahmen stetig erweitert, ist das ein Erfordernis der zahlreichen, vielfältigen und zuweilen sehr seltsamen Befunde, die wir zu berücksichtigen haben.

Ich hoffe, drei Gruppen von Lesern werden in diesem Buch etwas finden, was für sie von Interesse ist. Erstens Migränekranke und ihre Ärzte, die nach einer verständlichen und plausiblen Darstellung der Migräne und nach therapeutischer Orientierung suchen. Zweitens Studenten und Forscher auf dem Gebiet der Migräne, denen versichert sei, daß sie mit diesem Buch ein detailliertes, wenn auch etwas diskursives Nachschlagewerk in die Hand bekommen. Und schließlich Leser mit einem Sinn für spekulative Gedanken (nicht unbedingt Mediziner!), die eingeladen sind, in der Migräne etwas zu sehen, das zahllose Analogien im Leben von Mensch und Tier hat, ein Modell, das ein Licht wirft auf die Vielfalt und Einheit psychophysiologischer Reaktionen, indem es uns wieder und wieder an die absolute Kontinuität von Geist und Körper gemahnt.

Einleitung

Beschreibungen des Migräneleidens gibt es seit mindestens zweitausend Jahren, und zweifellos hat jede Generation des modernen Menschen in seiner vielleicht 250000jährigen Geschichte ihre eigene Erfahrung mit dieser Konstellation von Störungen gemacht. Gleichwohl herrscht in der Öffentlichkeit und unter Medizinern die Meinung vor, es sei wenig über Migräne bekannt und noch weniger über Möglichkeiten ihrer Behandlung. Erst 1970 ist, in London, die erste Spezialklinik für Migränekranke eingerichtet worden.

Natürlich wird die Migräne in medizinischen, besonders in neurologischen Lehrbüchern abgehandelt, doch geschieht dies gewöhnlich recht beiläufig in Zusammenhang mit anderen intermittierend auftretenden Störungen wie der Epilepsie und der Neuralgie. Die Migräne gilt allgemein lediglich als eine Form von Kopfschmerz, die die Betroffenen zumeist nicht gravierend beeinträchtigt und weit mehr Zeit des überlasteten Arztes beansprucht, als ihre Bedeutung rechtfertigt. Einige ihrer Begleiterscheinungen, etwa Erbrechen und Sehstörungen, sind anerkannt, was zuweilen so weit geht, daß eine Migräne nur dann diagnostiziert wird, wenn ein bestimmtes Muster von Sehstörung, Kopfschmerzen und Erbrechen in regelmäßiger Abfolge auftritt.

Der Arzt beschränkt sich gewöhnlich darauf, Tabletten zu verschreiben, und gibt dem Patienten das geläufige und geschmacklose Klischee mit auf den Weg, er müsse «lernen, damit zu leben»; insgeheim hofft er, daß er beim nächsten Besuch des Patienten dienstfrei hat. Da ein umfassendes Verständnis der Komplexität und Vielfalt einer in ihrer Phänomenologie in jeder Hinsicht faszinierenden Krankheit fehlt, sind viele Ärzte nur allzu froh, wenn ein Patient in seiner Verzweiflung Hilfe bei Heilpraktikern sucht, fast darauf hoffend, daß die Ergebnisse ebenso mager wie kostspielig sein werden.

Ist der medizinische Berufsstand hier gänzlich im Unrecht? Fällt einem sofort der Name eines maßgebenden oder «definitiven» Lehrbuches ein? Gibt es in hinreichender Anzahl angemessen ausgestattete und organisierte Zentren, wo man die Krankheit erforschen kann? Gibt es ausführliche Statistiken über das gesamte Syndrom, wie wir sie etwa für Industrieunfälle, Bronchialkarzinome oder Masern haben? Haben wir als Studenten eine einzige Vorlesung über Migräne gehört, und hat uns irgend jemand gesagt, daß Migräne mehr ist als eine unangenehme Form von gelegentlichem Kopfschmerz? Fast mit Sicherheit nicht. Und daß eine Migräne Ausdruck der Erbanlagen, der Persönlichkeit, der Lebensweise eines Individuums ist, hört man erst seit kurzem.

Ein weiterer stark vernachlässigter Aspekt des Migräneprozesses ist die physiologische Störung, die sich in ihm manifestiert. Bei keiner anderen Krankheit findet ein derart vollständiges physiologisches Experiment in einem Menschen statt wie beim Migräneanfall. Wir sehen, wir erleben an uns selbst den allmählichen Funktionsverfall der gesunden Person, so wie bei einem Schlaganfall oder einem Hirntumor, nur ohne das Unglück einer dauerhaften Beeinträchtigung. Innerhalb weniger Minuten oder Stunden gehört der Anfall der Vergangenheit an. Alle Symptome und Anzeichen, etwa Dysphasie und Hemiplegie, Doppelsehen (Diplopie), Schwindel, Erbrechen, Verdauungsstörungen, Veränderungen des Flüssigkeitshaushalts und Persönlichkeitsstörungen, sind verschwunden. Gleichwohl gibt es dazu nur wenige wissenschaftliche Studien, und deren Probanden sind zumeist mehr oder weniger betäubte Tiere, die – soweit wir wissen – wahrscheinlich keine Migräne kennen.

Um diesem Ungleichgewicht von Interesse, Erfahrung, physiologischem Wissen und therapeutischer Initiative abzuhelfen, brauchen wir eine synoptische Arbeit, eine Zusammenschau, die uns die Reichweite des Raum-Zeit-Kontinuums der Migräne in ihrer Gesamtheit vor Augen führt, das lebenslange Muster sich stets ändernder Merkmale und Faktoren, die der Migränepatient sowohl erleidet als auch erschafft. Sein soziales Umfeld, seine Kollegen und besonders seine Ärzte sind diesem Kontinuum untrennbar zugehörig.

Dr. Oliver Sacks bietet uns diesen allgemeinen Überblick, den wir so lange vermißt haben. In einem ungeheuren Kraftakt klinisch-wissenschaftlicher Arbeit hat er nahezu das gesamte moderne Wissen über dic Migräne zusammengetragen. Für den Neurologen mag es eine interessante akademische Übung sein, herauszufinden, ob irgendein Nebenaspekt, den er – vielleicht als einziger – entdeckt zu haben glaubt, im Buch nicht erwähnt wird. Er wird sich schwertun, eine solche Lücke zu finden.

Es steht zu hoffen, daß diesem Werk in seinem Bestreben, Licht auf das ebenso beeindruckende wie wichtige Gebiet der Migräneforschung zu werfen, Erfolg beschieden ist. Jeder derartige Erfolg wird Patientcn, Ärzten und der Gesellschaft im allgemeinen sehr nützlich sein.

Dr. William Gooddy

Historische Einführung

An Migräne leidet eine beträchtliche Zahl von Menschen, sie tritt in allen Zivilisationen auf und ist bekannt, seit Geschichte schriftlich überliefert wird. Geißel, aber auch Antrieb nach Auffassung Caesars, Pauls, Kants und Freuds, ist sie tägliches Faktum im Leben von Millionen anonymer Menschen, die im verborgenen und schweigend leiden. Ihre Formen und Symptome sind, wie Burton dies über die Melancholie schreibt, «keiner Regel unterworfen, dunkel und unverständlich, vielfältig und so zahllos, Proteus selbst kann nicht vielgestalter sein». Ihr Wesen und ihre Ursachen stellten Hippokrates vor Rätsel und sind seit zweitausend Jahren Diskussionsthema.

Die wesentlichen klinischen Merkmale der Migräne – ihr periodisches Auftreten, ihr Zusammenhang mit Charakter und Lebensumständen, ihre körperlichen und emotionalen Symptome – sind seit dem zweiten Jahrhundert unserer Zeitrechnung gut bekannt. So beschreibt sie der griechische Arzt Aretaios aus Kappadokien unter dem Namen Heterokranie wie folgt:

> Und in bestimmten Fällen schmerzt der ganze Kopf, und der Schmerz ist manchmal auf der rechten Seite und manchmal auf der linken Seite, oder in der Stirn oder der Fontanelle; und solche Attakken ändern ihren Ort während desselben Tages... Man nennt dies Heterokranie, eine keineswegs leichte Krankheit... Sie verursacht quälende, schlimme Symptome... Übelkeit; Erbrechen galliger Stoffe; Zusammenbruch des Patienten... es gibt viel Starrheit, Schwere des Kopfes, Angst; und das Leben wird zur Last. Denn die Kranken fliehen das Licht; die Dunkelheit lindert ihre Leiden; sie können es auch nicht ohne weiteres ertragen, etwas Angenehmes zu

sehen oder zu hören ... Die Patienten sind des Lebens überdrüssig und möchten sterben.

Während sein Zeitgenosse Pelops die sensorischen Symptome schildert und benennt, die einer Epilepsie vorausgehen können (die Aura), beobachtete Aretaios die analogen Symptome, die bestimmte Migräneformen einleiten: «Blitze purpurner oder schwarzer Farben vor den Augen, oder alles miteinander vermischt, wie um das Erscheinen eines am Himmel ausgespannten Regenbogens darzustellen».

Vierhundert Jahre liegen zwischen den Beobachtungen von Aretaios und den Abhandlungen des Mediziners Alexander von Tralles. Während dieser langen Zeitspanne bestätigten und verfeinerten wiederholte Beobachtungen die einfache und klare Beschreibung des Aretaios, wobei man die Theorien der Antike über das Wesen der Migräne ungeprüft übernahm. Viele Jahrhunderte bestanden die Bezeichnungen *heterocrania, holocrania* und *hemicrania* rivalisierend nebeneinander; *hemicrania* verdrängte die Rivalen und entwickelte sich schließlich über viele Transliterationen zum heutigen Begriff Migräne (engl. *migraine* oder *megrim*).*

Seit Hippokrates haben zwei theoretische Konzepte das me-

* Im ‹*Oxford English Dictionary*› finden wir eine erschöpfende Liste dieser Transliterationen und ihres Gebrauchs. Ein Bruchteil davon sei hier zitiert: «Mygrane, Megryne, Migrane, Mygrame, Migrame, Migrym, Myegrym, Midgrame, Midgramme, Mygrim, Magryme, Maigram, Meigryme, Megrym, Megrome, Meagrim ...»

Im Englischen verwendete man diese Bezeichnungen offenbar zum erstenmal im vierzehnten Jahrhundert: «the mygrame and other euyll passyons of the head». Die französische Bezeichnung «migraine» war bereits ein Jahrhundert zuvor gebräuchlich.

Die visuellen Auren der Migräne bezeichnete man im allgemeinen (wie andere elementare optische Halluzinationen auch) als *suffusio* (von lat. *suffundere* = sich ergießen, sich ausbreiten) und unterschied sie voneinander mit Hilfe eines spezifischen deskriptiven Zusatzes: Suffusio dimidans, Suffusio scintillans, Suffusio scotoma, Suffusio objecta emarginans etc.

dizinische Denken über das Wesen der Migräne dominiert. Beide gaben noch Ende des achtzehnten Jahrhunderts Anlaß zu ernsthaftem Disput, und beide nehmen sie, inzwischen vielfach umgewandelt, auch heute eine breite öffentliche Zustimmung für sich in Anspruch. Es ist also keineswegs überflüssig, sondern im Gegenteil von größter Wichtigkeit, der Entstehung und Entwicklung dieser beiden klassischen Theorien nachzuspüren. Wir werden sie hier die humoralpathologische und die sympathetische Theorie nennen.

Ein Übermaß an gelber oder schwarzer Galle, so nahm man an, verursache nicht nur allgemeines Unwohlsein, schlechte Laune oder eine verbitterte Lebenseinstellung, sondern auch das gallige Erbrechen und die Magenbeschwerden bei starken Kopfschmerzen.* Den Kern dieser Theorie und die Art der Behandlung, die sie nahelegt, finden wir in präziser Formulierung bei Alexander von Tralles: «Wenn der Kopfschmerz, wie dies häufig vorkommt, von dem Überfluß an Galle herrührt, so verordne man Mittel, welche die Galle abführen oder zu beseitigen vermögen.»

Reinigen und Abführen der Gallenflüssigkeit – darin liegt die historische Rechtfertigung zahlloser abgeleiteter Theorien und zum Teil bis heute praktizierter Behandlungsformen. Möglich, daß Magen und Darm überschwemmt sind mit Gallenflüssigkeit: daher seit undenklichen Zeiten die Verabreichung von Brech- und Abführmitteln jeglicher Art. Fettes Essen zieht Galle in den Magen, also muß die Ernährung des Migränekranken spärlich und asketisch sein. Folglich hielt Fothergill, sittenstreng und sein Leben lang an Migräne leidend, folgende Nahrungsmittel für besonders gefährlich: «geschmol-

* Eine Variante der humoralpathologischen Theorie ordnet die Migräne dem cholerischen Temperament und griesgrämigen Stimmungen zu. Alexander Pope (selbst an einer hartnäckigen Migräne leidend) hat diese Vorstellung in seiner Beschreibung des «Cave of Spleen» bewahrt: «There screen'd in shades from day's detested glare, / Spleen sighs for ever on her pensive bed, / Pain at her side, and megrim at her head.»

zene Butter, fettes Fleisch, Gewürze, heißer gebutteter Toast und starkes, gehopftes Bier...»

Ähnlich glaubte man seit alters und glaubt es immer noch, daß Verstopfung (und somit das Zurückhalten von Galle im Darm) einem Migräneanfall vorausgehen oder ihn auslösen kann. Möglicherweise, so dachte man auch, werde Galle in zu geringen Mengen von der Leber erzeugt (noch heute werden bei Migräne «Leberpillen» jeglicher Art empfohlen) oder in dem Maße reduziert, wie sich ihre Konzentration im Blut erhöhe (Aderlaß war insbesondere im sechzehnten und siebzehnten Jahrhundert als Form der Migränebehandlung *en vogue*). Es ist keineswegs abwegig, heutige biochemische Herleitungen der Migräne als intellektuelle Ableger des alten Humoralmodells zu betrachten.

Gleichzeitig mit den humoralpathologischen Theorien entstand eine Vielzahl «sympathetischer» Theorien. Sie behaupteten, Migräne entstehe peripher in einem oder mehreren der verschiedenen Bauchorgane (im Magen, Darm, Uterus etc.), von wo aus sie sich dann mittels einer besonderen Form innerer, viszeraler Kommunikation im Körper ausbreite. Diese verborgene Form der Kommunikation, unterhalb der Bewußtseinstätigkeit ablaufend, nannten die Griechen «sympathia» und die Römer «consensus»; ihr schrieb man eine besonders wichtige Rolle bei der Verbindung von Kopf und Eingeweiden zu («mirum inter caput et viscera commercium»).

Thomas Willis erweckte die klassischen Vorstellungen von Sympathie zu neuem Leben und gab ihnen eine exaktere Form. Willis verwarf die hippokratische Vorstellung von der Hysterie als Folge eines unmittelbar physischen Einflusses der Gebärmutter und vermutete statt dessen, daß der Uterus die hysterischen Phänomene über unzählige winzige Bahnen in den Körper *ausstrahle*. Er erweiterte dieses Konzept auf die Übertragung einer Migräne durch den Körper und auf viele andere mit Anfällen einhergehende Störungen.

Vor dreihundert Jahren veröffentlichte Willis sein Buch

‹*De anima brutorum*›, in dem er den gesamten Bereich der nervösen Störungen im Überblick darstellte, und ein Abschnitt dieses Werkes («De cephalalgia») muß als die erste moderne Abhandlung über Migräne und auch als der erste entscheidende Fortschritt seit Aretaios gelten. Er sammelte und ordnete eine ungeheure Menge zum großen Teil aus dem Mittelalter stammender Beobachtungen und Spekulationen über Migräne, Epilepsie und andere anfallartige Störungen und ergänzte sie um eigene klinische Beobachtungen von außerordentlicher Genauigkeit und Sachlichkeit. So stammt von ihm die folgende unvergleichliche Beschreibung der Migräne:

> Vor einigen Jahren ließ eine höchst vornehme Dame nach mir schikken, die seit mehr als zwanzig Jahren zunächst in Abständen, dann fast ständig an Kopfschmerzen litt... sie war mit dieser Krankheit aufs äußerste gestraft. Von einem Fieber genesen, bevor sie zwölf geworden, befielen sie Kopfschmerzen, die manchmal ganz von selbst und häufiger nach sehr geringfügigem Anlaß auftraten. Das Leiden war nicht auf eine Stelle des Kopfes beschränkt, sondern plagte sie manchmal auf der einen Seite, manchmal auf der anderen, und durchdrang oft den ganzen Kopf. Während des Anfalls (der selten vor Ablauf eines Tages und einer Nacht endete und oft zwei, drei oder vier Tage andauerte) waren ihr Licht, Sprechen, Geräusche und jegliche Bewegung unerträglich. Sie saß aufrecht im Bett, das Zimmer war abgedunkelt, sie sprach mit niemandem, schlief nicht und nahm keinerlei Nahrung zu sich. Gegen Ende des Anfalls schließlich legte sie sich zu einem schweren, unruhigen Schlaf nieder, aus dem erwacht sie sich besser zu fühlen pflegte... Zunächst traten die Anfälle nur hin und wieder auf, und selten war der Abstand kürzer als zwanzig Tage eines Monats, doch später wurden sie häufiger, und in letzter Zeit ist sie selten ohne Beschwerden.

Die Erörterung dieses Falls zeigt, daß Willis die zahlreichen prädisponierenden, erregenden und untergeordneten Ursachen derartiger Attacken genau kennt: «... eine schlechte oder schwache Konstitution... zuweilen angeboren und ererbt... eine Irritation in einem der Gliedmaßen oder in den Eingeweiden... Wechsel der Jahreszeiten, Witterungsverhältnisse, die großen Aspekte von Sonne und Mond, heftige Leidenschaften und falsche Ernährung».* Er wußte auch, daß die Migräne ein zwar oft unerträgliches, aber gutartiges Leiden ist:

> ...Doch obwohl diese Unpäßlichkeit der vornehmen Dame seit mehr als zwanzig Jahren arg zusetzte... ihre Zelte an den Zinnen des Gehirns aufgeschlagen, seine königliche Festung so lange belagert hatte, war es ihr doch nicht gelungen, sie einzunehmen; denn da die Dame nicht zu Vertigo, Schwindel, Krämpfen noch irgendwelchen Anzeichen von Bewußtseinstrübung neigte, waren die wichtigsten Bereiche ihrer Seele durchaus gesund.

Die andere klassische Vorstellung, die Willis wiederbelebte, war die der *Idiopathie*, der Tendenz zu periodischen und plötzlichen «Explosionen» im Nervensystem.** Das Nervensystem des Migränekranken und das Nervensystem des Epileptikers können also jederzeit aufgrund einer Vielzahl von Einflüssen – physischer wie emotionaler – explodieren, und die Auswirkungen dieser Explosion auch an entferntester Stelle setzen sich auf sympathetischem Weg durch den Körper fort, über angenommene sympathische Nerven, auf deren Existenz Willis selbst nur schließen konnte.

Im achtzehnten Jahrhundert galt den sympathetischen Theo-

* Ein seltenes Migräneprodrom ist die Bulimie, die Willis bei einer anderen Patientin beobachtete: «Am Tag vor einem spontanen Anfall dieser Krankheit wurde sie abends sehr hungrig und nahm mit großem, ich möchte sagen, gierigem Appetit ein überreiches Mahl ein; sie kannte dieses Zeichen und prophezeite, daß sich mit hoher Wahrscheinlichkeit am nächsten Morgen die Kopfschmerzen einstellen würden, und sie irrte in keinem einzigen Fall.»

** An anderer Stelle (‹*De morbis convulsivis*›, 1670) schreibt Willis: «Quod si *explosionis* vocabulum, in Philosophia ac Medicina insolitum, cuipiam minus arrideat; proinde ut pathologia... huic basi innitens, tantum *ignoti per ignotius explicatio* videatur; facile erat istius modi effectus, circa res tum naturales, tum artificiales, instantias et exempla quamplurima proffere; ex quorum analogia in corpore motuum in corpore animato, tum regulariter, tum... peractorum, rationes aptissimae desumuntur.»

rien das bevorzugte Interesse. Aus der Beobachtung, daß Magenstörungen einem Migränekopfschmerz vorausgehen und ihn offensichtlich einleiten können und daß Erbrechen die Attacke unter Umständen zu einem schnellen Ende bringt, schloß Simon André Tissot: «Es ist also sehr wahrscheinlich, daß sich im Magen nach und nach ein Irritationsherd bildet und daß diese Irritation irgendwann einen Punkt erreicht, an dem sie akute Schmerzen in allen Verzweigungen des Supraorbitalnervs auslöst...»

Ebenfalls mit dem Gewicht seiner Autorität vertrat auch Tissots Zeitgenosse Robert Whytt solche sympathetischen Theorien; er beobachtet «das Erbrechen, das im allgemeinen mit einer Entzündung der Gebärmutter einhergeht; die Übelkeit, den gestörten Appetit nach der Empfängnis... den Kopfschmerz, die Hitze und die Rückenschmerzen, die Darmkoliken kurz vor der Menstruation... etc.» und folgert daraus, daß der menschliche Körper (wie Foucault es so anschaulich wiedergibt) von einer Extremität zur anderen siebartig durchlöchert sei von verborgenen, aber seltsam direkten sympathetischen Bahnen – Nervenbahnen, die die Phänomene einer Migräne oder Hysterie von ihrem viszeralen Ursprungsort weiterleiten können.

Es ist wichtig festzuhalten, daß die schärfsten klinischen Beobachter des achtzehnten Jahrhunderts – Tissot (der ausführlich über die Migräne schrieb und dessen Abhandlung von 1780 die würdige Nachfolgerin von Willis' «De cephalalgia» ist), Whytt, Cheyne, Cullen, Sydenham etc. – nicht willkürlich zwischen physischen und emotionalen Symptomen unterschieden: Man hatte sie miteinander, als integrale Bestandteile «nervöser Störungen», zu betrachten. So finden wir bei Robert Whytt als wesentliche und miteinander in Beziehung stehende Symptome: «eine außerordentliche Empfindung von Kälte und Hitze, von Schmerzen in verschiedenen Teilen des Körpers; Ohnmachten und unerklärliche Krämpfe; Katalepsie und Tetanus; Gas in Magen und Darm... Erbrechen schwarzer

Substanzen; plötzlicher und reichlicher Fluß klaren, hellen Urins...starkes Herzklopfen; unregelmäßiger Puls; *periodischer Kopfschmerz*; Vertigo und nervöse Anfälle, Depression, Verzweiflung... Verrücktheit, Alpträume oder Alpdrükken».

Mit dieser zentralen Überzeugung, dieser Vorstellung von der untrennbaren Einheit psychophysiologischer Reaktionen wurde zu Beginn des neunzehnten Jahrhunderts gebrochen. Die «nervösen Störungen» von Willis und Whytt schied man strikt in «organische» versus «funktionelle», und ebenso strikt unterschied man zwischen Neurologen und Irrenärzten; zwar schilderten Liveing und Jackson die Migräne weiterhin als psychophysiologisches Geschehen ohne interne Abgrenzungen, aber ihre Anschauungen waren die Ausnahme und liefen dem Trend ihres Jahrhunderts entgegen.

Mit Beginn des neunzehnten Jahrhunderts erschienen zahlreiche hervorragende Beschreibungen der Migräne, und fast alle besaßen sie eine Lebendigkeit, die der medizinischen Literatur heute verlorengegangen zu sein scheint. Beim Rückblick auf den Reichtum dieser älteren Literatur ist man versucht, sich vorzustellen, daß jeder Arzt von Reputation entweder an Migräne litt oder es sich zur Aufgabe gemacht hatte, das Phänomen zu erfassen: Zu dieser glänzenden Schar zählen Heberden und Wollaston im ersten Jahrzehnt des Jahrhunderts, Abercrombie, Piorry und Parry in seiner zweiten und dritten Dekade, Romberg, Symonds, Hall und Möllendorff um die Jahrhundertmitte; brillante Aufzeichnungen gibt es auch von etlichen Nichtmedizinern, die hervorragendsten von den Astronomen Herschel und Vater und Sohn Airy.

Doch fast alle diese Darstellungen gelten den *physischen* Aspekten von Migräneanfällen und vernachlässigen ihre emotionalen Komponenten, die Ereignisse, die ihnen vorangehen, und ihren Zweck oder Nutzen. Den Theorien des neunzehnten Jahrhunderts fehlt auch die Allgemeinheit, das Übergreifende der älteren Lehrmeinungen, und sie beschränken sich gewöhnlich auf sehr spezifische mechanische Ätiologien des einen oder anderen Typs. Sehr populär waren Theorien, die von vaskulären Störungen ausgingen, sei es allgemeine Plethora, Blutandrang im Gehirn oder spezifische Erweiterungen oder Verengungen der Kranialgefäße. Großes Gewicht maß man lokalen Faktoren bei: einer Vergrößerung der Hypophyse, einer Entzündung in den Augen etc. Auch erblicher «Makel» und Masturbation wurden Mitte des Jahrhunderts für die Migräne (wie schon früher für Epilepsie und Wahnsinn) verantwortlich gemacht, und in derartigen Theorien offenbart sich – wie in späteren Theorien von Autointoxikation, Infektionsherden etc. – eine anachronistische Ausrichtung, denn der Aktionsmodus war nur scheinbar physisch, doch unterschwellig und implizit moralisch.

Höchsten Respekt schulden wir einem bemerkenswerten Meisterwerk aus viktorianischer Zeit, Edward Liveings Abhandlung ‹*On Megrim, Sick-Headache, and Some Allied Disorders*›, das zwischen 1863 und 1865 entstand, aber erst 1873 veröffentlicht wurde. Mit dem Scharfsinn und dem Wissen eines Gowers und der ideen- und gedankenreichen Tiefe und Weite eines Hughlings Jackson umriß und ordnete Liveing den gesamten Bereich der Migräneerfahrung und ihre Stellung innerhalb des ungeheueren Feldes «verwandter und metamorphotischer Störungen». Liveing wollte mit den Migränedaten ähnlich verfahren wie Hughlings Jackson, der anhand von Phänomenen der Epilepsie Entwicklung und Zerstörung hierarchisch organisierter Funktionen im Nervensystem veranschaulicht hatte. Historische Tiefe und Allgemeinheit des Ansatzes müssen von jeder medizinischen Darstellung gefordert werden, und in dieser Hinsicht bleibt Liveings Meisterwerk bis heute unerreicht.

Wesentlicher Teil von Liveings Sicht der Dinge (und hier stand er Willis und Whytt näher als seinen Zeitgenossen) war die auf Beobachtung gründende Vorstellung, daß die Erscheinungsformen der Migräne von unendlicher Mannigfaltigkeit sind und sich von zahlreichen anderen paroxysmalen Reaktionen nicht unterscheiden. Seine eigene Theorie der «Nervengewitter» ist von großer Allgemeinheit und Kraft und erklärt, wie es keine andere Theorie vermochte, die für Migräneanfälle so charakteristischen plötzlichen oder allmählichen Metamorphosen. Gowers erweiterte diese These; für ihn sind Migräne, Ohnmachten, Vagusattacken, Schwindel, Schlafstörungen etc. miteinander und mit der Epilepsie verwandt – alles Nervengewitter, die wechselseitig, wenn auch auf rätselhafte Weise, ineinander transformierbar sind.

Im zwanzigsten Jahrhundert verzeichnet die Erforschung Fortschritte, aber auch Rückentwicklungen. Die Fortschritte liegen in der Verbesserung der Diagnose- und Behandlungsverfahren, die Rückschritte in der Aufgliederung und Fragmentierung des Forschungsgegenstandes, was unumgängliche Folge der Spezialisierung von Wissen zu sein scheint. So findet man einen realen Zuwachs an Kenntnissen und technischem Können an einen realen Verlust allgemeinen Verständnisses gekoppelt.

Eine Migräne ist ein körperliches Geschehen, das von Anfang an oder im späteren Verlauf seiner Entwicklung auch ein emotionales oder symbolisches Geschehen sein kann. Eine Migräne drückt sowohl physiologische als auch emotionale Bedürfnisse aus: Sie ist der Prototyp einer psychophysiologischen Reaktion. Die Konvergenz des Denkens, die ihr Verständnis erfordert, muß also auf Neurologie und Psychiatrie gleichermaßen gründen (die Konvergenz, wie sie sich Cannon, der Physiologe, und Groddeck, der Psychoanalytiker, vorstellten und anschaulich machten); und schließlich darf man die Migräne nicht als ausschließlich menschliche Reaktion betrachten, sondern muß sie als eine spezifisch auf menschliche Bedürfnisse und das menschliche Nervensystem zugeschnittene Form einer allgemeineren biologischen Reaktion sehen.

Wir stehen vor der Aufgabe, die Bruchstücke der Migräne zu sammeln und erneut als kohärentes Ganzes darzustellen. Unzählige wissenschaftliche Aufsätze und Monographien haben unser Wissen über spezifische Aspekte der Migräne erweitert und gefestigt. Doch eine allgemeine und umfassende Darstellung hat es seit Liveing nicht mehr gegeben.

Teil I

Die Erfahrung Migräne

Einleitung

Unser erstes Problem haben wir gleich mit dem Wort *Migräne*, das (halbseitigen) Kopfschmerz als charakteristisches Merkmal impliziert. Doch von Anfang an muß klar sein, daß Kopfschmerzen *niemals* das einzige Symptom, ja nicht einmal eine notwendige Begleiterscheinung von Migräneanfällen sind. Wir werden im Verlauf dieses Buches auf Anfalltypen treffen, die klinisch, physiologisch, pharmakologisch und in jeder anderen Hinsicht die ganze Palette der Migränemerkmale aufweisen – mit Ausnahme der Kopfschmerzen. Angesichts seines langen und allgemein üblichen Gebrauchs können wir nicht umhin, das Wort *Migräne* beizubehalten, müssen allerdings seine Bedeutung weit über die Grenzen jedweder Wörterbuchdefinition hinaus erweitern.

Innerhalb des Migränekomplexes läßt sich eine Vielzahl von Syndromen unterscheiden, und diese wiederum können sich überschneiden, ineinander verwandeln oder miteinander verschmelzen. Am häufigsten ist die *einfache Migräne*, bei der wir eine Reihe migränöser Symptome um das Hauptmerkmal – den Migränekopfschmerz – gruppiert finden (Kapitel 1). Wenn nicht Kopfschmerzen, sondern andere Komponenten ein sonst ähnliches klinisches Bild dominieren, sprechen wir von *Migräne-Äquivalenten*, und unter dieser Überschrift werden wir uns mit periodisch wiederkehrenden Anfällen befassen, in deren Verlauf Übelkeit und Erbrechen, Bauchschmerzen, Durchfall, Fieber, Benommenheit, Stimmungswechsel etc. die beherrschende Rolle spielen (Kapitel 2). In diesen Zusammenhang gehören auch bestimmte andere Formen von Attacken und Reaktionen, die in einer eindeutigen, wenn auch entfernteren Verwandtschaft zur Migräne stehen, zum Beispiel Kinetose, Ohnmacht oder vagale Anfälle.

Eigener Betrachtung bedarf ein besonders akuter und dramatischer Anfalltyp – die *Migräne-Aura*. Solche Auren treten als isolierte Ereignisse auf oder gehen Kopfschmerzen, Übelkeit und anderen Merkmalen des Migränekomplexes voraus. Geschieht letzteres, so wird das gesamte Syndrom als *klassische Migräne* bezeichnet (Kapitel 3).

Etwas entfernter verwandt mit den genannten Syndromen ist eine höchst spezifische Migränevariante, die wir unter einer Vielzahl von Namen beschrieben finden und die man wohl am besten als *migränöse Neuralgie* bezeichnet. In sehr seltenen Fällen bleiben nach einer einfachen oder klassischen Migräne lang anhaltende, neurologische Ausfälle zurück, die sogenannten *hemiplegischen* oder *ophtalmoplegischen Migränen*. In Zusammenhang mit diesen seltenen Varianten werden wir uns auch kurz mit den *Pseudomigränen* beschäftigen, bei denen sich organische Hirnläsionen in Form von Migränesymptomen bemerkbar machen (Kapitel 4).

Teil I schließt mit dem Versuch, unter Verwendung der bereits eingeführten Terminologie einige allen Migräneformen gemeinsame formale Charakteristika, also die allgemeine Struktur der Migräne, zu definieren.

1

Die einfache Migräne

Seit meinem zwanzigsten Lebensjahr leide ich, sonst bei guter Gesundheit, unter Migräne. Alle drei oder vier Wochen überfällt sie mich... Ich erwache mit einem allgemeinen Gefühl von Unwohlsein und einem leichten Schmerz in der rechten Schläfengegend, der, ohne sich über die Schädelmitte auszubreiten, gegen Mittag seine größte Intensität erreicht; gegen Abend verschwindet er dann gewöhnlich. Wenn ich mich ruhig halte, ist der Schmerz erträglich, doch steigert er sich bei Bewegung zu äußerster Heftigkeit... Er reagiert auf jedes Pulsieren der Schläfenarterie. Letztere fühlt sich auf der betroffenen Seite an wie ein hartes Seil, während sich die linke in ihrem normalen Zustand befindet. Das Gesicht ist bleich und eingefallen, das rechte Auge klein und gerötet. Auf dem Höhepunkt der Attacke überfällt mich, wenn sie heftig ist, Übelkeit... Manchmal bleiben leichte Magenbeschwerden zurück; häufig bleibt auch die Kopfhaut den nächsten Morgen über an einer Stelle empfindlich... Nach der Attacke kann ich mich eine gewisse Zeit Einflüssen aussetzen, die zuvor unweigerlich einen Anfall ausgelöst hätten.
Emil du Bois-Reymond, 1860

Die Hauptsymptome einer einfachen Migräne sind Kopfschmerzen und Übelkeit. Sie können mit einer bemerkenswerten Vielfalt anderer deutlicher Symptome einhergehen, zusammen mit kleineren Störungen und physiologischen Veränderungen, die der Patient möglicherweise gar nicht wahrnimmt. Während der gesamten Attacke dominiert, um mit

Emil du Bois-Reymond zu sprechen, «ein allgemeines Gefühl von Unwohlsein», das körperlich oder emotional erfahren wird und sich mit Worten nur schwer oder gar nicht beschreiben läßt. Daß die Symptome sehr variabel sind, gilt nicht nur für die Attacken verschiedener Patienten, sondern auch für aufeinanderfolgende Attacken desselben Patienten.

Wenden wir uns also den *Komponenten* einer einfachen Migräne zu. Wir werden sie nacheinander benennen und beschreiben, wobei Migränesymptome natürlich niemals in solcher schematischen Vereinzelung auftreten, sondern auf unterschiedliche Weise miteinander verbunden sind. Manche Symptome vereinen sich zu charakteristischen *Konstellationen*, während andere sich in einer bestimmten und häufig dramatischen Reihenfolge präsentieren, so daß wir in solchen Attakken eine grundlegende *Sequenz* erkennen können.

Kopfschmerzen

> Der *Charakter* der Schmerzen variiert sehr stark; zumeist sind sie hämmernd, pochend oder ziehend ... [in anderen Fällen] drückend und dumpf ... bohrend mit einem Gefühl des Zerberstens ... sich ausdehnend ... ausstrahlend ... in manchen Fällen fühlt es sich an, als ob ein Keil in den Kopf getrieben wird, oder wie ein Geschwür oder als ob das Gehirn in Stücke gerissen oder aus dem Kopf gepreßt wird.
> *J. C. Peters,* 1853

Herkömmlicherweise wird der Migränekopfschmerz als heftiger, pochender Schmerz in einer Schläfe beschrieben, und tatsächlich tritt er auch nicht selten in dieser Form auf. Ihm eine konstante Lokalisation, Qualität oder Intensität zuzuschreiben ist allerdings unmöglich, denn dem Spezialisten wird der Kopfschmerz im Migränekontext in allen nur möglichen Variationen begegnen. Dazu H. G. Wolff (1963):

> Migränekopfschmerzen sind vor allem temporal, supraorbital, frontal, retrobulbär, parietal, postaurikulär und okzipital... Sie können auch im Wangenbereich, in den Zähnen des Ober- wie des Unterkiefers, an der Nasenwurzel, in der mittleren Augenhöhlenwand, im Nacken und im Bereich der Halsschlagadern und hinab bis zum Ende der Schulter auftreten.

Man kann jedoch allgemein feststellen, daß der Migränekopfschmerz häufiger halb- als beidseitig auftritt und dazu tendiert, sich im Verlauf der Attacke diffus auszubreiten. Gewöhnlich ist eine Kopfseite bevorzugt betroffen, und bei einigen Patienten ihr Leben lang ausschließlich die rechte oder die linke. Häufiger besteht nur eine relative Präferenz, oft verbunden mit unterschiedlicher Schmerzintensität: schwere häufige Hemikranie auf der einen Seite und leichte gelegentliche Hemikranie auf der anderen. Etliche Patienten klagen über einen Wechsel der Hemikranie von einer Seite auf die andere in aufeinanderfolgenden Attacken oder sogar im Verlauf eines Anfalls. Mindestens ein Drittel aller Patienten leidet vom Beginn der Attacke an unter beidseitigem oder diffusem Kopfschmerz (Holokranie).

Ähnlich variabel ist die *Art* des Migränekopfschmerzes. In weniger als der Hälfte der Fälle ist er pochend, und auch hier oft nur zu Beginn, um dann bald in einen Dauerschmerz überzugehen. Pochender Schmerz während der ganzen Attacke ist selten und tritt vornehmlich bei Patienten auf, die sich trotz Migräne zu ständiger körperlicher Aktivität zwingen. Das Pochen ist pulssynchron und kann mit sichtbarem Pulsieren der extrakranialen Arterien einhergehen.

Seine Intensität ist proportional der erhöhten Amplitude solcher Arterienpulse (Wolff), und der Schmerz läßt sich durch Druck auf die Arterie, die Halsschlagader oder manchmal auch auf den Augapfel auf der jeweils betroffenen Seite unterbrechen. Löst man den Fingerdruck, leben nach der Okklusion Arterienpuls und Kopfschmerz unverzüglich und heftig wieder auf. Das Pochen ist jedoch kein *sine qua non* vaskulärer Kopfschmerzen, und sein Fehlen hat nicht dieselbe Bedeutsamkeit wie sein Auftreten. Doch es steht fest, daß sich fast alle vaskulären Kopfschmerzen durch aktives oder passives Bewegen des Kopfes oder durch den sich fortpflanzenden Stoß beim Husten, Niesen oder Erbrechen verschlimmern. Ruhe oder Fixieren des Kopfes in einer Position minimieren daher den Schmerz. Auch Gegendruck kann ihn mildern; viele Migräniker drücken deshalb die betroffene Schläfe ins Kissen oder halten die schmerzende Seite mit der Hand.

Sehr variabel ist auch die *Dauer* eines Migränekopfschmerzes. Bei einer extrem akuten Attacke («migränöse Neuralgie») ist der Schmerz möglicherweise nur eine Angelegenheit von Minuten. Bei einer einfachen Migräne hält der Schmerz selten weniger als drei Stunden an, normalerweise sind es acht bis vierundzwanzig Stunden, manchmal mehrere Tage und im Extremfall eine Woche. Bei sehr ausgedehnten Attacken kann es zu Gewebeveränderungen kommen. Die unter der Haut liegende Schläfenarterie (Arteria temporalis superficialis) mit ihren Ästen ist dann äußerst berührungsempfindlich und sichtbar verhärtet. Auch die Haut in ihrer Umgebung kann nach Abklingen der Schmerzen über einen Tag lang empfindlich bleiben. In sehr seltenen Fällen bildet sich ein spontanes Hygrom oder Hämatom um die betroffene Ader.

Die *Intensität* von Migränekopfschmerzen variiert ebenfalls erheblich. Sie können so heftig sein, daß sie den Betroffenen völlig außer Gefecht setzen, oder so schwach, daß sie nur als kurzzeitiger Schmerz beim Kopfschütteln oder Husten spürbar sind.* Die Schmerzintensität kann sich auch während einer Attacke ändern; ein langsames An- und Abschwellen in Perioden

* Die ältere Literatur enthält einige bemerkenswerte Beispiele von rasenden, den Schädel förmlich zersprengenden Kopfschmerzen. So schreibt etwa Tissot (1790) in seiner Abhandlung: «C. Pison [ein Arzt] litt selbst unter so heftigen Migräneattacken, daß er glaubte, seine Schädelnähte zerplatzten... Stalpart van der Viel sah die Schädelnähte während einer Migräneattacke der Gärtnersfrau tatsächlich zerplatzen...»

von wenigen Minuten wird häufig beschrieben, doch können die Phasen, in denen der Schmerz zu- oder abnimmt, auch sehr viel länger sein, insbesondere bei menstruellen Migränen.

Häufig werden Migränekopfschmerzen durch gleichzeitiges oder vorhergehendes Auftreten von Kopfschmerzen anderen Typs kompliziert. Ein vornehmlich in der Zervikal- und hinteren Okzipitalregion lokalisierter charakteristischer «Spannungskopfschmerz» kann einen Migränekopfschmerz einleiten oder begleiten, vor allem dann, wenn Reizbarkeit, Angst oder fortgesetzte Aktivität die Attacke bestimmen. Solche Spannungskopfschmerzen sind kein integraler Bestandteil der Migräne, sondern eine sekundäre Reaktion auf sie.

Übelkeit und damit verbundene Symptome

Das Aufstoßen ist entweder geruchlos und ohne Geschmack oder von einer unerträglichen Widerlichkeit; es fließt reichlich Schleim und Speichelflüssigkeit in den Mund, manchmal vermischt mit einer Substanz von bitterem, galligen Geschmack; es besteht äußerster Widerwille, Nahrung zu sich zu nehmen; allgemeine Unpäßlichkeit ... anfallartige Blähungen des Magens aufgrund von Gasansammlung, gefolgt von Aufstoßen mit vorübergehender Erleichterung, oder Erbrechen können auftreten ...
J. C. Peters, 1853

Übelkeit, ob geringfügig und in Abständen auftretend oder ständig vorhanden und überwältigend, ist ein Symptom jeder einfachen Migräne. Das Wort «Übelkeit» (Nausea) ist seit alters her in wörtlichem wie übertragenem Sinne zu verstehen und meint nicht nur eine spezifische (wenn auch nicht zu lokalisierende) Empfindung, sondern auch einen Geisteszustand und ein Verhaltensmuster – ein Sich-Abwenden von Nahrung, von allem und jedem, und ein Sich-nach-innen-Wenden. Selbst wenn die Übelkeit nicht spürbar ist, haben die weitaus meisten Migränepatienten eine Abneigung gegen Essen, weil sie wissen, daß der Akt des Essens, der Anblick, der Geruch, ja sogar der bloße Gedanke an Nahrung möglicherweise heftige Übelkeit auslösen. Wir können in diesem Zusammenhang geradezu von einer *latenten* Übelkeit sprechen.

Sehr oft geht die Übelkeit mit einer Vielzahl weiterer – lokaler und systemischer – Symptome einher. Vermehrter Speichelfluß und der Rückfluß (Reflux) bitteren Mageninhalts («Sodbrennen»), zwangsläufig verbunden mit Schlucken oder Ausspucken, können das Übelkeitsgefühl nicht nur begleiten, sondern ihm auch einige Minuten lang vorausgehen. Nicht selten wissen Patienten, daß sich eine schwere Migräne ankündigt, wenn sich ihr Mund mit Speichel und bitterem Mageninhalt füllt, und sind so in der Lage, rechtzeitig Medikamente zu nehmen und weiteren Symptomen vorzubeugen.

Übelkeit ruft verschiedene Arten viszeraler Ausstoßreaktionen hervor: Schluckauf, Aufstoßen, Würgen und Erbrechen. Wenn der Patient Glück hat, endet mit dem Erbrechen nicht nur die Übelkeit, sondern die ganze Migräneattacke. In den meisten Fällen wird ihm das Erbrechen jedoch keine Erleichterung bringen, sondern einen bestehenden vaskulären Kopfschmerz auf peinigende Weise verschlimmern. Eine ausgeprägte Übelkeit ist sehr viel schwerer zu ertragen als Kopfschmerzen oder Schmerzen anderer Art, und bei vielen, insbesondere jungen Patienten dominieren Übelkeit und Erbrechen das klinische Bild und machen die einfache Migräne zu einem höchst elenden Zustand.

Wiederholtes Erbrechen entleert zunächst den Magen, dann wird aufsteigende Galle erbrochen, bis die Betroffenen schließlich unter stetig wiederkehrendem «trockenem» Brechreiz oder Würgen leiden. Erbrechen ist (zusammen mit übermäßigem Schwitzen und Durchfall) die Hauptursache des schweren Flüssigkeits- und Elektrolytmangels, der Patienten mit länger andauernden Attacken völlig entkräften kann.

Veränderungen des Gesichts

Die anschaulichen Bezeichnungen «rote Migräne» und «weiße Migräne» stammen von Emil du Bois-Reymond und haben einen gewissen deskriptiven Wert. Bei einer roten Migräne ist das Gesicht dunkel und gerötet, einem älteren Bericht (Peters 1853) zufolge «übermäßig mit Blut gefüllt, mit einem Dröhnen und Sausen im Kopf, einem aufgedunsenen, glühenden und glänzenden Gesicht... großer Hitze in Kopf und Gesicht... Pochen in Halsschlagader und Schläfenarterien».

Eine derart starke Plethora-Symptomatik, wie Peters sie hier beschreibt, ist sehr ungewöhnlich und nicht einmal bei einem Zehntel aller Fälle von einfacher Migräne zu finden. Patienten mit einem Hang zu roter Migräne neigen oft auch dazu, vor Wut rot anzulaufen oder vor Verlegenheit zu erröten: Gesichtsrötung, so können wir sagen, ist ihr «Stil».

Fall 40 Ein 60jähriger Mann von reizbarem Temperament leidet seit seinem achtzehnten Lebensjahr an einfacher Migräne, und seine Kindheitsanamnese verzeichnet Gallenattacken und schwere Kinetose. Sein Gesicht ist rot wie rohes Rindfleisch mit winzigen erweiterten Arteriolen in Nase und Augen. Während seiner häufigen Wutanfälle läuft er rot an, und tatsächlich scheint in seinem Gesicht stets ein rotes, schwelendes Feuer zu glühen – die exakte physiologische Entsprechung seiner chronisch schwelenden Reizbarkeit. Einige Minuten vor Einsetzen der Migränekopfschmerzen wird sein Gesicht hochrot und bleibt während der ganzen Attacke gerötet.

Sehr viel vertrauter ist uns das Bild der weißen Migräne, bei der das Gesicht blaß oder sogar aschfahl, hager, abgespannt und verhärmt erscheint. Unter den Augen, die klein sind und tief in den Höhlen liegen, bilden sich Ringe. Diese Veränderungen können so markant sein, daß sie an das Bild des chirurgischen Schocks erinnern. Bei schwerer Übelkeit sind die Betroffenen immer sehr blaß. Gelegentlich rötet sich das Gesicht in den ersten Minuten einer Attacke und erblaßt dann abrupt, als ob, um mit Peters zu sprechen, «plötzlich alles Blut aus dem Kopf in die Beine sackt».

Zuweilen kommt es, sei es als isoliertes Merkmal oder im Kontext einer allgemeinen Flüssigkeitsretention oder Ödemneigung, zu einem Gesichts- und Kopfhautödem. Bei manchen Patienten schwellen zu Beginn einer Attacke, ähnlich wie beim angioneurotischen Ödem, Gesicht, Zunge und Lippen an. Bei einem solchen Patienten, den ich selbst beobachtet habe, entwickelte sich in der Anfangsphase einer Attacke einige Minuten vor Einsetzen der Kopfschmerzen auf einer Seite ein massives periorbitales Ödem. Im häufigeren Fall bilden sich Gesichts- und Kopfhautödem *nach* einer länger andauernden Erweiterung extrakranialer Gefäße und gehen, wie Wolff und andere gezeigt haben, mit Flüssigkeitsaustritt und steriler Entzündung im Bereich der betroffenen Blutgefäße einher. Die ödematöse Haut ist stets empfindlich und die Schmerzschwelle an dieser Stelle erniedrigt.

Augensymptome

Fast immer lassen sich während oder vor einer Migränekopfschmerz-Attacke sichtbare Veränderungen an den Augen entdecken, auch wenn der Patient selbst von keinerlei visuellen oder okularen Symptomen berichtet. Gewöhnlich sind die kleinen Blutgefäße im Augapfel gerötet, und bei besonders schweren Attacken können die Augen völlig blutunterlaufen sein (wie es für die migränöse Neuralgie charakteristisch ist). Durch vermehrten Tränenfluß können die Augen feucht (chemotisch) aussehen – ein dem vermehrten Speichelfluß analoges und oft synchron mit ihm verlaufendes Phänomen –, oder sie sind trüb infolge einer exsudativen Entzündung der Gefäße. Oder die Augen erscheinen glanzlos und eingesunken: Es kann zu einer echten Enophthalmie kommen.

In schweren Fällen gehen diese Veränderungen im Augapfel

mit etlichen Begleitsymptomen einher: Jucken und Brennen im betroffenen Auge, schmerzhafter Lichtempfindlichkeit und Verschwommensehen. Letzteres kann so gravierend sein, daß der Patient völlig außer Gefecht gesetzt («blind vor Kopfschmerzen») und es aufgrund der exsudativen Verdickung der Cornea nicht einmal möglich ist, sich ein einigermaßen klares Bild von den Netzhautgefäßen zu machen.

Nasale Symptome

Nur selten werden in Beschreibungen der Migräne Symptome im Bereich der Nase erwähnt, obwohl sich bei sorgfältiger Befragung wenigstens ein Viertel aller Patienten an eine gewisse «Verstopfung» der Nase im Verlauf der Attacke erinnert. Eine Untersuchung zu diesem Zeitpunkt zeigt, daß die Nasenmuscheln verstopft und purpurrot sind. Solche Symptome und Untersuchungsergebnisse können Patient und Arzt dazu verleiten, eine Nebenhöhlenentzündung oder «allergische» Kopfschmerzen zu diagnostizieren.

Ein weiteres Nasensymptom zu Beginn oder gegen Ende einer Attacke ist eine starke katarrhalische Sekretion. Die Kombination von «laufender Nase», einem Gefühl von Unpäßlichkeit und Kopfschmerzen kann durchaus so aussehen wie eine «Erkältung» oder eine andere Virusinfektion, und zweifellos werden derartige Migränen häufig als solche fehldiagnostiziert. Wenn die «Erkältung» allerdings die Neigung zeigt, jedes Wochenende oder stets nach akuten emotionalen Belastungen aufzutreten, wird die wahre Diagnose offenbar.

Die folgende Fallgeschichte illustriert, welch große Rolle nasale und andere Sekretionen, aber auch sonstige, einer Attacke vorausgehende Symptome, die wir uns später genauer ansehen werden, im Verlauf einer Migräne spielen können:

Fall 20 Eine 53jährige Dame leidet seit fast dreißig Jahren an einer besonders ausgeprägten Form der einfachen Migräne. Eine Zeitlang stellte sich am Abend vor ihren Attacken «ein Gefühl großen Wohlbefindens» ein. In letzter Zeit wird sie eher von starker Müdigkeit befallen und neigt zu wiederholtem und unkontrollierbarem Gähnen. Sie betont die «unnatürliche... unwiderstehliche... bedrohliche» Qualität dieser Schläfrigkeit. An diesen Abenden geht sie früh zu Bett und schläft ungewöhnlich lange und tief.

Ihren Zustand nach dem Erwachen am nächsten Morgen beschreibt sie als «ein Gefühl der Ruhelosigkeit... Mein ganzes System ist irgendwie im Aufbruch, und alles in mir fängt an, sich zu bewegen...» Dieses Gefühl von Unruhe und innerer Bewegung verwandelt sich in eine diffuse sekretorische Aktivität, mit heftigem Katarrh, übermäßigem Speichel- und Tränenfluß, Schwitzen, wäßriger Diurese, Erbrechen und Durchfall. Nach zwei oder drei Stunden dieser massiven inneren Aktivität entwickelt sie einen heftigen pochenden Kopfschmerz auf der linken Seite.

Abdominelle Symptome und abnorme Darmtätigkeit

Etwa ein Zehntel der an einfacher Migräne leidenden Erwachsenen klagt über Bauchschmerzen und abnorme Darmbewegung während der Attacke. Bei jüngeren Patienten ist dieser Anteil merklich höher, und die hier als mögliche untergeordnete Komponente einer einfachen Migräne beschriebenen Abdominalsymptome können im Falle sogenannter «abdomineller Migränen» (Kapitel 2) die vorherrschenden oder auch einzigen Symptome sein.

Zwei Typen von Abdominalschmerz kehren in den Beschreibungen mit einer gewissen Häufigkeit wieder. Das eine ist ein intensiver, stetiger, bohrender, «neuralgischer» Schmerz, der gewöhnlich im Oberbauch auftritt und manchmal in den Rücken ausstrahlt – er kann den Schmerzen eines perforierten Geschwürs, einer Gallenblasenentzündung (Cholezystitis) oder einer Pankreatitis ähneln. Etwas häufiger berichten Patienten von einem kolikartigen Bauchschmerz, oft im rechten

Unterbauch lokalisiert, der nicht selten für eine Blinddarmentzündung (Appendizitis) gehalten wird.

Ein aufgeblähter Leib, fehlende Darmgeräusche und Verstopfung sind häufige Symptome der Prodromalphase, der Anfangsstadien einer Migräne. Röntgenkontrastaufnahmen haben Stasis und Dilatation im gesamten Gastrointestinaltrakt während dieser Phase bestätigt. Dem Stillstand folgt später oder in der Endphase der Attacke eine gesteigerte peristaltische Aktivität im gesamten Darm, klinisch manifest als Kolikschmerz, Durchfall und saures Aufstoßen.

Lethargie und Schläfrigkeit

Wenn auch viele Patienten, insbesondere die unbeugsamen und zwanghaften unter ihnen, keine Zugeständnisse an die Migräne machen und sich beharrlich durch den alltäglichen Ablauf von Arbeit und Spiel kämpfen, zeichnen sich schwere einfache Migränen doch durch eine gewisse Teilnahmslosigkeit und den Wunsch nach Ruhe aus. Allein ein vaskulärer Kopfschmerz, der äußerst empfindlich auf Kopfbewegungen reagiert, erzwingt Inaktivität, doch das ist keineswegs der einzige, ja nicht einmal der wesentliche Mechanismus, der hier wirksam ist. Viele Patienten fühlen sich während einer Attacke schwach und zeigen einen verminderten Muskeltonus. Viele sind niedergeschlagen, ziehen sich zurück und verhalten sich passiv. Viele sind schläfrig.

Die Beziehung zwischen Schlaf und Migräne ist komplexer und fundamentaler Natur, und wir werden in vielen unterschiedlichen Zusammenhängen Gelegenheit haben, darauf zurückzukommen: beim Auftreten von Synkope und Stupor in den akutesten Migräneformen (Migräne-Aura und klassische Migräne), im Zusammenhang mit der Tendenz aller Migränetypen, während des Schlafs aufzutreten, und wenn wir uns Gedanken über eine mögliche Verwandtschaft mit Traum und

Alpdrücken machen. An dieser Stelle sollten wir unsere Aufmerksamkeit auf drei Aspekte einer komplexen Beziehung richten: das Auftreten von starker Schläfrigkeit und Stupor vor oder während einer einfachen Migräne, das zuweilen abrupte Ende von Attacken nach einem kurzen und ungewöhnlich tiefen Schlaf und den typischen protrahierten Schlaf, mit dem viele Attacken ihr natürliches Ende finden.

Nirgendwo finden wir den migränösen Stupor genauer und lebendiger beschrieben als in der Monographie Liveings:

> Es ist wichtig, diese Schläfrigkeit vom vergleichsweise natürlichen und wohltuenden Schlaf zu unterscheiden, der in vielen Fällen den Paroxysmus beendet und manchmal abkürzt. Sie ist ganz im Gegenteil höchst unangenehm und bedrückend und führt zuweilen an den Rand eines Komas.

Liveing vergleicht diese Schläfrigkeit mit den veränderten Bewußtseinszuständen, wie sie manchmal einem Asthmaanfall vorausgehen, und zitiert folgende introspektive Beschreibung:

> Um 4 Uhr nachmittags machten sich die ersten Symptome eines bevorstehenden Anfalls bemerkbar. Das waren vor allem ein Gefühl der Enge im Kopf, dumpfe und schwere Augen und eine unangenehme Schläfrigkeit. Die Schläfrigkeit wurde so stark, daß ich einen großen Teil des Abends in immer wieder auftretenden «Trancen» – wie ich diesen Zustand nenne – verbrachte. Diese fürchterliche Schläfrigkeit verhindert im allgemeinen, daß man spürt, wie der Anfall sich nähert, bis er dann begonnen hat.

In dem oben zitierten Fall aus meiner eigenen Praxis (Fall 20, S. 48) beschreibt die Patientin einen sehr ähnlichen Zustand von unwiderstehlicher und unangenehmer Schläfrigkeit als Prodrom ihrer Attacken, und solche Beschreibungen ließen sich beliebig vermehren. Manchmal geht die Schläfrigkeit anderen Symptomen um Minuten oder Stunden voraus, manchmal stellt sie sich *pari passu* mit Kopfschmerzen und anderen Symptomen ein. Charakteristisch für diesen lethargischen Zustand ist das wiederholte Gähnen, vermutlich der Versuch, mit

Hilfe eines physiologischen Erregungsmechanismus der Trägheit Herr zu werden. Diese migränöse Schläfrigkeit ist nicht nur «unwiderstehlich», klebrig und unangenehm, sondern geht oft auch mit seltsam lebendigen, scheußlichen und wirren Träumen einher – ein Zustand an der Grenze zum Delirium. Man tut also gut daran, sich ihm nicht ohne Gegenwehr auszuliefern.*

Manche Patienten machen allerdings die Erfahrung, daß ein kurzer, tiefer Schlaf in der Anfangsphase einer Migräne deren weitere Entwicklung verhindert.

Fall 18 Ein 24jähriger Mann leidet an klassischer und einfacher Migräne und gelegentlich auch an nächtlichem Asthma und somnambulen Episoden. Er könne, berichtet er, kurz nach Einsetzen einer Migräne, «in einen sehr tiefen Schlaf fallen... ich bin dann kaum aufzuwecken». Wenn die Umstände es ihm gestatteten, dies dann auch zu tun, wache er nach einer Stunde sehr erfrischt und ohne jedes Symptom wieder auf. Sei er aber daran gehindert, auf diese Art zu schlafen, nehme die Attacke für den Rest des Tages ihren Lauf.

So ein Heilschlaf kann sehr kurz sein. Liveing zitiert den Fall eines Gärtners mit typischer abdomineller Migräne. Dieser Patient konnte das Fortschreiten einer Attacke dadurch verhindern, daß er sich bei den ersten Symptomen unter einen Baum legte und zehn Minuten lang schlief.

* Das «Alptraum»-Lied in der Operette ‹*Jolanthe*› von Gilbert und Sullivan beschreibt gar keinen Alptraum, sondern ein Migränedelir (elf weitere Migränesymptome werden in dem Lied erwähnt). «Dein Schlummer ist voll von solch schrecklichen Träumen, daß du besser erwachst», heißt es dort.

Benommenheit, Schwindel, Schwächegefühl und Synkope

Wirklicher Schwindel ist im Verlauf einer einfachen Migräne offenbar ein seltenes Ereignis, tritt aber im Rahmen einer Migräne-Aura oder einer klassischen Migräne oft auf. Zu leichteren Schwindel- und Unsicherheitsgefühlen kommt es dagegen sehr häufig. In einer klinischen Studie von G. Selby und J. W. Lance (1960) «klagten etwa 72 Prozent» von fünfhundert Migränepatienten jeden Typs «über Benommenheit, leichten Schwindel und Unsicherheit». Ferner beobachteten Selby und Lance, daß «sechzig von 396 Patienten im Verlauf von Kopfschmerzattacken das Bewußtsein verloren» hatten.

Solche Symptome haben natürlich mehrere mögliche Ursachen, etwa vegetative Reaktionen auf Schmerz und Übelkeit, vasomotorisch bedingte Kollapsneigung, Entkräftung aufgrund von Flüssigkeitsverlust oder Erschöpfung, Muskelschwäche und Adynamie etc. Auf jeden Fall ist immer auch ein zentralnervöser Mechanismus wirksam, der in gewissem Umfang das Bewußtsein trübt oder einschränkt.

Veränderungen im Flüssigkeitshaushalt

Etliche Migränepatienten klagen darüber, daß ihr Gewicht während eines Anfalls zunimmt oder daß Kleidung, Ringe, Gürtel, Schuhe etc. zu eng werden. Diese Symptome hat Wolff sehr genau analysiert. Bei mehr als einem Drittel der von ihm untersuchten Patienten fand er eine gewisse Gewichtszunahme vor Einsetzen der Kopfschmerzen. Da sich die Kopfschmerzen aber weder durch eine experimentell herbeigeführte Diurese noch durch vermehrte Flüssigkeitszufuhr beeinflussen ließen, schloß Wolff, daß «Gewichtszunahme und allgemeine Flüssigkeitsretention nicht in ursächlichem Zusammenhang mit dem Kopfschmerz stehen, sondern deren Begleiterscheinung sind», eine sehr bedeutsame Schlußfolgerung, auf die wir zurückkommen werden, wenn wir uns mit den Beziehungen der verschiedenen Symptome des Migränekomplexes untereinander beschäftigen.

Während der Phase der Wasserretention ist die Urinausscheidung vermindert und der ausgeschiedene Urin hochkonzentriert.* Die eingelagerte Flüssigkeit wird gegen Ende des Migräneanfalls, zuweilen in Verbindung mit weiteren sekretorischen Aktivitäten, in Form reichlichen Harnlassens ausgeschieden.

Fall 35 Diese 24jährige Frau leidet regelmäßig an menstrueller Migräne und an durchschnittlich ein bis zwei weiteren Attacken pro Monat. Allen Attacken geht eine Gewichtszunahme bis zu zehn Pfund voraus. Die Flüssigkeit verteilt sich auf Rumpf, Füße, Hände und Gesicht und sammelt sich im Verlauf von etwa zwei Tagen an. Gleichzeitig mit der Flüssigkeitsretention kommt es zu einem, wie es die Patientin ausdrückt, «starken Anstieg der nervösen Energie» in Form von Ruhelosigkeit, Hyperaktivität, Redseligkeit und Schlaflosigkeit, gefolgt von 24 bis 36 Stunden andauernden, krampfartigen Bauchschmerzen und vaskulärem Kopfschmerz. Die Attacken lösen sich dann in buchstäblichem Sinne in einer massiven Diurese und unwillkürlichem Tränenfluß auf.

Fieber

Viele Patienten *fühlen sich* während einer einfachen Migräne fiebrig, und tatsächlich kann es vor Einsetzen der Kopfschmerzen oder sie begleitend zu Gesichtsröte, Kälte und Zyanose der Extremitäten, zu Schüttelfrost, Schwitzen und abwechselnden Kälte- und Hitzeschauern kommen. Diese Symptome müssen nicht unbedingt mit Fieber einhergehen, obwohl Temperatur-

* Eine meiner Patientinnen, eine intelligente Frau, berichtete mir durchaus glaubhaft, daß sie in solchen Phasen der Flüssigkeitsretention, die ihre gelegentlichen Migräneanfälle einzuleiten pflegten, einen seltsamen, fruchtigen Geruch entwickle. Leider trat während der sechs Monate, die ich sie behandelte, keine Attacke auf, so daß ich keine Gelegenheit hatte, der Beschaffenheit oder der Ursache dieses Geruchs auf den Grund zu gehen.

erhöhungen – und besonders bei jugendlichen Migränikern sogar als recht hohes Fieber – auftreten *können*.

Fall 60 Ein 20jähriger Mann leidet seit seinem achten Lebensjahr an einfacher Migräne. Die Kopfschmerzen werden begleitet von starker Übelkeit, Blässe und gastrointestinalen Störungen, Kälteschauern, kaltem Schweiß und sporadischer Muskelsteife. Einmal hatte ich Gelegenheit, ihn während einer schweren Attacke zu untersuchen, seine – oral gemessene – Temperatur betrug 39,7 Grad Celsius.

Untergeordnete Symptome und Anzeichen

Pupillenverengung an einem Auge, Lidsenkung (Ptose) und Enophthalmie (Hornersches Syndrom) können bei halbseitiger Migräne zu auffallender Asymmetrie führen. Über die Pupillengröße läßt sich allerdings keine einheitliche Aussage treffen. In den frühen Stadien eines Anfalls oder bei sehr starkem Schmerz können die Pupillen erweitert sein; wenn dann im weiteren Verlauf Übelkeit, Lethargie, Kollapsneigung etc. das Bild dominieren, sind die Pupillen eher klein. Das gilt ähnlich auch für die Pulsfrequenz. Einer anfänglichen Tachykardie folgt sehr oft eine länger andauernde Bradykardie, letztere gelegentlich begleitet von stark gesenktem Blutdruck, Kollapsneigung oder kurzer Ohnmacht (Synkope). Aufmerksame Patienten weisen selber auf solche Veränderungen von Puls und Pupillen während ihrer schlimmsten Attacken hin.

Fall 51 Ein 48jähriger Mann leidet seit seiner Kindheit an Migräneanfällen und chronischer Tachykardie. Er ist daher sehr beeindruckt von der Verlangsamung seines Pulses während der Attacken und hat auch beobachtet, daß seine normalerweise großen Pupillen sehr klein werden. Als ich ihn während eines Anfalls sah, konnte ich diese Beobachtungen bestätigen: Er war auffallend blaß und schwitzte stark, hatte gerötete, tränende Augen, stecknadelkopfgroße Pupillen und eine Bradykardie von 45 Schlägen pro Minute.

Es gibt unzählige seltsame, verschiedenartige Veränderungen physiologischer Funktionen, die im Verlauf einer Migräne auftreten *können*. Ihre vollständige Auflistung ergäbe einen faszinierenden Katalog von Kuriosa. Ein kurzer Hinweis auf ausgedehnte Gefäßveränderungen und gelegentlich auftretende trophische Störungen im Rahmen einer Migräne mag daher genügen. Daß sich um eine betroffene Kopfarterie ein spontaner Erguß oder eine Ekchymose bilden kann, habe ich bereits erwähnt. So ging die «rote» Migräne eines meiner Patienten einher mit einem Flush des gesamten Körpers, in späteren Phasen der Attacke gefolgt von zahlreichen spontanen Ekchymosen an Rumpf und Gliedern. Einer 25jährigen Patientin schmerzten während der Migränekopfschmerzen die Innenflächen beider Hände, und solange die Schmerzen andauerten, waren die Hände gerötet und geschwollen: Dieses Syndrom hat sehr viel Ähnlichkeit mit der von Wolff beschriebenen «Palmarmigräne».

In der Literatur finden wir oft erwähnt, daß nach wiederholten Migräneanfällen das Kopfhaar weiß werden und ausfallen kann. Der einzige derartige Fall, den ich aus eigener Anschauung kenne, war der einer Frau in mittleren Jahren, die an häufigen, sehr schweren und stets linksseitigen Hemikranien litt. Als sie Mitte Zwanzig war, färbte sich auf dieser Seite eine Haarsträhne schlohweiß, das übrige Haar blieb noch jahrelang tiefschwarz.

Organische Überempfindlichkeit

... der Patient konnte keinerlei Berührung am Kopf ertragen, und das geringfügigste Licht und das kleinste Geräusch, selbst das Ticken seiner Uhr, waren ihm unerträglich.
Simon André Tissot, 1778

Überempfindlichkeit und Photophobie gehen überaus häufig mit Migräneattacken einher, so daß Wolff und andere sie als pathognomische, die Diagnose erleichternde Merkmale einstuften.

Wir haben es mit zwei Arten von Überempfindlichkeit als Begleiterscheinung von Migräne zu tun. Da ist zunächst der Stimmungsumschwung und das defensive Sichzurückziehen, die das Verhalten und auch die sozialen Kontakte vieler Migränepatienten prägen. Die zweite Art von Überempfindlichkeit hat ihre Ursache in einer diffusen sensorischen Erregung und Reizbarkeit, die so groß ist, daß jeglicher sensorische Reiz, wie es schon Tissot beschrieb, unerträglich wird. Migräniker neigen insbesondere zu Photophobie, einem starken, lokal und allgemein empfundenen Unbehagen, das durch Licht hervorgerufen wird. Die Betroffenen meiden jegliches Licht, was zum hervorstechenden äußeren Merkmal der gesamten Attacke werden kann. Diese Photophobie ist zum Teil die Folge der bereits erwähnten Hyperämie und Entzündung der Bindehaut und geht mit Brennen und Jucken der Augen einher. Doch im wesentlichen liegt der Photophobie eine zentrale Übererregbarkeit und sensorische Erregung zugrunde, die in vielen Fällen von sehr lebhaften und länger andauernden Nachbildern und einer turbulenten Bildsymbolik begleitet wird. W. C. Alvarez hat derartige Symptome während eigener Migräneanfälle anschaulich beschrieben. Im Anfangsstadium eines Anfalls sieht er beim Fernsehen auf dem Bildschirm Nachbilder von solcher Leuchtkraft, daß er dem Fernsehgeschehen nicht mehr folgen kann. Aufmerksame Patienten berichten immer wieder, daß sie in einer solchen Phase mit geschlossenen Augen einem optischen Feuerwerk ausgesetzt seien, einem Kaleidoskop schnell wechselnder Farben und Bilder, letztere entweder amorph oder in hohem Maße strukturiert wie Traumbilder.

Ebenfalls charakteristisch für schwere Migräneattacken ist die Phonophobie, die Überempfindlichkeit und Intoleranz gegenüber Geräuschen. Entfernte Geräusche, Verkehrslärm oder das Tropfen eines Wasserhahns erscheinen unerträglich laut und machen den Patienten rasend.

Typisch für diesen Zustand ist auch eine übersteigerte und oft pervertierte Geruchsempfindung; ein erlesenes Parfüm scheint zu stinken und löst unter Umständen eine überwältigende Übelkeit aus. Ähnlich steht es mit dem Geschmackssinn – selbst milde Speisen schmecken intensiv und oft ekelhaft.

Wichtig ist, daß die sensorische Überempfindlichkeit dieses Typs dem Kopfschmerz vorangehen kann und im allgemeinen für die *frühen* Stadien der Migräneattacke charakteristisch ist. Oft schließt sich bis zum Ende der Attacke ein Stadium sensorischer Hemmung, das heißt verminderter Sinnesempfindlichkeit, und Indifferenz an, «eine allgemeine Stumpfheit der Sinneskraft», wie Peters es ausdrückt. Die Veränderungen der Sinneswahrnehmung und der sensorischen Reizschwelle im Rahmen einer einfachen Migräne sind, so sehr sie den Patienten auch plagen, sehr gering im Vergleich zu den intensiven Halluzinationen und Entstellungen der Sinneswahrnehmung, wie sie für die Migräne-Aura und die klassische Migräne typisch sind.

Stimmungswechsel

Die Wechselbeziehung zwischen Affekten und Migräne ist sehr komplex, und wir werden uns in unterschiedlichen Zusammenhängen immer wieder damit befassen. Vor der ersten Schwierigkeit stehen wir schon, wenn es darum geht, Ursache und Wirkung zu unterscheiden. Oft bedarf es sehr sorgfältiger Befragung oder längerer Beobachtung, um Affektänderungen, die *integraler* Bestandteil des Migränesyndroms sind, auszusondern aus ihnen vorangehenden Stimmungen und Gefühlen, die eine Rolle beim Entstehen der Attacke spielen, und aus den sekundären emotionalen Folgeerscheinungen der eigentlichen Attacke. Haben wir diese Faktoren sorgfältig abgewogen und überprüft, sehen wir uns weiterhin mit der Tatsache konfrontiert, daß tiefgehende Affektveränderungen während und nur während eines Migräneanfalls auftreten können – Veränderungen, die besonders überraschend sind bei Patienten mit normalerweise ausgeglichenem Temperament. Überdies wird deutlich, daß solche Stimmungsänderungen nicht lediglich Reaktionen auf Schmerz, Übelkeit und andere Symptome, sondern ihrerseits primäre Symptome sind, die *gleichzeitig* mit den vielen anderen Symptomen der Attacke auftreten. Zu sehr tiefgreifenden Stimmungsumschwüngen kann es auch *vor* und *nach* dem Hauptteil der Attacke kommen; mit ihnen werden wir uns im letzten Abschnitt dieses Kapitels beschäftigen. Während des klinisch manifesten Teils einer einfachen Migräne ist der Affekt in den frühen Phasen der Attacke überwiegend von Verstimmung und reizbarer Hyperaktivität geprägt, auf dem Höhepunkt des Anfalls von Apathie und Depression.

Das allgemeine Bild von Verstimmung und Reizbarkeit haben wir im vorigen Abschnitt bereits kurz kennengelernt. Der Patient ist ruhelos und agitiert; auch wenn er bettlägrig ist, bleibt er ständig in Bewegung, ordnet sein Bettzeug, findet keine bequeme Lage. Er duldet weder sensorische Eindrücke noch sozialen Kontakt. Seine Reizbarkeit kann extreme Formen annehmen. Ein solcher Zustand wird noch schlimmer, wenn der Patient an seiner täglichen Arbeitsroutine festhält; es kommt zu einem Teufelskreis, denn mit zunehmender Reizbarkeit verstärken sich vielfach auch andere Symptome der Attacke.

Ein völlig anderes Bild ergibt sich beim voll ausgebildeten oder protrahierten Anfall. In dieser Phase zeichnet sich die physische und emotionale Haltung des Patienten dadurch aus, daß er vor dem Leiden resigniert, niedergeschlagen ist und sich passiv verhält. Wenn ihn nicht innere oder äußere Faktoren zur Aktivität zwingen, zieht er sich in seine Krankheit, in Einsamkeit und Abgeschiedenheit, zurück. Während dieser Zeit kann er eine echte, oft tiefe Depression durchleben, und in manchen Fällen besteht Suizidgefahr. Die folgende Schilderung stammt aus dem 18. Jahrhundert:

Mit der ersten Empfindung von Unwohlsein im Magen sinkt die Stimmung. Sie wird immer gedrückter, bis alle heiteren Gedanken und Gefühle davonfliegen, der Patient sich für den unglücklichsten aller Menschen hält und sich fühlt, als würde sich das niemals mehr ändern.

Diese alte Beschreibung veranschaulicht die Echtheit der Depression – das Gefühl von äußerster Hoffnungslosigkeit und Dauerhaftigkeit des Elends –, eine Reaktion weit entfernt von einem realistischen Umgang mit einer kurzlebigen, gutartigen Attacke, wie der Betroffene sie schon unzählige Male erlebt hat.

Die Depression geht mit Gefühlen von Zorn und Ärger einher, und bei sehr schweren Migränen kann es zu einer häßlichen Mischung aus Verzweiflung, Wut und Ekel vor allem und jedem, einschließlich der eigenen Person, kommen. So ein Zustand wütender Hilflosigkeit kann für den Patienten und seine Familie unerträglich sein, und der Arzt, der dem schwer beeinträchtigten und depressiven Patienten im Kampf gegen den Anfall beisteht, darf den potentiellen Ernst der Lage und die möglichen Konsequenzen nicht unterschätzen.

Symptomkonstellationen bei der einfachen Migräne

Ich habe die wichtigsten Symptome einer einfachen Migräne bisher dargestellt, als hätten sie keinerlei Beziehung zueinander und fänden sich jeweils nur zufällig zusammen. Bestimmte Symptome neigen aber dazu, mit einer gewissen Regelmäßigkeit in gleicher Gruppierung aufzutreten. Bei schwerem vaskulärem Kopfschmerz finden wir gewöhnlich auch andere sichtbare Merkmale für eine Dilatation extrakranieller Gefäße: Rötung und Tränen der Augen, Gefäßerweiterungen im Naseninnern, Gesichtsröte etc. Bei anderen Patienten stoßen wir auf eine geschlossene Phalanx gastrointestinaler Symptome: Magen- und Darmblähung, Bauchschmerzen, gefolgt von Durchfall und Erbrechen. Das Bild eines «Schocks» bieten schwere «weiße» Migränen mit Blässe, Kühle der Extremitäten, reichlich kaltem Schweiß, Kältegefühl, Schüttelfrost, langsamem schwachem Puls und orthostatischer Hypotonie. Diese Symptomkonstellation finden wir häufig in Verbindung mit schwerer Übelkeit, sie kann aber auch auftreten, wenn Übelkeit nicht das hervorstechende Merkmal der Attacke ist. Zwischen den einzelnen Symptomen solcher Konstellationen besteht ein recht deutlicher physiologischer Zusammenhang, ihr gemeinsames Auftreten ist daher erwartbar. Es gibt aber auch Konstellationen, die bevorzugt in sehr frühen oder Prodromalstadien eines Anfalls oder im Laufe der Lösungsphase auftreten, wo sich die Art der Verbindung weniger leicht erklären läßt. So treten zum Beispiel in frühen Anfallsstadien häufig Hunger, Durst, Verstopfung und körperliche und emotionale Hyperaktivität zusammen auf, und in der Schlußphase setzt eine Vielzahl sekretorischer Aktivitäten ein.

Der Ablauf einer einfachen Migräne

Patienten beschreiben eine Migräneattacke zumeist als ein einzelnes Symptom oder als eine ganze Ansammlung von Symptomen. Es bedarf der genauen Befragung und der Beobachtung mehrerer Anfälle, bis deutlich wird, daß die Symptome in einer bevorzugten Anordnung oder Abfolge auftreten. Ist man einer solchen regelmäßigen Abfolge auf die Spur gekommen, stellt sich sofort die Frage der Terminologie und Definition: Was macht die «eigentliche» Attacke aus? Wo beginnt sie, und wo endet sie? *

* Diese Fragen stellten sich mir sehr eindringlich – und fanden eine recht überraschende Antwort –, als ich einen Patienten (Fall 12), einen berühmten Schriftsteller, über den Beginn seiner Migräneanfälle befragte. «Sie wollen die ganze Zeit von mir hören», sagte er, «daß die Anfälle mit die-

Nach allgemeinem Verständnis besteht eine einfache Migräne aus vaskulärem Kopfschmerz, Übelkeit, verstärkter Darmtätigkeit (Erbrechen, Durchfall etc.), verstärkter Drüsenaktivität (Speichelfluß, Tränenfluß etc.), Muskelschwäche und Atonie, Schläfrigkeit und Depression. Doch eine Migräne beginnt weder mit diesen Symptomen, noch endet sie mit ihnen, vielmehr treten in ihrem Vorfeld und nach ihrem Abklingen Symptome und Zustände auf, die klinisch und physiologisch das genaue Gegenteil darstellen.

Wir sprechen von vorwarnenden Symptomen oder *Prodromen*, müssen uns aber bewußt sein, daß diese unmerklich in die Anfangsphasen der eigentlichen Attacke übergehen. Einige dieser Prodrome oder frühen Symptome sind lokalisiert, einige systemisch; manche sind physischer, andere emotionaler Natur. Zu den häufigeren körperlichen Prodromen gehören Flüssigkeitsretention und Durst, viszerale Dilatation und Verstopfung, erhöhte Muskelspannung und zuweilen Hochdruck. Zu den emotionalen oder psychophysischen Migränevorboten zählen wir Hunger, rastlose Überaktivität, Schlaflosigkeit, erhöhte Vigilanz und – depressiv oder euphorisch getönte – emotionale Erregung. George Eliot, an schwerer einfacher Mi-

sem oder jenem Symptom, mit diesem oder jenem Phänomen beginnen, aber so erlebe ich es nicht. Es beginnt nicht mit einem Symptom, es beginnt als ein Ganzes. Man spürt von Anfang an, wenn auch erst kaum wahrnehmbar, das Ganze... Es ist so, als ob man plötzlich einen Punkt, einen vertrauten Punkt, am Horizont sieht, der langsam näher kommt und größer und größer wird; oder als entdeckte man von weit oben aus dem Flugzeug sein Reiseziel, das deutlicher und deutlicher wird, je mehr man durch die Wolken der Erde entgegensinkt.» – «Die Migräne *braut sich zusammen*, langsam und drohend», fügte er hinzu, «aber es ist nur eine gradweise Veränderung – alles ist von Anfang an da.»

Dieses allmähliche Hervortreten gewaltiger quantitativer Veränderungen vermittelt uns ein ganz anderes Bild von der, so könnte man sagen, Migränelandschaft; wir sehen sie in einem zeitlich-dynamischen Rahmen – dem der Chaostheorie – und nicht in dem statischen Rahmen der klassischen Schule.

gräne leidend, fühlte sich am Tag vor einer Attacke, wie sie schrieb, «gefährlich wohl». Im akuten Fall können solche Zustände so extrem sein, daß sie eine nahezu manische Intensität erreichen.

Fall 63 Dieser Mann mittleren Alters war normalerweise eher phlegmatisch und bot in Erscheinung und Verhalten das Bild abschrekkender Nüchternheit. Seit seiner Kindheit litt er unter sporadischen Anfällen von einfacher Migräne und beschrieb den Erregungszustand im Vorfeld dieser Attacken mit einiger Verlegenheit. In den zwei oder drei Stunden vor Einsetzen seiner Kopfschmerzen sei er «wie verwandelt»: Gedanken rasten ihm durch den Kopf, und er verspüre einen nahezu unwiderstehlichen Drang, zu lachen, zu singen, zu pfeifen oder zu tanzen.

In den meisten Fällen sind die Erregungszustände vor Einsetzen der Migräne negativ getönt und treten in Form von Reizbarkeit oder agitierten Angstzuständen auf. Sehr selten erreichen solche Zustände panikartige oder psychotische Intensität. Affektive Prodrome dieses Typs finden wir besonders häufig als Teil eines prämenstruellen Syndroms.

Fall 71 Eine 29jährige Frau leidet an heftigen, schweren menstruellen Syndromen. In der prämenstruellen Phase kommt es zwei Tage lang zu verstärkter Wassereinlagerung, begleitet von zunehmender diffuser Angst und Reizbarkeit. Sie schläft schlecht und hat immer wieder Alpträume. Einige Stunden vor Einsetzen der Menses erreicht die emotionale Störung ihren Höhepunkt; die Patientin wird hysterisch, gewalttätig und halluziniert. Innerhalb weniger Stunden nach Beginn der Menstruation normalisiert sich der emotionale Zustand, und am nächsten Tag treten schwere vaskuläre Kopfschmerzen und intestinale Koliken auf.

Eine einfache Migräne, oder auch jede andere Spielart einer Migräneattacke, kann, wie man schon im 17. Jahrhundert wußte, auf dreierlei Weise abklingen. Die Migräne kann sich in ihrem natürlichen Verlauf selbst erschöpfen und mit einem Schlaf enden; der postmigränöse Schlaf ist, ähnlich dem Schlaf nach einem epileptischen Anfall, lang, tief und erholsam. Sie kann sich durch «Lysis» lösen, ein allmähliches Nachlassen des Leidens, begleitet von einer oder mehreren sekretorischen Aktivitäten. Louis-F. Calmeil beschrieb einen solchen Vorgang in der ersten Hälfte des neunzehnten Jahrhunderts mit folgenden Worten:

> Manchmal beendet Erbrechen eine Migräne, manchmal starker Tränenfluß oder reichliche Urinausscheidung. Manchmal findet die Hemikranie ihr Ende durch starkes Schwitzen der Füße, der Hände und einer Gesichtshälfte oder durch Nasenbluten, eine spontane arterielle Hämorrhagie oder vermehrte Schleimabsonderung der Nase.

Natürlich muß man Calmeils Aufzählung um heftigen Durchfall oder starke Menstruationsblutung ergänzen, die ebenfalls das Abklingen einer Migräne begleiten können. Die verhaßte Stimmung während eines Migräneanfalls – depressiv und zurückgezogen oder zornig-erregt und reizbar – löst sich im Stadium der Lysis zumeist auf, löst sich auf *mit* der physiologischen Sekretion. «Auflösung durch Sekretion» ist also einer Katharsis auf physiologischer und psychologischer Ebene vergleichbar, ähnlich dem Weinen aus Kummer. Die folgende Fallgeschichte veranschaulicht einige dieser Vorgänge:

Fall 68 Dieser 32jährige Mann ist ein ehrgeiziger, kreativer Mathematiker, dessen Leben in einem wöchentlichen psychophysiologischen Zyklus verläuft. Gegen Ende der Arbeitswoche wird er verdrießlich, reizbar und unkonzentriert; er fühlt sich «nutzlos» und unfähig, irgend etwas außer den einfachsten Routineverrichtungen zu tun. In der Nacht von Freitag auf Samstag schläft er schlecht und ist samstags unerträglich. Am Sonntag wacht er mit heftiger Migräne auf und muß den größten Teil des Tages im Bett verbringen. Gegen Abend beginnt er leicht zu schwitzen und große Mengen hellen Urins auszuscheiden. Die Heftigkeit seines Leidens klingt mit diesen Sekretionen ab. Nach dem Anfall fühlt er sich zutiefst erfrischt, ruhig und überschäumend vor kreativer Energie, ein Zustand, der ihm bis zur Mitte der folgenden Woche erhalten bleibt.

Die dritte Art der Auflösung einer Migräne ist die *Krisis* – eine plötzliche Steigerung der körperlichen oder geistigen Aktivität, die die Attacke innerhalb von Minuten beendet.

Heftige körperliche Aktivität kann einen Anfall abwenden oder eine bestehende Attacke verkürzen. Viele Patienten, die nach längerem Ausschlafen am Sonntag mit einer Migräne erwachen, stellen fest, daß frühes Aufstehen und harte körperliche Arbeit den Anfall verhindern. Einer meiner Patienten, ein Italiener von mittlerer Statur und sehr heftigem Temperament, beendet seine Migräneanfälle zu Hause durch einen Koitus, bei der Arbeit durch Armdrücken oder dadurch, daß er mit Freunden ein paar Drinks kippt. Beides wirkt innerhalb von fünf bis zehn Minuten. Ein plötzlicher Schrecken, Wut oder eine andere starke Emotion können eine Migräne fast in Sekundenschnelle zum Abklingen bringen. Ein Patient antwortete auf die Frage, wie er seine Attacken beende: «Ich muß mein Adrenalin nach oben bringen... rumrennen, schreien oder mich streiten, und die Kopfschmerzen verschwinden.» Verschiedene anfallsartige viszerale Aktivitäten – starkes Erbrechen ist das klassische Beispiel – führen zum selben Ergebnis.

Fall 66 Dieser Patient, dessen Migräneattacken immer durch paroxysmales Erbrechen endeten, entwickelte in mittleren Jahren ein Magengeschwür, das eine subtotale Magenresektion und Vagotomie erforderlich machte. Bei der ersten Migräne nach der Operation stellte er fest, daß er nicht mehr erbrechen konnte, und war untröstlich. Doch plötzlich begann er aufs heftigste zu niesen, und als sich der Niesanfall gelegt hatte, war auch die Migräne vorbei. Nach dieser Erfahrung beschleunigte er die Auflösung seiner Attacken mit Hilfe von Schnupftabak und bediente sich damit unwissentlich eines Rezepts aus dem achtzehnten Jahrhundert.

Für andere Patienten ist ein Schluckauf oder wiederholtes Aufstoßen das Mittel der Wahl, um ihre Attacken schnell zu beenden. Sogar gieriges Essen kann ein frühzeitiges Ende einer Attacke herbeiführen, so ungeheuerlich diese Vorstellung den meisten Migränikern auch erscheinen mag. Die Linderung kommt *mit dem Akt des Essens*.* Welcher Methode sich Patienten auch immer bedienen – sei es heftiger physischer, viszeraler oder emotionaler Aktivität –, der gemeinsame Faktor ist die Anregung des Nervensystems (Arousal). Der Patient, so kann man sagen, wird aus seiner Migräne wie aus einem Schlaf geweckt. Wir werden in einem späteren Kapitel, in dem es um die einzelnen medikamentösen Therapiemöglichkeiten von Migräne geht, noch sehen, daß die meisten dieser Medikamente dazu dienen, dem Organismus aus einem Zustand physiologischer Depression herauszuhelfen.

Von einer Analogie zwischen Migräne und Schlaf haben wir bereits gesprochen, und diese Analogie tritt noch stärker hervor, wenn wir hören, wie erfrischt – fast wie neugeboren – sich Patienten nach einer schweren, aber deutlich abgegrenzten Attacke fühlen können (siehe Fall 68, S. 63). Dieser Zustand ist nicht allein die Wiederherstellung des Befindens vor dem Migräneanfall, sondern ein Schwingen in Richtung angeregten Wohlbefindens (Arousal), ein Rebound nach den Tiefen der Migräne. Dazu Liveing: «... [der Patient] erwacht als anderer Mensch». Rebound-Euphorie und Frischegefühl stellen sich besonders häufig nach schweren menstruellen Migränen ein. Ganz selten findet man sie nach einer protrahiert verlaufenden Attacke mit Erbrechen, Durchfall und erheblichem Flüssigkeitsverlust. Solche Anfälle sind nicht dazu angetan, den Patienten «aufzuladen», und verlangen eine längere Rekonvaleszenz.

Eine Epilepsie läßt sich durchaus einfach als Krampfgeschehen beschreiben, dem bei vielen Patienten eine Phase präiktaler Erregung und ein Myoklonus vorausgehen und dem postik-

* Pawlow erwähnt die Häufigkeit, mit der ein Hund einen hypnoiden Zustand durchbricht, indem er etwas frißt. Der Akt des Fressens, oft gefolgt von Kratzen und Niesen, dient dem Hund dazu, aus seinem tranceartigen Zustand zu erwachen. Pawlow bezeichnete diese Reaktion daher als Selbstheilungsreflex.

taler Stupor und Erschöpfung folgen. Gleichwohl rechtfertigen es Heftigkeit und Akutheit des Krampfgeschehens, das Wort «Epilepsie» einzig dem eigentlichen Anfall vorzubehalten. Bei einer sehr viel protrahierter verlaufenden paroxysmalen Reaktion wie der Migräne macht es weder klinisch noch physiologisch oder semantisch Sinn, die Bedeutung des Wortes auf den Kopfschmerz oder irgendein anderes Stadium zu begrenzen. Wir müssen die *ganze Sequenz* unter den Begriff «Migräne» fassen und können sie dann in Prodromalphasen, «eigentliche Attacke», Auflösung und Reboundphase unterteilen. Wenn wir das nicht tun, machen wir es uns unmöglich, das Wesen der Migräne zu verstehen.

Postskriptum (1992)

Doch wenn all dies gesagt ist und Symptomkonstellationen und Sequenzen sauber herausgearbeitet sind, hat man möglicherweise immer noch unzulässig vereinfacht und der *Instabilität* der Migräne – der Schwierigkeit, sie zu «fixieren», ihren Verlauf vorherzusagen, und auch jenem komplexen Zustand, den man am besten mit «durcheinander» beschreibt – nicht genügend Rechnung getragen. Emil du Bois-Reymond sprach von einem «allgemeinen Gefühl von Unwohlsein», andere Patienten sind einfach «durcheinander». In diesem Zustand fühlt man sich heiß oder kalt oder beides (zum Beispiel Fall 9, S. 166f), aufgedunsen und angespannt oder schlaff und schwächlich; man empfindet besondere Spannkraft oder Mattigkeit oder beides; man kann unter Kopfschmerzen oder anderen Schmerzen leiden, unter Spannungen und Beschwerden verschiedenster Art, die kommen und gehen. *Alles* kommt und geht, nichts ist stetig, und wenn man ein Thermogramm oder ein Scan oder eine innere Fotografie des ganzen Körpers anfertigen könnte, würde man sehen, wie sich die Blutgefäße öffnen und schließen, wie die Peristaltik sich beschleunigt oder zum

Stillstand kommt, wie die Eingeweide sich winden oder in Krämpfen zusammenziehen, wie sich Sekrete plötzlich vermehren oder verringern – als befinde sich das Nervensystem selbst in einem Zustand der Unentschiedenheit.

Intermittierende Erscheinungen, Instabilität, Fluktuation, Schwankungen sind das Wesen dieses unsteten Zustands fern vom Gleichgewicht, dieses «allgemeinen Gefühls von Unwohlsein», das einer Migräne vorausgeht. Nach Minuten oder Stunden stabilisiert sich diese Unstetheit in – leider – sehr seltenen Fällen allmählich zu «Gesundheit», sehr viel häufiger jedoch zu fixierten, verfestigten Krankheitsbildern, jenen starren Formen, die das Lehrbuch als Symptome und Anzeichen der Migräne benennt. Die Migräne beginnt als Instabilität, als Störung, als Fern-vom-Gleichgewicht-Sein, als instabiler (oder «metastabiler») Zustand, der früher oder später in einen von zwei relativ stabilen Zuständen übergeht, in den der «Gesundheit» oder den der «Krankheit». Schmerzlicherweise kennt auch diese Entwicklung Fluktuationen – Momente von Stabilität, Momente von Gesundheit –, die zu versprechen scheinen, daß alles in Ordnung ist; doch zumeist trägt der Impuls, der «Kick» in die andere Richtung, den Sieg davon.

Ivy McKenzie hat das Parkinson-Syndrom einmal als «organisiertes Chaos» bezeichnet, und das gilt gleichermaßen für die Migräne. Zunächst herrscht Chaos, dann Organisation, eine kranke Ordnung; schwer zu sagen, was schlimmer ist! Den ersteren Zustand macht seine Unbestimmtheit, sein Fließen so schwer erträglich, beim zweiten Zustand ist es die unveränderliche, bedrückende Dauer. Typischerweise ist eine Behandlung nur im Frühstadium möglich, bevor die Migräne zu unbeweglichen, festen Formen «erstarrt» ist.

Wenn wir von «Chaos» sprechen, ist das möglicherweise mehr als nur eine Metapher, denn die Art der Instabilität, des Fluktuierens, wie wir es hier finden, erinnert stark an das Geschehen in anderen komplexen Systemen – dem Wetter zum Beispiel –, und es ist gut möglich, daß wir zu seinem Verständnis den formalen Begriff des «Chaos» und eine Theorie komplexer, dynamischer Systeme (Chaostheorie) brauchen. Wir müßten die Migräne dann als komplexe, dynamische Störung des neuralen Verhaltens und der neuralen Regulation betrachten. Die Feinkontrolle (und, unter normalen Umständen, der Spielraum) dessen, was wir «Gesundheit» nennen, könnte paradoxerweise auf Chaos basieren. Das gilt, wie wir wissen, auch für das Nervensystem (siehe Teil V) und vielleicht in besonderem Maße für das autonome Nervensystem mit seinem feinen Tuning, seiner Homöostase, seinen Kontrollen. Und vielleicht gilt dies ganz speziell für Migränepatienten, bei denen in bestimmten «kritischen» Zeiten der geringste Streß ein physiologisches Ungleichgewicht verursacht, das nicht unbemerkt korrigiert wird, sondern sehr schnell zu weiterem Ungleichgewicht, zu Überkompensationen führt, die einander beeinflussen, sich ausweiten, bis schließlich der Punkt erreicht ist, den wir «Migräne» nennen. Vielleicht kann die Migräne selbst als «seltsamer Attraktor» – ein Lieblingsbegriff der Chaostheoretiker – wirken und das Nervensystem zu bestimmten Zeiten ins Chaos reißen.

2

Migräne-Äquivalente

Die Vielfalt der Symptome, die sich zu einer einfachen Migräne zusammenfinden können, zeigt uns, daß sich dieser Begriff nicht auf ein einzelnes Symptom reduzieren läßt. Eine Migräne ist ein Konglomerat zahlloser Komponenten mit einer gegliederten Struktur. Innerhalb der Grenzen eines allgemeinen Musters ist der Stellenwert der einzelnen Komponenten äußerst variabel. Kopfschmerzen können das Hauptsymptom sein, spielen möglicherweise aber auch nur eine untergeordnete Rolle oder fehlen sogar ganz. Als «Migräne-Äquivalente» bezeichnen wir Symptomkomplexe, die die charakteristischen Merkmale einer Migräne aufweisen, denen aber eine spezifische Kopfschmerzkomponente fehlt.

Dieser Begriff ist dem des «Epilepsie-Äquivalents» vergleichbar, der eine Form der Epilepsie ohne Krampfgeschehen beschreibt. Ich halte den Begriff des Migräne-Äquivalents dann für gerechtfertigt, wenn eindeutig abgrenzbare Attacken ohne Kopfschmerzen auftreten, die in Dauer, Periodizität und klinischem Bild den Attacken einer einfachen Migräne entsprechen und im allgemeinen auf dieselben emotionalen und physischen Prodrome folgen. Entsprechung und Bestätigung findet diese klinische Verwandtschaft in physiologischen und pharmakologischen Ähnlichkeiten.

Obgleich frühere Autoren die unterschiedlichen Migränetypen («gastrische Migräne», «visuelle Migräne» etc.) sehr anschaulich beschrieben haben, blieb es doch Liveing vorbehalten, der wechselseitigen Umwandelbarkeit solcher Attacken auf die Spur zu kommen. Er sprach in diesem Zusammenhang von «Transformationen» und «Metamorphosen» und unterschied zwischen asthmatischen, epileptischen, vertiginösen, gastralgischen, pektanginösen, laryngismalen und manischen «Transformationen» der Migräne.

Der Begriff des Migräne-Äquivalents ist auf wenig Sympathie gestoßen. Wenn sich ein Arzt erdreistet, eine «abdominelle Migräne» zu diagnostizieren, werden viele seiner Kollegen das als Unsinn oder Schlimmeres abtun, und erst nach zahllosen diagnostischen Untersuchungen und negativen Laparotomien oder wenn sich plötzlich anstelle der Bauchschmerzattacken der typische vaskuläre Kopfschmerz einstellt, zieht man den verstaubten Begriff aus viktorianischer Zeit wieder in Erwägung.

Die geballte Erfahrung im Umgang mit Migränikern muß den Arzt, wie immer er bisher auch darüber gedacht hat, schließlich davon überzeugen, daß viele Patienten in der Tat an wiederholten, deutlich abgrenzbaren Bauchschmerzattacken, Schmerzen im Brustraum, Fieber etc. leiden, die – mit Ausnahme der nicht vorhandenen Kopfschmerzen – alle klinischen Kriterien einer Migräne erfüllen. Ich werde mich an dieser Stelle auf die Darstellung der folgenden Syndrome beschränken: zyklisches Erbrechen und «Gallenattacken», «abdominelle Migränen», «präkordiale Migränen» und periodisch auftretende neurogene Störungen der Körpertemperatur, der Stimmung und des Bewußtseins.

Neben diesen akuten, periodisch einsetzenden paroxysmalen Syndromen gibt es eine große Vielfalt anderer Störungen mit einer gewissen Verwandtschaft zur Migräne, etwa Reisekrankheit (Kinetose), «Kater», Reserpinreaktionen etc. Auf diese Syndrome werde ich in Teil II näher eingehen.

Zyklisches Erbrechen und Gallenattacken

Daß schwere Übelkeit sehr häufig Bestandteil der Migräne bei Jugendlichen ist, habe ich bereits erwähnt. In vielen Fällen ist sie das Hauptsymptom einer Migränereaktion und wird als solches häufig mit der Diagnose einer «Gallenattacke» gewürdigt. Die umfangreichen Untersuchungen von Selby und Lance ergaben folgende Zahlen:

> ...von 198 Migränepatienten berichten 31 Prozent von häufig auftretenden Gallenattacken. In einer weiteren Untersuchung von 139 Patienten hatten 59 Prozent früher einige Gallenattacken oder litten in jungen Jahren an schwerer Reisekrankheit.

Ich selber habe in meiner Praxis dazu keine Daten gesammelt, schätze aber – in Übereinstimmung mit Selby und Lance –, daß fast die Hälfte der Patienten, die ich danach gefragt habe, irgendwann einmal unter solchen Symptomen gelitten hat. Schwere Übelkeit geht immer einher mit weiteren vegetativen Symptomen – Blässe, Schüttelfrost, Schwitzen etc. Ärzte führen solche Attacken bei Kindern zumeist auf Ernährungsfehler und bei Erwachsenen – je nach Überzeugung – auf eine «Darmgrippe» oder ein Gallenblasenleiden zurück.

Diese Attacken können die Betroffenen ein Leben lang unverändert begleiten oder ganz allmählich oder auch plötzlich in die «erwachsene» Form übergehen, das heißt zu einer einfachen Migräne werden. Die folgende Fallgeschichte von B. Vahlquist und G. Hackzell (1949) illustriert die Entstehung und weitere Entwicklung solcher Attacken bei einem jungen Patienten:

> ...Im Alter von zehn Monaten wurde er von einer Luftalarmsirene zutiefst erschreckt und zeigte anschließend anomale Angstreaktionen und *pavor nocturnus*... Die erste typische Attacke erlitt er im Alter von einem Jahr. Er wurde plötzlich blaß und hatte später einen heftigen Brechanfall. In den folgenden zwei Jahren traten diese Attacken in immer derselben Form mehrmals wöchentlich auf... Mit

> etwa drei Jahren begann er während der Attacken über Schmerzen im Kopf zu klagen... Die Attacken endeten gewöhnlich mit einem tiefen Schlaf.

Anzumerken ist, daß diese Form des zyklischen Erbrechens im allgemeinen mit abnormen Wutreaktionen und häufig auch mit Wutausbrüchen einhergeht.

Abdominelle Migräne

Jede Migräneform zeigt eine Vielfalt von Symptomen, und die Unterscheidung in «Gallenattacken» und «abdominelle Migräne» ist willkürlich. Dominantes Merkmal der letzteren sind kontinuierliche und sehr starke Schmerzen im Oberbauch, begleitet von einer Vielzahl weiterer vegetativer Symptome. Bei Liveing finden wir folgende anschauliche Beschreibung:

> Als ich sechzehn Jahre alt war, begann ich – bei sonst ausgezeichneter Gesundheit – an periodischen Attacken von schweren Bauchschmerzen zu leiden... Diese Anfälle traten zu beliebiger Zeit auf, und ich konnte nie eine Ursache dafür entdecken, denn ihnen gingen weder Magen- noch Darmbeschwerden voraus... Die Schmerzen begannen mit einem starken, schwer faßbaren Unbehagen im Oberbauch. Dieses Unbehagen nahm während der nächsten zwei, drei Stunden stetig an Intensität zu, um dann wieder abzuklingen. Auf dem Höhepunkt war der Schmerz unerträglich und widerwärtig, hatte aber nichts Kolikartiges. Er ging immer mit Frösteln, kalten Extremitäten, einem auffallend langsamen Puls und Übelkeit einher... Wenn der Schmerz nachzulassen begann, hatte ich ein Gefühl von Bewegung im Darm... Der Anfall hinterließ eine sehr starke Empfindlichkeit der betroffenen Region, die nach ein oder zwei Tagen verschwand.

Einige Jahre später hörten die abdominellen Attacken auf, doch wurden sie von einer klassischen Migräne abgelöst, die ähnlich den abdominellen Attacken in drei- bis vierwöchigen Intervallen auftrat.

Ich besitze Aufzeichnungen zu mehr als vierzig (von insgesamt zwölfhundert) Patienten, die mit den Symptomen einer einfachen oder klassischen Migräne in meine Praxis kamen, aber angaben, monate- oder jahrelang an abdominellen Attacken ähnlich der oben beschriebenen gelitten zu haben. Aufmerksame Patienten vermerken auch den langsamen Puls und andere vegetative Symptome während dieser Schmerzen. Bei einem bereits zitierten Patienten (Fall 51, S. 54) traten fünf Jahre lang an die Stelle der einfachen Migräne abdominelle Attacken, doch beobachtete er einen verlangsamten Puls, verengte Pupillen, blutunterlaufene Augen und Blässe während der Anfälle beider Typen. Drei Patienten beschrieben mir Attacken, die man als klassische abdominelle Migränen bezeichnen könnte.

Fall 10 Dieser 32jährige Mann litt seit seinem zehnten Lebensjahr an klassischer Migräne. Die Anfälle traten mit großer Regelmäßigkeit in vierwöchigem Abstand auf. Gelegentlich folgten dem Migräneskotom statt der Kopfschmerzen starke Bauchschmerzen und Übelkeit, die sechs bis zehn Stunden anhielten.

Wie sich eine abdominelle Migräne bei Kindern darstellt und welche diagnostischen Probleme damit verbunden sein können, finden wir hervorragend bei Farquhar (1956) beschrieben.

Periodische Durchfälle

Wir wissen bereits, daß Durchfälle – besonders in späteren Phasen der Attacken – ein häufiges Merkmal der einfachen Migräne sind. Man kann in der Diarrhöe *per se*, der oft eine schwere Obstipation vorausgeht, ein isoliertes Symptom sehen, das unter denselben Umständen oder mit derselben Periodizität auftritt wie Attacken von einfacher Migräne – eine der häufigsten derartigen Beschwerden ist der «Wochenenddurchfall». Für solche neurogenen Diarrhöen werden oft Ernährungsfehler, eine Lebensmittelvergiftung, eine «Darmgrippe» und ähnliches verantwortlich gemacht, bis solche Erklärungen irgendwann nicht mehr haltbar sind und Patient und Arzt klar wird, daß sie es mit einem zyklisch auftretenden oder durch äußere Umstände ausgelösten Migräne-Äquivalent zu tun haben.

Vor allem bei Patienten, die ständig unter starkem emotionalem Streß stehen, kann sich aus einem gutartigen Muster isolierter migränöser Durchfälle eine chronisch-muköse Diarrhöe oder in seltenen Fällen auch eine Colitis ulcerosa entwickeln. Man vermutet, daß bei solchen Patienten der Darm von Anfang an das «Zielorgan» war (Kapitel 13).

Periodisches Fieber

Bei schweren Attacken von einfacher Migräne kann, vor allem bei Kindern, hohes Fieber einsetzen, das sich ebenfalls als isoliertes, periodisch – manchmal im Wechsel mit einfachen Migränen – auftretendes selbständiges Symptom betrachten läßt.

Ich kenne ein halbes Dutzend Patienten, die jetzt an einfacher oder klassischer Migräne leiden und bei denen in früherer Zeit derartige Attacken periodischen neurogenen Fiebers auftraten. Die Differentialdiagnose ist in solchen Fällen eine mühsame und heikle Angelegenheit, denn bevor man es wagen darf, eine funktionelle oder neurogene Ursache zu diagnostizieren, muß man alle möglichen organischen Ursachen in Erwägung ziehen und ausschließen. Die folgende, hier verkürzt wiedergegebene Fallgeschichte stammt von Wolff:

> Der Patient, ein 43jähriger Ingenieur, litt von 1928 bis 1940 an intermittierenden Fieberanfällen, in deren Verlauf die Temperatur auf bis zu 40 Grad Celsius anstieg. Interessant ist, daß auch sein Vater unter ähnlichen, mit Kopfschmerzen, Übelkeit und Erbrechen einhergehenden intermittierenden Fieberanfällen gelitten hatte...
>
> In der späten Adoleszenz traten dann auch beim Patienten, beson-

ders in Zeiten emotionaler Belastung, Kopfschmerzen auf, die als Migräne diagnostiziert wurden... Vor jeder [Fieber-]Episode stellten sich als Prodromalsymptome... Unruhe und Konzentrationsschwierigkeiten ein. Die Temperatur erreichte sehr schnell ihren Höhepunkt und normalisierte sich innerhalb von zwölf Stunden. Es trat eine Leukozytose (in der Größenordnung von 15000) auf. Nach den Fieberanfällen fühlte er sich «gereinigt», besonders wohl und geistig leistungsfähig.

Diese bewundernswerte Fallgeschichte illustriert, daß Attacken eines mit Fieber verbundenen Migräne-Äquivalents eine ähnliche Abfolge durchlaufen wie Attacken einer einfachen Migräne, mit prodromalem «Arousal» und postmigränösem Rebound. Es kommt auch vor, daß die Fieberanfälle eines Patienten nach einem therapeutischen Gespräch über seine emotionalen Probleme und seine allgemeine Situation und den vermutlichen Mechanismus seiner Attacke aufhören.

Präkordiale Migräne

Von präkordialer, pektanginöser oder pseudo-anginöser Migräne sprechen wir, wenn als eine Hauptkonstituente einer einfachen oder klassischen Migräne Brustschmerzen auftreten oder wenn die Brustschmerzen als periodisches, paroxysmales Symptom eher migränöse denn anginöse Eigenschaften und Vorboten aufweisen.

Das Symptom ist selten, und unter den mehr als tausend Migränepatienten, mit denen ich es bislang zu tun hatte, bin ich ihm nur zweimal begegnet, einmal in Verbindung mit einer einfachen, einmal einhergehend mit einer klassischen Migräne. Die folgende Fallgeschichte veranschaulicht, wie diese Form der Migräne während klassischer Attacken und auch im Wechsel mit ihnen auftritt:

Fall 58 Eine 61jährige Frau leidet seit ihrer Jugend an klassischer Migräne. Die meisten Attacken beginnen mit Flimmerskotomen und beidseitigen Parästhesien, die von starkem einseitigem Kopfschmerz, Übelkeit und Bauchschmerzen abgelöst werden. Bei so schweren Attacken stellt sich zusätzlich ein Gefühl schmerzhafter Enge in der Brust ein, wobei der Schmerz in das linke Schulterblatt und den linken Arm hinunter ausstrahlt und im allgemeinen zwei bis drei Stunden anhält.

Der Brustschmerz verschlimmert sich bei körperlicher Belastung nicht, und kardiographisch sind keine Anomalien erkennbar. Glyceroltrinitrat zeigt keine Wirkung, wohingegen Ergotamin den Brustschmerz und seine Begleitsymptome lindert.

Gelegentlich traten die Brustschmerzattacken bei dieser Patientin als isoliertes Symptom auf, manchmal eingeleitet durch Migräneskotom und Parästhesie.

T. Fitz-Hugh (1940) hat Erscheinungsbild und Diagnose solcher Attacken sehr ausführlich beschrieben.

Periodischer Schlaf und Trancezustände

Die Schläfrigkeit, die oft eine schwere einfache Migräne begleitet oder ihr vorausgeht, kann auch als selbständiges Symptom auftreten und einziger Ausdruck der migränösen Neigung sein. Der folgende Fall veranschaulicht die «Transformation» einer einfachen Migräne in ein Schlafäquivalent.

Fall 76 Die Patientin, eine Nonne, leidet seit zwanzig Jahren an sehr schwerer einfacher Migräne und hat mindestens zweimal wöchentlich einen Anfall. Da sie ein Gespräch über persönliche Probleme ablehnt, erfolgt die Behandlung anfangs prophylaktisch und symptomatisch. Nach dreimonatiger Behandlung hören die Kopfschmerzattacken übergangslos auf, doch statt dessen verfällt die Patientin ein- oder zweimal wöchentlich in einen Schlaf von fast stuporöser Tiefe. Diese Attacken dauern zehn bis fünfzehn Stunden und treten *zusätzlich* zum gewöhnlichen Nachtschlaf auf.

Über die bei postprandialen Migränen häufig auftretende Trägheit haben wir bereits kurz gesprochen. Die folgende Fallgeschichte, die uns in anderen Zusammenhängen wiederbegegnen wird, ist ein Beispiel für das Auftreten eines postprandialen Stupors als isoliertes Symptom.

Fall 49 Der Patient, ein wie besessen arbeitender Ingenieur – «Ich höre nie auf – am liebsten wäre mir, ich brauchte nie zu schlafen» –, leidet an einer erstaunlichen Vielfalt von Migräne-Äquivalenten und -Analoga. Wenn er sich nach dem Essen nicht zu einem strammen Spaziergang zwingt, verfällt er in eine unwiderstehliche Trägheit, die er folgendermaßen beschreibt: «Ich falle in eine Art Trance, höre alles, was um mich herum vorgeht, kann mich aber nicht bewegen. Ich bin naß von kaltem Schweiß. Mein Puls geht sehr langsam.» In diesem Zustand verharrt er ein bis zwei Stunden, selten länger oder kürzer. Er «erwacht», wenn man das so nennen kann, mit einem Gefühl großer Frische und gewaltiger Energie.

Anzumerken ist an dieser Stelle, daß migränöser Schlaf und Stupor nicht selten mit anderen und kürzeren periodischen Trancezuständen, etwa Narkolepsien, «Tagesalpdrücken» und somnambulen Episoden, abwechseln. Ich werde in späteren Kapiteln auf solche Beziehungen ausführlich eingehen.

Periodische Stimmungsschwankungen

Mit den affektiven Begleiterscheinungen einfacher Migränen – Hochstimmung und Reizbarkeit in der Prodromalphase, Angst und Depression in der Hauptphase der Attacke und euphorisches Rebound – haben wir uns bereits befaßt. Diese Stimmungen können einzeln oder zusammen auch als isolierte, periodische Symptome auftreten, die relativ kurz – einige Stunden, höchstens zwei oder drei Tage lang – anhalten und eine primäre Affektstörung darstellen. Treten diese Stimmungsschwankungen sehr akut auf und dauern sie nicht länger als eine Stunde, haben wir es gewöhnlich mit Begleiterscheinungen und Äquivalenten einer Migräne-Aura zu tun. Wir interessieren uns an dieser Stelle nur für Anfälle von Depression oder verkürzte manisch-depressive Zyklen, die in Abständen bei Patienten auftreten, deren Krankengeschichte in der Vergangenheit zweifelsfrei Anfälle von (einfacher, klassischer, abdomineller etc.) Migräne verzeichnet. W. C. Alvarez, der einen besonders scharfen Blick für solche Migräne-Äquivalente hat, erzählt folgende Geschichte:

> Eine 56jährige Frau klagt über Anfälle von tiefer Depression, die ein oder zwei Tage anhalten. Ihr Hausarzt führt sie auf die Menopause zurück, aber ich stelle fest, daß sie migränös sind und mit einem leichten halbseitigen Kopfschmerz einhergehen. In ihrer frühen Jugend, so erfahre ich, hat sie unter typisch migränösem Erbrechen gelitten... mit vierzig und darüber dann an schwerem Migränekopfschmerz mit starkem Brechreiz.

Ein ungewöhnlich eindeutiges Beispiel aus meiner eigenen Praxis ist folgender Patient, den ich schon in einem anderen Zusammenhang vorgestellt habe:

Fall 10 Dieser 32jährige Mann litt seit Kindertagen an klassischem Migränekopfschmerz und klassischer abdomineller Migräne mit ziemlich regelmäßigen monatlichen Attacken. In den Mittzwanzigern war er über ein Jahr lang frei von diesen Anfällen; statt dessen trat während dieser Zeit mit derselben Regelmäßigkeit eine unvermittelte Hochstimmung, gefolgt von schwerer Depression, auf, ein Zustand, der bis zu zwei Tagen dauerte.

Charakteristisch für solche affektiven Migräne-Äquivalente ist ihre *Kürze* – beim manisch-depressiven Zyklus rechnet man allgemein mit einer Dauer von einigen Wochen und mehr. Monatlich auftretende affektive Äquivalente dieses Typs – oder allmonatliche «Verrücktheit», wenn ich mir dieses Wort erlauben darf – trifft man am häufigsten in Verbindung mit menstruellen Syndromen an.

Menstruelle Syndrome

Bei vielen Frauen kommt es um die Zeit der Menstruation zu deutlichen affektiven und vegetativen Störungen. Greene schätzt, daß «etwa zwanzig von hundert Frauen gelegentlich an prämenstrueller Migräne leiden», und wenn wir vegetative und affektive Störungen ohne Kopfschmerzen in diesen Begriff einschließen, ist die Zahl sicher noch sehr viel höher. Man kann sogar sagen, daß der Menstruationszyklus *immer* mit einem gewissen Maß an physiologischer Störung einhergeht, auch wenn die Betroffenen selbst das vielleicht gar nicht merken. Die Störung verläuft zumeist als psychophysiologisches Arousal vor den Menses, dem ein «Tief» und nach den Menses ein Rebound folgen.

Die Arousal-Phase ist gekennzeichnet durch «Spannung», Angst, Hyperaktivität, Schlaflosigkeit, Flüssigkeitsretention, Durst, Verstopfung, einen geblähten Leib etc., in selteneren Fällen durch Asthma, psychotische Episoden oder Epilepsie. Das «Tief» oder «Derousal» kann sich in Abgespanntheit, Depression, vaskulärem Kopfschmerz, verstärkter Darmaktivität, Blässe, Schwitzen etc. äußern. Kurz, im biologischen Aufruhr rund um die Menstruation können sich fast alle bisher beschriebenen Migränesymptome zusammenfinden.

In unserem Zusammenhang von besonderer Bedeutung ist der häufige Wechsel zwischen unterschiedlichen Formen des menstruellen Syndroms im Leben ein und derselben Patientin. Eine Zeitlang können vaskuläre Kopfschmerzen dominieren, dann wieder Bauchkrämpfe etc. Folgende Fallgeschichte ist ein Beispiel für eine plötzliche «Transformation» von einem Typ menstrueller Migräne in einen anderen.

Fall 32 Eine 37jährige Frau litt vom siebzehnten bis zum dreißigsten Lebensjahr während der Periode unter schweren abdominellen (wahrscheinlich intestinalen) Krämpfen. Dann hörten diese Symptome plötzlich auf, und es stellten sich typische prämenstruelle Migränekopfschmerzen ein.

Andere Patientinnen können jahrelang unter einem schweren menstruellen Syndrom leiden, dieses gegen häufige und von der Menstruation unabhängige Attacken von paroxysmalem Kopfschmerz oder Bauchschmerzen eintauschen, um schließlich wieder zum ursprünglichen Muster der menstruationsbedingten Störungen zurückzukehren.

Mit dem genauen «Timing» solcher menstrueller Syndrome und ihrer physiologischen und psychologischen Beziehung zur Menstruation werden wir uns in Kapitel 8 ausführlich beschäftigen.

Wechsel und Transformationen

Es ist legitim, von abdominellen, präkordialen, fiebrigen, affektiven etc. Migräne-«Äquivalenten» zu sprechen, solange das allgemeine Muster und die typische Sequenz der Migräne, wie in Kapitel 1 beschrieben, trotz variierender Dominanz einzelner Symptome erkennbar sind. Doch neben solchen annehmbaren Äquivalenten gibt es zahlreiche andere paroxysmale Krankheiten oder Reaktionen, die die Migräneattacken schleichend oder plötzlich «ersetzen» können. Sie treten zumeist in denselben Intervallen oder als Reaktion auf im wesentlichen dieselben äußeren Umstände auf wie die ursprüngliche Migräne. Es wäre zweifellos absurd, bei paroxysmalem Auftreten von Asthma, Angina oder Laryngospasmus von Migräne-Äquivalenten zu sprechen, doch klinische Beobachtung zwingt uns zu der Frage, ob ihre biologische Rolle nicht zuweilen der von Migräneattacken entspricht. Eine semantische Diskussion bringt uns in diesem Zusammenhang nicht weiter, und so geben wir uns für den Augenblick mit dem von Liveing eingeführten unverbindlichen Begriff der «verwandten Störungen» zufrieden.

Bereits William Heberden (1802) beobachtete, wie «die Hemikrania... mit dem Auftreten eines Asthma aufhörte», und es ist nicht zu bezweifeln, daß es im Leben eines Patienten solche plötzlichen Übergänge von einem Paroxysmus zu einem anderen geben kann. Ich selbst habe derartige zumeist abrupte Wechsel bei mindestens zwanzig meiner Patienten beobachtet. Der folgende, zum Teil bereits bekannte Fall ist typisch für diese Art der Transformation.

Fall 18 Ein 24jähriger Mann litt bis zum Alter von acht Jahren unter häufigen Alpträumen und Schlafwandeln, bis zum dreizehnten Lebensjahr an periodisch und gewöhnlich nachts auftretendem Asthma und später dann an klassischer und einfacher Migräne. Die Anfälle von klassischer Migräne stellten sich ziemlich regelmäßig am Sonntagnachmittag ein. Ergotaminhaltige Medikamente unterdrückten diese Attacken erfolgreich, und nach dreimonatiger Behandlung spürte er sogar die vorausgehende Migräne-Aura nicht mehr. Einige Wochen später beklagte er sich voll Zorn bei mir, daß die längst vergessenen Asthmaanfälle zurückgekehrt seien und bevorzugt Sonntag nachmittags aufträten. Er war mit diesem Wechsel gar nicht einverstanden, denn er zog die Migräneanfälle dem beängstigenderen Asthma vor.

Wir werden dieser besonderen und aufschlußreichen Fallgeschichte im folgenden Kapitel wiederbegegnen. Dieser junge Mann war einer meiner ersten Patienten, und seine – unsere gemeinsame – Erfahrung überzeugte mich schon früh, daß wir mit einer rein symptomatischen Behandlung bei bestimmten Patienten unter Umständen nicht mehr bewirken, als sie durch ein endloses Repertoire «verwandter Reaktionen» zu treiben.

Ähnliche Fallgeschichten und ähnliche Überlegungen zu Transformationen einer Migräne in Anfälle von neurogener Angina oder Laryngospasmus und umgekehrt ließen sich viele finden, wobei erstere Transformation bereits Heberden wohlbekannt war: «Es fehlt nicht an Beispielen», schreibt er, «...wo Anfälle dieser Krankheit und Kopfschmerzattacken den Patienten abwechselnd gequält haben.» Vor verwirrende differentialdiagnostische Probleme stellen uns Patienten, bei denen Anfälle von *angina sine dolore* ohne vorhergehende körperliche Anstrengung oder begleitende kardiographische Veränderungen mit Migräneattacken abwechseln. Folgende Beschreibung von G. E. Beaumont (1952) zeigt, daß beide Anfalltypen eine gemeinsame klinische Grundlage haben können.

> ... Den Patienten überfällt plötzlich Todesangst, er wird blaß und bewegungslos, hat aber keine Schmerzen. Es kann zu vermehrtem Speichelfluß und Erbrechen kommen, und die Attacke endet mit Winden oder reichlichem Urinfluß.

Neurogener Laryngospasmus (Krupp) ist ein weiteres Beispiel für eine außergewöhnlich akute paroxysmale Reaktion, die im Wechsel mit Migräneattacken auftreten kann. Eine ausgezeichnete Beschreibung dieser Transformation finden wir bei Liveing. Die abdominellen Migränen seines Patienten «Herr A.» (periodische Attacken zwischen dem siebzehnten und dem zwanzigsten Lebensjahr) und die sich daran anschließenden Anfälle von klassischer Migräne (vom zwanzigsten bis zum achtunddreißigsten Lebensjahr) habe ich schon erwähnt. Dieser Patient «verlor» auch seine klassische Migräne, litt aber dann an periodisch auftretendem paroxysmalem Krupp:

> ... nachdem er etwa eine Stunde geschlafen hatte, wachte er plötzlich auf, sprang aus dem Bett, riß sich den Hemdkragen auf und rang heftig mit lautem, pfeifendem Geräusch nach Atem; nach einigen Minuten, die ihm wie ein langer und quälender Todeskampf vorkamen, löste sich der Krampf in der Kehle, und der Atem konnte wieder frei fließen. Diese Anfälle traten sehr unregelmäßig – manchmal nur alle paar Monate – auf, wiederholten sich dann aber in zwei oder drei aufeinanderfolgenden oder nahe beieinanderliegenden Nächten.

Grenzgebiete der Migräne

William R. Gowers (1907) kündigte in seinem Vorwort zu einer Vorlesungsreihe über das «Grenzgebiet der Epilepsie» an, daß er über Anfälle im Umfeld der Epilepsie, nicht über die Epilepsie selbst sprechen werde. Ihn interessierten Ohnmachten, Vagusattacken, Vertigo, Schlafsymptome und – vor allem – die Migräne. Epileptische Anfälle in ihrer typischsten Form sind gekennzeichnet durch Plötzlichkeit des Auftretens, kurze Dauer und Bewußtseinsverlust. Doch stellen wir uns einen epileptischen Anfall vor, schreibt Gowers, «der länger dauert, dessen einzelne Elemente länger bestehen bleiben und der nicht die Tendenz hat, mit Bewußtseinsverlust zu enden. Seine Merkmale wären von denen einer Epilepsie so verschieden, daß niemand auf die Idee käme, sie dahinter zu vermuten.»

Und tatsächlich kategorisiert Gowers viele der Anfälle, die er beschreibt, als Epilepsien mit ausgedehntem zeitlichen Verlauf. So ist etwa folgende Fallgeschichte für ihn das Beispiel einer der Epilepsie verwandten *Vagusattacke*:

> Der Patient... war ein 30jähriger Armeeoffizier. Die Anfälle waren nicht häufig; seit zwölf Jahren, das heißt seit seinem achtzehnten Lebensjahr, traten sie etwa im Abstand von einem halben Jahr auf. Morgens war er dann besonders gut gelaunt – ein häufiger Vorbote. Ganz plötzlich verfiel er in einen verträumten, erinnerungsseligen Zustand und hatte das wohlbekannte Gefühl, daß alles, was gerade geschah, schon einmal geschehen war. Dieser Zustand war kein momentaner, wie bei der Epilepsie, sondern dauerte an. Mit oder kurz nach seinem Eintreten wurden seine Hände und Füße kalt... Gleichzeitig wurde sein Gesicht immer bleicher, und ein körperliches Schwächegefühl setzte ein, das sehr schnell ein solches Ausmaß erreichte, daß er sich kaum noch bewegen konnte. Wenn er versuchte, sich aufzusetzen, fiel er sofort zurück. Seine Extremitäten wurden – auch für den Beobachter spürbar – eiskalt. Er war so schwach, daß er kaum zwei zusammenhängende Worte sprechen konnte... Sein Puls wurde schwächer und schwächer und war schließlich kaum noch wahrnehmbar. Während der ganzen Zeit verlor er nicht einen Augenblick das Bewußtsein. Er selbst hatte das Gefühl zu sterben, aus seiner physischen Existenz herauszutreten. Dieser Zustand währte etwa eine halbe Stunde, dann merkte er, daß sich sein Geisteszustand aufhellte und die Kälte in seinen Füßen etwas verringerte. Sein Befinden besserte sich weiter, doch nach zwei oder drei Minuten setzte ein Rigor mit Zittern und Zähneklap-

pern ein... Einige Minuten nach dem Rigor verspürte er einen starken Miktionsdrang, der den Tag über anhielt. Er schied große Mengen hellen, klaren Urins aus... Er blieb den ganzen Tag über sehr blaß.

Der Leser wird in dieser detaillierten Beschreibung viele der Symptome wiederfinden, die wir bisher als «migränös» kennengelernt haben. Das Gefühl des Wohlbefindens vor dem Anfall, die Dauer des Anfalls und die Lysis mit anhaltender Diurese sind Merkmale, denen wir im Ablauf einer einfachen Migräne begegnen. Mit welcher Berechtigung spricht man also hier von einer verzögerten Epilepsie und nicht von einer sehr kurzen und schweren, sozusagen *verdichteten* Migräne?

Fast alle Migräne-Äquivalente, die wir in diesem Kapitel betrachtet haben, können zeitlich verkürzt ablaufen. Bei Lennox und Lennox (1960) finden wir in der Abteilung vegetative oder dienzephale Epilepsie viele aufschlußreiche Fallgeschichten. Manchmal entwickeln sich solche vegetativen Attacken aus oder zu eindeutigen Epilepsien oder Migränen, zu anderen Zeiten treten sie alternierend mit solchen Anfällen auf.

Ein auffälliger und wichtiger Anfallstyp mit offensichtlicher klinischer Verwandtschaft zur Migräne und zur Epilepsie ist die *Ohnmacht* – mit ersterer verwandt durch die vielfältigen vegetativen Symptome, mit letzterer durch die Plötzlichkeit ihres Auftretens und den Bewußtseinsverlust. Ohnmachtsneigung und Migräne treten nicht selten zusammen auf, doch können Ohnmachten auch allein und in derselben Periodizität oder unter ähnlichen auslösenden äußeren Umständen auftreten wie die Migräneanfälle. Wie bei Vagusattacken kann sich uns das klinische Bild eines kontinuierlichen Übergangs von einem dramatischen und plötzlichen Kollaps zu protrahierten vegetativen Reaktionen mit Bewußtseinstrübung, aber ohne Bewußtseinsverlust bieten. Die noch kürzeren Attacken, mit denen sich Gowers beschäftigt hat – Schwindelanfälle, Narkolepsien, Kataplexien usw. –, werden wir im nächsten Kapitel genauer betrachten, denn sie stehen der Migräne-Aura näher als der einfachen Migräne und den Migräne-Äquivalenten, um die es uns bisher ging.

Akute Anfälle dieses Typs, die der Migräne nahekommen, aber keine Migräne sind, können wir *migränoide Attacken* nennen, und wie die Migräne treten sie periodisch, wiederholt und familiär gehäuft auf. Die Bezeichnung *migränoide Reaktionen* will ich Reaktionstypen vorbehalten, die klinisch der Migräne ähneln, aber nicht spontan und periodisch, sondern umstandsbedingt einsetzen. Hierher gehören übersteigerte Reaktionen auf Hitze (und Fieber), Erschöpfung, passive Bewegung und bestimmte Medikamente – Reaktionen, die bei Migränepatienten häufig und typisch sind. Wo wir die Grenze zwischen Migräne und migränoider Reaktion ziehen, ist nur eine Frage der Handhabbarkeit. So ist es sicher nicht sinnvoll, eine Kinetose als Migräneattacke zu bezeichnen, als migränoide Reaktion hingegen ist sie durchaus passend klassifiziert, bedenkt man, daß viele erwachsene Migräniker (nach Selby und Lance fast 50 Prozent) als Kinder unter schwerer Kinetose gelitten haben. Auch den Kater – mit dem zugehörigen Kopfschmerz und Krankheitsgefühl, der Lethargie, Übelkeit und reumütigen Depression – zählt man sinnvollerweise zu den migränoiden Reaktionen. Viele Migränepatienten vertragen keinen Alkohol und reagieren auf seinen Genuß mit einem breiten Spektrum von Symptomen, von akuter Übelkeit oder Kopfschmerzen bis hin zu einem ausgewachsenen Kater am nächsten Tag. Fiebrige Kopfschmerzen und vegetative Reaktionen können von ähnlich migränoider Qualität sein.

Darüber hinaus gibt es eine Reihe von akuten und subakuten, typischerweise zentralnervösen und vegetativen Reaktionen auf Medikamente, die synkopalen Anfällen und Migräneattacken verwandt sind. Von Goodman und Gilman (1955) stammt die folgende Beschreibung einer «Nitritkrise»:

> Einem gesunden, kräftigen Mann von 28 Jahren wurden oral 180 Milligramm Natriumnitrit verabreicht... Er fing an zu gähnen, und das Gähnen wurde immer stärker; sein Atmen wurde tiefer und seufzend; Unruhe, Aufstoßen und Darmgeräusche stellten sich ein; kalter Schweiß bedeckte den ganzen Körper. Nach etwa zwanzig Minuten war seine Haut aschfahl, der Patient wurde schläfrig... der Blutdruck war nicht mehr meßbar... der Patient wurde bewußtlos.

Ähnlich akute Reaktionen kennen wir nach viszeraler Dilatation oder Verletzung, reflektorischem oder hämorrhagischem Blutdruckabfall, toxischen und metabolischen Krisen (zum Beispiel Hypoglykämie) und allergischen und anaphylaktischen Reaktionen.

Wir werden uns an späterer Stelle mit der Frage zu beschäftigen haben, ob solche Vorgänge nützliche «Modelle» der Migränereaktion sind, und begnügen uns hier mit dem Verweis auf ihre klinische Verwandtschaft und ihren Platz innerhalb der Grenzgebiete der Migräne.

Wechselweises und gleichzeitiges Auftreten mit anderen Störungen

Noch komplizierter als in diesen Fällen, wo zwei verwandte Symptome einander abwechseln, wird es bei Patienten mit einem *polymorphen* Syndrom: Hier treffen wir in der Anamnese eines Kranken auf eine große Vielfalt klinisch und physiologisch verwandter Symptome, die gleichzeitig oder zyklisch auftreten.

Fall 49 Diesen 31jährigen Ingenieur haben wir schon kennengelernt, als es um die Neigung zu postprandialem Stupor ging. Darüber hinaus leidet er an folgenden Symptomen:

- einem anhaltenden «latenten» vaskulären Kopfschmerz, der beim Bücken, bei Erschütterungen oder beim Husten manifest wird;
- Anfällen von einfacher Migräne;
- nächtlichem Schwitzen ohne erkennbare organische Ursache;

- anfallsartigem Auftreten von vermehrtem Speichelfluß (Salivation) in der Nacht;
- Anfällen von Leibschmerzen und Durchfall bei stets negativen Kontrastuntersuchungen des Darms;
- Orthostase-Syndrom;
- gelegentlich Wachanfall, Narkolepsie und Kataplexie.

  Abgesehen von diesen Störungen erfreut er sich bester Gesundheit.

Fall 75 Ein 35jähriger Arzt leidet an Migräne-Auren und klassischer Migräne. Alternativ treten abdominelle Migräne, Gallenattacken, stuporöse Migräne-Äquivalente, «Vagusattacken» (sehr ähnlich denen, die Gowers beschreibt) und – seltener – Ohnmacht und Narkolepsie auf. All diese Reaktionen werden von äußeren Umständen – Erschöpfung oder akutem emotionalem Streß, ganz besonders aber von beiden zusammen – ausgelöst. *Welche* dieser somatischen Reaktionen jeweils auftreten wird, kann er nicht vorhersagen: Sie scheinen alle gleichermaßen verfügbar und einander äquivalent zu sein.

Fall 64 Eine 45jährige Frau mit zahlreichen Symptomen. Anamnese: Gewöhnlich nachts auftretendes Intrinsic-Asthma seit dem zwanzigsten Lebensjahr, wiederholtes Auftreten von Duodenalgeschwüren zwischen dem zwanzigsten und siebenunddreißigsten Lebensjahr. Im Alter von 38 Jahren eine erste Episode von rheumatoider Arthritis (primär chronischer Polyarthritis), der später weitere folgten. Gleichzeitig mit dem ersten Auftreten dieses Symptoms begann sie unter häufigen Anfällen von angioneurotischem Ödem und einfacher Migräne zu leiden. Die beiden letzteren Symptome haben sich miteinander verbunden, und seit ihrem dreiundvierzigsten Lebensjahr kündigen sich ihre Migräneattacken mit Gesichts- und periokulären Ödemen an.

Fall 62 Eine 51jährige Frau, deren soziale und emotionale Geschichte wir in Teil II genauer kennenlernen werden. Seit mehr als zwanzig Jahren leidet sie an drei somatischen Manifestationen: an einfacher Migräne, Colitis ulcerosa und Psoriasis. Jedes dieser Symptome hält mehrere Monate an, um dann zu verschwinden und dem jeweils anderen Platz zu machen. Es ist ein böser Kreislauf ohne Ende.

Fall 61 Eine 38jährige Frau kam in Behandlung wegen einer einfachen Migräne und litt darüber hinaus an einer entstellenden Psoriasis. Die

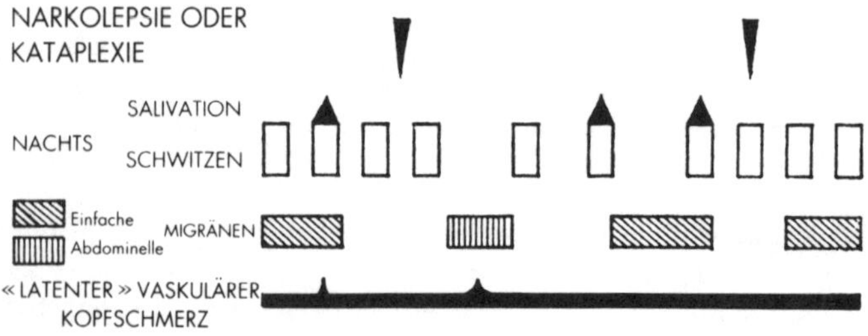

Abb. 1 A (Fall 49)

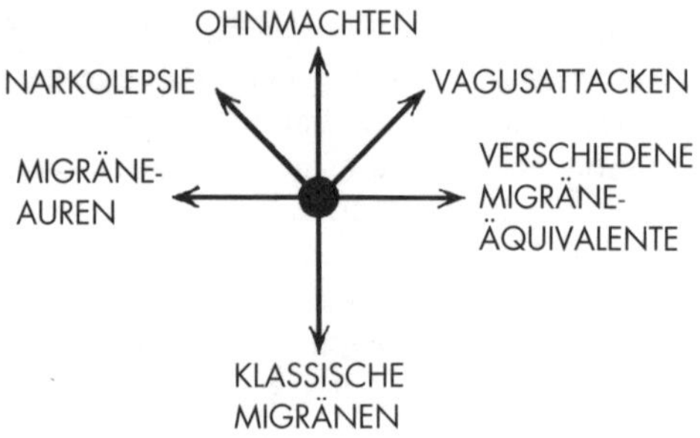

Abb. 1 B (Fall 75)

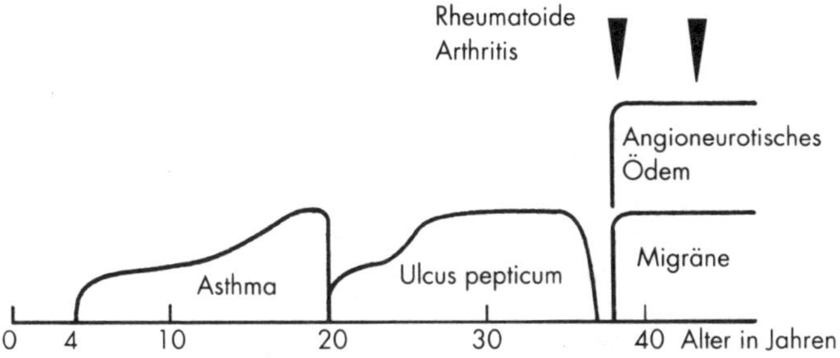

Abb. 1 C (Fall 64)

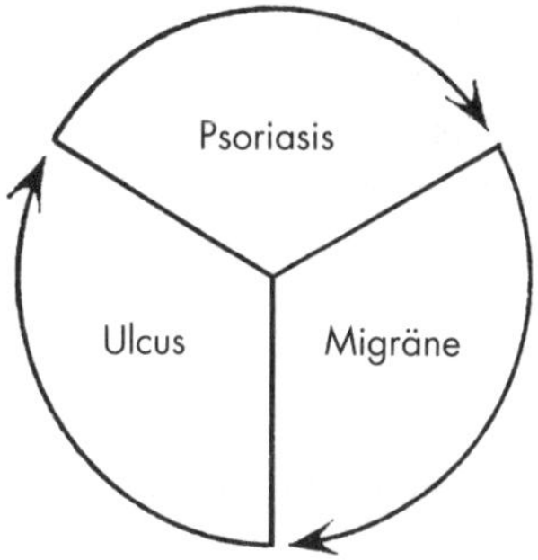

Abb. 1 D (Fall 62)

Familienanamnese ergab eine Fülle polymorpher funktioneller Krankheiten: Migräne, Heuschnupfen, Asthma, Nesselsucht (Urtikaria), Ménièresche Krankheit, Ulcus pepticum, Colitis ulcerosa und Morbus Crohn. Man kann sich nur schwer dem Gefühl entziehen, daß diese geschlagene Familie auf dem besten Weg war, sich physisch auszulöschen.

Fall 21 Eine hochintelligente 25jährige Frau vereint schwere neurotische Symptome mit vielfältigen somatischen Syndromen. Seit ihrer Kindheit hat sie eine klassische Migräne, von der auch viele andere Familienmitglieder betroffen sind. Die meisten Attacken beginnen im Morgengrauen mit einem Alptraum oder nächtlicher Angst – die Alptraumerscheinungen und unverkennbare Skotombilder können unmittelbar vor ihrem Erwachen im zweiten oder Kopfschmerzstadium miteinander verschmelzen. Manchmal folgen auf die Aura statt der Kopfschmerzen Leibschmerzen. Ähnlich wie die Anfälle letzterer Art, aber ohne Aura, gestalten sich die prämenstruellen Syndrome der Patientin, in deren Verlauf sich eine Phase von Wasserretention, Verstopfung und Unruhe in Diurese, Durchfall und Menstruationsblutung auflöst. Auch vaskuläre Kopfschmerzen können während der prämenstruellen Syndrome auftreten, was jedoch nicht immer geschieht. Manchmal kommt es zu «Fast-Ohnmachten» oder Synkopen, auf die gewöhnlich, aber nicht immer, Migränekopfschmerz folgt. Auf verstärkten emotionalen Streß reagiert sie mit Urtikaria. Nach erfolgreicher Behandlung ihrer Kopfschmerzprobleme traten vermehrt abdominelle Attacken und Urtikaria auf.

Differentialdiagnose und Terminologie

Wenn das Hauptsymptom, der vaskuläre Kopfschmerz, fehlt, können uns Anfallsformen, wie ich sie in diesem Kapitel beschrieben habe, vor erhebliche differentialdiagnostische Probleme stellen. Wahrscheinlich hat kein anderes Gebiet der Medizin derart viele Opfer von Fehldiagnosen und Fehlbehandlungen, von gutgemeinten, aber völlig verfehlten medizinischen und chirurgischen Interventionen zu verzeichnen. Abdominelle Migränen zum Beispiel haben sicher nicht weniger

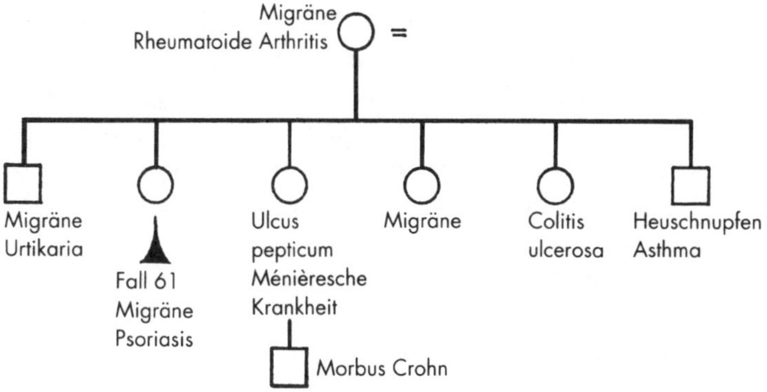

Abb. 1E (Fall 61)

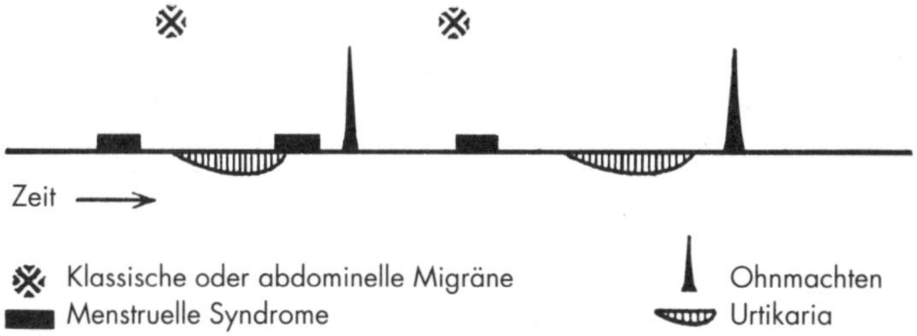

Abb. 1F (Fall 21)

häufig Anlaß zu Notlaparotomien gegeben als tabische Krisen. Sicher darf man den Verlauf einer mysteriösen, aber für den Patienten unerträglichen Bauchschmerzattacke nicht immer passiv abwarten. Eine negative Laparotomie bei abdomineller Migräne ist zweifellos besser, als eine Appendizitis mit anschließender Bauchfellentzündung zuzulassen. Die wirkliche Diagnose läßt sich häufig erst später stellen, wenn sich die Attacken wiederholt haben und man sich ihres gutartigen und vorübergehenden Charakters sicher ist. Die Diagnose verborgener Migräne-Äquivalente verlangt daher in vielen Fällen längere Beobachtung und kann möglicherweise nur retrospektiv gestellt werden.

Ich habe mich bei meiner bisherigen Darstellung auf relativ gut abgrenzbare, umschriebene und sehr markante paroxysmale Anfälle beschränkt und zur Verdeutlichung Fallgeschichten von fast schematischer Klarheit ausgewählt. In der Praxis sind die Symptome, wie sie vom Patienten erlebt und vom Arzt erfragt werden, häufig sehr viel vager. Anfälle, die sich durch kaum mehr als durch Unwohlsein bemerkbar machen, werden oft als leichte Virusinfektionen, und Veränderungen in Affekt und Bewußtsein – leichte Schläfrigkeit oder Depression – als rein emotionale Reaktionen diagnostiziert. Virusinfektionen und emotionale Reaktionen können in der Tat viele klinische Symptome aufweisen, die auch im Rahmen von Migränen auftreten, ohne aber pathognoimisch für sie zu sein. Die Differentialdiagnose ist also erst dann möglich, wenn spezifischere Symptome oder Determinanten der Attacken erhoben werden können.

Jenseits der konturierten künstlichen Grenzen der «Diagnose» betreten wir ein Gebiet semantischer Vieldeutigkeit, in dem sich die Definition von «Migräne» grenzenlos erweitern läßt. Das Zentrum, wenn man so will, bildet das eindeutige und unbestreitbare Krankheitsbild der einfachen Migräne. Um sie herum gruppieren wir die Migräne-Äquivalente mit ihren polymorphen Manifestationen und den vielfältigen Gliederungen,

Aufspaltungen und Anhäufungen unterschiedlichster Migränekomponenten. Jenseits dessen müssen wir mit einem Schattenbereich verwandter und analoger Reaktionen rechnen, die gleichsam als Stellvertreter einer Migräne dienen.

Klar und bündig definiert im Zentrum, verschwimmt das Bild der Migräne nach außen immer mehr, bis es mit einem riesigen Umfeld verwandter Phänomene verschmilzt. Grenzen gibt es nur, soweit wir sie zu Zwecken nosologischer Klarheit und klinischen Handelns zu ziehen gezwungen sind. Wir sind es, die Grenzen konstruieren, die Krankheit selbst kennt sie nicht.

3

Migräne-Aura und klassische Migräne

Einführung

Wir kommen jetzt zum umfangreichsten und seltsamsten Kapitel dieses Buches – denn hier geht es um das, was die Migräne in ihrem tiefsten Innern ausmacht; hier ist das Reich ihrer großen Wunder und Geheimnisse: «Wir tragen in uns die Wunder, die wir draußen suchen; ganz Afrika und seine Wunder sind in uns...»

In Sir Thomas Brownes Worten finden wir sie aufs vollkommenste erfaßt – die *Aura* der Migräne: Hier, in uns, gibt es ein wahrhaftiges Afrika der Wunder; hier läßt sich mit Erfahrung, Forschergeist und Reflexion eine ganze Welt entwerfen – die Kosmographie unserer selbst.

Die Aura der Migräne bedürfte eines ganzen Buches – oder sollte doch zumindest, wie bei Liveing, im Zentrum eines Buches über Migräne stehen. Doch rätselhafterweise ist das Gegenteil der Fall; niemand hat ihr seit Liveing den Platz eingeräumt, der ihr gebührt, und je moderner das Buch, um so kürzer wird sie abgehandelt. Allein schon die Wortwahl – *klassische* Migräne im Unterschied zur *einfachen* (engl. *common*) Migräne (die *klassische* Migräne ist eine Migräne mit Aura) – legt nahe, daß die Aura etwas *Ungewöhnliches* (engl. *uncommon*) ist – und etwas Geheimnisvolles.

Das ist, gleich zu Beginn sei es gesagt, nachweisbar falsch – es ist die Folge von Forschungsarbeiten, die ihren Gegenstand weit verfehlen, und einfältiger Hypothesen, die es unmöglich *machen*, den Gegenstand zu erfassen. Ein scharfer und aufgeschlossener Beobachter wie Alvarez mit seiner siebzigjährigen Erfahrung als Arzt hielt die Aura für eine weit gewöhnlichere Erscheinung, als üblicherweise angenommen wird – weit gewöhnlicher als jede andere Erscheinung im Verlauf einer Migräne. Und ich stimme dieser Ansicht vorbehaltlos zu.

Folgende allgemeine Anmerkungen seien vorausgeschickt.

Die Aura selbst ist alles andere als ungewöhnlich; äußerst selten dagegen sind angemessene Beschreibungen von ihr. Gute Beschreibungen der Aura werden dringend *benötigt*, denn sie ist ein Phänomen von größter Bedeutung, das viel Licht nicht nur auf die Migräne, sondern auch auf die elementarsten und fundamentalsten Hirn-Geist-Mechanismen werfen kann. Die Aura gut zu beschreiben ist schwer, denn viele Auraphänomene sind überaus seltsam – so seltsam, daß es die Möglichkeiten der Sprache übersteigt, sie zu erfassen. Zudem geht von der Aura etwas Unheimliches und Furchteinflößendes aus, das den Geist schon beim bloßen Gedanken daran zurückscheuen läßt.

Letzteres hat Liveing, obgleich er es weder analysierte noch verstand, nachdrücklich betont; er sprach von einer befremdlichen und unverständlichen Barriere, die weder er noch seine Patienten überwanden. So konnte er schließlich nur konstatieren, daß «manche Kranke es nicht ertragen, über ihre Attacken nachzudenken oder zu sprechen, und immer nur mit Angst und Schrecken darüber berichten, die eindeutig nicht dem erlittenen Schmerz gelten». Die Migräne-Aura rührt also an das Unverstehbare und Unsagbare: Mehr noch – dieses ist ihr eigentliches Zentrum, ihr innerstes Wesen.

Mit *Aura* bezeichnet man seit fast zweitausend Jahren die Halluzinationen, die bestimmten epileptischen Anfällen unmittelbar vorausgehen.* Seit mehr als hundert Jahren nennt

* Über die Geschichte und ursprüngliche Bedeutung des Begriffs schreibt Gowers: «Das Wort ‹Aura› hat als erster Pelops, der Lehrer Galens, verwendet, der beeindruckt war von dem Phänomen, mit dem viele Attacken

man so auch analoge Symptome, die bestimmte andere Anfälle – die sogenannten klassischen Migränen – einleiten oder zuweilen die einzige Manifestation einer Migräneattacke sind.

Wir werden als Komponenten dieser Auren Erscheinungen kennenlernen, die sich in ihrer Heftigkeit und Fremdartigkeit von allen bisher besprochenen Erscheinungen deutlich unterscheiden. Würden auf eine Aura niemals vaskulärer Kopfschmerz, Übelkeit, diffuse vegetative Beschwerden etc. folgen, hätten wir wohl große Schwierigkeiten, ihre migränöse Natur zu erkennen. Und vor solchen Schwierigkeiten stehen wir in der Tat nicht selten, wenn Patienten an isolierten Auren von wenigen Minuten Dauer leiden, ohne daß sich anschließend Kopfschmerzen oder vegetative Störungen einstellen. Solche Fälle sind, wie Gowers anmerkt, sehr rätselhaft und von großer Bedeutsamkeit, und sie werden leicht falsch eingeschätzt.

Diese Unsicherheit spiegelt sich in einer historischen Dichotomie: Berichte über die (Migräne-)Aura und Berichte über den (Migräne-)Kopfschmerz wurden jahrhundertelang getrennt voneinander veröffentlicht, ohne daß man je eine explizite Verbindung zwischen beiden Phänomenen herstellte.

Die Manifestationen der Migräne-Aura sind von außerordentlicher Vielfalt; nicht nur einfache und komplexe sensorische Halluzinationen gehören dazu, sondern intensive affektiv getönte Zustände, Defizite und Störungen von Sprache und Ideation, Verzerrungen der räumlich-zeitlichen Wahrnehmung und eine Vielzahl traum- und tranceartiger sowie deliranter Zustände. In der älteren medizinischen und religiösen Literatur finden wir unzählige Hinweise auf «Visionen», «Trancen», «Verzückungen» etc., deren wahre Natur uns heute in vielen

einsetzen – eine Empfindung, die in der Hand oder im Fuß beginnt und offenbar aufsteigt bis in den Kopf. Die Empfindung wurde ihm von Patienten als ein ‹kalter Dampf› beschrieben, und er vertrat die Auffassung, es könnte sich tatsächlich um einen solchen handeln, und dieser Dampf, der, wie er zudem glaubte, Luft enthielt, bewege sich durch die Adern. Also nannte er ihn πνευματικὴ αὖρα, ‹lufthaltigen Dampf›.»

Fällen verschlossen bleiben muß. Viele andere Prozesse zeigen ähnliche Erscheinungsbilder, und einige der beschriebenen komplexeren Phänomene können ebensogut hysterischen, psychotischen, oneiroiden oder hypnagogischen wie auch epileptischen, apoplektischen oder migränösen Ursprungs sein.

Eine bemerkenswerte Ausnahme allerdings gibt es – die «Visionen» der Hildegard von Bingen (1098–1179) –, die unbestreitbar migränöser Natur sind. In Anhang I befasse ich mich ausführlicher mit ihnen.

Einzeldarstellungen solcher visuellen Erscheinungen kennen wir aus dem ganzen Mittelalter, doch erst sechshundert Jahre später treffen wir auch auf Darstellungen anderer Auraphänomene und auf die *explizite* Erwähnung eines Zusammenhangs zwischen solchen Manifestationen und der Migräne.

Die folgenden drei Berichte, alle aus dem frühen neunzehnten Jahrhundert und von Liveing zitiert, veranschaulichen viele wesentliche Merkmale der Migräne-Aura in ihrer visuellen (skotomatösen), taktilen (parästhetischen) und aphasischen Form. Nebenbei sei angemerkt, daß viele der besten Beschreibungen von Auren – angefangen bei Hildegard im zwölften bis hin zu Lashley und Alvarez im zwanzigsten Jahrhundert – das Ergebnis von Introspektion sind, also von Beobachtern stammen, die selbst an klassischer Migräne oder, häufiger noch, an isolierten Migräne-Auren litten.

...Ich habe es häufig erlebt, daß mein Sehvermögen plötzlich gestört war. Nicht die Sehkraft im allgemeinen war betroffen; vielmehr schien es beim Anblick eines bestimmten Gegenstandes, als schöbe sich etwas Braunes, mehr oder weniger Trübes zwischen ihn und meine Augen, so daß ich ihn nur noch verschwommen und manchmal gar nicht mehr sah...

Nachdem dies einige Augenblicke angedauert hatte, schien der untere oder obere Rand von einem zickzackförmigen Lichtband begrenzt und fast rechtwinklig zur Längsachse zu funkeln. Das Funkeln schien immer nur in einem Auge zu sein, aber ob ich das Objekt mit einem oder beiden Augen ansah, immer war beides da – das Funkeln und die Wolke... Wolke und Funkeln... blieben zwanzig Minuten, manchmal eine halbe Stunde... Nie hatte ich hinterher Kopfschmerzen... [aber] im allgemeinen ein Rumoren im Magen, das mich aufstoßen ließ (Parry).

Beginnend in der Zungenspitze, irgendwo im Gesicht, in den Finger- oder Zehenspitzen, steigt sie [die Parästhesie] nach und nach zur zerebrospinalen Achse hinauf und verschwindet ebenso allmählich wieder, zuerst dort, wo sie ihren Ausgang nahm... Das erregende Gefühl in den Händen erinnert mich an die oszillierende Bewegung der visuellen Erscheinung (Piorry).

Etwa eine dreiviertel Stunde [nach der Erblindung] fühlt sie – zunächst in der Spitze – eine Taubheit im rechten kleinen Finger, die sich sehr langsam in der ganzen Hand und im Arm ausbreitet, bis sie keinerlei Gefühl mehr darin hat, ohne daß die Bewegungsfähigkeit auch nur im geringsten eingeschränkt ist. Dann greift das Taubheitsgefühl auf die rechte Kopfseite über und scheint sich von dort in Richtung Magen auszubreiten. Wenn es die rechte Kopfseite erreicht, zeigt sich die Patientin bedrückt und teilweise verwirrt, antwortet auf Fragen langsam und konfus, und ihre Sprache ist erheblich beeinträchtigt. Erreicht die Taubheit den Magen, erbricht sie manchmal (Abercrombie).

Der bevorzugte Ausgangsort der Parästhesien (Zunge, Hand, Fuß) und ihre zentripetale Ausbreitung erinnerte frühe Beobachter natürlich an die *aura epileptica*, und erst Liveing traf in seinem zwischen 1863 und 1865 geschriebenen Werk eine eindeutige Unterscheidung zwischen beiden Phänomenkomplexen.

Wir brauchen uns an dieser Stelle mit der Migräne-Aura aus historischer Sicht nicht weiter zu beschäftigen, werden aber auf die älteren Schriften zurückkommen, wenn es (in Teil III) um die mögliche Grundlage ihrer Manifestationen geht.

Unsere nächste Aufgabe muß die systematische Auflistung aller möglichen Aurasymptome sein. Da sie so außerordentlich vielfältig sind, werden wir sie zu bestimmten allgemeinen Kategorien zusammenfassen:

- Spezifische optische, taktile und andere Halluzinationen.
- Allgemeine Veränderungen der Wahrnehmungsschwellen und der Erregbarkeit.
- Veränderungen von Bewußtsein und Muskeltonus.
- Veränderungen von Stimmung und Affekt.
- Störungen höherer integrativer Funktionen: Wahrnehmung, Ideation, Gedächtnis und Sprache.

Diese Kategorien sollen lediglich die Diskussion erleichtern. Sie schließen sich in keiner Weise gegenseitig aus. Ebenso wie die einfache Migräne ist auch die Migräne-Aura ihrem Wesen nach komplex und besteht aus einer Vielzahl möglicher Komponenten. Auch wenn in einer Fallbeschreibung vielleicht nur ein einzelnes Symptom, etwa ein Flimmerskotom, im Vordergrund steht, bringt die nähere Befragung des Patienten fast immer zum Vorschein, daß die Situation komplexer ist und daß mehrere Phänomene – einige davon sehr subtil und schwer wiederzugeben – gleichzeitig auftreten.

Ich werde zunächst die einzelnen Komponenten der Aura nacheinander beschreiben, allerdings immer in dem Bewußtsein, daß dies lediglich der klareren Darstellung dienen soll. Daran anschließend wird eine Reihe von Fallgeschichten anschaulich machen, wie komplex Auren gewöhnlich sind.

Optische Halluzinationen

Im Verlauf einer Migräne-Aura kann es zu einer immensen Vielfalt optischer Halluzinationen kommen. In ihrer einfachsten Form erscheinen sie als leuchtende Sterne, Funken, Blitze oder einfache geometrische Figuren, die durchs Gesichtsfeld tanzen. Phosphene dieses Typs sind gewöhnlich weiß, können aber auch in Spektralfarben leuchten. Sie können zu Hunderten auftreten und in Schwärmen rasch durchs Gesichtsfeld ziehen (Patienten vergleichen sie oft mit der Bewegung leuchtender Radarpunkte über den Monitor). Gelegentlich löst sich auch ein einzelnes Phosphen aus dem großen Schwarm, wie im folgenden Fall (Gowers 1895):

> Eine Patientin... mit typischem Kopfschmerz nach vorausgehender Hemianopsie klagt über leuchtende Sterne vor den Augen, wann immer sie in sehr helles Licht schaut. Hin und wieder setzt sich einer der Sterne – heller als die anderen – in der rechten unteren Ecke des Gesichtsfeldes in Bewegung, durchmißt – oft in Sekundenschnelle, manchmal langsamer – das Gesichtsfeld, löst sich auf, wenn er die linke Seite erreicht hat, und hinterläßt ein blaues Feld, in dem sich leuchtende Punkte hin- und herbewegen.*

Ein anderes Mal ist da vielleicht nur ein einzelnes, komplexes Phosphen, das sich auf einem festen Kurs im Gesichtsfeld bewegt, dann plötzlich verschwindet und auf seiner Bahn ein Gefühl des Geblendetseins oder einen Gesichtsfeldausfall hinterläßt (Abb. 2A). Wieder finden wir die beste Beschreibung eines solchen Phosphens in einer der vielen Schriften Gowers' zum Thema (1904).

> In einem anderen Fall bewegte sich eine Art Stern, der seine Form unverändert beibehielt, auf einer radialen Bahn. Er erschien gewöhnlich am Rand der rechten Gesichtsfeldhälfte knapp unterhalb der horizontalen Mittellinie und bestand aus sechs spitzen, blattartigen, abwechselnd roten und blauen Auswölbungen... [er] bewegte sich langsam nach links oben und oberhalb des Fixationspunktes ein wenig über die Mitte hinaus, kehrte dann zu seinem Ausgangspunkt zurück, durchmaß diesen Weg ein- oder zweimal und bewegte sich dann zum rechten Gesichtsfeldrand... nachdem er diesen letzten Kurs zwei- oder dreimal durchlaufen hatte, verschwand er plötzlich... [Beim Öffnen der Augen] stellte die Patientin jedesmal fest, daß sie nur in dem Teil des Gesichtsfeldes sehen konnte, durch den das Farbenbild nicht gelaufen war.

* Diese Fallgeschichte verweist auf die spezifische Fähigkeit von Licht, unterschiedliche Formen von Migräne-Auren auszulösen. Wir werden uns in Kapitel 8 ausführlicher damit beschäftigen.

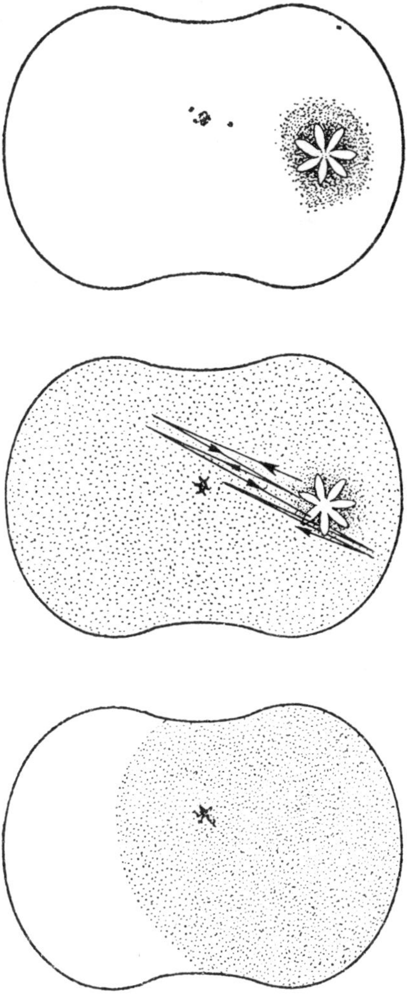

1.

2.

3.

Abb. 2 A: Varianten des Migräneskotoms (aus Gowers 1904). Beweglicher sternförmiges Spektrum.

Oft bleiben die Phosphene auf eine Hälfte oder einen Quadranten des Gesichtsfeldes beschränkt, überschreiten aber nicht selten (wie in obiger Fallbeschreibung) auch die Mittellinie; Phosphenschwärme in rascher Bewegung sind überwiegend bilateral. Manchmal sind die Phosphene strukturiert oder werden vom Patienten als bestimmtes Bild interpretiert. Ein Patient (aus den Fallgeschichten von Selby und Lance) beschreibt kleine weiße Stinktiere, die mit hoch erhobenen Schwänzen als Prozession durch einen Quadranten seines Gesichtsfeldes marschierten.*

Andere häufig auftretende elementare Halluzinationen sind Kräuseln, Schimmern und Wellenbewegungen im Gesichtsfeld, die von Patienten mit einer vom Wind bewegten Wasserfläche oder mit dem Blick durch nasse Seide verglichen werden (vgl. Abb. 5 A und 5 B, S. 128).

Während oder nach der Wanderung der einfachen Phosphene erleben manche Patienten, wenn sie die Augen schließen, eine Art visuellen Aufruhrs oder optischen Delirs, bei dem gitter-, facetten- oder mosaikförmige Motive vorherrschen – Bilder, die an Mosaiken, Honigwaben, Orientteppiche oder Moirémuster erinnern. Solche Täuschungen und elementaren Bilderscheinungen sind meist von strahlender Helligkeit, bunt, höchst instabil und neigen dazu, sich plötzlich kaleidoskopartig umzubilden.

Diese flüchtigen, dahinhuschenden Phosphene sind gewöhnlich nur die Einleitung zum Hauptgeschehen der visuellen Aura. In den meisten (wenn auch nicht allen) Fällen geht es für

* Hughlings Jackson merkt zur Neigung, in physiologisch abnormen Zuständen aus elementaren Halluzinationen sinnvolle Bilder zu machen, folgendes an: «Ein gesunder Mann sieht als Folge intraokularer Trübungen *mouches volantes* [‹fliegende Mücken›], das heißt bewegliche Punkte und kleine Schleier vor seinen Augen. Aber nehmen wir an, sein normales Bewußtsein löst sich (wie im Delirium tremens) auf und diese Auflösung erreicht einen ersten Tiefpunkt: Jetzt sieht er Mäuse und Ratten. Grob gesprochen ‹verwandeln› sich die Mücken für ihn in diese Tiere.»

den Patienten weiter mit einer länger andauernden und weit komplexeren Halluzination – dem *Migräneskotom*. Weitere gebräuchliche Bezeichnungen haben deskriptiven Charakter: Form (und Farben) dieser Skotome führen zum Begriff des *Migränespektrums*, und die Struktur ihrer Ränder (oft an Festungswälle erinnernd) gab Anlaß zu der Bezeichnung *Fortifikationsspektrum* (Teichopsie). Mit *Flimmerskotom* bezeichnet man das charakteristische Flackern der strahlend leuchtenden Migränespektren, und ein *negatives Skotom* liegt vor, wenn der Patient nach oder zuweilen auch vor einem Flimmerskotom in einem Segment seines Gesichtsfeldes teilweise oder völlig blind ist.

Die weitaus meisten Migräneskotome präsentieren sich zunächst ganz unvermittelt als leuchtende Helle nahe dem Fixationspunkt in einer Gesichtsfeldhälfte. Sie dehnt sich allmählich aus, bewegt sich langsam zum Rand des Gesichtsfeldes und nimmt die Form eines riesigen Halbmondes oder Hufeisens an. Die Helligkeit blendet den Betroffenen – Lashley vergleicht sie mit dem Gleißen einer weißen Fläche in der Mittagssonne. An den Rändern des Skotoms kann sich innerhalb dieser strahlenden Helligkeit ein Spiel intensiver, reiner Spektralfarben entwickeln, und Gegenstände, die man durch diese Ränder sieht, sind von einem vielfarbigen Leuchten umgeben. Der Rand des Skotoms zeigt sich oft als grobe Zickzacklinie (die zu der Bezeichnung «Fortifikationsspektrum» führte) und löst sich immer in winzige leuchtende Winkel und sich kreuzende Linien auf – ein *chevaux de frise*, das wir besonders gut dargestellt finden in den Skizzen Lashleys, hier im unteren Teil des Skotoms vergröbert (Abb. 3). Typisch für die hellen Abschnitte des Skotoms ist eine wallende Bewegung oder ein Funkeln: Eine Beschreibung aus dem neunzehnten Jahrhundert gibt uns einen lebendigen Eindruck davon: «Es ist ähnlich den Wirbeln, wie sie kleine Wasserkäfer hinterlassen, wenn sie im Sonnenschein über die Wasseroberfläche schwärmen...»

Die Frequenz des Funkelns liegt unterhalb der Flimmer-

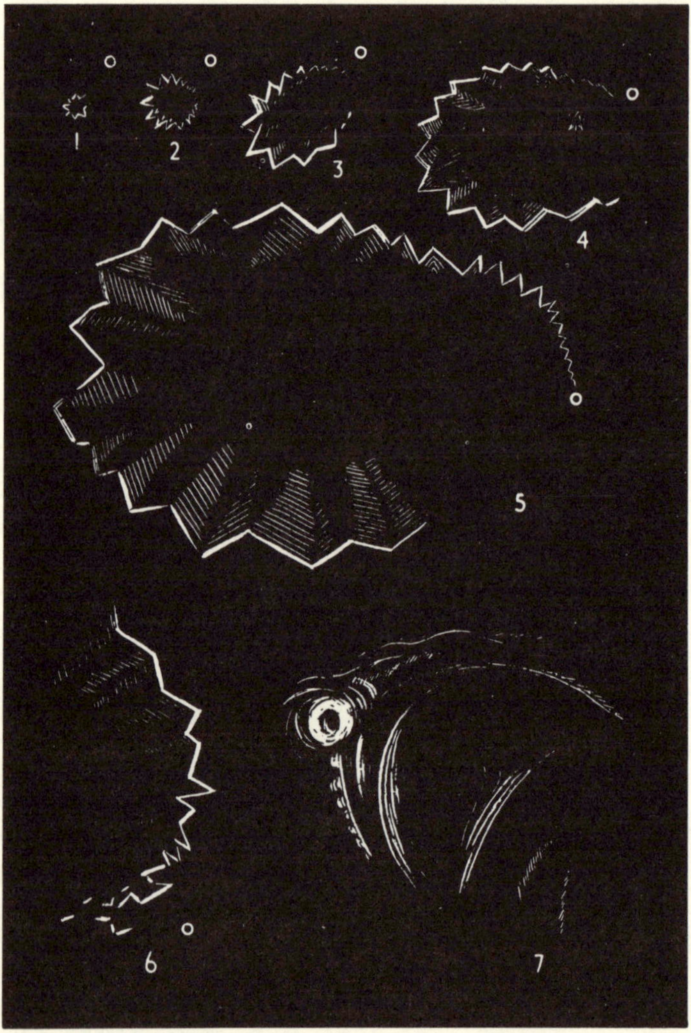

Abb. 2B: Varianten des Migräneskotoms (aus Gowers 1904, nach Airy 1868). Sich ausdehnendes zackenkantiges Spektrum.

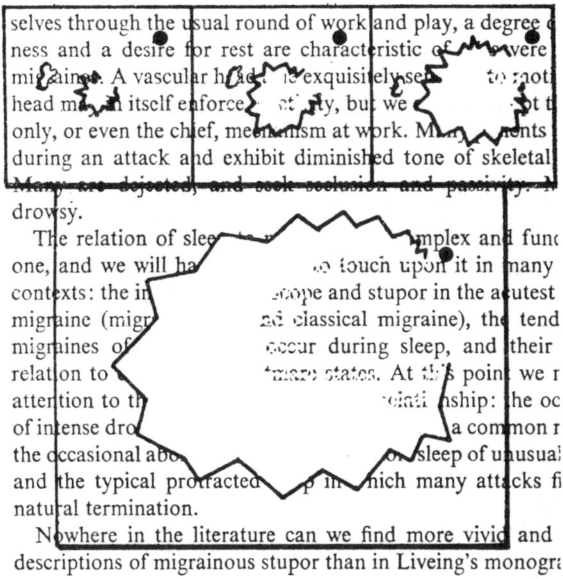

Abb. 2C: Varianten des Migräneskotoms (nach Gowers 1904). Sich ausdehnendes negatives Skotom.

fusionsfrequenz, ist aber zum Zählen zu schnell. Mit indirekten Methoden hat man sie auf etwa acht bis zwölf Flimmereinheiten pro Sekunde geschätzt. Der Rand des Flimmerskotoms bewegt sich mit relativ konstanter Geschwindigkeit und braucht gewöhnlich zehn bis zwanzig Minuten, um aus der Gegend des Fixationspunktes bis zum Rand des Gesichtsfeldes zu wandern (Abb. 3B).

Die vielleicht detailliertesten Zeichnungen und Beschreibungen von Migräneskotomen, die je angefertigt wurden, hat uns Airy (1868) hinterlassen. Liveing und Gowers haben sie aufs sorgfältigste reproduziert, und wir können sie getrost einmal mehr übernehmen. Abbildung 2B zeigt die einzelnen Stadien von Airys Skotomen.

> Ein helles sternförmiges Gebilde, eine kleine gezackte Kugel, erscheint plötzlich auf einer Seite des Feldes... es wird rasch größer, zunächst als Zickzackkreis, doch auf der Innenseite in Richtung Mittellinie verblaßt die normale Begrenzung und bricht an dieser Stelle mit zunehmender Größe des ganzen Gebildes auf. Je weiter das Gebilde wächst, um so größer wird die Lücke, bis aus der ursprünglichen Kreisform ein Oval geworden ist. Die jetzige Form ist in etwa konzentrisch mit dem Rand des Gesichtsfeldes... Die Begrenzungslinien treffen in rechtem oder etwas größerem Winkel aufeinander... Wenn sich dieses gezackte Oval über den größeren Teil der Gesichtsfeldhälfte ausgebreitet hat, dehnt sich der obere Teil weiter aus. Es scheint, als habe er zum Schluß einen gewissen Widerstand in unmittelbarer Nähe des Fixationspunktes zu überwinden... so daß sich der Teil darüber ausbuchtet und die Zackenelemente der Begrenzung an dieser Stelle größer werden... Ist dieser Endzustand erreicht, verschwindet der äußere untere Teil der Begrenzung. Diese letzte Expansion nahe dem Zentrum erfolgt in großer Geschwindigkeit und endet in einem wirbelnden Lichtzentrum, aus dem Lichtfunken zu sprühen scheinen. Dann ist alles vorüber, und der Kopfschmerz stellt sich ein.

An anderer Stelle spricht Airy von der schnellen «brodelnden und zitternden Bewegung» und der «festungsartigen» Begrenzung des Skotoms (er schlägt vor, es «Teichopsie» zu nennen). Er spricht von den «prachtvollen Farbenrändern» des Gebildes, ein Schauspiel, dessen Genuß einzig die zu erwartenden Kopfschmerzen schmälern.

Die Ränder des Skotoms hinterlassen einen Schattenhalbmond totaler Blindheit, hinter dem ein Halbschattenbereich liegt, in dem sich die visuelle Erregbarkeit allmählich wieder aufbaut (Abb. 2C und 3A). Airy erwähnt als weiteres (und nicht ungewöhnliches) Symptom das gelegentliche Auftauchen eines zweiten Flimmerfokus, der innerhalb weniger Minuten auf das ursprüngliche Skotom folgt, das heißt unmittelbar nach Wiedererlangung der visuellen Erregbarkeit in der Nähe des Fixationspunktes.

Das ist der Verlauf des häufigsten Typs eines Migränesko-

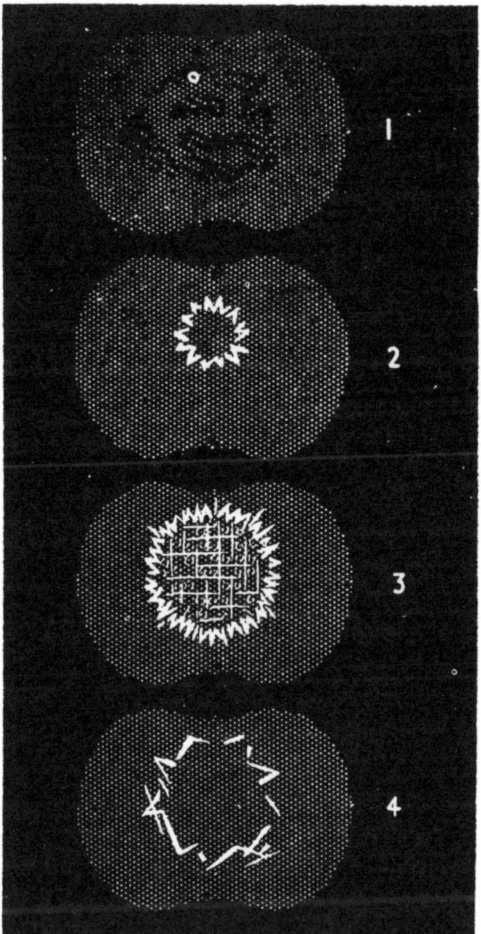

Abb. 2D: Varianten des Migräneskotoms
(aus Gowers 1904). Perizentrales Spektrum.

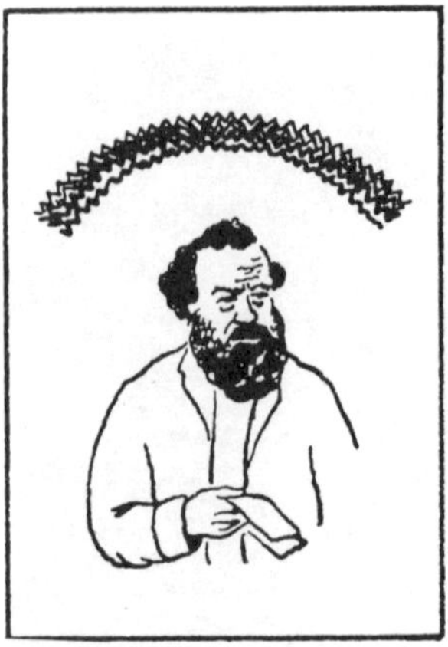

Abb. 2E: Varianten des Migräneskotoms (aus Gowers 1904). Regenbogenspektrum.

toms (des expandierenden Zackenspektrums von Gowers). Doch dieses Thema kennt viele wichtige Variationen, die zu berücksichtigen sind, will man zu einer angemessenen Theorie des Skotoms gelangen. Nicht alle Skotome beginnen in der Nähe des Fixationspunktes. Bei vielen Patienten beginnt das Skotom immer, bei einigen manchmal außerhalb des Zentrums oder an der Peripherie des Gesichtsfeldes (Gowers' radiale Spektren). Expandierende Skotome können abwechselnd oder gleichzeitig in beiden Gesichtsfeldhälften auftauchen, und im ersteren Fall kann der ständige Wechsel zu einem Aura-«Status» führen, der Stunden andauert. Von großer theoretischer Bedeutung (und besonderer ästhetischer Anziehungskraft) sind beidseitige Skotome, deren Entwicklung in beiden Gesichtsfeldhälften exakt synchron verläuft – Gowers' zentrale und perizentrale Spektren (Abb. 2D). Die Existenz solcher Skotome stellt alle diejenigen vor erhebliche Probleme, die einen lokalen, auf eine Gehirnhälfte beschränkten Prozeß als Grundlage der Migräne-Auren postulieren (Kapitel 10 und 11).* Leuchtende

* Im Hinblick auf zentrale negative Skotome schreibt Gowers: «So ein

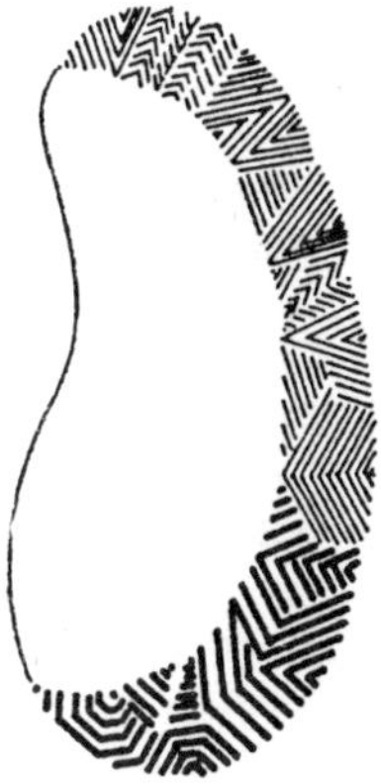

Abb. 3 A: Verlauf und Struktur eines Flimmerskotoms (aus Lashley 1941). Feine Struktur von sich kreuzenden Linien *(chevaux de frise)* am expandierenden Rand des Flimmerskotoms.

oder negative Skotome können nicht nur zentral, sondern auch in Quadranten, der Längsachse entlang oder unregelmäßig verteilt sein. Besonders schön ist ein bogenförmiges Spektrum, das zentral und bilateral im Gesichtsfeld erscheint (Abb. 2E). Gowers hält es für Segmente eines perizentralen Spektrums. Ein solches Spektrum hat schon Aretaios vor fast zweitausend Jahren beschrieben und mit dem Erscheinen eines Regenbogens am Himmel verglichen.

Im allgemeinen folgt auf ein Flimmerskotom ein negatives Skotom, doch kann dieses auch dem Flimmerskotom vorausgehen oder an dessen Stelle treten. Im letzteren Fall entdekken es die Betroffenen – wie immer bei Auftreten kortikaler Blindheit – möglicherweise nur zufällig, wenn sie etwa plötzlich ein Gesicht nur noch zur Hälfte sehen oder bestimmte Wörter oder Zahlen auf einer Seite fehlen. Wichtig ist aller-

zentraler, vollkommen symmetrischer Verlust scheint unerklärlich, wenn man davon ausgeht, daß nur die Funktion *einer* Hemisphäre beeinträchtigt ist. Er läßt sich nur mit einer funktionellen, vollkommen symmetrischen Inhibition [beider Hemisphären] erklären.»

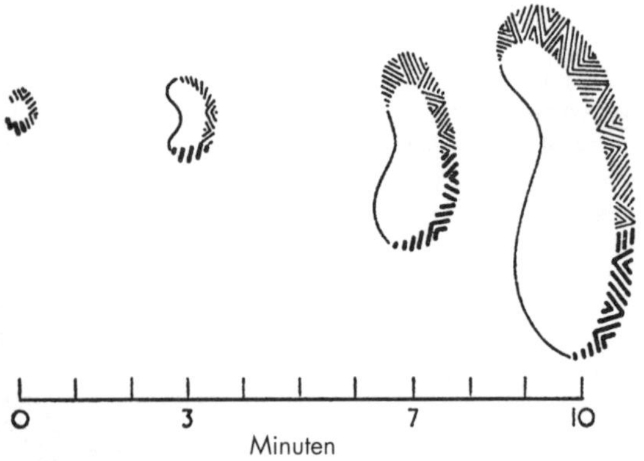

Abb. 3 B: Verlauf und Struktur eines Flimmerskotoms (aus Lashley 1941). Ausdehnung des Skotoms innerhalb des Gesichtsfeldes im Zeitverlauf.

dings, daß aufmerksame Patienten durchweg von einem Gefühl des «Geblendetseins» sprechen, das ein durchgängiges Merkmal negativer Skotome zu sein scheint. Ein früher, von Liveing zitierter Autor beschreibt das so: «Mein Sehvermögen geriet plötzlich durcheinander, auf der einen Seite mehr als auf der anderen, wie bei einem Menschen, der in die Sonne geschaut hat.»

Wenn wir dieses Gefühl des «Geblendetseins» mit der «blind machenden» Helligkeit des Flimmerskotoms vergleichen, können wir uns des Eindrucks nicht erwehren, daß das Verlöschen der Sehkraft und der visuellen Erregbarkeit letztlich kein primäres Phänomen ist, sondern die Folge einer vorausgehenden Erregung nichtvisueller Hirnareale. Wir werden dieser Hypothese später nachgehen und nehmen an dieser Stelle lediglich zur Kenntnis, daß es Beschreibungen gibt, die *für* eine derartige vorausgehende Erregung sprechen:

Fall 67 Eine 32jährige Ärztin litt seit ihrer Kindheit an klassischer Migräne und isolierten Auren. Ihre Skotome waren immer negativ, doch schien ihnen eine bestimmte Art analeptischer Erregung vorauszugehen. «Es beginnt», so beschreibt es die Patientin, «mit einem Gefühl der Erregung, so als hätte ich ein Amphetamin genommen. Ich weiß, daß etwas mit mir geschieht, und fange an, mich umzuschauen. Ich frage mich, ob irgend etwas mit dem Licht nicht stimmt. Dann bemerke ich, daß mir ein Teil meines Blickfeldes fehlt.»

Hier sehen wir, daß ein negatives Skotom während und trotz andauernder analeptischer Erregung auftreten kann; bei anderen Patienten erleben wir das Gegenteil – Flimmerskotome in Verbindung mit starker Schläfrigkeit. In solchen Fällen haben wir es mit einem *paradoxen Nebeneinander von Erregung und Hemmung* zu tun.

Taktile Halluzinationen

Vieles von dem, was wir über die Merkmale der optischen Halluzinationen festgestellt haben, gilt ähnlich auch für die taktilen Halluzinationen der Migräne-Aura. Es gibt positive (parästhetische) oder negative (anästhetische) Halluzinationen. Die Parästhesien gehen mit einer ähnlichen charakteristischen Erregung oder mit einem Vibrieren von derselben Frequenz einher, wie wir es vom Flimmern der visuellen Skotome kennen. Taktile Halluzinationen können zusammen mit, vor oder nach visuellen Skotomen oder auch ganz ohne sie auftreten, sind aber insgesamt erheblich seltener als die optischen Manifestationen. Selbst in wiederholten Attacken desselben Patienten läßt sich kein konstantes Muster entdecken.

Taktile Halluzinationen kündigen ihr Erscheinen zumeist in den am leichtesten erregbaren und besonders ausgeprägt repräsentierten Abschnitten des taktilen Feldes an – im Bereich von Zunge und Mund, in einer Hand oder beiden Händen und seltener auch in den Füßen – wie ja auch die Skotome gewöhnlich in bestimmter Relation zur Macula («gelber Fleck») beziehungsweise zu den Maculae des Augenhintergrundes auftreten. Ganz selten beginnen sie auch am Rumpf, an der Hüfte oder in anderen Abschnitten des taktilen Feldes.

Schwache oder flüchtige Parästhesien können auf ihren Ursprungsort beschränkt bleiben, im häufigeren Fall breiten sie sich zentripetal von den distalen zu den proximalen Bereichen der Extremitäten aus. Es ist daher völlig legitim, sie mit der Ausbreitung (dem «Jacksonschen Marsch») einer epileptischen Aura zu vergleichen, wenn wir dabei zwei wichtige Unterschiede nicht aus dem Auge verlieren. Die zentripetale Wanderung einer migränösen Parästhesie verläuft, wie auch die des Flimmerskotoms, sehr viel langsamer als die entsprechende Bewegung der epileptischen Parästhesie – die Migräne-Aura braucht für einen einzigen «Durchlauf» zwanzig bis dreißig Minuten. Im Migränestatus kann stundenlang ein Parästhesiezyklus auf den anderen folgen oder sich mit Skotomzyklen abwechseln. Zweitens setzen migränöse Parästhesien, im Unterschied zu fast immer einseitig beginnenden epileptischen Auren, *bilateral* ein oder greifen in mehr als der Hälfte der Fälle später auf die zweite Seite über. Besonders häufig ist Beidseitigkeit bei Parästhesien von Lippen und Zunge. Dies ist ein so allgemeines Merkmal, daß man die Diagnose Migräne sorgfältig prüfen sollte, wenn ein glaubwürdiger Patient darauf beharrt, daß seine Aurasymptome sich niemals über die jeweils betroffene Seite hinausbewegen (siehe Fall 26, S. 172).

Migränöse Parästhesien können sich auf zweierlei Weise ausbreiten, entweder durch direkte Erweiterung auf benachbarte Regionen der Körperoberfläche (der sensiblen Felder) oder durch Bildung neuer, separater Foki an anderen Stellen des exterosensiblen Systems.

Andere Halluzinationen

Halluzinationen anderer Sinnesmodalitäten sind im Verlauf einer Migräne-Aura selten, wenn ich auch glaube, daß sie häufiger vorkommen, als allgemein angenommen wird. Akustische Halluzinationen äußern sich im allgemeinen als Zisch-, Brumm- oder Rasselgeräusche, denen Schwerhörigkeit oder ein Verlust des Hörvermögens folgt oder vorausgeht. Mehrere meiner Patienten haben von Geruchshalluzinationen berichtet: Der Geruch ist gewöhnlich intensiv, unangenehm, seltsam vertraut und doch nicht zu benennen und geht oft mit Erinnerungszwang und *Déjà-vu*-Gefühlen einher – Symptome, die an Unzinatusanfälle erinnern. Die in diesem Zusammenhang vielleicht seltensten Halluzinationen sind die gustativen, bei denen ein meist unangenehmer Geschmack wahrgenommen wird.

Während einer Migräne-Aura können auch vielfältige viszerale und epigastrische Symptome auftreten. Das vielleicht häufigste derartige Symptom ist eine starke Übelkeit, die von aufmerksamen Patienten in ihrer Qualität von der Übelkeit, wie sie mit den nachfolgenden Kopfschmerzen und anderen Migränesymptomen einhergeht, unterschieden wird.

Andere Patienten beschreiben verschiedenartige Empfindungen im Epigastrium – einer meiner Patienten hatte das Gefühl von «vibrierenden Drähten» in der Magengrube (siehe Fall 19, S. 139f) – Empfindungen, die, oft von Aufstoßen oder Schluckzwang begleitet, durch die Brust bis hinauf in die Kehle steigen können.

Bewegungshalluzinationen treten in zweierlei Form auf. Sehr selten erscheinen sie in Gestalt des von Gowers als «motorische Empfindung» bezeichneten Gefühls, ein Arm oder Bein bewege sich oder der Körper habe eine neue Haltung eingenommen, während tatsächlich keinerlei Bewegung erfolgt ist. Weit häufiger – und das vielleicht unerträglichste aller Aurasymptome – ist ein starker, plötzlicher Vertigo, begleitet von einer beunruhigenden, überwältigenden Übelkeit und oft auch von Erbrechen. In der folgenden Beschreibung von Liveing geht es einmal mehr um den unglücklichen «Herrn A.», der offenbar von jedem nur denkbaren Migränesymptom heimgesucht wurde:

> Seine Migräneanfälle beginnen gewöhnlich mit Blindheit, nur ausnahmsweise tritt leichter Schwindel auf. Bei ein oder zwei Gelegenheiten erlitt er allerdings auch kurze, intensive Vertigo-Anfälle, die seiner Meinung nach an die Stelle des üblichen Anfalls getreten waren. Eines Morgens wachte er auf und sah, noch bevor er sich im Bett bewegt oder aufgerichtet hatte, zu seinem Entsetzen, daß sich alle Gegenstände im Zimmer sehr rasch in vertikalen Kreisen von rechts nach links drehten... ein nahezu ausschließlich visueller Vertigo. Bewegungslos und mit geschlossenen Augen wartete er, bis der Anfall in etwa derselben Zeit abklang wie die Blindheit seiner gewöhnlichen Anfälle.

Die Pseudo-Objektivität von Migränehalluzinationen

Mit «Halluzinationen» bezeichnen wir die sensorischen Erfahrungen während einer Migräne-Aura und müssen die Verwendung dieses Begriffs, der in den Ohren vieler abwertend klingt, begründen. Das halluzinatorische Erleben zeichnet sich durch folgende Merkmale aus: Es wird fälschlicherweise für die Wirklichkeit gehalten und löst eine entsprechende Reaktion oder, um mit Jerzy Konorski zu sprechen, einen «Zielreflex» aus (Konorski 1967, S. 174–181). Auch Träume sind Halluzinationen, denn sie werden als wirklich erlebt und gehen mit Zielreflexen der Augen (den «rapid eye movements» des paradoxen Schlafs) einher, wenn diese den Halluzinationsbildern folgen. Die abnormen Empfindungen einer Migräne-Aura erleben die Betroffenen dagegen zumeist bei vollem Bewußtsein (manchmal allerdings auch im Dämmerzustand oder im Schlaf) und lernen in den meisten Fällen, sie nicht für die Realität zu halten. Gleichwohl haben selbst die intelligentesten Patienten die *Neigung*, Aura-Empfindungen zu objektivieren. So blicken etwa Migräniker mit Parästhesien die betroffene Hand an oder reiben sie. Die Patientin 67, eine hochintelligente Ärztin, mit negativen Skotomen von vielen Aura-Erfahrungen her vertraut, hat unweigerlich das Gefühl, mit der Zimmerbeleuchtung stimme etwas nicht, bevor sie sich der Migräne-Aura bewußt wird. Viele Patienten polieren bei Beginn eines Migräneflimmerns sorgfältig ihre Brille. Bei Flimmerskotomen und Geruchshalluzinationen kann das Gefühl der Objektivität besonders ausgeprägt sein. Gowers (1904) verweist auf die Stärke und Hartnäckigkeit dieses «unwillkürlichen Gefühls der Objektivität» insbesondere bei Patienten mit perizentralen Skotomen, die beharrlich behaupten, eine Art Krone oder Regenbogen (wie auf der von einem Patienten gezeichneten Abb. 2E, S. 108) oberhalb der Augen zu sehen. Patient 75, ein Arzt mit reicher Erfahrung hinsichtlich der illusionären Natur von Migräne-Auren, suchte zunächst immer nach der Ursache des Geruchs, wenn er eine olfaktorische Aura hatte. In den weiter unten beschriebenen, schwersten Auraformen kann das subjektive Erleben die Betroffenen völlig in seinen Bann ziehen, so daß sie es als ebenso real erleben wie einen Traum.

Allgemeine Veränderungen der Wahrnehmungsschwelle

Zusätzlich zu den spezifischen Halluzinationen oder an ihrer Stelle kann es auch zu einer *diffusen* Verstärkung oder Abschwächung der Sinneswahrnehmung kommen. Ich habe auf solche Veränderungen bereits in Zusammenhang mit der einfachen Migräne hingewiesen, doch im Verlauf einer Migräne-Aura können sie eine außerordentliche Intensität erreichen.

Manche Migräniker berichten von einer allgemeinen Aufhellung des Sehens. Bei einem meiner Patienten, der nie ein Flimmerskotom erlebt hatte, war es, «als würde eine Tausend-

Watt-Birne im Zimmer eingeschaltet». Weiterer Beleg für eine derartige diffuse visuelle Erregung sind die intensiven, anhaltenden Nachbilder von zuweilen blendender Helle, die zu solchen Zeiten auftreten können, und der Ansturm leuchtender Bilder bei geschlossenen Augen. Zu analogen Erscheinungen kommt es beim Hören; auch leiseste Geräusche erscheinen überwältigend laut, und nach ihrem Verklingen bleibt für einige Sekunden ein Echo oder Nachhall bestehen. Ähnlich kann auch die leiseste Berührung als sehr heftig und unerträglich empfunden werden. Es ist eine quälende, alles umfassende Überempfindlichkeit; die Betroffenen fühlen sich von sensorischen Umgebungsreizen oder, falls sie sich zurückziehen, von inneren Bildern und Halluzinationen nahezu *vergewaltigt*. Auf solche Zustände folgt oft, insbesondere bei schweren Auren mit Synkopen, ein teilweiser, manchmal auch vollständiger Verlust der Sinnesempfindung. Dieser Verlauf erinnert an den sehr viel akuteren sensorischen Ausfall, zu dem es, wie in einem Fall, über den Gowers berichtet, bei der Epilepsie kommen kann: «...einen Moment lang war alles still, dann war alles dunkel, dann kam die Bewußtlosigkeit» (siehe Fall 19, S. 139f).

Veränderungen von Bewußtsein und Muskeltonus

Wahrscheinlich beginnen alle Migräne-Auren mit einem gewissen Arousal, ob sich dieses nun als vielgestaltige positive Halluzinationen oder als Zustand erhöhter Erregbarkeit manifestiert (wie in Fall 67, S. 111, und in Fall 69, S. 141f). Solche Arousal-Zustände sind schwer von hyperaktiven Migräneprodromen zu unterscheiden und präsentieren sich manchmal als deren Höhepunkt.

Wie auf die positiven die negativen Halluzinationen folgen, so folgt auf ein allgemein erhöhtes Erregungsniveau von Bewußtsein und Muskeltonus – der überwachen, angespannten, vigilanten Phase – eine Verringerung der bewußten Wahrnehmung und der Muskelspannung. In leichteren Fällen fühlen sich die Betroffenen benommen und träge. Im Extremfall kommt es zu totalem Bewußtseinsverlust und/oder zu einem fast kataplektischen Verlust des Muskeltonus.

Eine migränöse Synkope beginnt und endet nie so abrupt wie beispielsweise ein *Petit mal*-Anfall. Der Patient sinkt langsam über mehrere Minuten in diesen Zustand hinein, und ebenso allmählich gewinnt er die Herrschaft über sich zurück. Dieser Vorgang vollzieht sich in drei Stadien: Er beginnt mit Trägheit und Lethargie und geht dann in einen stuporösen Zustand über, in dem manche Patienten unter unwillkürlichen Assoziationen und Bildern meist unerfreulichen Inhalts leiden – Liveing spricht von den «Schreckenstrancen» dieses Stadiums, in dem sich lebhafte, aufgezwungene Bilder mit einer Akinesie (ein Zustand, der an eine Narkolepsie oder «Schlaflähmung» erinnert) verbinden. Das dritte Stadium ist gekennzeichnet durch einen komatösen Zustand, oft begleitet von Inkontinenz und in seltenen Fällen auch von epileptischen Attacken.

Die Häufigkeit des Auftretens von Migränesynkopen läßt sich schwer einschätzen, denn möglicherweise haben Patienten sie nur ein- oder zweimal erlebt und dieses Geschehen entweder vergessen oder nicht erzählt. Lees und Watkins schildern folgenden, als «Basilarmigräne» diagnostizierten Fall:

> Eine 24jährige Frau litt unter periodischen Anfällen von bilateraler visueller Störung und Taubheit der Lippen, der Zunge und eines Arms, gefolgt von Kopfschmerzen im Stirnbereich und Mattigkeit ... *Einmal* wurde sie auf dem Höhepunkt der Attacke bewußtlos und konnte Urin und Fäces nicht halten.

Ich selbst habe mehr als hundert Patienten mit Migräne-Aura und klassischer Migräne gesehen, und von diesen litten nur vier mit einiger Regelmäßigkeit an Synkopen.

Es ist sehr gut möglich, daß von *gelegentlichen* Migränesynkopen sehr viel mehr Patienten betroffen sind. So fanden Selby und Lance, daß «sechzig (von 396) Patienten in Verbindung mit Kopfschmerzattacken das Bewußtsein verloren hatten» und daß bei achtzehn dieser sechzig Patienten die Beeinträchtigung des Bewußtseins sehr ausgeprägt war und von Merkmalen begleitet wurde, die an einen epileptischen Anfall denken ließen.

Spezifische motorische Störungen

Merkmale, die an einen epileptischen Anfall denken lassen: Patienten werden dabei zumeist an Bewußtlosigkeit und Krämpfe denken. Auf Häufigkeit und Art von Bewußtseinstrübung und Bewußtseinsverlust im Rahmen von Migräneattacken sind wir bereits eingegangen und müssen uns jetzt fragen, ob es echte epileptische Krämpfe oder Spasmen auch als Migränekomponente gibt. Selbst wenn man dies bejaht, ist doch nicht zu bestreiten, daß solche motorischen Symptome sehr selten sind, weit seltener als ihre epileptischen Pendants. In Frage stellen müssen wir dagegen die häufig und dogmatisch vertretene Ansicht, die höheren Funktionsstörungen der Migräne seien ausschließlich sensorischer Natur. Berichte über muskuläre *Spasmen* finden wir in vielen klassischen Schriften zum Thema, insbesondere bei Tissot, Liveing und Gowers:

> Ein 12jähriges Mädchen bekam plötzlich eine heftige Migräne, von der linksseitig Auge, Schläfe und Ohr betroffen waren. Gleichzeitig hatte sie im linken kleinen Finger ein prickelndes Gefühl wie von einem Ameisenschwarm, das sich über die übrigen Finger, Unter- und Oberarm bis in den Nacken ausbreitete und zu spasmodischen Bewegungen führte, die den Kopf heftig zurückzogen. In den Spasmus war auch der Unterkiefer einbezogen, die Patientin fühlte sich körperlich schwach, ohne jedoch das Bewußtsein zu verlieren. Sein Ende fand dieser schreckliche Anfall mit dem Erbrechen von Gallenflüssigkeit (Tissot 1790).

Bei einer Patientin ging jeder Kopfschmerzattacke ein Prickeln in der Wade voraus, gefolgt von schmerzhaften Muskelkrämpfen in der betroffenen Wade. Das alles dauerte nur wenige Minuten. Dieselbe Patientin hatte jedoch auch Anfälle, bei denen ihr Gesicht plötzlich hochrot anlief, starke Schmerzen im Kopf auftraten, die seitlich hinunter bis zum Bein zu wandern schienen, das dann minutenlang in Spasmen «hochgezogen» wurde (Gowers 1895).

Wenn solche Spasmen auftreten, schreibt Gowers, «fällt der Fall gewöhnlich erheblich aus dem Rahmen, manchmal so sehr, daß zweifelhaft ist, ob man ihn überhaupt als Migräne diagnostizieren sollte».

Eine vorübergehende motorische Schwäche in einem Arm oder Bein (im Unterschied zu den protrahierten Hemiplegien, denen wir uns im nächsten Kapitel zuwenden) ist nicht ungewöhnlich und kann der Parästhesie folgen. In manchen Fällen zeigt sich bei Befragung oder Untersuchung des Patienten, daß es sich bei der scheinbaren motorischen Schwäche nicht um eine Lähmungserscheinung, sondern um eine Apraxie handelt, aber ich habe viele Patienten in diesem Aurastadium gesehen und untersucht, bei denen das betroffene Glied weder Tonus noch Reflexe aufwies und wirklich gelähmt war.

Ich war selbst nie Zeuge eines Krampfanfalls während einer Migräne-Aura, doch haben mir drei von insgesamt hundertfünfzig Patienten mit klassischer Migräne und isolierten Auren erzählt, daß andere derartige Krampfanfälle während einer Attacke bei ihnen beobachtet haben. Es liegt eine ganze Reihe von Schilderungen kompetenter Beobachter vor, die das Auftreten dieser Krampfanfälle auf dem Höhepunkt einer Migräne-Aura bestätigen, Berichte, deren Ursprung bis in die Antike zurückreicht. Das Urbild solcher Attacken – einen Mann, bei dem auf das Migränespektrum Bewußtseinsverlust und Krampfanfälle folgten – hat Aretaios im zweiten Jahrhundert beschrieben.

Wie sollen wir derartige Anfälle einordnen? Als atypische Migränen mit migränösen Krampfanfällen, als atypische Epilepsien mit migränoiden Merkmalen oder als von Migränen überlagerte epileptische Anfälle? Lennox geht dem Dilemma elegant aus dem Weg und spricht von «hybriden Anfällen». Bevor wir nicht mehr darüber wissen, ist diese Bezeichnung so gut wie jede andere.

Hin und wieder konnte ich beobachten, wie im Rahmen einer Migräne-Aura vor dem Hintergrund extremer motorischer Unruhe, Reizbarkeit und der Unfähigkeit, ruhig sitzen zu bleiben (Akathisie), komplexe motorische Erregungen mit dem Erscheinungsbild der Chorea und manchmal auch Tics einsetzten.

Die Chorea – eine Art flirrender Bewegung oder motorischer Szintillation – hat ihren Ursprung nicht im Kortex, sondern in tieferen Hirnregionen, in den Basalganglien und im oberen Stammhirn – Regionen, die das Erwachen steuern. Dieses Auftreten der Chorea während einer Migräne ist ein weiterer Anhaltspunkt dafür, daß die Migräne eine Störung des Arousal ist, etwas, das in die seltsamen Grenzgebiete des Schlafs gehört – eine Störung, die ihren Ursprung tief im Stammhirn hat und nicht, wie häufig angenommen, in der höchsten Hirnregion, dem Kortex (wir werden im Teil III auf diese Überlegungen zurückkommen).

Veränderungen von Affekt und Stimmung

Über die tiefreichenden Stimmungsschwankungen, die den Stadien einer einfachen Migräne oder eines Migräne-Äquivalents vorausgehen oder sie begleiten können, haben wir bereits gesprochen. Im folgenden müssen wir uns akuteren und dramatischeren Symptomen zuwenden, die sich auch in ihrer Qualität von diesen Stimmungsschwankungen unterscheiden, wobei uns insbesondere die plötzlichen, überwältigenden und als «aufgezwungen» erlebten Affektausbrüche im Verlauf schwerer Migräne-Auren interessieren.

Wie die migränöse Synkope ist dieses Symptom relativ selten, und noch seltener tritt es regelmäßig bei jedem Anfall eines Patienten auf. Gleichwohl haben die meisten Patienten mit häufigen schweren Auren zuweilen unter solchen plötzlichen Affektausbrüchen zu leiden. So hatte eine Patientin (Fall 11), die seit ihrer Kindheit an klassischer Migräne und isolierten Auren litt, die ihr lästig waren, sie jedoch nur selten aus der Fassung brachten, während einer Aura das «schreckliche Gefühl einer bösen Vorahnung». Sie erkannte selbst, daß dies ein außergewöhnliches Geschehen war und keineswegs nur die angstvolle Erwartung eines banalen Ablaufs, mit dem sie vollkommen vertraut war und der sie nicht weiter beunruhigte.

Solche plötzlichen, überwältigenden Affektausbrüche finden wir in der älteren Literatur vielfach dokumentiert, vor allem bei Liveing (in Zusammenhang mit Migräneanfällen) und bei Gowers (in Zusammenhang mit der Epilepsie). Es gibt Migränekranke, so beobachtete Liveing, «die es nicht ertragen können, an ihre Anfälle auch nur zu denken oder über sie zu sprechen». Bei Gowers lesen wir, daß die emotionale Aura bei der Epilepsie gewöhnlich als *Furcht* («von vager Beunruhigung bis hin zu entsetzlicher Angst») in Erscheinung trat, doch berichtet er auch von Patienten mit anderen Affekten. In ihrer akutesten Form kann diese Furcht eine schreckliche Intensität erreichen, der Patient fühlt sich dann von unmittelbar bevorstehender Vernichtung bedroht. Diese Todesfurcht (wie sie auch bei pektanginösen Attacken und Lungenembolien auftritt) haben die Ärzte früher «angor animi» genannt, eine Bezeichnung, wie man sie treffender nicht wählen kann. Nicht immer geht der Affekt in diese Richtung. Einige Patienten erleben im Verlauf ihrer Auren auch Gefühle von Vergnügen oder gar *Freude* (Fall 16, S. 141), die sich in seltenen Fällen bis hin zu tiefgreifender *Ehrfurcht* oder *Verzückung* steigern kann (vgl. Anhang I). Doch auch wenn der Affekt sehr intensiv erlebt wird, tritt er keineswegs immer mit dem Ernst des Grauens oder der Verzückung auf, und der Patient empfindet lediglich

Spaß oder *Heiterkeit*, die einem Beobachter auch wie «Albernheit» vorkommen mag (Fall 65, S. 141). Selby und Lance sprechen in solchen Fällen kurzerhand von «offensichtlich hysterischem Verhalten».

Gowers vermerkt bei einem epileptischen Patienten unmittelbar vor dem Verlust des Bewußtseins und dem Krampfanfall einen Anfall von kompromißlos moralischem Empfinden («was immer auch gerade geschehen war, der Patient kam sich auf einmal *schlecht* vor – moralisch schlecht»). Ein komplexes Gefühl, das sich im Laufe dieser Auren ebenfalls mit großer Intensität und Abruptheit einstellen kann, ist das Gefühl der *Absurdität*. Zu den häufigsten unvermittelt eintretenden Gefühlszuständen dieser Art (man kann sie nicht als reine Affekte bezeichnen) gehört das Empfinden plötzlicher *Fremdartigkeit* oder *Seltsamkeit*, das als isoliertes Gefühl oder zusammen mit einem der beschriebenen Affektzustände auftritt. Dieses Gefühl der Seltsamkeit geht häufig einher mit einer tiefgreifend gestörten Zeitwahrnehmung.

Kennzeichnend für diese Affektzustände im Verlauf von Migräne-Auren sind folgende Merkmale:

- Ihr plötzlicher Beginn.
- Ihre offensichtliche Grundlosigkeit und häufig auch Inkongruenz mit vordergründigen Bewußtseinsinhalten.
- Ihre überwältigende Macht.
- Ein Gefühl der Passivität und das Erleben des Affekts als «aufgezwungen».
- Ihre kurze Dauer (selten mehr als einige Minuten).
- Das Gefühl von Reg- und Zeitlosigkeit, das sie vermitteln: Solche Zustände können sich ohne sichtbaren äußeren Anlaß vertiefen oder an Intensität zunehmen.
- Die Schwierigkeit oder Unmöglichkeit, sie angemessen zu beschreiben.

Derartige überwältigende «aufgezwungene» Gefühle kennen wir nicht nur in Zusammenhang mit zerebralen Paroxysmen wie der Migräne und der Epilepsie, sie treten auch im Rahmen schizophrener und medikamentös bedingter Psychosen auf, in fieberhaften und toxischen Zuständen, bei Hysterie, in Ekstase und im Traum. Wir werden unwillkürlich an die Eigenschaften erinnert, die William James «mystischen» Zuständen zuerkannte: nicht in Worte zu fassen, poetisch, flüchtig, passiv.

Veränderungen der höchsten integrativen Funktionen

Einige hervorragende klinische Beobachter haben die Meinung vertreten, die zerebralen Störungen der Migräne beschränkten sich ausschließlich auf die fundamentalen Funktionsebenen des Gehirns, und subtilere Störungen seien ein Hinweis auf eine Epilepsie oder ein organisches Leiden. Diese Auffassung ist falsch. Im Kontext unbestreitbar migränösen Geschehens kann eine ungeheure Vielzahl komplexer zerebraler Symptome auftreten, ebenso zahlreich und mannigfaltig wie ihre epileptischen Pendants.

Tatsächlich steht zu vermuten, daß an den meisten Migräne-Auren Veränderungen höherer zerebraler Funktionen beteiligt sind, die allerdings der Aufmerksamkeit leicht entgehen, weil sie sehr subtil oder seltsam sind oder weil sich der Patient während der Aura jeder anspruchsvollen intellektuellen oder motorischen Aktivität enthält. So beschreibt Alvarez, ein sehr aufmerksamer Beobachter seiner eigenen Migräne, wie er eines Tages merkte, daß seine Auren mehr waren als «reine», isolierte visuelle Phänomene:

> Oft, wenn mir das Lesen wegen meines verschwommenen Sehens zu mühsam war, habe ich die Zeit genutzt, um in gewöhnlicher Schrift einen Brief an die Familie zu schreiben. Wenn ich den Brief später

durchlas, stellte ich fest, daß ich andere Wörter geschrieben hatte, als ich niedergeschrieben zu haben glaubte.

Es ist leicht nachzuvollziehen, daß derart subtile Lese- oder Sprachausdrucksstörungen den meisten Patienten entgehen. Oft bedarf es gezielter Fragen, um solchen Symptomen auf die Spur zu kommen. Viele Patienten geben zu, daß sie sich während einer Migräne-Aura «seltsam» oder «verwirrt» fühlen, sich unbeholfen bewegen oder sich nicht ans Steuer setzen. Kurz, sie sind sich bewußt, daß da außer Flimmerskotom, Parästhesien etc. noch irgend etwas ist, das so außerhalb ihrer herkömmlichen Erfahrung liegt, so schwer zu beschreiben ist, daß sie es oft wissentlich oder unwissentlich vermeiden, bei der Schilderung ihrer Beschwerden auch darüber zu berichten. Es erfordert viel Geduld und minutiöse Präzision, die subtileren Symptome einer Migräne-Aura genau zu erfassen, und nur wenn man sich dieser Mühe unterzieht, wird offenbar, wie häufig und wie bedeutsam derartige Symptome sind.

Als grobe Regel kann vielleicht gelten, daß die komplexeren Störungen zerebraler Funktionen gewöhnlich *nach* den einfacheren Phänomenen auftreten (obwohl dies nicht immer so ist), und vielleicht lassen sich bestimmte Sequenzen beschreiben: So kann etwa auf die einfachsten visuellen Manifestationen – Punkte, Linien, Sterne etc. – ein Flimmerskotom folgen, das seinerseits von bizarren Wahrnehmungsveränderungen (Zoom- oder Mosaikillusion etc.) abgelöst wird, bis die Sequenz schließlich in komplexen Bildillusionen oder traumartigen Zuständen ihren Abschluß findet. Die folgenden wichtigen Störungskategorien lassen sich dabei unterscheiden:

- Komplexe Störungen der visuellen Wahrnehmung (mit so anschaulichen Namen belegt wie Liliput-, Gulliver-, Brobdingnag-, Zoom-, Mosaik-, Filmillusion etc.).
- Komplexe Störungen von Körperaktivität und -wahrnehmung (apraktische und agnostische Symptome).

- Das ganze Spektrum der Sprech- und Sprachstörungen.
- Zustände doppelten oder multiplen Bewußtseins, häufig verbunden mit *Déjà vu-* oder *Jamais vu-*Gefühlen und anderen Störungen und Dislokationen der Zeitwahrnehmung.
- Ausgeprägte traum-, alptraum- und tranceartige oder delirante Zustände.

Diese Kategorien dienen der Vereinfachung und schließen einander keineswegs aus, sondern überschneiden sich auf vielen Ebenen; viele dieser Störungen können im Verlauf einer schweren Migräne-Aura gleichzeitig auftreten. Ich werde zunächst einige dieser Symptome genauer beschreiben und sie dann anhand einiger Fallgeschichten veranschaulichen.

Als *Liliput-Halluzination* (Mikropsie) bezeichnen wir eine scheinbare Verkleinerung, als *Gulliver-* oder *Brobdingnag-*Halluzination * (Makropsie) eine scheinbare Vergrößerung betrachteter Objekte, wobei man so auch das Sichnähern und Sichentfernen der sichtbaren Welt nennt; diese Termini beschreiben also Halluzinationen mit veränderlicher Größen- beziehungsweise Entfernungskonstanz. Vollziehen sich solche Veränderungen nicht abrupt, sondern allmählich, erleben die Betroffenen das als *Zoom-Illusion* – als ein Sichausdehnen oder Schrumpfen von Objekten, als betrachtete man sie durch ein «Zoom»-Objektiv mit einer sich allmählich verändernden Brennweite. Die berühmtesten Beschreibungen derartiger Wahrnehmungsstörungen können wir bei Lewis Carroll nachlesen, der selbst Opfer heftiger Attacken von klassischer Migräne dieses Typs war. Das Flimmerskotom selbst hat keine äußere Entsprechung und kann als «Artefakt» von beliebiger Größe in jede beliebige Entfernung projiziert werden (Fall 69, S. 141 f und Abb. 2E, S. 108).

* Nach Liliput, dem Land der Zwerge, verschlägt es Gulliver auf seiner ersten, nach Brobdingnag, dem Land der Riesen, auf seiner zweiten Reise. *Anm. d. Red.*

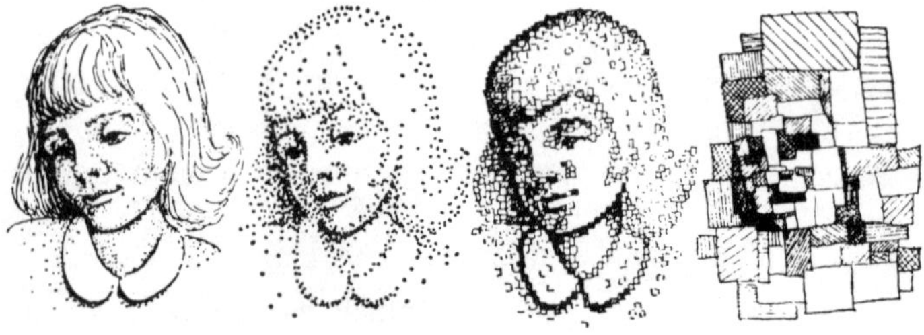

Abb. 4: Die Stadien der «Mosaikillusion», wie sie während einer Migräne-Aura erlebt werden.

Mosaik- und Filmillusion

Als *Mosaikillusion* bezeichnen wir das Aufbrechen des Seheindrucks in unregelmäßige, kristalline, polygonale Facetten, die sich zu einem Mosaik verbinden. Die Größe dieser Facetten kann erheblich variieren. Sind sie extrem klein, erscheint die sichtbare Welt in kristallinem Schimmer oder löst sich auf zu pointillistischer «Körnigkeit» (schematisch dargestellt in Abb. 4B). Bei größeren Facetten gleicht das Bild einem klassischen Mosaik (Abb. 4C) oder hat sogar «kubistischen» Charakter (Tafel 6). Werden sie noch größer und konkurrieren sie mit den Proportionen des Gesamtbildes, ist letzteres nicht mehr zu erkennen, und die Betroffenen erleben eine besondere Form der visuellen Agnosie («Seelenblindheit»).

Der Begriff *Filmillusion* bezieht sich auf ein visuelles Erleben, bei dem der Fluß von Bewegungsabläufen verlorengeht. Der Patient sieht dann in schneller Folge aufflackernde stillstehende Bilder, als ob ein Film zu langsam abläuft. Die Frequenz dieses Flackerns entspricht etwa der Flimmerfrequenz migränöser Skotome oder Parästhesien (sechs bis zwölf pro Sekunde), kann sich aber im Verlauf der Aura beschleunigen, bis der vertraute Bewegungseindruck wieder erreicht ist oder der Eindruck kontinuierlich ineinander übergehender optischer Halluzinationen entsteht.*

Beide Symptome sind selten und auch in Zusammenhang mit epileptischen Anfällen und – häufiger – mit akuten, medikamentös induzierten oder schizophrenen Psychosen bekannt. Der berühmte Katzenmaler Louis Wain erlebte während akuter Phasen seiner schizophrenen Psychose vielfältige visuelle Fehlwahrnehmungen einschließlich der Mosaikillusion und hielt diese Erfahrung in beeindruckenden Zeichnungen fest (Abb. 5).

Beide Symptome – Mosaik- wie Filmillusion – sind äußerst bedeutsam. Sie zeigen uns, wie das Hirn-Geist-System «Raum» und «Zeit» konstruiert, indem sie uns demonstrieren, was geschieht, wenn die Raum- und Zeitkontinuen zerbrechen oder *nicht hergestellt* werden.

Beim Skotom, so haben wir gesehen, wird die Vorstellung oder Idee von Raum als solchem zusammen mit dem Ausfall des Gesichtsfeldes ausgelöscht, für die Betroffenen gibt es «no trace, space, nor place» – weder Zeichen, Raum noch Ort. Bei der Mosaik- und Filmillusion scheinen wir es mit einem Zwischenzustand zu tun zu haben, der anorganischer, kristalliner Natur ist, ohne organischen, persönlichen Charakter, ohne «Leben».

Auch dieser Zustand kann, ähnlich dem Skotom, ein seltsames Grauen auslösen.**

* Eine sehr ausführliche persönliche Darstellung der Mosaik- und Filmillusion während einer schweren Migräneattacke findet sich in meinem Buch ‹*Der Tag, an dem mein Bein fortging*›, S. 105–114.

** Kürzlich waren in einer Ausstellung mit dem Titel «Mosaic Vision» Bilder von Migränekranken zu sehen, die ihre visuellen Erlebnisse im Verlauf von Migräneattacken gemalt hatten. Das läßt zumindest vermuten,

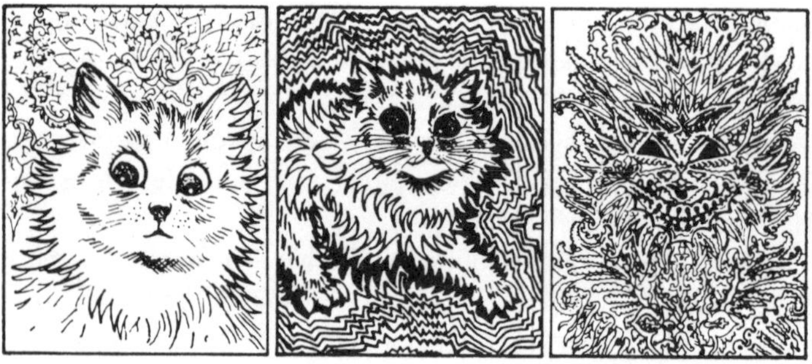

Abb. 5: Einige optische Halluzinationen während einer akuten Psychose. Diese Katzenbilder des schizophrenen Künstlers Louis Wain, entstanden in einer akuten psychotischen Phase, zeigen Wahrnehmungsveränderungen, wie sie auch während einer Migräne-Aura auftreten können. In Abbildung A erscheint das Katzengesicht vor einem Hintergrund umherschwirrender, leuchtender, sternartiger Gebilde; in B expandieren konzentrische, schimmernde Wellen vom Fixationspunkt nach außen; C zeigt das Bild nach der Transformation in ein Mosaikmuster.

Andere Störungen

Wir kennen noch zahlreiche andere Formen visueller Fehlwahrnehmung im Verlauf von Migräne-Auren: Objekte können unnatürlich scharfe Konturen besitzen, wie eine schemati-

daß die Mosaikillusion während schwerer Migräne-Auren gar nicht so selten ist. Diesen Bildern ist, so scheint es, zu entnehmen, daß zunächst eine Art polygonales Gitterwerk das Gesichtsfeld zu Teilen oder ganz überzieht und sich erst danach das Bild selbst «polygonisiert». Das Zerbrechen von Zeit und Raum bei diesen sehr gravierenden Wahrnehmungsstörungen scheint Hand in Hand zu gehen mit dem Auftauchen von fraktionalen Dimensionen oder «Fraktalität» in den für Wahrnehmung zuständigen kortikalen Regionen (siehe Kapitel 17, «Migräne-Aura und halluzinatorische Konstanten»).

sche Zeichnung aussehen, flach und ohne dritte Dimension oder perspektivisch übertrieben sein etc.* Manchmal leidet ein Patient an *Simultagnosie*, das heißt an der Unfähigkeit, mehr als ein Objekt gleichzeitig zu erkennen, was wiederum bedeutet, daß er keine komplexen Bilder konstruieren kann.** Analoge Phänomene betreffen Körperbild und Körperbewegung. So kann sich (besonders nach der Wanderung intensiver Parästhesien über eine Extremität) ein Körperteil größer, kleiner oder verformt anfühlen oder in der Wahrnehmung des Betrof-

* Eine besonders detaillierte Beschreibung komplexer optischer visueller Halluzinationen stammt von A. Klee (1968); leider wurde sie mir erst nach Beendigung dieses Buches zugänglich. Klee beschreibt viele Formen der im Verlauf von Migräne-Auren auftretenden *Metamorphopsie*: Verzerrung der Konturen, monokulare Diplopien, vermindertes Kontrastsehen (was gelegentlich zu Blindheit führt), Wellenförmigkeit der linearen Komponenten von Seheindrücken, Bildung konzentrischer Lichtstreifen (vgl. Abb. 5B) etc. Er verzeichnet auch Farbveränderungen in den visuellen Erscheinungen und exzentrische Versetzungen innerhalb des Gesichtsfeldes, die weder als Mikropsie noch als Makropsie zu fassen sind. Klassische – positive und negative – Skotome hat Klee relativ selten gefunden. Einfache und komplexe optische Halluzinationen, so beobachtet er, sind sehr viel häufiger diffus als unilateral verteilt. Das entspricht auch meiner Erfahrung, obwohl die meisten anderen Veröffentlichungen zum Thema Gegenteiliges besagen.

** Kürzlich hat mir ein Patient eine solche visuelle Agnosie nach einem Flimmerskotom sehr klar beschrieben. In diesem Zustand fällt es ihm zum Beispiel schwer, die Zeit von seiner Uhr abzulesen. Er muß erst auf die eine Hand sehen, dann auf die andere, dann der Reihe nach auf alle Zahlen, und sich so sehr langsam und mühsam die Uhrzeit «zusammenpuzzlen». Wenn er einfach ganz normal auf die Uhr sieht, sagt ihm das gar nichts. Die Uhr hat ihre Physiognomie, ihr «Gesicht» für ihn völlig verloren. Er kann sie nicht mehr synthetisch als organisches Ganzes wahrnehmen, sondern muß sie Merkmal für Merkmal, Teil für Teil klassifizieren und analysieren. Ein derartiger Verlust der qualitativen oder «synthetischen» Wahrnehmung im Verlauf einer Migräne kommt relativ häufig vor und ist immer auch recht beunruhigend.

Eine besonders auffallende und beunruhigende Form dieser Störung ist die plötzliche Unfähigkeit, ein *Gesicht* wiederzuerkennen, es als etwas Vertrautes, Ganzes, eben *als* Gesicht zu sehen. Diese sonderbare (er-

fenen gar nicht mehr vorhanden sein. Es kann als unmöglich erscheinen, einen in der Hand gehaltenen Gegenstand zu ertasten oder zu erkennen (wobei sich in solchen Fällen zwischen sensorischen und motorischen Komponenten nicht eindeutig unterscheiden läßt, da Sinneswahrnehmung immer ein aktiver und exploratorischer Vorgang ist; vielleicht sollte man in diesem Zusammenhang von *Apraktagnosie* sprechen). Höhere sensorische und motorische Defizite dieses Typs werden oft fälschlicherweise für einfache Anästhesien und Lähmungen gehalten. Eine Störung ganz eigener Art sind die von Karl Pribram als Handlungsskotome bezeichneten Schwierigkeiten beim Planen komplexer sensorisch-motorischer Aufgaben. Sie sind von erheblicher praktischer Bedeutung und können zum Beispiel der Grund dafür sein, daß ein Patient während einer Migräne-Aura nicht in der Lage ist, Auto zu fahren, einen langen Satz zu konstruieren oder eine komplexe Handlungsabfolge zu organisieren.

Auch andere aphatische Störungen können im Verlauf einer Migräne-Aura auftreten. Am häufigsten ist eine expressive Aphasie, die mit beidseitigen Lippen- und Zungenparästhesien und apraktischen Schwierigkeiten beim Gebrauch der Mund- und Stimmuskeln einhergehen kann. Manchmal folgt auf akustische Fehlwahrnehmungen oder Halluzinationen eine senso-

schreckende und manchmal auch komische) Störung heißt *Prosopagnosie*. (Ich beschreibe diese Störung ausführlich in der Titelgeschichte meines Buches ‹*Der Mann, der seine Frau mit einem Hut verwechselte*›.) Ein ähnlicher Zusammenbruch der synthetischen Wahrnehmung kommt auch im Bereich des Hörens vor. Stimmen scheinen ihre charakteristische Eigenart zu verlieren, sind ohne Ausdruck und Melodie, haben mit einer Stimme nichts mehr gemein. Auch Musik kann während einer migränösen Amusie Tonalität (Melodität) und ihren Charakter als Musik überhaupt einbüßen und zu bloßem Geräusch werden. Gleichzeitig geht die Vorstellung, die Idee von Musik als solcher verloren, ähnlich wie bei der Prosopagnosie die Idee oder Vorstellung des Gesichts nicht mehr da ist; und unserem Patienten, der da so verwirrt auf seine Uhr blickt, ist die Vorstellung des zeitverkündenden Zifferblattes abhanden gekommen.

rische Aphasie, bei der Sprachlaute wie «Geräusche» klingen und ihre Phonemstruktur einbüßen.*

Zu den merkwürdigsten und intensivsten Symptomen der Migräne-Aura, die gleichzeitig auch am schwersten zu beschreiben oder zu analysieren sind, zählen Gefühle plötzlicher Vertrautheit und Gewißheit (*déjà vu*) oder deren Gegenteil, das heißt Gefühle plötzlicher Fremdheit und Unvertrautheit (*jamais vu*). Für flüchtige Momente haben wir alle dann und wann solche Gefühle. In Migräne-Auren (ebenso wie in epileptischen Auren, Psychosen etc.) sind sie von überwältigender Intensität und halten relativ lange an. Manchmal sind sie mit einer Vielzahl anderer Gefühle verbunden: dem Eindruck, die Zeit stehe still oder wiederhole sich auf geheimnisvolle Weise; dem Gefühl, zu träumen oder in eine andere Welt versetzt zu sein; mit intensiven nostalgischen Empfindungen beim *déjà vu*, zuweilen verbunden mit dem Auftauchen lange vergessener Erinnerungen; beim *déjà vu* kann sich der Eindruck einstellen, man schaue in die Zukunft, beim *jamais vu* das Gefühl, die Welt oder man selbst sei funkelnagelneu; und immer herrscht das Empfinden vor, daß sich das Bewußtsein verdoppelt hat.

* Ich beschreibe bestimmte sensorische, motorische und konzeptuelle Symptome der Migräne-Aura in ihrer schwersten Form, um die Art der beteiligten zerebralen Störung zu verdeutlichen. In vielen Fällen verlaufen diese Störungen aber sehr leicht und treten vornehmlich als Neigung in Erscheinung, bestimmte *Fehler* zu machen: sich zu verhören, Dinge zu verlegen, sich zu versprechen, sich an bestimmte Kleinigkeiten nicht zu erinnern etc. Freud, der selbst an klassischen Migränen litt, kommentiert solche Fehler folgendermaßen: «Das Versprechen tritt wirklich besonders häufig auf, wenn man ermüdet ist, Kopfschmerzen hat oder vor einer Migräne steht. Unter denselben Umständen ereignet sich leicht das Vergessen von Eigennamen. Manche Personen sind daran gewöhnt, an diesem Entfallen der Eigennamen die herannahende Migräne zu erkennen» (Freud 1920). Freud litt nicht nur an Migräne, sie faszinierte ihn auch als exemplarische Erscheinungsform einer psychophysischen und biologischen Reaktion. Im März 1895 brachte er viele seiner Gedanken über ihre Natur und ihre Ursachen zu Papier und sandte eine Kopie der Notizen an Fließ. Man kann nur bedauern, daß er nie etwas zu diesem Thema publiziert hat.

> Da ist erstens der quasiparasitäre Bewußtseinszustand (Traumzustand), und da sind zweitens Reste des normalen Bewußtseins – folglich ein doppeltes Bewußtsein... eine mentale Diplopie.

So beschreibt John Hughlings Jackson die Verdopplung des Bewußtseins.* Keine Beschreibung wird je den komplexen, aber unverwechselbaren Empfindungen des *déjà vu* und allem, was damit verbunden ist, gerecht werden können, und die anschaulichsten und lebendigsten Schilderungen finden wir außerhalb der medizinischen Literatur:

> Wir alle haben eigene Erfahrungen mit einem Gefühl, als sei, was wir sagen oder tun, schon einmal, in einer weit zurückliegenden Zeit, gesagt oder getan – oder als wären wir Jahre zuvor schon einmal von den gleichen Gesichtern, Dingen und Umständen umgeben gewesen – ein Gefühl, genau zu wissen, was als nächstes gesagt werden wird, so als erinnerten wir uns plötzlich schon zuvor daran (Charles Dickens, ‹*David Copperfield*›).

> Moreover, something is or seems
> That touches me with mystic gleams,
> Like glimpses of forgotten dreams –
>
> Of something felt, like something here;
> Of something done, I know not where;
> Such as no language may declare.
> Alfred Tennyson,
> ‹*The Two Voices*›

* Zahlreiche psychologische und physiologische Theorien sind entwickelt worden, um das *déjà vu* und die damit gemeinhin verbundenen Symptome zu erklären. So schreibt es Freud der plötzlichen Wiederkehr verdrängter Inhalte zu, daß die Erfahrung so unheimlich ist, während Efron eine Veränderung der «Zeitetikettierung» im Nervensystem für das – gemeinsame – Auftreten von *déjà vu*, Aphasie und subjektiven Zeitverzerrungen verantwortlich macht. Beide Theorien betreffen unterschiedliche Erklärungsdimensionen und sind miteinander vollkommen vereinbar.

Eines der Wunder von Opium ist, daß es einen fremden Raum sogleich in ein Zimmer verwandelt, das einem so vertraut, so voll von Erinnerungen scheint, als habe man schon immer darin gewohnt (Jean Cocteau, ‹*Opium*›).*

Die Bezeichnungen «Dreamy state» (traumartiger Zustand) und «Delir» bedürfen im Kontext der Migräne-Aura einer Klärung. Ein Typ des Dreamy state ist verbunden mit *déjà vu* und dem Gefühl eines doppelten Bewußtseins. Dabei kann es zu «zwanghafter Erinnerung» kommen, und möglicherweise läuft auch bei jedem Anfall eine stereotype, sich unverändert wiederholende Traum- oder Erinnerungssequenz ab. Solche Sequenzen sind im Rahmen einer (psychomotorischen) Epilepsie vielleicht häufiger als bei der Migräne, treten aber zweifellos auch bei letzterer auf. Penfield und Perot (1963) haben diese Phänomene mit bemerkenswerter Sorgfalt untersucht und konnten solche stetig wiederkehrenden Sequenzen durch Stimulation bestimmter Punkte auf der Hirnrinde auslösen. Sie halten sie für «fossile», im Kortex bewahrte Traumsequenzen, für exakte Kopien einer früheren Erfahrung. Es

* Manche Menschen fürchten um ihre eigene körperliche oder geistige Gesundheit, wenn sie hören, daß zwanghaftes Erinnern und *déjà vu*-Erlebnisse besonders häufig bei Epilepsie, Migräne, Psychose etc. auftreten. Die Worte Hughlings Jacksons mögen sie beruhigen: «Ich würde», schreibt er, «niemals allein aufgrund von paroxysmal auftretenden ‹Erinnerungen› eine Epilepsie diagnostizieren, obwohl ich eine Epilepsie vermuten würde, wenn dieser überschießende Geisteszustand auf einmal sehr häufig einträte... Ich bin nie wegen ‹Erinnerungen› allein konsultiert worden; in den Fällen, mit denen ich zu tun hatte, und zu der Zeit, als ich mich mit ihnen befaßte, waren mit dieser und anderen Formen des ‹Dreamy state› immer auch herkömmliche, wenn auch oft sehr leichte epileptische Symptome verbunden.» Im Rahmen klassischer Migränen sind solche Zustände von traumartigem Sicherinnern recht häufig. Die ausführlichste Schilderung, die ich von ihnen bekommen habe, stammt allerdings von einer Patientin mit Epilepsie (vgl. das Kapitel «Erinnerung» in meinem Buch ‹*Der Mann, der seine Frau mit einem Hut verwechselte*›).

scheint sich um Erinnerungsbilder zu handeln, die nach initialer (epileptischer, migränöser, experimenteller etc.) Aktivierung auf dieselbe Weise ablaufen wie die ursprüngliche Erfahrung.

Verschieden von diesen stereotypen, immer gleich ablaufenden Sequenzen, doch von ähnlich zwanghafter Natur sind die erinnerungsunabhängigen Zustände von Halluzinose, Illusion oder «Träumen» im Verlauf intensiver Migräne-Auren. Sie äußern sich in Verwirrtheit oder Konfabulieren, woran sich der Patient später nur lückenhaft erinnert. In solchen Phasen erleben die Betroffenen kohärente, als dramatische Geschichte organisierte Bildserien, die sie gewöhnlich mit intensiven, willentlich nicht zu beeinflussenden Tagträumen oder Tagesalpträumen vergleichen (Fall 72 und 19, S. 139f).

«Dreamy states» und Migränedelir oder Psychosen lassen sich nicht eindeutig voneinander abgrenzen. Im Delir ist die Desorganisation umfassender. Der Patient erlebt vielleicht nur ein brodelndes Durcheinander elementarer Sinneseindrücke (Punkte, Sterne, Gitter, mosaikartige Formen*, Tinnitus, Summen, Kribbeln etc.), die sich noch nicht auf höherer Ebene zu konkreten Bildern strukturiert haben. Ein Patient in einem schweren Migränedelir murmelt vor sich hin und wirft oder bewegt sich ruhelos hin und her – ein Bild, das stark an

* Klees Monographie enthält eine anschauliche Darstellung solcher mosaikartigen Halluzinationen. Eine seiner Patientinnen sah während eines Anfalls rote und grüne Dreiecke auf sich zukommen, bei anderen Gelegenheiten waren es sechseckige, schwarze, von einem leuchtenden Kreis umgebene Figuren, oft begleitet von einem Schimmern in Rot und Gelb, das aussah wie eine sich wellenförmig bewegende bunte Decke.

In einem faszinierenden Aufsatz, dem zum Teil eigene Erfahrungen zugrunde liegen («The Fortification Illusions of Migraine», 1971) beschreibt Dr. W. Richards sich wiederholende sechseckige Motive als sehr typische Merkmale von Migränehalluzinationen und spekuliert, daß sich darin die funktionale Organisation der Sehrinde in hexagonalen Einheiten spiegle. Iterative geometrische, insbesondere hexagonale Muster tauchen offenbar in fast allen Formen primitiver optischer Halluzinationen auf. Kluver

ein Fieberdelir oder ein Delirium tremens erinnert. Wie Gowers (1907) beobachtet hat, wird die Migräne «oft von einem stillen Delir begleitet, von dem die Betroffenen hinterher nichts mehr wissen», und er berichtet von einer Patientin, die auf dem Höhepunkt eines Anfalls «in einen deliranten Zustand verfiel und seltsame Dinge sagte, an die sie sich anschließend nicht mehr erinnerte. Ein Arzt, der sie bei einer solchen Gelegenheit sah, entdeckte Ähnlichkeiten mit einer epileptischen Manie.»*

Gelegentlich organisiert sich das Gewimmel deliranter Einbildungen, wie in folgender Fallgeschichte von Klee (1968), zu einer Menge winziger (Liliput-)Halluzinationen:

> Der 38jährige Patient litt unter schweren Migräneattacken, verbunden mit subakuten deliranten Zuständen und Delirien. In der Regel fiel der größte Teil der Attacke der Amnesie anheim. Beim Aufnahmegespräch konnte er aber berichten, daß er während eines Anfalls 20 Zentimeter große, graue Indianer in seinem Zimmer habe umher-

hält diese für «halluzinatorische Konstanten» (vgl. Kapitel 17, «Migräne-Aura und halluzinatorische Konstanten»).

* Etwas Licht in diesen ebenso komplexen wie zwielichtigen Bereich, in dem man «Delir», «Manie», «Dreamy states» und «Verwirrung» beobachtet, wirft vielleicht die – noch ganz junge – Erkenntnis, daß es im Verlauf von klassischen Migränen mit signifikanter Häufigkeit zu sogenannten transienten globalen Amnesien kommt. Tatsächlich hat man vermutet, daß dieses spektakuläre Syndrom – bei dem der Patient nicht nur sein Kurzzeitgedächtnis vollständig einbüßen, sondern auch eine tiefgreifende retrograde Amnesie entwickeln kann – in erster Linie oder ausschließlich migränöser Natur ist. So eine Amnesie kann dem Patienten nicht nur die Fähigkeit nehmen, Familie, Freunde, Menschen und Orte in der Gegenwart wiederzuerkennen, es kann auch sein, daß sich der Betroffene nach dem Anfall nicht mehr an Kopfschmerzen, Übelkeit, Skotome etc. erinnert, über die er während der Attacke geklagt hat (Crowell *et al.* 1984). Über die nahezu unglaublichen Auswirkungen einer tiefgreifenden retrograden Amnesie habe ich ausführlich in «Der verlorene Seemann» – Kapitel 2 meines Buches ‹*Der Mann, der seine Frau mit einem Hut verwechselte*› – und in dem Aufsatz «Der letzte Hippie» berichtet.

wimmeln sehen. Angst hatte er nicht, denn sie schienen nicht das geringste mit ihm zu tun zu haben. Bei einer anderen Gelegenheit lag er auf dem Boden und hob halluzinierte Musikinstrumente auf.*

In sehr seltenen Fällen dauert das tiefe Delir einer Migräne-Aura auch während der nachfolgenden (klassischen) Migräne an und kann dann – wie bei jedem länger dauernden Delir – die Form einer akuten, halluzinatorischen Psychose annehmen. Klassische Beschreibungen solcher Zustände («hemikranischer Psychosen») kennen wir von G. Mingazzini (1926), und besonders anschaulich ist die folgende Fallbeschreibung von Klee (1968):

Während einer besonders schweren Attacke, die eine Woche lang andauerte, wurde die Patientin psychotisch und mußte in eine psychiatrische Klinik eingewiesen werden. Sie hatte keine Erinnerung an die Episode... Am Tag vor der Einweisung war sie offenbar bei sich trübendem Bewußtsein immer unruhiger geworden, sie hatte gehört, wie ihre Nachbarn gehässige Bemerkungen über sie fallenließen, und glaubte, sie sei mit Messern gestochen worden. In den ersten Tagen ihres Klinikaufenthaltes war sie desorientiert, unruhig und hatte vermutlich akustische und optische Halluzinationen: Sie hörte Kinderstimmen und die Stimme ihres Hausarztes, sie glaubte, daß man ihre Beine amputiert habe und durch das Fenster auf sie schieße. Nach ein paar Tagen verschwanden die psychotischen Symptome...

* Liliput-Halluzinationen sind eine bekannte Begleiterscheinung des Alkoholdelirs und treten seltener auch im Zusammenhang mit Äther-, Kokain-, Haschisch- oder Opium-Intoxikationen auf. Théophile Gautier hat solche halluzinierten, drogeninduzierten Kobolde hinreißend beschrieben. Myriaden winziger Halluzinationen tauchen auch in der Erregung einer allgemeinen Parese auf (Baudelaire). Musset beschreibt Liliput-Halluzinationen im Fieberdelir. Fasten, Entkräftung und Wundinfektionen nach Geißelungen mögen zu den Liliput-Halluzinationen bestimmter Mystiker (zum Beispiel Jeanne d'Arc) beigetragen haben. Während «normale, toxisch bedingte Visionen Furcht und Schrecken auslösen», so beobachtet R. Leroy (1922), «wecken Liliput-Visionen ein Gefühl von Neugier und Spaß». Cardano erlebte fast täglich Anfälle von Liliput-Halluzinationen (Anhang II, «Die Visionen Cardanos»).

Eine migränöse Psychose dieses Ausmaßes ist überaus selten. In seiner einzigartigen Untersuchung von 150 Patienten, die unter so schwerer Migräne litten, daß sie sich einer stationären Behandlung unterziehen mußten, beobachtete Klee nur in zwei Fällen wiederholte Migränepsychosen. Ich selbst habe dies nur einmal bei einem schizophrenen Patienten erlebt. Dessen akute Psychosen traten allerdings nur im Kontext schwerer klassischer Migränen auf.

Sehr viel häufiger kommt es im Verlauf von Migräne-Auren zu vorübergehender *Depersonalisation*. Freud hat darauf verwiesen, daß «das Ich... vor allem ein körperliches [ist], die psychische Projektion der Körperoberfläche». Das Gefühl des «Selbst» scheint darauf zu gründen, daß wir uns kontinuierlich die Stabilität unseres Körperbildes, unserer Sinneseindrücke und unseres Zeitempfindens bestätigen. Sehr rasch treten Gefühle der Ich-Auflösung ein, wenn Körperbild, äußere oder zeitliche Wahrnehmung ernsthaft gestört oder instabil sind, und all das kann, wie wir gesehen haben, im Verlauf einer Migräne-Aura passieren.

Fallgeschichten

Die folgenden drei Fallbeispiele sind der Monographie Liveings entnommen. Sie sind so klar und anschaulich, daß ich sie ausführlich zitieren will.

Erzwungene Erinnerungen, Zeitverzerrung
und doppeltes Bewußtsein

Nach Auflösung der visuellen Phänomene erfuhr er eine ungewöhnliche Störung der Ideation; längst vergangene Umstände und Ereignisse erlebte er, als seien sie unmittelbare Gegenwart; sein Bewußtsein schien verdoppelt, Vergangenheit und Gegenwart schienen verschmolzen zu sein.

Zwangsdenken, Verwirrung
und multiple dysphasische Symptome

Etwa eine halbe Stunde lang drängte sich mir eine Reihe von Gedanken auf. Ich konnte mich dieser seltsamen Gedanken in meinem Kopf nicht entledigen. Ich versuchte zu sprechen... doch ich stellte fest, daß ich immer andere Worte sagte, als ich beabsichtigt hatte... die Umstände verlangten, daß ich eine Empfangsbestätigung für eine Geldsumme schrieb, die ich für die Armen erhalten hatte. Ich setzte mich und schrieb die ersten beiden Wörter, doch dann merkte ich, daß ich unfähig war, weiterzuschreiben. Ich konnte die Worte zu den Gedanken in meinem Kopf nicht finden... Ich versuchte, langsam einen Buchstaben hinter den anderen zu setzen... doch die Buchstaben, die ich schrieb, waren nicht diejenigen, die ich schreiben wollte... Etwa eine halbe Stunde herrschte in meinen Sinnen ein wahrer Tumult... Um dieses Schwarms wirrer Bilder in meinem Kopf Herr zu werden, versuchte ich mit aller Kraft, mich auf meine religiösen und moralischen Prinzipien und meine Erwartungen für die Zukunft zu besinnen... Gott sei Dank dauerte dieser Zustand nicht sehr lange an, nach etwa einer halben Stunde wurde mein Kopf langsam klarer, die seltsamen und unangenehmen Gedanken und Vorstellungen wurden blasser und ruhiger... Schließlich fühlte ich mich so klar und gelassen wie zu Beginn des Tages. *Zurück blieb einzig ein leichter Kopfschmerz.*

Wenn die Migräne-Aura ihre höchste Intensität erreicht, nimmt der «Schwarm wirrer Bilder», von dem dieser Patient spricht, halluzinatorischen Charakter an und verdeckt die Welt um ihn herum. Ernest Jones weist darauf hin, «daß Anfälle, die sich in nichts vom klassischen Alptraum unterscheiden, nicht nur im Wachzustand auftreten, sondern auch in ihrem ganzen Ablauf wach erlebt werden», und solche sogenannten «Tagesalpträume» (*daymares*) sind hinsichtlich ihres Erscheinungsbildes (Gefühle von Furcht, Schrecken und Lähmung) und ihrer Dauer (einige Minuten) deliranten Migräne-Auren bemerkenswert ähnlich. Diese klinische Ähnlichkeit bedeutet natürlich nicht, daß auch ähnliche physiologische Mechanismen beteiligt sind.

Delirante Migräne-Aura
Als er früh und etwas überanstrengt von der Schule nach Hause kam, befiel ihn plötzlich ein, wie er es nannte, «Tagesalp». Er verlor jede bewußte Wahrnehmung des Zimmers und der Gegenstände um ihn herum und hatte das Gefühl, am Rande eines Abgrunds zu hängen. Er erlebte noch andere schreckliche Dinge, die er nicht mehr wußte oder nicht beschreiben konnte. Seine Angehörigen hörten ihn aufschreien und fanden ihn laut schreiend in einer Art somnambulem Zustand auf der Treppe. Nach etwa zehn Minuten kam er wieder zu sich, fühlte sich aber noch für längere Zeit geschwächt und beunruhigt... Die zweite Attacke verlief ähnlich, begann aber abends kurz nach dem Zubettgehen... Kurze Zeit nach diesen Attacken entfaltete sich seine Migräne vollends.

Die folgenden Fallgeschichten entstammen meinen eigenen Aufzeichnungen.

Fall 72 *Dreamy state*
Dieser 44jährige Mann litt seit seiner Jugend an sehr selten auftretenden Anfällen von klassischer Migräne. Seine Attacken wurden eingeleitet von einem Flimmerskotom. In einem Fall folgte auf die visuellen Phänomene ein ausgeprägter traumartiger Zustand, den er wie folgt beschrieb:

«Kurz nachdem ich mein Sehvermögen wiedergewonnen hatte, geschah etwas sehr Seltsames. Zunächst wußte ich nicht, wo ich war, dann merkte ich plötzlich, daß ich mich wieder in Kalifornien befand... Es war ein heißer Sommertag. Ich sah meine Frau auf der Veranda und bat sie, mir eine Cola zu bringen. Sie wandte sich mir mit einem seltsamen Ausdruck im Gesicht zu und sagte: ‹Bist du krank oder was?› Plötzlich schien ich aufzuwachen und stellte fest, ich befand mich in New York und es war Winter, es gab keine Veranda, und nicht meine Frau, sondern meine Sekretärin stand im Büro und schaute mich befremdet an.»

Fall 19 *Skotome, Parästhesien, viszerale Aura und Zwangsaffekt: vereinzelte delirante Auren, sporadischer «Aurastatus»*
Dieser 16jährige junge Mann leidet seit seiner Kindheit an klassischer Migräne und isolierten Auren. Seine Attacken verlaufen sehr unterschiedlich.

Meistens beginnen sie mit Parästhesien im linken Fuß, die bis in den Oberschenkel steigen. Wenn sie das Knie erreicht haben, setzt eine weitere Parästhesie in der rechten Hand ein. Nach Abklingen der Parästhesien tritt eine seltsame Hörstörung auf. Er hört ein Brausen in beiden Ohren, so als werde gegen jedes eine Muschel gedrückt. Danach erlebt er oft beidseitige Flimmerskotome, die auf die unteren Quadranten beider Gesichtsfeldhälften beschränkt bleiben...

In einigen Fällen kam es zu einem «Aurastatus» von mehr als fünf Stunden Dauer, in dessen Verlauf sich Parästhesien in Füßen, Händen und Gesicht abwechselten.

Andere Auren begannen mit einem Gefühl von «Kribbeln – wie vibrierende Drähte» im Oberbauch, verbunden mit dem intensiven Gefühl einer Vorahnung.

Wieder andere, gewöhnlich nächtliche Anfälle haben Alptraumcharakter. Sie beginnen mit zwanghafter Unruhe – «Ich fühle mich nervös und gereizt, als ob ich aufstehen und etwas tun müßte.» Daran anschließend entwickelt sich ein tiefgreifender halluzinatorischer Zustand: Schwindelhalluzinationen, die Halluzination, daß er in einem rasenden Auto gefangen ist oder schwere Metallfiguren gegen ihn vorrücken. Wenn er aus diesem deliranten Zustand auftaucht, fühlt er Parästhesien und hat gelegentlich Skotome. Auf die deliranten Auren folgen gewöhnlich starke Kopfschmerzen.

Im Verlauf schwerer Auren kam es mehrfach auch zu synkopalen Anfällen. In solchen Fällen «schwanden» nach den positiven Halluzinationen gleichzeitig Seh- und Hörvermögen, der Patient fühlte sich schwach und wurde dann bewußtlos.

Fall 11 *Klassische Migräne: Keine Kopfschmerzen während der Schwangerschaft, Flimmerskotome und negative Skotome; photogene Attacken: sporadischer «angor animi»*

Diese Patientin war eine äußerst beherrschte und intelligente Frau, die – außer in der Schwangerschaft – an jährlich sechs bis zehn Anfällen von klassischer Migräne litt. Während der Schwangerschaft traten nur isolierte Auren auf, und vereinzelt gab es Perioden von bis zu zwei Jahren, in denen sie statt des Migränekopfschmerzes abdominelle Migräne hatte.

Die Attacken begannen fast immer mit Flimmerskotomen in einer oder beiden Gesichtsfeldhälften. Begleitet wurden die Skotome von ausgeprägten Nachbildern und wirren visuellen Eindrücken bei geschlossenen Augen. In bestimmter Frequenz flackerndes Licht beendete das Flimmerskotom. Auf die visuelle Aura folgte ein «Prikkeln» in Nase und Zunge, gelegentlich auch in den Händen. Einige Male hatte diese Patientin auch das «Schreckensgefühl einer bösen Vorahnung» während der Aura. Negative Skotome waren selten, immer verbunden mit einem sehr unangenehmen Affekt und unweigerlich die Vorboten besonders starker Kopfschmerzen.

Fall 16 *Visuelle Aura: Zwangsdenken und -erinnern, angenehmer Affekt, protrahiertes sensorisches Prodrom*
Ein 55jähriger Mann mit klassischer Migräne und isolierten Auren seit der Kindheit. Er beschreibt seine Auren mit einer gewissen Begeisterung. «Ich denke tiefer, schneller und schärfer», behauptet er, «ich erinnere mich an längst vergangene Dinge, Visionen früherer Jahre kommen mir in den Sinn.» Er genießt seine Auren, es sei denn, sie werden von einem schweren Migränekopfschmerz abgelöst. Seine Frau ist davon weniger begeistert. Sie sieht, wie ihr Mann während der Aura «hin- und herläuft, auf monotone Weise immer dasselbe sagt; er scheint in Trance zu sein und ist nicht mehr er selbst».

Zwei oder drei Tage vor einem Anfall sieht der Patient «leuchtende Punkte» durch sein Gesichtsfeld huschen, und oft wird diese visuelle Erregung begleitet von prodromaler Unruhe und Euphorie.

Fall 65 *Aphasische und parästhetische Aura, begleitet von «Albernheit» und zwanghaftem Lachen*
Diese 15jährige Patientin verfügte normalerweise über eine gute Selbstbeherrschung. Sie litt an seltenen und sehr schweren klassischen Migränen. Bei einem Besuch in meiner Praxis erlebte sie eine fünfundvierzigminütige Aura, in deren Verlauf sie ununterbrochen kicherte. Während dieser Zeit war sie schwer aphasisch und hatte Parästhesien, die von einer Extremität zur anderen huschten. Nach dem Anfall entschuldigte sie sich mit folgenden Worten: «Ich weiß nicht, warum ich gelacht habe – ich konnte einfach nicht anders –, alles schien so lustig, wie Lachgas.»

Fall 69 *Komplexe visuelle Aura nach starkem Arousal*
Ein 23jähriger Mann mit klassischer Migräne und isolierter Aura seit früher Jugend. Die Attacken kündigen sich durch Hyperaktivität und Hochstimmung von fast manischem Ausmaß an. So folgte der

Patient – sonst ein besonnener Motorradfahrer – eines Morgens dem Impuls, wie wild zu rasen und dabei laut zu schreien und zu singen. Später setzte ein Flimmerskotom ein, begleitet von Wahrnehmungsveränderungen höherer Ordnung. Er vergleicht die konzentrischen Linien des Skotoms mit den «Furchen in einem gepflügten Acker ... Ich konnte sie zwischen den Zeilen des Buches, das ich gerade las, sehen, doch das Buch war riesig und jede Furche ein Abgrund, Hunderte von Metern hinter den Druckzeilen.» Nach dem Flimmerskotom befiel ihn «ein Tief, ein leeres Gefühl, wie nach einem Benzedrin-Trip».

In diesem einen Fall litt der Patient anschließend zehn Stunden lang an typischen vaskulären Kopf- und starken Bauchschmerzen. Als auch diese Symptome recht plötzlich verschwanden, fühlte er sich «wunderbar ruhig».

Fall 70 *Mosaik- und Filmillusion*

Ein 45jähriger Mann litt seit der Kindheit an häufigen Migräne-Auren und sporadischen Attacken von klassischer Migräne. Die Aura bestand gewöhnlich aus Flimmerskotomen und Parästhesien, aber einige Male trat als Hauptsymptom auch eine Mosaikillusion auf. Während dieser Episoden sieht der Patient bestimmte Dinge, insbesondere Gesichter, «zerstückelt», verzerrt und wie aus spitzwinkligen scharfkantigen Bruchstücken zusammengesetzt. Er vergleicht diesen Eindruck mit den frühen Bildern Picassos. Noch häufiger erlebt er die Aura als Filmillusion. Diese Art der Aura wird vor allem durch flackerndes Licht bestimmter Frequenzen, zum Beispiel durch einen unscharf eingestellten Fernseher, ausgelöst. Die Filmillusion läßt sich bei ihm auch experimentell durch stroboskopisches Licht auslösen. In beiden Fällen dauert sie nach dem auslösenden Reiz einige Minuten an, dann setzt im allgemeinen eine schwere klassische Migräne ein.

Fall 14 *Multiple Aura-Äquivalente*

Eine 48jährige Frau litt seit ihrem zwanzigsten Lebensjahr an klassischer Migräne, isolierten Auren und Migräne-Äquivalenten. Sie hatte häufig Anfälle von Flimmerskotomen ohne Parästhesien und manchmal Anfälle von Parästhesien in Lippen und Händen ohne begleitendes Skotom. Bei schweren Skotom-Auren kommt es zu «angor animi», gefolgt von einer Synkope. Manchmal litt sie aber auch an Synkopen, die allmählich einsetzten und endeten, und an intensiven, zehn- bis zwanzigminütigen Angstanfällen ohne Halluzinationen. All das scheinen Varianten der Migräne-Aura zu sein.

Die folgenden, während verschiedener Anfälle erlebten Varianten der Migräne-Aura verdanke ich einem Kollegen, der seit seiner Kindheit an häufigen Migräne-Auren und gelegentlichen Anfällen von klassischer Migräne leidet. Er hielt eine Reihe von Anfällen in Stichworten fest; zwei ungewöhnliche Attacken beschrieb er ausführlich.

Fall 75 (a) Alptraum, dann Auftauchen zweier weißer, blinkender Lichter, die in sprunghafter Bewegung näher kamen. Schreckliche Angst, die meinem Gefühl nach in keinem Verhältnis zum Inhalt des Alptraums stand. Anschließend Entwicklung einer klassischen Migräne.

(b) Alptraum, plötzlicher Wechsel zu einer Filmillusion mit flakkernden Standbildern, die bei klarem Bewußtsein etwa zehn Minuten andauerte.

(c) «Tagesalptraum», der sich dem Wachbewußtsein regelrecht aufdrängt, große Angst, zwanghaft auftauchende Erinnerungen und Dysphasie beim Versuch zu sprechen. Dauer etwa zwanzig Minuten, keine Nachwirkungen.

Die folgende Beschreibung zitiere ich in voller Länge:

Es war an einem Nachmittag im Spätsommer, und ich gondelte mit meinem Motorrad eine Landstraße entlang. Mich überkam eine große Ruhe, das Gefühl, als hätte ich diesen Augenblick schon einmal erlebt, am selben Ort – obwohl ich auf dieser Straße noch nie gefahren war. Ich hatte das Gefühl, daß dieser Sommernachmittag seit ewigen Zeiten andauerte und ich in einem endlosen Augenblick gefangen war. Als ich nach einigen Minuten vom Motorrad stieg, spürte ich ein starkes Prickeln in Händen, Nase, Lippen und Zunge. Es war, als setzten sich die Motorvibrationen fort, und ich hielt es zunächst für eine einfache Nachwirkung. Aber diese Erklärung war nicht haltbar, denn das Vibrieren wurde immer stärker und breitete sich sehr langsam von den Fingerspitzen auf die Handflächen und weiter nach oben aus. Dann geschah etwas mit meinem Gesichtssinn. Ein Gefühl von Bewegung übertrug sich auf alles, was ich sah, so daß Bäume, Gras, Wolken etc. in lautlosem Brodeln und Beben in einer Art Ekstase nach oben zu strömen schienen. Um mich herum zirpten Grillen, und wenn ich die Augen schloß, wurde daraus das Zirpen von Farben, als würden die Laute, die ich hörte, ins Visuelle übersetzt. Nach etwa zwanzig Minuten wanderten die Parästhesien, die inzwischen die Ellbogen erreicht hatten, auf gleichem Weg zurück und lösten sich auf; die Welt gewann ihr normales Aussehen zurück, und auch das Gefühl der Ekstase verschwand. Ich fühlte mich ernüchtert und spürte die Kopfschmerzen nahen.

An dieser ausführlichen Beschreibung ist mehreres interessant: die Jacksonschen Parästhesien, die offenbar in Resonanz mit dem Oszillieren des Motorrads ausgelöst werden, ein Phänomen, das der Herbeiführung eines Flimmerskotoms durch flackerndes Licht derselben Frequenz analog zu sein scheint; die «brodelnde» Bewegung der Seheindrücke, das Gefühl der Zeitlosigkeit und des *déjà vu* und nicht zuletzt das Erleben einer synästhetischen Äquivalenz zwischen akustischem Reiz und visuellen Bildern.

Auch den folgenden Bericht zitiere ich ausführlich, weil er das typische Erleben eines Migränedelirs vermittelt:

Es begann mit der Tapete, die plötzlich schimmerte wie eine bewegte Wasseroberfläche. Ein paar Minuten später spürte ich in meiner rechten Hand ein Vibrieren, als läge sie auf dem Resonanzboden eines Klaviers. Dann Punkte und Blitze, die sich langsam durch das Gesichtsfeld bewegten. Muster wie von türkischen Teppichen, die rasch wechselten. Bilder von Blumen, die beständig auffunkelten und sich öffneten. Alles in Facetten und vervielfacht: Blasen, die zu mir aufstiegen, Öffnungen, die sich auftaten und schlossen, Honigwaben. Diese Bilder sind von blendender Helle, wenn ich die Augen schließe, bleiben aber, wenn auch blasser, sichtbar, wenn ich die Augen öffne. Das Ganze dauerte zwanzig oder dreißig Minuten, dann folgten rasende Kopfschmerzen.

Die Struktur der Aura

Migränen werden oft beschrieben und oft mißverstanden, denn man beschreibt sie als ein einzelnes Symptom, setzt etwa eine einfache Migräne mit Kopfschmerzen gleich und eine Migräne-Aura mit einem Skotom. Solche Beschreibungen sind in klinischem Sinne geradezu lächerlich unangemessen und führen zu gleichermaßen absurden physiologischen Theorien (wir werden uns in Kapitel 10 damit auseinandersetzen). Die Erörterungen und Fallgeschichten dieses Kapitels vermitteln einen Eindruck von der Vielfalt und Komplexität der Aurasymptome. Ebenso wie bei einer einfachen Migräne wird man auch im Verlauf einer Migräne-Aura höchst selten nur auf ein einziges Symptom treffen. Umsichtige Befragung und Beobachtung enthüllen zumeist, daß zwei, fünf oder ein Dutzend Symptome gleichzeitig bestehen. Ebenso unwahrscheinlich ist, daß alle diese Manifestationen derselben funktionellen Ebene entstammen (wie man das etwa für Skotome und Parästhesien annehmen kann): Einfache, umschriebene, auf den visuellen oder taktilen Bereich projizierte Halluzinationen gehen in den meisten Fällen mit komplexeren sensorischen Veränderungen (zum Beispiel Mosaikillusionen), Störungen der Arousal-Mechanismen (Bewußtseinsebene etc.), des Affekts und der höheren integrativen Funktionen einher.

Überdies variieren die Symptome der Migräne-Aura sogar in aufeinanderfolgenden Attacken desselben Patienten: Manchmal stehen die skomatösen Manifestationen im Vordergrund, manchmal die aphasischen, dann wieder die affektiven etc., so daß wir hier eine ebenso große Vielfalt von «Äquivalenten» finden, wie wir sie von den Aufspaltungen und Umgruppierungen der einfachen Migräne her kennen. Ebenso wie die einfache Migräne besitzt also auch die Migräne-Aura eine *zusammengesetzte* Struktur; sie besteht aus einer Vielzahl von Komponenten oder *Modulen*, die sich zu unzähligen verschiedenen Mustern gruppieren.

Zu betonen ist auch, daß die Migräne-Aura, wie die einfache Migräne, einem bestimmten, sequentiellen Ablauf folgt, und es ist falsch, wenn man ihre Symptome als ständig und gleichzeitig vorhanden beschreibt. Wir können Erregungs- und Hemmungsphasen erkennen. Erstere manifestieren sich als Flimmerskotome und Parästhesien, diffuse sensorische Erregung, wacheres Bewußtsein und erhöhter Muskeltonus etc., letztere als negative Halluzinationen, verringerter Muskeltonus, Synkope etc. Gegenüber dem in Stunden oder Tagen ablaufenden Zyklus einer einfachen Migräne ist der Aurazyklus, die sich über zwanzig bis dreißig Minuten erstreckende Abfolge von Erregung – Hemmung – erneuter Erregung etc., relativ kurz. Und schließlich sind die Aurasymptome von Gehirn und Zentralnervensystem gesteuert, während viele (aber nicht alle) Symptome einer einfachen Migräne peripheren und vegetativen Ursprungs sind.

Häufigkeit der Migräne-Aura

Die Häufigkeit von Migräne-Auren läßt sich kaum schätzen. Von klassischer Migräne, so schätzt man, ist weniger als 1 Prozent der Bevölkerung betroffen, aber das sagt uns nichts über die Häufigkeit isolierter Auren, die für viele Betroffene kein Anlaß sind, den Arzt aufzusuchen, oder die von Patient und Arzt nicht als solche erkannt werden.* Alvarez hat über sechshundert Migräneskotome untersucht und schätzt, daß mehr als 12 Pro-

* Ich unterhielt mich über dieses Thema einmal mit einem Kollegen, einem Zoologen, und zeigte ihm mein Diagramm eines Flimmerskotoms. Er erkannte es sofort und sagte: «Das hatte ich oft als junger Mann, meistens abends im Bett. Ich war entzückt von den Farben und wie sie sich ausbreiteten – es erinnerte mich an eine aufblühende Blume. Ich hatte hinterher aber nie Kopfschmerzen oder andere Symptome. Ich dachte, jeder sieht so etwas – ich bin nie auf die Idee gekommen, es könnte ein ‹Symptom› von irgend etwas sein.»

zent seiner männlichen Patienten einzelne Skotome erlebten. In einer anderen Gruppe mit ausschließlich akademisch gebildeten Versuchspersonen (44 Ärzten) berichteten nicht weniger als 87 Prozent über «zahlreiche einzelne Skotome ohne nachfolgenden Kopfschmerz». Wenn wir also negative Skotome (die oft unbemerkt bleiben), isolierte Parästhesien, Absencen und Schläfrigkeit, Affektveränderungen, Störungen höherer Funktionen etc. einbeziehen, die alle als Auramanifestationen auftreten können, sich aber wegen ihrer Subtilität oder Vieldeutigkeit der Diagnose entziehen, können wir das Vorkommen von Migräne-Auren wohl als sehr viel verbreiteter betrachten, als es die oben genannte Häufigkeit der klassischen Migräne nahelegt.

Die Differentialdiagnose der Migräne-Aura: Migräne versus Epilepsie

Die Unterscheidung der Migräne-Aura von anderen paroxysmalen Zuständen, insbesondere der Epilepsie, ist eine sehr wichtige diagnostische Aufgabe. Oft wird unter Berufung auf statistische oder klinische Daten behauptet, beide Krankheiten seien eng verwandt, während Verfechter einer anderen Denkrichtung die Existenz, ja selbst die Möglichkeit einer solchen Beziehung vehement bestreiten. Hier ist offenbar viel Raum für Zweifel (Behauptung und Bestreiten einer Behauptung implizieren Zweifel), und die Angelegenheit ist viel zu emotionsgeladen, als daß man sie sachlich diskutieren könnte. Die Zweifel haben ihren Ursprung in unseren unangemessenen Definitionen, und die Emotionen entspringen jener unheilvollen abschätzigen Haltung gegenüber der Epilepsie, wie sie einem nur allzu häufig begegnet. Bestimmte klinische Verbindungen (Gowers' «Grenzgebiete der Epilepsie» und Lennox' «hybride Anfälle») habe ich bereits erwähnt, und jetzt ist der Zeitpunkt gekommen, uns mit der Bedeutung dieser Bezeichnungen näher zu beschäftigen.

Die Crux liegt, wie Hughlings Jackson mehrfach betont hat, in der Unterscheidung zwischen zwei Bezugsrahmen, grob gesagt: zwischen Theorie und Praxis. Jackson schreibt:

> Während man die Migräne, wie ich glaube, wissenschaftlich den Epilepsien zuordnen muß... wäre es absurd, sie auch in der Praxis herkömmlichen Fällen von Epilepsie einzugliedern, so wie es auch absurd wäre, Wale und andere Säugetiere im Hinblick auf die praktischen Erfordernisse des Lebens als eine Kategorie zu sehen. Vor dem Gesetz ist der Wal ein Fisch, in der Zoologie ein Säugetier.

In der Praxis ist es in den meisten Fällen kein Problem, Migränen von Epilepsien zu unterscheiden. Zweifelsfälle wird es wahrscheinlich nur bei komplexen Auren geben, insbesondere wenn diese als isoliertes Geschehen auftreten. Die Zweifel können sich vergrößern, wenn die Patienten- oder Familienanamnese epileptische Anfälle verzeichnet, wenn der Patient während der Aura das Bewußtsein verliert, vor allem aber, wenn Hinweise vorliegen, die vermuten lassen, daß er während der Bewußtlosigkeit gekrampft hat. Es kann daher aufschlußreich sein, bestimmte, bei Epilepsie und Migräne gleichermaßen auftretende Phänomene zu vergleichen und uns unsere persönliche Erfahrung von den sehr verläßlichen Zahlen der älteren Literatur – denen Liveings (1873) zur Migräne und denen Gowers' (1881) zur Epilepsie – bestätigen zu lassen.

Visuelle Symptome treten bei Migräne weit häufiger auf und erscheinen oft in einer sehr spezifischen Form – als Flimmer- und negative Skotome –, wie sie bei epileptischen Auren nicht vorkommen. Liveing verzeichnet visuelle Symptome in 62 Prozent der Fälle (von einfachen als auch klassischen Spielarten der Migräne, wobei letztere überwogen), Gowers nur bei 17 Prozent. *Parästhesien* mit Jacksonschem Marsch sind bei Migräne etwas häufiger (35 Prozent bei Liveing, 17 Prozent bei Gowers), treten aber bei Epilepsie sehr viel seltener beidseitig auf, während sie das bei Migräne, besonders im Lippen- und Zungenbereich, sehr häufig tun. Ein wesentliches Unterscheidungsmerkmal ist die Ausbreitungsgeschwindigkeit solcher Parästhesien: Migränöse Parästhesien wandern, grob geschätzt, etwa hundertmal langsamer als ihre epileptischen Pendants. *Krämpfe* sind ein typisches Merkmal der Epilepsie, bei Migräne dagegen so selten, daß ihr Auftreten Anlaß gibt, die Diagnose anzuzweifeln. Postiktale Schwäche ist bei tonisch-klonischen Krampfanfällen die Regel, tritt aber bei Migränen außer im sehr speziellen Fall der hemiplegischen Attacken, auf die ich im folgenden Kapitel eingehen werde, nicht auf. *Bewußtseinsverlust* ist ein verbreitetes Symptom der Epilepsie (sie trat in 50 Prozent der 505 von Gowers ausgewerteten Fälle auf), bei Migräne dagegen nur selten zu finden. Überdies setzt der Bewußtseinsverlust bei Epilepsie (mit Ausnahme der psychomotorischen Anfälle) im allgemeinen abrupt ein, bei Migräne schleichend. Komplexe *Veränderungen von höheren integrativen Funktionen und Affekt* registrieren beide Autoren bei mehr als 10 Prozent ihrer Patienten. Die traumartigen oder dissoziierten Zustände der Migräne-Aura erreichen aber nur selten die Intensität solcher Zustände bei bestimmten Temporallappen-Epilepsien (zum Beispiel Automatismus mit nachfolgender Amnesie), und umgekehrt erleben Epileptiker selten das protrahierte Delir oder Quasidelir, das mit Migräne-Auren einhergehen und sie noch längere Zeit überdauern kann.

Anhand dieser und ähnlicher Kriterien gelangen wir in den meisten Fällen zu diagnostischer Sicherheit – oder doch zumindest zu Diagnosen, die mit hoher Wahrscheinlichkeit zutreffen. Bleiben diejenigen Patienten, die an epileptischen und migränösen Anfällen gleichermaßen leiden oder bei denen die eine Anfallsform in die andere übergeht, die Patienten mit echten «hybriden» Anfällen und schließlich die Patienten, deren Attacken so vieldeutig sind, daß sie sich jeder klinischen Diagnostik entziehen. Dem Leser, der mehr über diesen vernebelten Bereich wissen will, seien die detaillierten Schriften von Gowers (1907) und Lennox und Lennox (1960) empfohlen, wo er eine ausführliche Diskussion und eine Fülle von Fallgeschichten findet, die unsere rigiden Nosologien sprengen.

Gowers stellt mehrere Patienten vor, bei denen Migräne- und epileptische Anfälle einander abwechselten und gewöhnlich die eine Gruppe von Symptomen in bestimmten Lebensabschnitten den Platz der anderen einnahm. Dramatischer sind die Fälle, «bei denen tatsächlich die Symptome des einen Anfalltyps in den anderen überwechseln», so etwa bei einem Mädchen, das seit dem fünften Lebensjahr an klassischer Migräne litt, deren Kopfschmerzkomponente allmählich verschwand und durch Krämpfe ersetzt wurde. (Wir erinnern uns, daß als erster Aretaios einen derartigen Hybridanfall beschrieben hat, bei dem auf das Migränespektrum Krämpfe folgten.) Gowers erklärt das Einsetzen der Epilepsie in solchen Fällen als Folge des Migräneschmerzes und zerebraler Störungen. Liveing spricht – plausibler, wenn auch rätselhafter – von der ständigen Möglichkeit der «Transformation» eines Paroxysmus in einen anderen.

Bei Lennox und Lennox finden sich mehrere Fallgeschichten dieses Typs, bei denen die epileptische Komponente, soweit vorhanden, durch elektroenzephalographische Aufzeichnungen bestätigt werden konnte. In einem solchen Fall folgten auf komplexe Sehstörungen (gelbe, umeinanderwirbelnde Sterne und Liliput-Halluzination) entweder ein *Grand mal*-Anfall oder ein klassischer Migränekopfschmerz. Bei einem anderen Patienten kam es nach protrahierten visuellen und parästhetischen Symptomen zu schweren Kopfschmerzen und schließlich zu einem generalisierten Krampfanfall, wobei die Kopfschmerzen auch nach dem Krampfanfall weiterbestanden. Lennox bezeichnet Anfälle dieser Art als «Migrälepsie».

In den meisten Fällen werden Exploration und Beobachtung die Frage beantworten, ob ein akuter paroxysmaler Anfall migränöser, epileptischer oder sonstiger Natur ist. Manchmal hilft allerdings auch der größte klinische Scharfsinn nicht, denken wir nur an Migräne-Auren mit Geruchshalluzinationen,

Déjà vu-Gefühlen und zuweilen mit zwanghaften Erinnerungen und Affekten, die von epileptischen «Unzinatusanfällen» ohne weitere differenzierende Merkmale nicht zu unterscheiden sind.

Fall 98 Eine 42jährige Frau mit Attacken seit dem neunzehnten Lebensjahr, die in zunehmender Häufigkeit auftreten und immer schwerer und komplexer werden. Die Anfälle beginnen mit «einer vagen, aber alles durchdringenden Veränderung des Zeit- und Raumgefühls... einer gewissen Fremdheit... einem Gefühl von ‹Statik› oder Energie». Es geht weiter mit «Lichtzuckungen» und manchmal einem scharf umrissenen Gesichtsfeldausfall im oberen Temporalquadranten des linken Halbfeldes. Auf diesen Zustand erhöhter sensorischer Reizung, unter Umständen verbunden mit spezifischen Gesichtsfeldausfällen, folgt häufig ein komplexer traumartiger oder halluzinatorischer Zustand: «Mit Moiré-Muster... Halluzinationen... hier ein Gesicht, da eine Stimme, sie tauchen auf und verschwinden gleich wieder.» Manchmal enden die Anfälle an diesem Punkt, in anderen Fällen verspürt die Patientin einen «metallenen Geschmack auf der Zunge... jedesmal denselben Geschmack», dann fällt sie hin und verliert das Bewußtsein oder erlebt einen fugue-artigen Automatismus, an den sie sich hinterher nicht mehr erinnert.

Ihre Familie väterlicherseits verzeichnet zahlreiche klassische (und manchmal komplizierte) Migränefälle. Ihr Vater litt an «nierenförmigen, blendend hellen Flecken, Zickzacklinien und Blindheit»; seine Schwester wurde im Laufe ihrer Migränen zuweilen aphatisch; seine Mutter bekam schwere, durch Lichteinwirkung hervorgerufene Anfälle. Die Patientin selber reagierte auf Lichtreize mit Photomyoklonus, Krämpfen *und* photischen Migränen (Induktion von Skotomen durch flackerndes Licht). Eine Hirntomographie zeigte eine vaskuläre Fehlbildung (ein venöses Angiom) im rechten Temporallappen.

Ein Kollege nannte diese Attacken «Migrälepsien», weil sie Merkmale von Migränen und Temporallappen-Epilepsien aufwiesen. Man konnte der Patientin mit Ergotaminen eine gewisse Erleichterung verschaffen, die Häufigkeit der Anfälle ließ sich jedoch nur mit Antikonvulsiva beeinflussen.

Am wenigsten eindeutig ist sicher der Bereich der paroxysmalen traum- oder tranceähnlichen Zustände, die mit starken Affekten (großer Angst, Begeisterung) und ausgeprägten Veränderungen höherer geistiger Funktionen einhergehen. Die Differentialdiagnose muß sich in solchen Fällen folgende Zustände einbeziehen:

- Migräne-Aura
- epileptische Aura oder Dämmerattacken
- hysterische Trancen oder psychotische Episoden
- toxisch, metabolisch oder durch Fieber hervorgerufene delirante oder hysteroide Zustände
- Störungen von Schlaf und Wachbewußtsein: zum Beispiel Alpträume im Schlaf und Wachzustand, atypische Narkolepsien oder Schlaflähmungen etc.

Wieder stoßen wir also auf etwas, mit dem wir es bereits im Zusammenhang mit der Differentialdiagnose bestimmter Migräne-Äquivalente zu tun hatten: auf einen Bereich, in dem verschiedene klinische Symptome zu verschmelzen scheinen und sich mit den uns zur Verfügung stehenden Mitteln nicht mehr voneinander abgrenzen lassen. Vielleicht handelt es sich letztlich gar nicht mehr um ein Problem der klinischen oder physiologischen Differenzierung, sondern vielmehr um eine Frage der semantischen Entscheidung: Wir können nicht benennen, was wir nicht als Einzelnes identifizieren.

> Entweder ein Ding hat Eigenschaften, die kein anderes hat, dann kann man es ohne weiteres durch eine Beschreibung aus den anderen herausheben und darauf hinweisen; oder aber es gibt mehrere Dinge, die ihre sämtlichen Eigenschaften gemeinsam haben, dann ist es überhaupt unmöglich, auf eines von ihnen zu zeigen.
>
> Denn ist das Ding durch nichts hervorgehoben, so kann ich es nicht hervorheben, denn sonst ist es eben hervorgehoben (Ludwig Wittgenstein).

Klassische Migräne

Nach der ausführlichen Beschäftigung mit der Migräne-Aura bleibt über die klassische Migräne nur noch relativ wenig zu sagen. Bei einem Teil der betroffenen Patienten schließt sich an die Aura ein protrahierter, vaskulärer Kopfschmerz an, mit stundenlanger Übelkeit, Leibschmerzen, vegetativen Symptomen etc. Das Symptomrepertoire der klassischen Migräne unterscheidet sich nicht von dem der einfachen und bedarf daher keiner eigenen Beschreibung.

Im Ablauf gibt es jedoch einige allgemeine Unterschiede. Klassische Migränen verlaufen zumeist kompakter und intensiver als einfache und dauern selten länger als zwölf, häufig nur zwei bis drei Stunden. Die einzelne Attacke findet ein scharf abgegrenztes Ende, und es folgt eine jähe Rückkehr zum normalen Befinden oder ein postmigränöses Rebound. Liveing, der Phänomene solcher Art gründlich untersucht hat, schreibt in diesem Zusammenhang:

> Der abrupte Übergang von schwerem Leiden zu vollkommener Beschwerdefreiheit ist erstaunlich. Ein Mann... ist, kaum oder gar nicht vorgewarnt, plötzlich zu nichts mehr fähig, ein Opfer von starken Schmerzen und geistiger Erschöpfung, vielleicht auch von Halluzinationen der Sinne oder der Vorstellung... und verbleibt in diesem Zustand den größten Teil des Tages; doch wenn der Tag zur Neige geht, erwacht er als neuer Mensch, im Besitz all seiner Fähigkeiten, vollkommen in der Lage, an einer Abendveranstaltung oder Diskussion teilzunehmen.

Den protrahierten Verlauf mancher einfacher Migränen mit seinem tagelangen Elend findet man bei klassischen Attacken kaum.

Mit der Häufigkeit von Migräneanfällen und den ihnen vorausgehenden Ereignissen werden wir uns in Teil II beschäftigen. Hier sei nur angemerkt, daß klassische Migränen seltener sind als einfache Migränen und eher «paroxysmaler» als «reaktiver» Natur sind. Das ist zwar kein «Gesetz» mit Absolutheitsanspruch, doch gleichwohl ein häufiges Unterscheidungsmerkmal beider Anfallstypen.

Patienten zeigen die deutliche Tendenz, ein einmal etabliertes klinisches Muster beizubehalten. Patienten mit klassischer Migräne haben selten einfache Migränen und vice versa. Doch auch das gilt nicht absolut – mir sind mindestens dreißig Patienten begegnet, die – gleichzeitig oder abwechselnd – an beiden Anfallstypen litten.

Wie wir bereits wissen, können manche Patienten mit klassischer Migräne die Kopfschmerzkomponente «verlieren», um dann an isolierten Auren zu leiden (Fall 14, S. 142f).* Umgekehrt verlieren auch etliche Patienten ihre Aura und leiden dann an Attacken ähnlich denen einer einfachen Migräne.

Der Kopfschmerz einer klassischen Migräne setzt mit Abklingen der Aura ein und erreicht sehr schnell den Höhepunkt seiner Intensität. Er kann, offenbar unabhängig davon, auf welcher Seite die Aurasymptome auftreten, eine oder beide Kopfseiten befallen. Tatsächlich sind während der Kopfschmerzen weitere Aura-Attacken möglich. Wie wir gesehen haben, können sich Aura- und Kopfschmerzstadium unter vielerlei Umständen spontan voneinander trennen (Fall 11, S. 140f), und dasselbe läßt sich durch Ergotamin-Präparate und andere Medikamente erreichen, die Anfälle von klassischer Migräne «abtreiben».

Es spricht also eine ganze Reihe von Gründen dafür, die klassische Migräne als eine Form hybriden Geschehens zu sehen, bei dem Aura- und Kopfschmerzstadium eine kontingente Verbindung eingehen oder die Tendenz haben, gemeinsam aufzutreten, ohne daß sie in einem wesensnotwendigen Zusam-

* Einige Patienten, die seit vielen Jahren an klassischen Migränen litten, «verloren» ihre Kopfschmerzen, während sie bei mir in Behandlung waren, obwohl sie keine spezifischen Medikamente erhielten. Ich führe diese Modifikation des Migräneablaufs auf einen suggestiven Prozeß zurück, denn ich habe mich für die Aurasymptome dieser Patienten sehr viel mehr interessiert als für ihre Kopfschmerzen.

menhang stehen. Die klassische Migräne ist eine zusammengesetzte Struktur, die ihrerseits aus zusammengesetzten Strukturen besteht.*

Postskriptum (1992) – Die Skotom-Angst

Ein besonderes Grauen – vielleicht Teil des Grauens, von dem Liveing spricht – kann mit negativen Skotomen verbunden sein, weil für die Betroffenen oft nicht einfach nur der Gesichtssinn versagt, sondern die Wirklichkeit selbst verfällt.

Dieses angstvolle und zutiefst unheimliche Gefühl veranschaulichen die folgenden Fallgeschichten:

Fall 90 Ein hochbegabter Arzt und Psychoanalytiker litt seit früher Kindheit zwei- bis dreimal jährlich an negativen Skotomen oder Hemianopsie. Oft, aber nicht immer, schließen sich Migränekopfschmerzen an.

Obwohl dieser Mann aus Berufung und berufsbedingt tagtäglich in die Tiefen der Seele und ihrer Urängste blickte und es kühn mit allen Ungeheuern des Unbewußten aufnahm, gewöhnte er sich doch nie an seine eigenen Skotome, die ihn mit einem Bereich oder einer Kategorie des Unerträglichen und Unheimlichen konfrontierten, das über alles hinausging, was er aus der Psychiatrie kannte. In seinen Worten:

«Ich spreche zum Beispiel gerade mit einem Patienten, den ich gut kenne, sitze ihm gegenüber und schaue ihn an. Plötzlich wird mir bewußt, daß irgend etwas nicht stimmt – obwohl ich in diesem

* Seit kurzem spricht man statt von «klassischer» und «einfacher» Migräne auch von Migräne *mit* und *ohne* Aura. Einige Forscher (zum Beispiel Olesen *et al.* in Dänemark) halten bedeutende hämodynamische Unterschiede zwischen einfacher und klassischer Migräne für möglich, doch mittlerweile setzt sich die Auffassung durch, daß sich beide klinisch, epidemiologisch und physiologisch nicht wesentlich unterscheiden (Ranson *et al.* 1991). Viele Patienten leiden mal an der einen, mal an der anderen und zuweilen auch an Attacken mit starker visueller Erregbarkeit, jedoch ohne Aura, was eine Zwischenform zu sein scheint.

Moment noch nicht sagen kann, was es ist. Irgend etwas ist *fundamental* falsch – völlig unmöglich und wider die natürliche Ordnung.

Dann plötzlich «realisiere» ich – *dem Patienten fehlt ein Teil des Gesichts*: ein Teil der Nase oder der Wange, vielleicht auch das linke Ohr. Obwohl ich ihm weiter zuhöre oder zu ihm spreche, scheint mein Blick wie erstarrt – ich kann meinen Kopf nicht bewegen –, und ein Gefühl des Grauens, des Unmöglichen überkommt mich. Die Auflösung setzt sich fort – bis schließlich die Hälfte des Gesichts und mit ihr die nämliche Hälfte des Zimmers verschwunden sind. Ich bin wie gelähmt und irgendwie versteinert. Ich komme nie auf die Idee, daß irgend etwas mit meinem Gesichtssinn nicht stimmt – für mich geschieht etwas Unglaubliches mit der *Welt*. Mir kommt auch nicht in den Sinn, Kopf oder Augen zu bewegen, um zu überprüfen, ob das, was zu fehlen scheint, existiert. Und obwohl ich das alles schon Dutzende Male erlebt habe, fällt mir nicht ein, daß ich eine Migräne habe...

Ich habe nicht direkt das Gefühl, daß etwas ‹fehlt›, aber mich überfällt ein lächerlicher und zwanghafter Zweifel. Ich scheine die *Idee* eines Gesichts zu verlieren, ich ‹vergesse›, wie Gesichter aussehen – irgend etwas geschieht mit meinem Vorstellungsvermögen, meinem Gedächtnis, meinem Denken... Es ist nicht so, daß die Hälfte der Welt auf geheimnisvolle Weise ‹verschwindet›, vielmehr zweifle ich, ob sie je da war. Es scheint da eine Art Loch in meinem Gedächtnis und meinem Verstand und sozusagen ein Loch in der Welt zu sein. Und ich kann mir nicht vorstellen, was in das Loch gehören könnte. Da ist ein Loch, und da ist kein Loch – mein Geist ist aufs höchste verwirrt. Ich habe das Gefühl, daß mein Körper – daß *Körper* instabil sind, daß sie zerfallen, einzelne Teile verlieren können – ein Auge, einzelne Gliedmaßen, Amputation –, daß irgend etwas Lebenswichtiges verschwunden ist, *ohne eine Spur zu hinterlassen*, daß mit ihm auch der ‹Platz› verschwunden ist, den es einst eingenommen hat. Es ist das grauenvolle Gefühl des Nichts und Nirgendwo.*

Nach einer Weile – vielleicht nur ein oder zwei Minuten, doch mir erscheint es als Ewigkeit – wird mir bewußt, daß etwas mit meinem Sehen nicht stimmt, daß das Ganze eine natürliche physiologische

* Thomas Hobbes schreibt (*‹Leviathan›*, «Vom Reich der Finsternis»): «Was nicht Körper ist, gehört nicht zur Welt... und da die Welt alles ist, ist das, was nicht Körper ist, nichts – und nirgendwo.»

Störung ist und nicht eine groteske, unnatürliche Störung in der Welt. Mir wird bewußt, daß ich eine Migräne-Aura habe – und ein Gefühl ungeheurer Erleichterung durchflutet mich...

Doch selbst dieses Wissen korrigiert nicht die Wahrnehmung... Da ist immer noch ein Rest von Grauen und die Angst, das Skotom könnte für immer bestehen bleiben... Die Panik und das Gefühl, daß etwas nicht stimmt, verlassen mich erst, wenn das Gesichtsfeld vollständig wiederhergestellt ist...

Ich habe diese Form der Angst sonst nie erlebt, nur in Zusammenhang mit einem Migräneskotom.

Fall 91 Diese 75jährige Frau hat häufige Attacken – wahlweise als «Migräne-Auren» oder «Epilepsien» oder manchmal «Migrälepsien» diagnostiziert –, die ihre eindeutige physiologische Grundlage in einer Sekret absondernden Läsion, einer Narbe, im Hinterhauptbereich des rechten Parietallappens hat – Folge einer in der Kindheit erlittenen Verletzung.

Während dieser Attacken scheint sich die linke Seite ihres Körpers aufzulösen und mit ihr alles, was normalerweise auf der linken Seite zu sehen ist. Sie sagt: «Es ist nichts mehr da, nur eine leere Stelle, nur ein Loch» – eine Leerstelle in ihrem Gesichtsfeld, in ihrem Körper, im Universum, und in diesem Zustand kann sic ihrem Stehvermögen nicht trauen und muß sich setzen, bevor es noch schlimmer wird. Sie hat auch Todesangst während dieser Attacken. Das «Loch» ist für sie wie der Tod, und sie hat Angst, daß es eines Tages groß genug sein wird, um sie vollständig zu «verschlingen». Sie hatte diese Anfälle schon als Kind, doch wenn sie davon erzählte, nannte man sie eine «Spinnerin».

Während schwerer Anfälle scheint nicht nur die linke Seite ihres Körpers zu verschwinden, vielmehr ist sie sich ihres *ganzen* Körpers ungewiß, ist nie sicher, wo irgend etwas ist – oder *daß* es ist.

Sie fühlt sich unwirklich (und das ist auch ein Grund für ihre Angst vor dem Verschlungenwerden). Während dieser schweren Anfälle hat auch das, was sie sehen *kann*, keinerlei Bedeutung für sie (visuelle Agnosie). Insbesondere ist sie manchmal nicht in der Lage, die Gesichter vertrauter Menschen zu erkennen; deren Gesichter kommen ihr dann entweder «so anders» oder – häufiger – «gesichtslos» vor, haben zum Beispiel Merkmale, die keinerlei Ausdruck vermitteln (Prosopagnosie). Während der schlimmsten Attacken erlebt sie dies auch mit Stimmen – sie kann sie hören, aber sie haben für sie ihre Tonalität und ihren «Charakter» verloren: eine Art akustischer Agnosie.

Das Schwinden der Sinneswahrnehmung geht – wie auch in einigen von Gowers geschilderten Fällen – weiter bis zu völliger Dunkelheit und Stille, und sie verliert in gewissem Sinne das Bewußtsein, wenn sich auch eigentlich ihr Sensorium auflöst und sie in immer tiefere «Empfindungslosigkeit» sinkt, bis sie schließlich völlig ohne Empfindung ist. Es ist nicht verwunderlich, daß derart grauenvolle reale Attacken als Zustände erlebt werden, die dem Tod ähneln.

Das Wort «Skotom» bedeutet Dunkelheit oder Schatten, und obige Fallgeschichte kann uns sicher etwas vom Wesen dieses Schattens vermitteln. Ist das Skotom beidseitig, können die Erfahrungen noch grauenvoller sein. Ein beidseitiges zentrales Skotom läßt die Mitte des Gesichtsfeldes – und damit der Welt – verschwinden; Gesichtern wird die Mitte, das Zentrum ausgestanzt, und von ihnen bleibt nicht mehr als ein Fleischring um einen leeren Raum (ein Zustand, den man als Kringelillusion bezeichnen kann).

Bei einem absoluten Skotom mit vollständigem Ausfall des Gesichtsfeldes und (wie es aufgrund der Nähe der für den Gesichts- und den Tastsinn zuständigen Hirnregionen geschehen kann) vollständigem Ausfall der Körperfelder oder des Körpergefühls kann die Betroffenen eine furchtbare Vernichtungsangst überfallen.

Das Gefühl der Verletzung, des Unheimlichen, des Grauens tritt nur in der akuten Situation auf, und ein gewisser Rest der Person bleibt intakt und sieht, was geschieht (oder vielmehr, was nicht mehr geschieht). Ein Skotom kann – wie zunächst in Fall 90 – sogar im akuten Fall und bei einem scharfen Beobachter unerkannt bleiben. Und es bleibt fast immer unerkannt (der oder dem Betroffenen fehlt nicht, was «fehlt»), wenn es sich um einen lang andauernden, persistierenden oder chronischen Zustand handelt, wie wir ihm nicht selten nach einigen Schlaganfällen begegnen. Dies veranschaulicht die folgende Fallgeschichte:

Fall 92 Eine intelligente Frau in den Sechzigern hat einen massiven Schlaganfall erlitten, der die tieferen und hinteren Teile ihrer rechten Hemisphäre in Mitleidenschaft gezogen hat. Ihre Intelligenz – und ihr Humor – sind ihr geblieben.

Manchmal beklagt sie sich bei den Schwestern, daß sie ihr keinen Nachtisch oder Kaffee auf das Tablett gestellt haben... Wenn diese dann sagen: «Aber Frau X., er steht doch da links», scheint sie sie nicht zu verstehen und schaut auch nicht nach links. Dreht man dann sanft ihren Kopf, so daß das Dessert in ihren Blick, in die unversehrte rechte Hälfte ihres Gesichtsfeldes gelangt, sagt sie: «Oh, da ist es ja – eben war es noch nicht da.» Ihr ist die *Idee* von links in bezug auf die Welt und auf ihren Körper vollständig abhanden gekommen. Manchmal sind ihr die Portionen zu klein, weil sie nur von der rechten Hälfte des Tellers ißt – es kommt ihr nicht in den Sinn, daß er auch eine linke Hälfte hat. Manchmal will sie Rouge auflegen und schminkt – die linke Hälfte völlig außer acht lassend – nur die rechte Hälfte ihres Gesichts. Diesen Verhaltensweisen therapeutisch zu begegnen ist nahezu unmöglich, da man ihre Aufmerksamkeit nicht darauf lenken kann («hemi-inattention») und sie keinen Begriff, keine Vorstellung davon hat, daß sie «falsch» sind. Intellektuell weiß und versteht sie es und lacht darüber, doch es ist ihr nicht möglich, es *unmittelbar* zu wissen.

Macdonald Critchley schreibt in seiner faszinierenden Geschichte der Migräne (Critchley 1966):

> Blaise Pascal... war Opfer periodischer Illusionen von schreckenerregendem Charakter. Von Zeit zu Zeit sah er zu seiner Linken eine Höhle oder einen Abgrund klaffen. Zu seiner Beruhigung manövrierte er oft ein Möbelstück auf diese Seite... Seine Zeitgenossen nannten diese periodisch auftretende Illusion «L'abîme de Pascal»... [Es gibt] interessante Anhaltspunkte dafür, daß es sich bei diesem Abgrund in Wirklichkeit um eine vorübergehende linksseitige Hemianopsie handelte.

Critchley hält es für wahrscheinlich, daß Pascals Hemianopsie migränösen Charakters war. Aus der Beschreibung – und Wörtern wie «Schlund» und «Höhle» – wird deutlich, daß es hier um eine tiefgehende, fast metaphysische Angst ging, um das

Gefühl, daß ein Teil des Raums selbst verschwunden war. Diese Verwirrung entspricht dem kosmischen «Loch», dem Loch im Bewußtsein, das der Patient in Fall 91 beschreibt, und meiner eigenen Erfahrung, über die ich in meinem Buch ‹*Der Tag, an dem mein Bein fortging*› berichte.

Solche Patienten müssen plötzlich feststellen, daß sie auf unerklärliche und schreckliche Weise die Hälfte des Universums verloren haben. Ein gewisser Teil der höheren Funktionen ist erhalten – eine Art Beobachter, der (zumindest hin und wieder) berichtet, was da vorgeht. Doch wenn die Störung chronisch oder von längerer Dauer ist, geht jegliches Gefühl dafür verloren, daß irgend etwas geschieht, und auch jegliche Erinnerung daran, daß es je anders war. Solche Patienten *leben* jetzt in einem Halb-Raum, einem Halb-Universum, doch ihr Bewußtsein hat sich umorganisiert, und sie wissen es nicht.

Solche Zustände sind zu seltsam, um sie sich vorstellen zu können (es sei denn, man hat sie selbst erfahren), und man hat sie oft für «reine Täuschung» oder für «verrückt» gehalten, was die Betroffenen noch unglücklicher macht. Erst seit kurzem, mit den biologischen oder neuropsychologischen Vorstellungen von Bewußtsein, wie sie Gerald M. Edelman entwickelt hat, werden solche Syndrome langsam verstehbar und sinnvoll.

Bewußtsein, schreibt Edelman, entstehe in erster Linie aus der Integration von Wahrnehmungen, verbunden mit dem Gefühl historischer Kontinuität, einem ständigen In-Beziehung-Setzen von Vergangenheit und Gegenwart. «Primäres» Bewußtsein, wie er es nennt, werde konstituiert durch die Wahrnehmung eines kohärenten Körpers und einer kohärenten Welt, die sich im Raum (als einem «persönlichen» Raum) und in der Zeit (als einer «persönlichen» Zeit oder Geschichte) erstrecken. In einem umfassenden Skotom schwinden alle drei: Man kann den eigenen Körper oder die sichtbare Welt (jeweils deren linke Hälfte) nicht mehr für sich beanspruchen; beides löst sich auf und nimmt seinen «Ort» mit, beides löst sich auf und nimmt seine *Vergangenheit* mit.

Ein Skotom dieser Art ist also ein Skotom im primären Bewußtsein und ebenso im Körper-Ich oder primären Selbst. Ein solches Skotom erfüllt einen in der Tat mit Grauen, denn das höhere Bewußtsein, das höhere Selbst, beobachtet, was geschieht, ohne etwas dagegen tun zu können. Glücklicherweise dauern diese tiefgreifenden Veränderungen des «Selbst» und des Bewußtseins bei der Migräne nur wenige Minuten. Doch diese wenigen Minuten vermitteln einen überwältigenden Eindruck von der absoluten Identität von Körper und Geist und von der Tatsache, daß unsere höchsten Funktionen – das Bewußtsein und das Selbst – keine sich selbst genügenden, über den Körper erhabenen Entitäten sind, sondern neuropsychologische Konstrukte – Prozesse –, die vollkommen von der Kontinuität der körperlichen Erfahrung und deren Integration abhängen.

4

Migränöse Neuralgie («Cluster-Kopfschmerz») – Hemiplegische Migräne – Ophthalmoplegische Migräne – Pseudomigräne

Ich fasse diese Migränevarianten in einem Kapitel zusammen, weil sie ein gemeinsames Merkmal haben: In allen Fällen kommt es zu neurologischen Ausfällen, die einige Zeit andauern können. Darüber hinaus besteht zwischen ihnen keine besondere Affinität.

Migränöse Neuralgie

Seit ihrer ersten Darstellung durch Möllendorff 1867 hat man die migränöse Neuralgie sicher ein dutzendmal neu beschrieben und umbenannt. Wir kennen sie unter anderem als «Ziliarneuralgie», «Sludersche Neuralgie», «Hortonsche Neuralgie», «Histamin-Kopfschmerz» und «Cluster-Kopfschmerz».

Das Syndrom ist sehr klar umschrieben, und seine Verwandtschaft mit anderen Migräneformen scheint manchen Beobachtern zweifelhaft. Der Schmerz setzt gewöhnlich sehr akut ein und befällt einseitig Schläfe und Auge. Er kann – weniger häufig – auch den Bereich hinter dem Ohr oder der Wange und Nase auf der betroffenen Seite befallen. Er ist von überwältigender Intensität (einer meiner Patienten beschrieb ihn als «Schmerzorgasmus») und kann die Betroffenen zum Wahnsinn treiben. Während Migränepatienten es im allgemeinen vorziehen, zu sitzen oder sich hinzulegen, laufen Menschen mit migränöser Neuralgie zumeist wütend auf und ab, halten das betroffene Auge und stöhnen laut. Ich habe sogar gesehen, wie Patienten während einer Attacke mit dem Kopf gegen die Wand schlugen.

Sehr oft treten zusammen mit (zuweilen auch vor) dem Schmerz auffallende Symptome und äußerlich sichtbare Veränderungen auf. Das betroffene Auge ist gerötet und tränt, die Nase ist auf dieser Seite verstopft oder «läuft». Manchmal kommt es während oder vor der Attacke zu zähem Speichelfluß, seltener zu wiederholtem Husten. Möglich ist auch ein partielles oder vollständiges *Hornersches Syndrom* auf der betroffenen Seite, das manchmal als neurologisches Residuum bestehen bleibt. Der Anfall kann bereits nach zwei Minuten überstanden sein und dauert selten länger als zwei Stunden.

Die Attacken treten meistens nachts auf und wecken den Patienten aus tiefem Schlaf. Manchmal überfallen sie ihn auch morgens in den Minuten des Aufwachens, noch bevor sich die Nebel des Schlafs gelichtet haben. Tagsüber stellen sich Anfälle vorzugsweise dann ein, wenn der Patient sich ausruht, erschöpft ist oder sich niedergeschlagen fühlt. Ist er voller Tatkraft und Energie, braucht er kaum mit einem Anfall zu rechnen. Mit der Ausnahme von Alkohol lassen sich nur selten spezifische *Trigger* für die Anfälle finden: Während der sensiblen Phasen besteht so durchgängig eine Alkoholempfindlichkeit, daß sie bei unklarer Anamnese als diagnostischer Test herhalten kann.

Von den annähernd zwölfhundert Migränepatienten, die ich gesehen habe, litten 74 an migränöser Neuralgie. Doch diese Zahl verzerrt die wirklichen Verhältnisse. Sie spiegelt vermutlich die Tatsache wider, daß die Unglücklichen, die an dieser Form der Migräne leiden, gewöhnlich gezwungen sind, ärztliche Hilfe zu suchen. Auf der Suche nach Befreiung von ihrem hartnäckigen und überaus schmerzhaften Symptom wandern sie häufig von Arzt zu Arzt, bis sie schließlich bei einem Kopfschmerzspezialisten landen.

Noch zwei weitere Besonderheiten des Auftretens von migränöser Neuralgie sind zu vermerken. Männer sind von ihr fast zehnmal häufiger betroffen als Frauen (andere Migräneformen finden sich bei beiden Geschlechtern in annähernd gleicher Häufigkeit), und eine familiäre Häufung ist selten. In nur drei von den 74 Fällen, die ich untersucht habe, gab es in der Familie ähnliche Attacken, während andere Migräneformen im allgemeinen familiär gehäuft auftreten.

Schließlich ist noch wichtig, daß die Anfälle bei vielen Patienten in ganz bestimmter zeitlicher Abfolge auftreten, die die Bezeichnung «Cluster-Kopfschmerz» für diese Variante des Syndroms rechtfertigt. Bei den Betroffenen treten über mehrere Wochen hin gruppenweise mehrere Anfälle kurz nacheinander auf (bis zu zehn Attacken täglich), danach ist monate- oder sogar jahrelang Ruhe. Manche Patienten müssen in Jahresabständen, und zwar meist zu einer bestimmten Jahreszeit, mit einem Cluster-Anfall rechnen («Cluster-Saison» ist gewöhnlich Ostern), andere sind zehn Jahre oder länger beschwerdefrei. Während dieser Remissionsphasen scheinen sie gegen Kopfschmerzattacken immun zu sein und können überdies ungestraft beliebige Mengen Alkohol zu sich nehmen. Manchmal setzt das Cluster abrupt ein, häufiger baut es sich allmählich auf, bis es nach einigen Tagen seine höchste Intensität erreicht hat. Zuweilen baut sich eine deutliche Prodromalphase auf, in deren Verlauf der Patient ein unbestimmtes Brennen oder Unbehagen auf einer Kopfseite empfindet, aber keinen eigentlichen Schmerz. Hin und wieder kündigt sich ein Cluster auch durch plötzliche Alkoholüberempfindlichkeit an. Einige Cluster klingen allmählich ab, doch gewöhnlich enden die Attacken abrupt.

Manche Patienten mit migränöser Neuralgie kommen nie in den Genuß längerer beschwerdefreier Phasen, sondern leiden jahrelang, oft mehrfach wöchentlich, an Anfällen. Die Attakken sind fast immer auf eine Seite beschränkt, lediglich bei zwei meiner Patienten waren abwechselnd beide Seiten betroffen. Bei einigen Patienten ist die subkutane Schläfenarterie (Arteria temporalis superficialis) während eines Clusters oder dauerhaft druckempfindlich und verhärtet.

Die beste Bestätigung für die Verwandtschaft solcher Attakken mit der einfachen Migräne sind «Übergangsformen» mit einer Kombination aus Merkmalen beider (Fall 1 im nächsten Abschnitt). Ihre physiologischen Substrate (Teil III) und ihre jeweilige Reaktion auf Medikamente (Teil IV) sprechen ebenfalls dafür, den Cluster-Kopfschmerz der Migräne zuzurechnen.

Fallgeschichten

Fall 1 Atypische Cluster-Attacken. Die ersten Attacken sind sehr kurz, ihre Manifestationen lokal begrenzt, der Schmerz ist stechend und sehr stark. Im Verlauf des Clusters werden die einzelnen Anfälle länger, der Schmerz ist weniger stark, und es treten Bauchschmerzen, Durchfall und verschiedene vegetative Symptome auf – sie sind also von einer einfachen Migräne nicht mehr zu unterscheiden. Während der Clusterphasen – und nur dann – besteht eine starke Alkoholüberempfindlichkeit. Die Cluster stellen sich mit bemerkenswerter Regelmäßigkeit in jährlichen Abständen ein und sind nur ein einziges Mal – während der Schwangerschaft der Patientin – zum erwarteten Zeitpunkt ausgeblieben.

Fall 2 Dieser 28jährige Mann litt zwischen dem achtzehnten und dem fünfundzwanzigsten Lebensjahr häufig und ohne beschwerdefreie Phasen an Anfällen von migränöser Neuralgie und entwickelte dann ein Cluster-Muster. Sein jüngerer Bruder ist von ähnlichen Störungen betroffen. Dieser Patient kennt die Zeiten und Umstände, die ihn für eine Attacke besonders anfällig machen: Gefahr besteht mitten in der Nacht, wenn er vor dem Fernseher einnickt, wenn er sich nach der Arbeit oder einer schweren Mahlzeit ausruht oder nach einem Orgasmus.

Fall 3 Ein 40jähriger Mann mit migränöser Neuralgie, der eine Reihe von Besonderheiten aufweist. Die bevorstehende Attacke kündigt sich unweigerlich ein bis zwei Stunden vorher durch Tränenfluß an. Meistens ist die rechte Seite betroffen, nur in etwa einem von zwanzig Fällen die linke. Die unerbittliche Häufigkeit, mit der seine Attacken auftraten, ließ sich mit monatlichen Histamin-Injektionen erfolgreich eingrenzen. Unmittelbar auf die Injektion folgt eine echte Schmerzattacke, die den Patienten offenbar «entschärft» und bis zur nächsten Injektion vor weiteren Anfällen bewahrt.

Fall 5 Eine 36jährige Frau mit klassischen Migränen *und* Cluster-Kopfschmerz. Letzterer tritt ausschließlich nachts auf. Auffällige Begleiterscheinung ist ein reichlicher Fluß von klebrigem Speichel.

Fall 6 Ein 47jähriger paranoider, masochistischer und depressiver Mann. Auch er leidet an zweierlei Formen der Migräne – nachts an Attacken von migränöser Neuralgie und an Wochenenden an einfacher Migräne. Seine rechte Arteria temporalis superficialis ist dauerhaft schmerzempfindlich und verhärtet.

Fall 7 Ein 37jähriger Mann, der seit zwölf Jahren an Cluster-Kopfschmerz leidet. Jedem Cluster geht eine etwa einwöchige Prodromalphase mit diffusem Brennen in der rechten Schläfe und leichter Verhärtung der Arteria temporalis superficialis auf dieser Seite voraus. Er zeigt ein dauerhaftes, partielles Hornersches Syndrom. Die einzelnen Attacken gehen einher mit großer Ruhelosigkeit, häufigem Wasserlassen und Polyurie.

Fall 8 Ein 55jähriger Mann, der seit seinem zwölften Lebensjahr an jährlich auftretenden Clustern von migränöser Neuralgie leidet. Nur während seiner fünfjährigen psychoanalytischen Behandlung blieben sie aus.

Fall 9 Als ich diesen 20jährigen Mann zum erstenmal sah, steckte er mitten in einer Attacke von migränöser Neuralgie, mit einem halbgeschlossenen Auge und einem Hornerschen Syndrom auf der rechten Seite, laufender Nase und vergrößerter, pochender rechter Schläfenarterie. Er hatte große Schmerzen und war sehr blaß, sein Puls war langsam und schwach, und er machte den Eindruck, als sei er «geprügelt» oder besiegt worden. Vor noch nicht einer Stunde, so erzählte er mir, habe sein Chef ihn gedemütigt. Dieser habe ihn vor seinen Kollegen getadelt und verspottet. Während er das erzählte, wurde er ärgerlich und geriet in Wut. Er wirkte jetzt nicht mehr wie ein geprügelter Hund, sondern kampfbereit und aggressiv. Seine Blässe wich der Zornesröte. In diesem Augenblick erweiterte sich seine rechte Pupille, sein Augenlid hob sich, das Hornersche Syndrom *und seine Schmerzen* verschwanden. Als sein Zorn verraucht war und sich damit auch die moralisch-physiologische Aufwallung legte, wurde er ängstlich und niedergeschlagen, die Blässe zog wieder in sein Gesicht, das Hornersche Syndrom stellte sich ein, und er tauchte zurück in die Tiefen seiner migränösen Neuralgie.

Hemiplegische Migräne

Der Begriff «hemiplegische Migräne» wird häufig unscharf verwendet. Herkömmliche Attacken von klassischer Migräne mit flüchtigen neurologischen Symptomen fallen dann ebenso darunter wie Anfälle mit stunden- oder tagelang andauernder echter motorischer Hemiplegie. Ich verwende die Bezeichnung hier im strengen Sinne.

Die früheste mir bekannte eindeutige Beschreibung einer hemiplegischen Migräne stammt von Liveing:

> Ein junger Mann von 24 Jahren... erlitt einen – wie es nach damaligem Sprachgebrauch hieß – «apoplektischen Anfall», der mit Artikulationsstörungen und geistiger Verwirrung von sehr flüchtigem Charakter begann, auf die jedoch eine rechtsseitige Hemiplegie von längerer Dauer folgte... [Bei einer zweiten Gelegenheit] erlitt er erneut einen Anfall, diesmal mit starker Schläfrigkeit und einer nicht ganz so ausgeprägten rechtsseitigen Hemiplegie, wobei sein Puls auf 40 fiel. Die Schläfrigkeit war am nächsten Morgen verschwunden und der Puls wieder normal, doch die hemiplegischen Symptome hatten sich verstärkt, und das Sprechvermögen war fast ausgelöscht... und stellte sich nur langsam wieder ein.

Kurz, der Patient erlitt eine klassische Migräne, auf die unerwarteterweise eine eintägige Hemiplegie und eine einwöchige Aphasie folgten.

Es wurden später noch einige Darstellungen derartiger Attacken veröffentlicht, doch erst 1952, nach den beiden äußerst detaillierten Falldarstellungen C. Symonds', begann man, dem Wesen solcher Attacken mehr und mehr auf die Spur zu kommen. Ein Patient Symonds' entwickelte nach einer klassischen Migräne eine linksseitige Hemiplegie und fiel in ein fünftägiges Koma.

Sein Vater und sein Großvater hatten ähnliche Attacken. Es wurde eine Liquorpleozytose festgestellt, die jeweils nach zwei Tagen wieder verschwand. Im Elektroenzephalogramm zeigte sich eine Slow-wave-Aktivität der gesamten rechten Hemisphäre, die sich ähnlich schnell normalisierte. Eine Angiographie auf dem Höhepunkt der Hemiplegie ergab keine sichtbaren Anomalien.

Whitty (1953) hat ähnliche Fälle beschrieben und betont die im allgemeinen erhebliche familiäre Häufung. Auch bei drei von Whittys Patienten fand man eine vorübergehende zelluläre Reaktion in der Gehirn-Rückenmark-Flüssigkeit (Liquor cerebrospinalis). Harold Wolff, der ebenfalls eine Reihe solcher Fälle beschrieben hat, konnte in einem Fall eine vorübergehende Veränderung im Corpus pineale («Zirbeldrüse») nachweisen.

Die Elektroenzephalogramme solcher Patienten zeigen eine tiefgreifende, wenn auch vorübergehende zerebrale Dysfunktion, die gewöhnlich auf eine Hemisphäre beschränkt ist. Der Befund, daß solche Attacken gelegentlich durch eine Angiographie oder eine Ergotamin-Überdosierung ausgelöst werden, spricht für einen vaskulären Spasmus und somit für eine reversible Schädigung. Da Veränderungen dieser Art angiographisch nicht nachweisbar sind, liegt die Vermutung nahe, daß nur Blutgefäße von arterioler Größe betroffen sind. Die Veränderung im Corpus pineale ist möglicherweise auf ein Ödem in einer Hemisphäre zurückzuführen, und die Liquorpleozytose könnte für eine sterile Entzündungsreaktion, vermutlich in den betroffenen Gefäßen, sprechen.

Was immer man in einigen wenigen Fällen festgestellt hat –

es reicht nicht aus, um eine ischämische oder entzündliche Reaktion als Ursache der zerebralen Dysfunktion in allen Fällen nachzuweisen. Denkbar ist auch, daß eine starke Migräne oder mehrere rasch aufeinanderfolgende schwere Attacken zu einer längeren funktionellen Depression der Hirnaktivität führen, ähnlich – wenn auch von längerer Dauer – wie bei der postepileptischen (Toddschen) Paralyse.

Die hemiplegische Migräne (und eine weniger schwere, zuweilen «fazioplegische Migräne» genannte Variante) ist äußerst selten. Ich selber bin ihr nur bei den folgenden beiden Patienten begegnet:

Fall 23 Eine 43jährige Frau mit klassischer Migräne seit dem zwölften Lebensjahr (sechs bis zehn Attacken jährlich) und gelegentlichen hemiplegischen Attacken (insgesamt fünf). Ihre Mutter und eine Tante mütterlicherseits litten unter ähnlichen Anfällen. Ich konnte die Patientin während einer Attacke untersuchen und stellte eine linksseitige Hemiparese mit gestörter Sensibilität und ein Babinski-Syndrom fest. Die Hemiparese bildete sich innerhalb von drei Tagen zurück. Anschließend wurde die Patientin stationär eingehend neurologisch untersucht: Weder Angiographie noch andere Kontrastuntersuchungen lieferten Hinweise auf eine organische Schädigung.

Fall 25 Ein 14jähriger Junge mit wiederholten «Gallenattacken» zwischen dem fünften und dem elften Lebensjahr. Seither leidet er an seltenen, aber sehr schweren Anfällen von klassischer Migräne. Auslöst werden die Attacken überwiegend durch eine Kombination aus körperlicher Überanstrengung und Erschöpfung und treten oft unmittelbar nach einem Geländelauf in der Schule auf.

Bei einigen Anfällen blieb der untere Teil seines Gesichts viele Stunden lang gelähmt, einmal hielt die Lähmung sogar drei Tage an. Sein Vater leidet an schwerer klassischer Migräne ohne fazioplegische Komponente.

Ophthalmoplegische Migräne

Auch die ophthalmoplegische Migräne ist äußerst selten; Friedman, Harter und Merritt (1961) fanden in einer Population von fünftausend Migränepatienten ganze acht Fälle. Die meisten Patienten leiden an einfachen oder klassischen Migränen, denen gelegentlich ophthalmoplegische Symptome folgen. Ich muß wohl kaum betonen, daß man diese Diagnose nur nach eingehender neurologischer Untersuchung und nach Ausschluß möglicher organischer Störungen stellen darf.

Am häufigsten ist der III. (motorische) Hirnnerv betroffen, aber auch der IV. und VI. Hirnnerv sind zuweilen involviert, was dann eine totale Ophthalmoplegie zur Folge hat. Diese neurologischen Defizite bilden sich gewöhnlich erst nach Wochen zurück. Auch bei wiederholten Anfällen treten die Symptome stets einseitig auf. Die Beteiligung der Hirnnerven, so hat man vermutet, sei auf ein Ödem im intrakavernösen Abschnitt der Arteria carotis interna zurückzuführen, doch bislang fehlen dafür überzeugende Beweise.

Ich selbst habe die ophthalmoplegische Migräne unter zwölfhundert Migränepatienten nur dreimal angetroffen:

Fall 24 Diese 34jährige Frau litt seit ihrer Kindheit an sporadischen Anfällen von einfacher Migräne und hatte drei ophthalmoplegische Attacken, die zeitlich weit auseinanderliegen (1943, 1953 und 1966). Letzteren ging immer eine ganze Serie rasch aufeinanderfolgender einfacher Migränen von zunehmender Schwere voran. Der letzten und schwersten Attacke folgte am nächsten Tag die Ophthalmoplegie. 1966 kam es nach einer Serie schwerer linksseitiger Kopfschmerzattacken zu einer Lähmung des III. und IV. Hirnnervs. Die Patientin litt drei Monate lang an einer vollständigen Ptose und noch einen weiteren Monat an Diplopie. Als ich sie zehn Wochen nach Beginn der Ophthalmoplegie untersuchte, fand ich die Pupille auf der betroffenen Seite erweitert, aber keinerlei Anzeichen für eine Ptose oder äußere Lähmung. Eine beidseitige Karotisangiographie während der beiden ersten ophthalmoplegischen Attacken hatte keine abnormen Werte ergeben.

Fall 73 Ein 9jähriges Mädchen mit klassischer Migräne seit dem dritten Lebensjahr. Im Alter von fünf Jahren folgte auf einen solchen Anfall eine mehrwöchige Ophthalmoplegie. Zwei Brüder, beide Eltern und andere nahe Verwandte litten ebenfalls an klassischer Migräne, hatten jedoch nie ophthalmoplegische Symptome entwickelt.

Fall 99 Ein 44jähriger Ingenieur mit wiederholten ophthalmoplegischen Migränen seit dem neunzehnten Lebensjahr. Der Schmerz tritt stets linksseitig auf, ist außerordentlich peinigend und «hört nicht auf, bis das Auge ganz außer Gefecht ist» (das heißt, bis III., IV. und VI. Hirnnerv auf dieser Seite völlig gelähmt sind). In der ersten Zeit hatte sich die Ophthalmoplegie nach einem Anfall innerhalb einiger Wochen langsam, aber vollständig gelöst, doch dann blieben zunehmend Beeinträchtigungen bestehen. Er hatte fast alle einschlägigen Medikamente (Ergotamin, Kalziumblocker etc.) ausprobiert und es mit Biofeedback, Chiropraktik und Akupunktur versucht – ohne jeden Erfolg. Wenn er einen Anfall nahen fühlt, verabreicht er sich selbst Dihydroergotamin und Steroide, und manchmal gelingt es ihm, dadurch den Anfall vor Ausbildung einer vollständigen Ophthalmoplegie abzufangen. Er hat sich «jedem Test» – Angiogrammen, Gehirn-Scans – unterzogen, aber es gab keinerlei Hinweise auf ein Angiom oder Aneurysma. Etwa fünf Stunden nach Beginn eines Anfalls waren stark erweiterte Pupillen ohne Reflexe auf der linken Seite feststellbar; der Patient konnte die Augen bei mittlerer Stellung nicht nach oben und unten bewegen, lediglich der seitliche Blick war nicht beeinträchtigt. Er hat Angst, daß sein linkes Auge schließlich völlig «nutzlos» wird. Zu Beginn vieler Attacken erlebt er einen seltsamen, instabilen Zustand: «Heiße und kalte Schauer... mein ganzer Körper wird von wilden Schauern erfaßt... zehn bis fünfzehn Minuten lang Oszillationen, die sich immer mehr ausweiten... positives Feedback, schätze ich.»

Pseudomigräne

Eine Migräne diagnostiziert der Arzt gewöhnlich auf der Basis einer Anamnese und stützt diese Diagnose, wenn möglich, durch Beobachtung des Patienten während eines Anfalls. Sinnvollerweise führt man auch einige Grunduntersuchungen durch

(Schädel-Röntgen, EEG etc.), obwohl hier in 99 Prozent der Fälle normale Befunde zu erwarten sind. Bei bestimmten Merkmalen, etwa bei erstmaligem Auftreten der Migräne im späten Lebensalter, besteht *ipso facto* Verdacht auf eine organpathologische Veränderung. Hier müssen dann sehr gründliche Untersuchungen durchgeführt werden. Bei klassischer Migräne ist es besonders wichtig, vom Patienten eine präzise Lokalisierung und Beschreibung der Auraphänomene zu erhalten. Ich habe bereits darauf hingewiesen, daß die meisten Patienten irgendwann Auren auf jeweils einer oder beiden Seiten des Gesichtsfeldes oder der Körperoberfläche erleben. Konstante Einseitigkeit der Aura ist verdächtig und sollte Anlaß zu eingehender Untersuchung sein. Die folgende Fallgeschichte ist ein Beispiel dafür.

Fall 26 Eine 57jährige Frau litt nach eigenen Angaben seit ihrem sechzehnten Lebensjahr an klassischer Migräne. Sie hatte in der Regel sechs oder sieben Attacken im Jahr, und daran hatte sich auch bis in jüngste Zeit nichts geändert. Eine sorgfältige Befragung enthüllte bestimmte ungewöhnliche Merkmale in ihren Auren. Skotome und Parästhesien traten *ausschließlich* auf der rechten Seite von Gesichtsfeld und Körper auf – niemals auf der linken, wie die Patientin versicherte. Zudem hatten sich die Parästhesien manchmal drei Stunden lang weder verändert noch von der Stelle bewegt, also keinen Jacksonschen Marsch durchlaufen. (Wie wir aus dem vorangegangenen Kapitel wissen, brauchen Skotome und Parästhesien für eine «Wanderung» normalerweise zwanzig bis vierzig Minuten.) Angesichts dieser kleinen, aber bedeutsamen Abweichung vom üblichen Bild erfolgten weitere Untersuchungen.

Das Röntgenbild des Schädels zeigte eine Verkalkung in der linken hinteren Hemisphäre. Das EEG ergab einen Slow-wave-Herd und das Scanning eine Isotopen-Anreicherung in dieser Region. Durch die Angiographie wurde schließlich ein massives parieto-okzipitales Angiom in der linken Hemisphäre entdeckt.

Es geht mir hier nicht um die «Differentialdiagnose» vaskulärer Kopfschmerzen – hierzu gibt es viele gute Lehrbücher –, gleichwohl sei mit zwei Fallgeschichten nachdrücklich darauf hingewiesen, daß neben Hirntumoren, Mißbildungen oder Aneurysmen hin und wieder auch andere Krankheiten das Erscheinungsbild einer Migräne annehmen oder für eine solche gehalten werden:

Fall 48 Eine 57jährige Frau entwickelte einen schweren, klopfenden Dauerkopfschmerz im linken Schläfen- und Augenbereich. Die Diagnose des Hausarztes lautete «atypische Migräne», obwohl die Patientin nie zuvor an Kopfschmerzen gelitten hatte, und verschrieb Ergotamin und Beruhigungsmittel. Da sich die Symptome nicht besserten, überwies er sie zur weiteren Abklärung an mich. Ich untersuchte sie und fand eine druckempfindliche und verhärtete linke Temporalarterie, eine beginnende Papillitis und eine leicht verminderte zentrale Sehschärfe. Die unverzüglich durchgeführte Blutsenkung betrug 110 mm/h (Westergren). Diese Befunde führten zu der Diagnose, daß es sich mutmaßlich um eine Arteriitis temporalis handelte. Die Patientin erhielt Prednison in hohen Dosen, und innerhalb von zwei Tagen klangen die Kopfschmerzen ab. Die Sehschärfe blieb allerdings dauerhaft leicht gemindert.

Fall 50 Eine 50jährige Frau mit sporadisch auftretenden leichten Attacken von klassischer Migräne – leichte Fortifikationseindrücke von höchstens einigen Minuten Dauer, manchmal gefolgt von vaskulärem Kopfschmerz. Vor kurzem war ein Anfall allerdings ganz anders verlaufen: Sie erwachte mit «blitzenden Lichtern überall... schimmernden Lichtern... Lichtbögen» und einem pochenden linksseitigen Kopfschmerz. Sie hielt das Ganze für einen Migräneanfall. Allerdings waren die visuellen Phänomene nicht wie sonst nach ein paar Minuten verschwunden, sondern hielten diesen und auch den ganzen folgenden Tag an. Gegen Ende des zweiten Tages wurden sie komplexer. Sie sah im oberen Teil des rechten Gesichtsfeldes «eine sich windende Form... wie eine Raupe, schwarz und gelb, ihre feinen Härchen glitzerten», und dann «leuchtende gelbe Lichter, auf- und absteigend, wie eine Leuchtreklame am Broadway». Ihr Arzt und sie waren immer noch der Meinung, es handle sich um eine ungewöhnlich schwere, protrahierte Migräne. Am nächsten Tag hatten sich die Halluzinationen geändert: «In der Badewanne schien es von Enten zu wimmeln, Spinnweben bedeckten Wände und Decke... die Menschen schienen Gitter über ihren Gesichtern zu haben.» Agnostische Beeinträchtigungen und Wahrnehmungsstörungen traten auf: «Die Beine meines Mannes waren zu kurz, verzerrt... wie in so einem Spiegel auf dem Jahrmarkt... alle Menschen sahen grotesk aus – ihnen fehlten Teile des Gesichts!» Und am neunten Tag sah sie nichts mehr, was sich rechts von ihr befand. Anläßlich dieser Hemianopsie stellte man fest, daß sie einen Schlaganfall im linken Okzipitallappen erlitten hatte. In diesem recht tragischen Fall verhinderte die bestehende klassische Migräne zunächst, daß man auch die Möglichkeit einer sehr viel ernsteren apoplektischen «Pseudomigräne» in Betracht zog.

Bleibende neurologische oder vaskuläre Schäden infolge einer Migräne

Viele Patienten und auch einige Ärzte befürchten, daß eine Migräne zu dauerhaften Schädigungen führen kann, und solche Befürchtungen erhalten durch seltene, aber dramatische Krankheitsverläufe (die zuweilen von der Presse aufgegriffen und falsch wiedergegeben werden) neue Nahrung.

Viele dieser Berichte machen für Schlaganfälle eine Migräne verantwortlich, lassen jedoch die Möglichkeit von Bluthochdruck, pathologischen Prozessen in den Blutgefäßen oder eines Zusammentreffens beider außer acht. Es gibt aber tatsächlich Fälle – unter anderem haben sich H. S. Dunning (1942) und G. W. Bruyn damit befaßt –, in denen zweifelsfrei ein Zusammenhang zwischen Gefäßschädigungen und Migräneattacken besteht. Attacken, bei denen neurologische Ausfälle als Folge eines Gehirn-, Netzhaut- oder Stammhirninfarktes 24 Stunden oder länger anhalten, findet man zuweilen als «komplizierte Migräne» bezeichnet. Solche Schlaganfälle oder Infarkte erleiden sogar junge Leute ohne nachweisbare zerebrovaskuläre Erkrankung – verschiedene Autoren (Rascol *et al.* 1979) machen hierfür Ödeme der Arterienwand, verminderte Durchblutung und beschleunigte Blutgerinnung (Pluskoagulopathien) verantwortlich.

Gleichwohl kann man nicht nachdrücklich genug darauf hinweisen, daß solche Dauerschäden *außerordentlich selten* sind. Eigene Erfahrung und sorgsames Studium der Literatur haben mich davon überzeugt: Ich habe mehr als zwölfhundert Migränepatienten befragt und untersucht, und bei keinem von ihnen hat die Migräne einen dauerhaften Schaden hinterlassen. Bei all ihrem Elend ist die Migräne eine ihrem Wesen nach gutartige und reversible Krankheit, und es ist wichtig, dies den Betroffenen zu vermitteln.

5

Die Struktur der Migräne

Wir haben nun die wichtigsten Erscheinungsformen der Migräne in all ihrer verwirrenden Vielfalt und Heterogenität kennengelernt. Halten wir also hier inne, um Bilanz zu ziehen und zu vereinfachen. Eine eindeutige Definition der Migräne entzieht sich uns um so mehr, je tiefer wir in das Wesen der Migräne eindringen, doch immerhin sind wir nunmehr gerüstet, eine Reihe allgemeiner Aussagen zu formulieren und das Grundmuster oder die *Struktur* zu skizzieren, die all den zahllosen klinischen Ausdrucksformen und Permutationen der Migräne zugrunde liegt.

Jede Migräne, so haben wir gesehen, besteht aus vielen Symptomen (und physiologischen Veränderungen), die gemeinsam ihren Verlauf bestimmen. Die Struktur der Migräne ist in jedem Augenblick komplex, das heißt aus mehreren Komponenten *zusammengesetzt*. So gruppieren sich bei der einfachen Migräne um das dominierende und den Migränetyp definierende Kopfschmerzsymptom zahlreiche weitere Komponenten. Die Migräne-Äquivalente bestehen aus im wesentlichen ähnlichen Komponenten, nur sind die Symptome hier anders gruppiert und gewichtet. Auch die Migräne-Aura ist komplex strukturiert. Bei gegebenen Komponenten *a, b, c*... sind zahllose Kombinationen und Permutationen möglich: *a* plus *b, a* plus *c, a* plus *b* plus *c*, und so weiter.

Neben diesen variablen und die Migränetypen voneinander unterscheidenden Komponenten gibt es andere, relativ stabile Merkmale, die allen Migränen gemeinsam sind. Sie bilden den eigentlichen *Kern* der Migränestruktur. Diese *essentiellen* Merkmale der Migräne finden wir in einem mittleren Bereich zwischen vegetativen und kortikalen Störungen. Es sind dies die Veränderungen von Bewußtsein, Muskeltonus, sensorischer Vigilanz etc. – allesamt Manifestationen von Störungen der allgemeinen *Erregung (Arousal)*. Bei extrem schweren Attacken kann sich die Erregung in den frühen oder Prodromalstadien der Migräne bis hin zu Agitiertheit oder gar Raserei steigern, während in späteren Stadien Lethargie oder auch Stupor das Bild bestimmen. Bei leichteren Attacken werden Arousal-Störungen möglicherweise von Schmerz oder anderen auffälligen Symptomen überschattet und bleiben von Arzt und Patient unbemerkt. Störungen des Arousal, seien sie leicht oder schwer, scheinen unveränderliches Kennzeichen aller Migränen zu sein.

In jedem Stadium einer Migräne sind Symptome *unterschiedlicher Funktionsebenen* beteiligt, besonders häufig finden wir körperliche und emotionale Symptome vereint. Eine gemeinsame Terminologie gibt es hier nicht, jede Funktionsebene muß in der ihr angemessenen Sprache beschrieben werden. Eine Migräne ist also ganz eindeutig ein psychophysisches Geschehen und verlangt zu ihrem Verständnis eine Art mentaler Diplopie (um mit Jackson zu sprechen) und ebenso eine doppelte Sprache. Die einfachen Migränesymptome sind körperlicher *und* seelischer Natur: So ist die *Übelkeit* ein physischer *und* ein psychischer Zustand. Sie gehört in einen Bereich, wo die Trennung von körperlichem und seelischem Empfinden noch nicht vollzogen ist. Komplexere Symptome haben sich sozusagen aufgespalten, so daß wir in jedem Stadium der Attacke ein paralleles Miteinander von körperlichen und seelischen Symptomen antreffen. Wir können den Ablauf einer typischen Migräne (eines Prototyps) zum Beispiel mit folgenden fünf Stadien beschreiben:

(1) Das Stadium der initialen *Erregung* (ausgelöst entweder durch einen äußeren Reiz oder intern durch eine Aura). In diesem Stadium erleben die Betroffenen den emotionalen Aspekt etwa als Wut, Hochstimmung etc., die körperlichen Aspekte als Hyperakusis, Flimmerskotom, Parästhesien etc.

(2) Ein Stadium des *Anschwellens* (manchmal Prodrom, manchmal einfach frühes Anfallstadium genannt). Hier sind die typischen Symptome viszerale Blähung und Stasis, vaskuläre Dilatation, Verstopfung, Flüssigkeitsretention, Muskelverspannung etc. und damit verbunden emotionale Anspannung, Bedrücktheit, Ruhelosigkeit, Reizbarkeit etc.

(3) Ein Stadium der *Entkräftung* (medizinisch häufig isoliert als «eigentliche Attacke» betrachtet), affektiv gekennzeichnet durch Apathie, Depression und Rückzug, körperlich durch Übelkeit, Krankheitsgefühl, Schläfrigkeit, Ohnmachtsneigung, Schlaffheit und Schwäche der Muskeln etc.

(4) Das Stadium des Abklingens oder der *Auflösung*, das abrupt (Krisis) oder allmählich (Lysis) erreicht wird. Im ersteren Fall kommt es zu einer heftigen viszeralen «Ausstoßreaktion», etwa Erbrechen oder Niesen, oder zu einem plötzlichen emotionalen Ausbruch oder zu beidem, im letzteren Fall zu vielerlei sekretorischen Aktivitäten (Diurese, Diaphorese, unwillkürliches Weinen etc.) und einem gleichzeitigen Dahinschmelzen – einer Katharsis – der bestehenden emotionalen Symptome.

(5) Ein Stadium des *Rebound*, vorausgesetzt, der Anfall war kurz und kompakt. Hier gehen Gefühle der Euphorie und wiedergewonnenen Energie einher mit großem körperlichen Wohlbefinden, erhöhtem Muskeltonus und Wachheit: ein allgemeiner Arousal-Zustand.

Diese bemerkenswerte Synchronisation von Affekt und somatischen Symptomen erlaubt es uns, den psychophysiologischen Zustand einer Migräne zu jedem beliebigen Zeitpunkt in Form des psychischen oder vegetativen Status (oder genauer des

Arousal oder nervösen «Tuning») zu definieren (in Teil II werden wir uns mit diesen Begriffen auseinandersetzen). Wir können jetzt den typischen Verlauf einer Migräne als «Karte» darstellen, mit Affekt und Arousal als Koordinaten (Abb. 6).

Ich will die Art der Beziehung zwischen diesen somatischen und emotionalen Symptomen hier nur sehr kurz erläutern, da wir uns an anderer Stelle (Kapitel 13) ausführlich damit befassen werden. In Zusammenhang mit dem Problem der Flüssigkeitsretention bei Migräneattacken habe ich auch erwähnt, daß Wolff nach sorgfältigen Experimenten zu dem Schluß kam, Flüssigkeitsretention und vaskulärer Kopfschmerz träten zwar gleichzeitig auf, seien aber nicht kausal miteinander verbunden. Das gilt im wesentlichen auch für gleichzeitig erscheinende emotionale und körperliche Symptome. Ihr gemeinsames Auftreten läßt sich nicht als Folge unmittelbarer Kausalität erklären (also damit, daß die körperlichen Symptome die emotionalen verursachen oder umgekehrt), vielmehr müssen wir entweder ein gemeinsames Antezedens annehmen oder eine symbolische Verknüpfung. Eine andere Möglichkeit gibt es nicht.

Wir werden uns jetzt wieder dem allgemeinen Problem der Kategorisierung des Migräne-Erlebens zuwenden und seine Beziehung zu idiopathischer Epilepsie, Ohnmachtsneigung, Vagusattacken, akuten affektiven Störungen etc. genauer fassen, zu Störungen also, die Ähnlichkeiten mit der Migräne aufweisen. Das kann in dieser Phase der Darstellung allein auf klinischer Ebene und in der Sprache des Klinikers geschehen.

Eine Migräne, so können wir jetzt sagen, ist das Auftreten bestimmter Symptome von bestimmter Dauer in einer bestimmten Abfolge. Die Struktur einer Migräne ist äußerst variabel, doch das nur in dreierlei Hinsicht. Erstens variiert die *Länge* der vollständigen Attacke: Die Gesamtstruktur einer Migräne kann sich verdichten oder ausdehnen (in diesem Sinne spricht auch Gowers von Vagusattacken als ausgedehnten Epilepsien). Zweitens kann sich eine Attacke auf vielfältigen *Ebenen* des Nervensystems abspielen – von der Ebene kortikaler

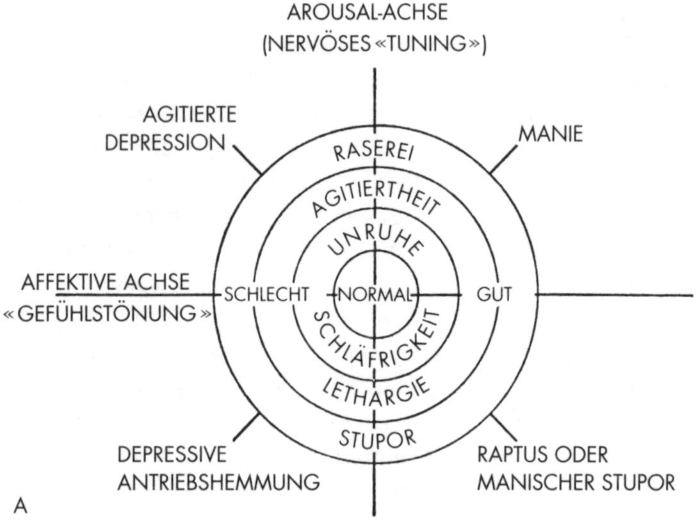

A

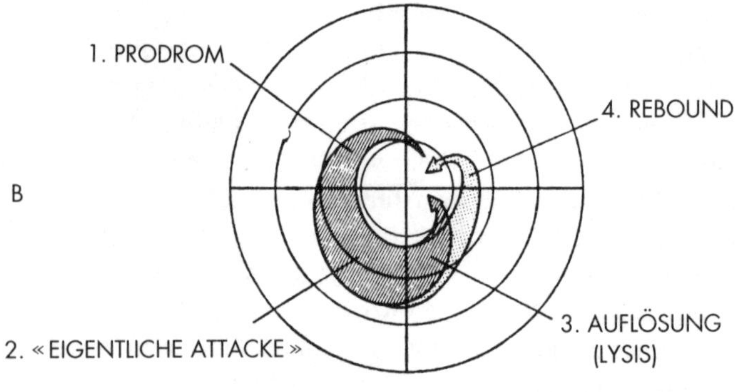

B

Abb. 6: Die Struktur der Migräne in Beziehung zu Stimmung und Arousal: Die psychophysiologische Gestalt oder Struktur einer prototypischen Migräne als Funktion von nervösem «Tuning» (Ausmaß des Arousal) und Affekt. Der allgemeine Verlauf von Migränen und vielen anderen komplexen paroxysmalen Phänomenen läßt sich auf so einer Graphik bequem abtragen.

Halluzinationen bis hin zur Ebene peripherer vegetativer Störungen. Drittens präsentieren sich die Symptome auf jeder Ebene in zahlreichen *Kombinationen und Permutationen*. Wir dürfen uns die Migräne also nicht als sehr spezifisches, stereotyp ablaufendes Geschehen vorstellen, sondern als weiten *Bereich*, der das gesamte Repertoire der Migräne und migräneähnlicher Attacken umfaßt. Innerhalb dieses Bereichs kann die Migränestruktur in Dauer, «vertikaler Ebene» und «kollateraler Ebene», wie Jackson das genannt hat, variieren.

Eine ausgereifte Migräne (das heißt ein Anfall, der nicht vorzeitig endet und dessen einleitende Phasen erkennbar sind) durchläuft im wesentlichen zwei Stadien: ein Stadium der Erregung (Exzitation) oder des Arousal und ein protrahiertes Stadium der Hemmung (Inhibition) oder des «Derousal».

Diese Begrifflichkeit zeigt die Nähe zum epileptischen Zyklus auf der einen und zum gemächlicheren Wach-Schlaf-Rhythmus auf der anderen Seite. Die im Vordergrund stehenden affektiven Komponenten legen den – wenn auch entfernteren – Vergleich mit den Erregungs- und Hemmphasen mancher Psychosen nahe. Wir haben viele Übergangsformen und -stadien kennengelernt: das Auftreten von «Migrälepsien», Schlaflosigkeit und hypomanischen Phasen als Prodrome von Migränen und Epilepsien, traum- und alptraumartige Auren, depressive Antriebshemmung im Migräne-Derousal, somnolente und stuporöse Migränen, das Einsetzen von Migränen während des Schlafs, ihre Beendigung durch kurzen Schlaf und schließlich den typischen langen Tiefschlaf nach schweren Migränen und Epilepsien. Immer erscheinen die inhibitorischen Zustände als krankhafte Varianten oder Karikaturen des normalen Schlafs, und so, wie normaler Schlaf die Tagesaktivität ablöst, folgen diese Zustände übermäßiger Erregung (Migräneprodromen und Unruhe, epileptischen Krämpfen, psychotischer Agitiertheit). Für Gowers gehören Migränen, Ohnmacht, Schlafstörungen etc. in den «Grenzbereich» der Epilepsie; mit gleicher Berechtigung können wir in Abwandlung seiner Worte die Migräne und migräneartige Reaktionen dem Grenzbereich des Schlafs zuweisen.

Es ist wichtig, sich vor Augen zu halten, daß während einer Migräne körperliche und geistige Aktivitäten ebensowenig völlig ausgeschaltet sind wie im Schlaf oder im psychotischen Stupor; sie ist voller Aktivität, nur ist diese von einer nach innen gewandten Art. Hemmung auf einer Ebene löst Erregung auf anderen aus. Parallel zum Nachlassen der motorischen Aktivität und zum Rückzug von der Außenwelt nehmen innere Aktivitäten, vegetative Symptome, regressive Affekte – eine paradoxe Kombination von innerem Aufruhr und äußerer Abgeschiedenheit – zu, analog den Träumen des paradoxen Schlafs und den verborgenen Erregungszuständen und Halluzinationen des psychotischen Stupor.

Gowers beobachtete die allmählichen oder plötzlichen Transformationen eines Migränetyps in einen anderen oder einer Migräne in eine Epilepsie, einen Ohnmachtsanfall etc. und kam zu dem Schluß: «Wir können die geheimnisvolle Beziehung wahrnehmen, aber wir können sie nicht erklären.» Und auch uns bleibt hier lediglich festzustellen, daß alle diese Anfälle eine bestimmte strukturelle Ähnlichkeit besitzen und miteinander und mit dem Bereich der Migränen verschmelzen. Wir können der «geheimnisvollen Beziehung» nicht weiter nachspüren, ohne mehr über die *Funktionen* der Migräne und anderer paroxysmaler Reaktionen zu wissen, die an ihre Stelle treten können. Wir müssen also einen Schritt weiter gehen und in Erfahrung bringen, wann und warum Migränen auftreten.

Teil II

Das Auftreten der Migräne

Einführung

Viele Betroffene glauben, ihre Migräne überfiele sie «spontan» und ohne besonderen Grund. Diese Einstellung führt wissenschaftlich ins Absurde, emotional in den Fatalismus und therapeutisch in die Hilflosigkeit. Wir müssen davon ausgehen, daß jeder Migräneanfall reale und erkennbare Determinanten hat, so schwer es auch sein mag, ihnen auf die Spur zu kommen.

Die Determinanten der Migräne sind kaum zu zählen und können sich zudem zu verschiedensten Kombinationen zusammenfinden. Wir können uns diese Aufgabe vereinfachen, indem wir zwischen prädisponierenden, auslösenden und begünstigenden Ursachen einer Migräne unterscheiden. Das hat schon Willis vor dreihundert Jahren getan und unter anderem folgende Determinanten gefunden:

> Eine schlechte oder schwache Konstitution der Organe ... zuweilen angeboren und ererbt ... eine Irritation in einem der Gliedmaßen oder in den Eingeweiden ... Wechsel der Jahreszeiten, Witterungsverhältnisse, die großen Aspekte von Sonne und Mond, heftige Leidenschaften und falsche Ernährung ...

Wir können eine Migräne nie mit Sicherheit voraussagen, doch dieses Unvermögen hat seinen Grund allein in unserem begrenzten Wissen. Vermutlich tritt eine Migräne unweigerlich dann ein, wenn die Bedingungen *a, b, c, d* ... etc. erfüllt sind, nur verfügen wir selten – wenn überhaupt je – über alle relevanten Informationen. Wir sind also darauf beschränkt, uns in Form von Tendenzen und Wahrscheinlichkeiten zu äußern.

In Kapitel 6 geht es um Faktoren, die zur Migräne prädisponieren, soweit sie klinisch zu identifizieren sind. In Kapitel 7 beschäftigen wir uns mit «idiopathischen» Migräneattacken, die unabhängig von äußeren Umständen periodisch oder in unregelmäßigen Abständen auftreten. In solchen Fällen müssen innere Faktoren in Zusammenhang mit inhärenten Instabilitäten und Periodizitäten im Nervensystem das Geschehen auslösen. Kapitel 8 ist den zahlreichen äußeren – physikalischen, physiologischen und emotionalen – Bedingungen gewidmet, die bei dafür anfälligen Patienten eine Migräneattacke auslösen können: Zwischen solchen Bedingungen und dem Auftreten von Migräneanfällen besteht oft ganz offenkundig eine Eins-zu-eins-Beziehung. In Kapitel 9 erkunden wir die wichtigsten Nebenursachen von Migränen – die starken emotionalen Bedürfnisse und Belastungen, denen unmittelbarer Ausdruck oder sofortige Abhilfe versagt bleiben und die entsprechend disponierte Patienten in ein Muster sich wiederholender Migränen zwingen können.

6

Die Prädisposition zur Migräne

Wir sind es gewohnt, jedwede Reaktion für entweder angeboren oder erlernt zu halten, was leicht zur Verwirrung führt, wenn wir über solche Dinge nachdenken ... Ist die Reaktion ererbt oder erworben? Die Antwort ist: weder – noch: Ein Ja wie ein Nein würden uns in die Irre führen.
Donald O. Hebb

Wenn wir von X sagen, er sei Epileptiker, stellen wir zweierlei Behauptungen auf, nämlich daß er Anfälle hat und daß er zu Anfällen neigt. Letzteres, so nehmen wir an, ist ihm angeboren, und wir nennen diese angeborene Neigung epileptische Prädisposition, Diathese oder Konstitution. Nehmen wir weiter an, diese Prädisposition sei nicht nur ererbt, sondern auch unveränderlich («Einmal Epileptiker, immer Epileptiker») und verurteile als solche den Betroffenen zu lebenslanger Vorsicht, der Einnahme von Antikonvulsiva, eingeschränkter Fahrtauglichkeit etc. Entsprechend diesen Annahmen können wir nach pathognomischen «Anzeichen» einer epileptischen Konstitution suchen – den epileptischen Stigmata.

Diese Behauptungen sind uralt und werden von den vorliegenden Forschungsergebnissen nur teilweise bestätigt. Und emotionalen Vorurteilen ist es zuzuschreiben, daß der Teil Wahrheit, den sie enthalten, übergroß erscheint. Ähnliche Behauptungen gibt es auch in Zusammenhang mit der «Veranlagung zur Schizophrenie». Sie bedürfen ebenfalls sehr kritischer

Überprüfung. Beide Beispiele seien einführend der Auseinandersetzung mit der Veranlagung zur Migräne vorausgeschickt, über die zwar nicht, wie bei der epileptischen oder schizophrenen Prädisposition, mit abwertendem Unterton gesprochen wird, die sich aber in ihren Implikationen als sogar noch komplexer erweist.

Die Annahme einer Migräne-Prädisposition stützt sich auf dreierlei Arten von wissenschaftlichen Befunden: zunächst und vor allem auf Untersuchungen zur familiären Häufung der Migräne und ergänzend dazu auf Untersuchungen, die pathognomische Anzeichen der Diathese und wesentliche «Faktoren» oder «Merkmale» bei migränösen und prämigränösen Probanden erkunden. Solchen Untersuchungen liegt natürlich die Annahme zugrunde, es handle sich bei der Migräne um eine klar definierte «Krankheit», etwa vergleichbar der Sichelzellen-Anämie, an der – vorausgesetzt, bestimmte andere Bedingungen sind erfüllt – Personen mit Sichelzellanlage, und nur diese, erkranken.

Die Häufigkeit der Migräne

Kopfschmerzen sind die Beschwerden, die Patienten am häufigsten zum Arzt führen, und Migräne ist die häufigste funktionale Störung, an der Patienten leiden. Statistische Zahlen gibt es nur zur Häufigkeit des Migränekopfschmerzes, und diese Zahlen schwanken zwischen 5 und 20 Prozent Migräneleidenden im Verhältnis zur Gesamtbevölkerung. Balyeat (1933) fand in einer Stichprobe von dreitausend befragten Personen 9,3 Prozent Migräniker. Bei Lennox und Lennox (1960) litten 6,3 Prozent der befragten Medizinstudenten, Krankenschwestern und nichtepileptischen Patienten an Migränekopfschmerz. Die Untersuchung von Fitz-Hugh (1940) ergab sogar einen Anteil von 22 Prozent. Viele weitere derartige Ergebnisse zitiert und diskutiert Wolff in seiner Monographie.

Bei all diesen Häufigkeitsangaben gilt folgende allgemeine Einschränkung: Die Art der Befragung schließt viele Patienten- und Migränekategorien aus. Zum Beispiel bleiben Personen mit seltenen und vielleicht längst vergessenen Attacken unberücksichtigt, ebenso Personen mit leichten und nicht diagnostizierten Attacken und nicht zuletzt die zahlreichen Patienten, die an Migräne-Äquivalenten und isolierten Auren leiden und aus diesem Grund von den Erhebungen nicht erfaßt wurden. So können wir wohl davon ausgehen, daß eine Gruppe von rund 10 Prozent der Bevölkerung an recht häufigen und eindeutig diagnostizierten Anfällen von Migränekopfschmerz leidet. Um einiges größer ist vermutlich die Zahl derer, die unter sporadischen oder leichten Migränen, Migräne-Äquivalenten oder Migräne-Auren leiden. Bestimmte Migräneformen sind wahrscheinlich sehr viel seltener. Die Häufigkeit der klassischen Migräne hat man auf etwa 1 Prozent geschätzt (und damit wahrscheinlich unterschätzt). Die migränöse Neuralgie ist noch seltener, und hemiplegische und ophthalmoplegische Formen der Migräne treten derart vereinzelt auf, daß der Allgemeinarzt sie kaum je in seiner Praxis zu sehen bekommt.

Familiäres Auftreten und Vererblichkeit der Migräne

Man hat lange und mit gutem Grund behauptet, die Migräne habe eine starke Tendenz zu familiär gehäuftem Vorkommen, und zahllose klinische und statistische Untersuchungen bestätigen diese Tatsache. In einer von Lennox (1941) befragten großen Stichprobe von Patienten mit Migräne(-Kopfschmerz) berichteten 61 Prozent der Probanden von einem ebenfalls betroffenen Elternteil, in einer Kontrollgruppe waren es dagegen nur 11 Prozent. Friedman hat geschätzt, daß 65 Prozent der Migränepatienten einer Kopfschmerzklinik, die er befragte, eine positive Familienanamnese aufweisen. Die *Tatsache* einer familiären Häufung ist nicht zu bestreiten, keineswegs klar ist allerdings, wie wir diese Tatsache zu interpretieren haben.

Die wohl ehrgeizigste und differenzierteste unter diesen vergleichenden statistischen Untersuchungen stammt von Goodell, Lewontin und Wolff (1954). Die drei Forscher befragten 119 Patienten mit «schweren und gewöhnlich seit vielen Jahren bestehenden Kopfschmerzanfällen» eingehend nach Auftreten und Häufigkeit von Migränekopfschmerzen bei anderen Mitgliedern ihrer Familie (wobei nicht zwischen klassischer und einfacher Migräne unterschieden wurde). Der Vergleich der direkten Nachkommen in diesen Migränefamilien ergab, daß 28,6 Prozent der Patienten ohne betroffenen Elternteil, 44,2 Prozent mit einem betroffenen Elternteil und 69,2 Prozent mit zwei betroffenen Elternteilen Migräne hatten. Goodell und seine Mitarbeiter verglichen in der 832 Personen starken Nachkommengruppe die beobachtete mit der erwarteten Häufigkeit und kamen zu dem Schluß, daß «die Wahrscheinlichkeit solcher Abweichungen [von der erwarteten Häufigkeit] unter der Annahme, daß keine erbliche Anlage vorliegt, weniger als 1:1000 beträgt... Überdies ist die Annahme gerechtfertigt, daß die Migräne durch ein rezessives Gen mit einer Penetranz von annähernd 70 Prozent vererbt wird.»

Ich halte diese Schlußfolgerung trotz der Sorgfalt und Eleganz der Studie für höchst suspekt und sogar absurd. Der Untersuchung liegen mindestens drei recht fragwürdige implizite Annahmen zugrunde. Die erste betrifft die Stichprobenauswahl, die zweite die Homogenität der Probanden und die dritte und wichtigste die Tatsache, daß keine Untersuchung dieses Typs eindeutig interpretierbar ist. Erstens wurden ausschließlich Patienten mit wiederholtem, schwerem, seit langem bestehendem Migränekopfschmerz untersucht, und die Befragung nach betroffenen Verwandten folgte ebenfalls diesen Kriterien. Hätte man nach leichten, vergessenen oder seltenen Kopfschmerzattacken oder nach Migräne-Äquivalenten oder Migräne-Auren gefragt, wären die Zahlen möglicherweise ganz anders ausgefallen. Zweitens geht die Untersuchung ohne jede Berechtigung davon aus, daß die untersuchte Stichprobe bezüglich der Migräne genetisch homogen war, das heißt, man betrachtete alle vorkommenden Migränetypen, sei es klassische, einfache oder eine beliebige andere Migräne, zu Zwecken der Untersuchung als genetisch äquivalent. Drittens – und das ist der kritischste Punkt – *ist familiär gehäuftes Vorkommen nicht zwangsläufig gleichbedeutend mit Vererbung*. Eine Familie ist nicht nur der Ursprung von Genen, sondern auch eine Umweltbedingung von nicht abzuschätzendem Einfluß.* Goodell und sein Team sind sich dieses Vorbehalts durchaus bewußt, nehmen ihn jedoch nicht ernst. Man muß ihn aber sogar sehr ernst nehmen, denn es gibt Belege dafür (wir werden uns in späteren Kapiteln ausführlicher damit befassen), daß Migränereaktionen innerhalb einer Familie leicht angenommen, erlernt und nachgeahmt werden. Eine strengen Kriterien unterworfene genetische Untersuchung müßte sich auf Kinder von Migräne-Eltern beziehen, die bei nicht migränekranken Pflege- oder Adoptiveltern aufgewachsen sind, oder – idealerweise – die Häufigkeit von Migräne bei von Geburt an getrennt aufgewachsenen eineiigen Zwilligen erheben. Nur mit solch methodischer Strenge lassen sich Vererbungs- und Umwelteinflüsse bei einer so komplexen und vielfältig determinierten Reaktion wie der Migräne unterscheiden. Ohne solche Kontrollen können statistische Untersuchungen der Migräne (wie auch der Schizophrenie) nicht mehr für sich in Anspruch nehmen als zu quantifizieren, was wir bereits wissen – daß die Migräne die

* Ein lehrreiches Beispiel von «Pseudovererbung» komplexer psychophysischer Reaktionen stammt von Friedman. Er stellte fest, daß nicht nur 65 Prozent der Migränepatienten, sondern auch 40 Prozent der Patienten mit Spannungskopfschmerz eine positive Familienanamnese ihrer jeweiligen Symptome aufwiesen. Die Hypothese einer genetischen Grundlage von Spannungskopfschmerzen hat es nie gegeben (und wird es wohl auch nie geben), aber es gibt eindeutig Familien, in denen sie als familialer «Stil» übernommen werden.

Tendenz hat, in bestimmten Familien gehäuft aufzutreten. Eine genetische Anlage, insbesondere eine so elementare (und inhärent unwahrscheinliche) wie die eines einzelnen Gens mit partieller Penetranz, läßt sich mittels der vorliegenden Untersuchungen nicht nachweisen.

Würde man die durch Stichprobenauswahl und Symptomvariabilität bedingten Ungenauigkeiten reduzieren und speziell seltene Migräneformen untersuchen, geriete die Behauptung einer genetischen Anlage möglicherweise um einiges plausibler. Die klassische Migräne ist, grob geschätzt, zehnmal seltener als die einfache Migräne, tendiert aber sehr viel stärker zu familiär gehäuftem Auftreten. Die hemiplegische Migräne, die – kaum übersehen oder zu vergessen – im allgemeinen «typgetreu» bleibt und in der allgemeinen Bevölkerung außerordentlich selten ist, findet man fast ausschließlich in Familien mit vielen betroffenen Mitgliedern (Whitty 1953).*

Das Ganze ist nicht nur von akademischer Bedeutung, denn wenn sich ein Patient angesichts eines unheilvollen Familienhintergrundes zu lebenslanger Migräne verurteilt fühlt und sein Arzt ähnlich fatalistisch denkt, sind die Chancen therapeutischer Intervention von vornherein stark reduziert. Lennox und Lennox, in ihrer Argumentation sonst äußerst rational, schreiben: «Wer an Migräne leidet, sollte es sich zweimal überlegen, bevor er jemanden heiratet, der ebenfalls Migräne hat oder in dessen Familie diese Störung vorkommt.» Angesichts unseres geringen gesicherten Wissens um genetische Faktoren und der überwältigenden Bedeutung von Umwelteinflüssen grenzt diese Aussage ans Ungeheuerliche.

* Als ich bereits über den Korrekturfahnen dieses Buches saß, hatte ich Gelegenheit, einen Patienten mit hemiplegischer Migräne zu befragen, in dessen Familie außer ihm vier Geschwister, ein Elternteil, ein Onkel und ein Cousin ersten Grades an den gleichen Störungen litten.

Anzeichen einer migränösen Konstitution

Die beiden anderen Gründe, auf die sich die Annahme einer spezifischen Migräne-Prädisposition beruft – die klinische Beobachtung von vermeintlichen diagnostischen «Anzeichen» und die experimentelle Beobachtung von entsprechenden «Faktoren» –, will ich hier gemeinsam darstellen. Ich beschränke mich an dieser Stelle im wesentlichen auf eine kurze Erwähnung solcher Anzeichen und Faktoren, eine ausführliche Kritik der aktuellen Forschung zu diesem Thema ist späteren Kapiteln vorbehalten (Kapitel 10 und 11).

Unter «Anzeichen» verstehe ich in diesem Zusammenhang ein klinisches Merkmal, das mit der Neigung zu Migräne in hohem Maße korreliert und außerordentlich häufig bei Migränikern und oft auch in deren Verwandtschaft anzutreffen ist. Einige dieser Anzeichen gelten als integraler Bestandteil der Migränekonstitution, manche sind zufällig, aber doch auffallend häufig mit einer Migräneneigung verbunden. Immer liegt die unausgesprochene Annahme einer einheitlichen genetischen Basis der Migräne – Wolff spricht von einem Stammfaktor («stock factor») – zugrunde. Hier ein besonders phantastisches Beispiel für solch ein angebliches Migränemerkmal: «Einen weiteren Beleg für den der Migräne zugrundeliegenden Stammfaktor», schreibt Wolff, «liefert Erik Ask-Upmark, der die interessante Beobachtung machte, daß von 36 Patienten mit Anfällen von Migränekopfschmerz 9 eingezogene Brustwarzen hatten, gegenüber nur einem solchen Fall unter 65 Personen ohne Migräne.»

Die meisten derartigen Beobachtungen oder Theorien gehen von einem Konstitutionstyp mit besonderen körperlichen und seelischen Merkmalen aus, der besonders oder ausschließlich zur Migräne disponiert. Tourraine und Draper (1934) beschreiben einen «charakteristischen Konstitutionstyp», dessen Schädel akromegale Merkmale aufweise, der außergewöhnlich intelligent, aber in seiner emotionalen Entwicklung zurückgeblieben sei. Laut Alvarez (1959) zeichnen sich migränöse Frauen vor allem durch folgende Merkmale aus: «...ein kleiner, wohlgeformter Körper mit festen Brüsten. Gewöhnlich sind diese Frauen gut gekleidet und bewegen sich flink. 95 Prozent hatten einen schnellen, wachen Verstand und wirkten auf andere sehr anziehend... Etwa 28 Prozent waren rothaarig, viele hatten sehr üppiges Haar... Diese Frauen bleiben auch mit zunehmendem Alter schön.»

Greppi (1955) glaubt eine migränöse «Grundlage» zu erkennen, eine besondere, bei Migränikern sehr häufige und nur ihnen eigene psychophysische Konstellation: «Sie besitzen eine gewisse Eleganz oder Anmut... Es gibt Anzeichen einer frühentwickelten Intelligenz und Feinfühligkeit, eines kritischen und kontrollierten Temperaments.»

Das alles sind Beispiele einer «romantischen» Sicht der migränösen Konstitution. Es ist nicht nur von historischem Interesse, daß sich seit der Antike bis in die heutige Zeit so viele Autoren um ein schmeichelhaftes Bild des Migränikers bemühen. Ein Grund dafür mag sein, daß die Autoren zumeist selbst an Migräne litten. Wenig gemein haben diese Beschreibungen auf jeden Fall mit der unterschwellig Bedrohung signalisierenden Wortwahl eines ererbten «Makels» und konstitutioneller «Stigmata», auf die wir traditionellerweise im Zusammenhang mit Epileptikern und epileptischer Konstitution stoßen.

Vielfach wird von einer spezifischen «Migränepersönlichkeit» gesprochen, die sich durch Zwanghaftigkeit, Rigidität, Besessenheit, Perfektionismus etc. auszeichne. Wie angemessen dieser Begriff oder diese Vorstellung ist, mag man an den klinischen Befunden ermessen, die für außerordentlich vielfältige Persönlichkeitsstrukturen bei Migränepatienten sprechen (Kapitel 9). Wir werden uns in Kapitel 13 kritisch mit dieser Auffassung auseinandersetzen.

Einige Autoren glauben, man könne Migränepatienten der einen oder anderen der vier traditionellen psychophysischen

Kategorien zuordnen (sei es denen von Hippokrates oder denen von Pawlow), eine Hypothese, die sich nach der Beschäftigung mit nur einigen wenigen Migränepatienten von selbst erledigen sollte. Allerdings spricht einiges dafür, daß bestimmte Ausprägungen der Migräne bei bestimmten Konstitutionstypen häufiger vorkommen, was Emil du Bois-Reymond schon vor hundert Jahren beobachtet hat. So regen sich Patienten mit «roten» Migränen oft sehr rasch auf und neigen zu Zornesröte (sie gehören, um mit Pawlow zu sprechen, zum «leicht erregbaren» oder «sympathonen» Typ), während Patienten mit «weißer» Migräne auf emotionale Reize eher mit Blässe, Ohnmacht und Rückzug reagieren (die sogenannten «schwachen, gehemmten» oder «vagotonen» Typen). Gleichwohl trifft keine derartige allgemeine Aussage auf alle Migränepatienten gleichermaßen zu.

Andere Forscher glauben, eine Migräneneigung lasse sich an einer Vielzahl physiologischer Parameter erkennen: einer besonderen Empfindlichkeit gegenüber passiver Bewegung, Hitze, Erschöpfung und beruhigenden Wirkstoffen (zum Beispiel Alkohol und Reserpin); an sehr starken kardiovaskulären Reaktionen (zum Beispiel pathologische Karotisinus-Empfindlichkeit); an einer anatomischen oder funktionellen «mikrozirkulatorischen Störung»; an Dysrhythmien im unteren Frequenzbereich des EEG und zahlreichen metabolischen und chemischen Funktionsstörungen. Bis heute hat sich keiner dieser Faktoren als relevant für die Gesamtgruppe der Migräniker erwiesen, wenn auch einige von ihnen in bestimmten Untergruppen von Migränepatienten konsistente Abweichungen vom Normalwert zeigen können.

Migräneneigung im Zusammenhang mit anderen Erkrankungen

Eine Beziehung zwischen Migräneneigung und anderen Krankheiten zu vermuten und danach zu suchen ist lediglich die logische Fortsetzung der oben geschilderten Überlegungen, wirft aber etliche Probleme auf, die nach separater Darstellung verlangen. Wir betreten hier ein Gebiet voller Zweifel und Kontroversen, die sich teils um Tatsachen betreffende, teils um Interpretationsfragen (insbesondere Fragen der Interpretation statistischer Korrelationen) und nicht zuletzt um Fragen der Nomenklatur und Semantik ranken.

Die Meinungen zu den fundamentalsten Fragen gehen weit auseinander. Critchley (1963), unsere wichtigste Autorität in diesem Themenkomplex, schreibt:

> ...in früher Kindheit manifestiert sich eine Migränekonstitution in Form eines Säuglingsekzems, ein wenig später als Reisekrankheit. Noch etwas später treten dann vielleicht wiederholt Brechanfälle auf... Sind Migräneopfer mehr oder weniger anfällig für peptische Ulci, Erkrankungen der Herzkranzgefäße, Polyarthritis oder Colitis? Mein klinischer Eindruck... ist, daß eine Art negativer Korrelation vorliegt. Eine lebenslange Migräne scheint vor weiteren streßbedingten Krankheiten zu schützen.

Graham und Wolff hingegen glauben, daß Migräniker für eine Vielzahl weiterer Krankheiten außerordentlich anfällig sind. Graham (1952) listete die Krankheiten von 46 Migränepatienten auf und stellte fest, daß mehr als die Hälfte von ihnen an Kinetose, über ein Drittel an allergischen Reaktionen und ein Drittel neben der Migräne noch an durch Muskelkontraktion bedingten Kopfschmerzen litten. Überdies ergab die Familienanamnese eine erhebliche Belastung mit Epilepsie (10 Prozent), Allergien (30 Prozent), Arthritis (29 Prozent), Bluthochdruck (60 Prozent) und «Nervenzusammenbrüchen» (34 Prozent).

Wolff (1963) näherte sich der Frage von der anderen Seite

und fand (vaskuläre und durch Muskelkontraktion bedingte) Kopfschmerzen besonders häufig bei Patienten mit funktioneller Herzkrankheit, essentiellem Hochdruck, vasomotorischer Rhinitis, Infektionen der oberen Atemwege, Heuschnupfen und Asthma, gastrointestinalen Funktionsstörungen (Ulcus duodeni etc.) und «Psychoneurosen». Wie sollen wir nun Critchleys Bild des Migränikers als privilegierten Kranken, der eine Art Immunität gegen andere Störungen genießt, in Einklang bringen mit dem Pessimismus von Graham und Wolff, für die Migränepatienten mit zahllosen Krankheiten geschlagen sind? Und wie interpretieren wir derartige positive und negative Korrelationen – wenn es sie denn gibt?

Vor jeder allgemeinen Diskussion müssen wir uns die vorliegenden Befunde solcher Korrelationsstudien genauer ansehen. Überwiegend einig ist man sich darin, daß Migräniker in frühen Jahren auffallend häufig an Kinetose, zyklischem Erbrechen oder Gallenattacken leiden und daß diese Anfälligkeiten und Anfälle später durch Migränen «ersetzt» werden, die ihrerseits ihre ursprüngliche Intensität nur selten bis ans Lebensende des Patienten beibehalten. Solange eine Aussage zur Korrelation von Kinetose und Migräne rein statistischer Natur ist und sich auf eine umfangreiche Stichprobe stützt, läßt sich wenig dagegen einwenden. Wenn man sich aber losgelöst von der Statistik nur mit Einzelfällen beschäftigt, wird sofort deutlich, daß viele Migräniker (insbesondere Patienten mit klassischer Migräne) in früher Kindheit nie unter Kinetose und zyklischem Erbrechen gelitten haben und möglicherweise ausgesprochen unempfindlich waren gegen Reize, die bei den meisten Menschen Übelkeit hervorrufen. Ebenso offensichtlich ist umgekehrt, daß viele Kinder mit zyklischem Erbrechen, Kinetose und Gallenattacken später keine Migränen entwickeln.

Weniger klar sind die Befunde – oder vielmehr die angegebenen Zahlen mit all ihren Fehlerquellen –, wenn wir uns die Korrelation der Migräne mit Hypertonie, Allergien, Epilepsie etc. ansehen. Es gibt dazu Hunderte von Untersuchungen, von denen ich hier nur einige wenige erwähne. Bei Gardner, Mountain und Hines litten Hypertoniker fünfmal häufiger an Migräne als eine nicht hypertone Kontrollgruppe. Diese Autoren interpretieren ihre Daten mit geziemender Vorsicht und halten die Hypothese eines gemeinsamen genetischen Faktors für ebenso zulässig wie die Annahme anderer gemeinsamer Faktoren (zum Beispiel die besondere Häufigkeit chronisch unterdrückter Wut bei Hypertonikern und Migränikern). Balyeat (1933) war offenbar so beeindruckt von der Häufigkeit allergischer Reaktionen bei Migränepatienten und deren Familien, daß er von der Korrelation auf eine Identität der Störungen schloß und behauptete, die Migräne *sei* allergischer Natur. Diese Ansicht hat seither erstaunlich viele Anhänger gefunden, obwohl inzwischen Wolff und andere Forscher in kritischen Experimenten nachgewiesen haben, daß die Migräne so gut wie nie allergischen Ursprungs ist. Lennox und Lennox (1960) haben sich lange Zeit mit dem Tabuthema einer konstitutionellen Ähnlichkeit von Migräne und Epilepsie beschäftigt. Bei 23,9 Prozent der über zweitausend an der Untersuchung beteiligten Epileptiker wurden Fälle von Migräne in der Familienanamnese festgestellt – in der Kontrollgruppe war dieser Prozentsatz wesentlich geringer. Die Autoren schließen daraus nicht nur auf eine gemeinsame «konstitutionelle» Basis, sondern auch auf eine verwandte genetische Anlage.

Die Migräne in Beziehung zum Alter

Konstitutionell bedingte Krankheiten manifestieren sich gewöhnlich in relativ jungem Alter. Wir müssen daher untersuchen, ob das auch für die Migräne gilt. Critchley schreibt in einem Aufsatz zu diesem Thema: «Man hat die Migräneneigung von früh an, oder man ist davon verschont. Daß jemand die Krankheit erst als Erwachsener bekommt, ist unwahrscheinlich.» Wir finden in der Literatur viele Angaben, die dieser Auffassung zu widersprechen scheinen. 37,9 Prozent der dreihundert von Lennox und Lennox untersuchten Migränepatienten hatten ihre erste Attacke im dritten Lebensjahrzehnt oder später.

Meine eigene Erfahrung (mit zwölfhundert meist erwachsenen Migränepatienten) hat mir überdeutlich bestätigt, daß Migränen sehr häufig erstmals im späteren Lebensalter auftreten, und mich zudem davon überzeugt, daß wir die Gesamtgruppe der Migräniker in kleinere, klinisch homogene Untergruppen aufteilen müssen, um überhaupt eine sinnvolle Aussage machen zu können. Die größte Neigung zu frühzeitiger Manifestation hat wohl die *klassische Migräne*, aber ich kenne auch ein Dutzend Fälle, in denen die erste Attacke nach dem vierzigsten Lebensjahr auftrat. Die klassische Migräne verläuft so typisch und so schwer, daß die Betroffenen frühere Attacken wohl kaum hätten vergessen können. Die *einfache Migräne* beginnt sehr viel häufiger erst in mittleren Jahren. Ich selbst bin mindestens sechzig Patienten mit einem Erstanfall nach dem vierzigsten Lebensjahr begegnet, und etwa ein Fünftel von ihnen hatte bereits das fünfzigste Lebensjahr überschritten. Dieses klinische Muster findet man insbesondere bei Frauen, die während oder nach der Menopause Opfer einer Migräne werden. Die *migränöse Neuralgie* ist für ihr mögliches spätes Auftreten nahezu berüchtigt. Einer meiner Patienten war 98, als er sein erstes «Cluster» erlebte, und in der Literatur finden wir viele Berichte über ein erstmaliges Auftreten jenseits des siebzigsten oder fünfundsiebzigsten Lebensjahres. Doch unbestreitbar hat die Migräne die Tendenz, bereits in jungen Jahren aufzutreten und in späteren Jahren an Häufigkeit abzunehmen; *ceteris paribus* kennt diese Regel aber häufige und gewichtige Ausnahmen.

Der Begriff oder die Vorstellung einer Migränediathese impliziert, daß die Migräne in irgendeiner Weise latent im Individuum vorhanden ist, bis sie eines Tages ausgelöst wird. Die folgende Fallgeschichte illustriert, wie die Migräne den größten Teil eines Lebens ruhen kann, um erst dann «aktiv» zu werden, wenn eine außergewöhnliche Lebenssituation Anlaß dazu gibt:

Fall 15 Diese 75jährige Dame klagte über schwere und häufige Anfälle von klassischer Migräne. Sie hatte wöchentlich zwei oder drei Attakken, denen unverkennbare Fortifikationsspektren und Parästhesien vorangingen. Begonnen hatten die Attacken unmittelbar nach dem tragischen Unfalltod ihres Mannes. Sie war schwer depressiv und hatte Suizidgedanken. Ich fragte sie, ob sie je von ähnlichen Attakken heimgesucht worden sei, und sie berichtete von vergleichbaren Anfällen in der Kindheit, habe aber, soweit sie sich erinnern könne, seit 52 Jahren nichts dergleichen mehr erlebt. Die Zeit, eine Psychotherapie und Antidepressiva halfen ihr im Laufe einiger Wochen über die Depression hinweg. Sie wurde wieder «sie selbst», und ihre klassische Migräne verschwand in der Rumpelkammer, wo sie ein halbes Jahrhundert geschlafen hatte.

Der folgende Fall zeigt noch überzeugender, daß eine Migränediathese (wenn es sie denn gibt) bis ins höhere Alter latent und ungeahnt in jemandem schlummern kann:

Fall 38 Diese 62jährige Patientin litt seit vier Monaten an kaum zu ertragenden Kopfschmerzen. Der erste Anfall war so beängstigend, daß ihr Mann, ein Arzt, ihre unverzügliche Einweisung in ein Krankenhaus veranlaßte. Man vermutete eine Subarachnoidalblutung oder eine intrakranielle Läsion, doch alle Untersuchungen verliefen ergebnislos, und nach drei Tagen klang die Attacke ab. Einen Monat später hatte sie einen zweiten und wiederum nach einem Monat einen dritten Anfall. Zu diesem Zeitpunkt kam sie zu mir in die Praxis. Die sehr intelligente und glaubwürdige Patientin war sich ganz sicher, nie unter irgendwelchen Symptomen gelitten zu haben, die ihren jetzigen periodischen Anfällen ähnlich waren. Beeindruckt vom regelmäßigen allmonatlichen Auftreten, fragte ich sie, ob sie in letzter Zeit irgendwelche Medikamente nehme. Tatsächlich hatte ihr der Gynäkologe zu einem Hormonpräparat geraten (ein kontrazeptiv wirksames Östrogen-Progesteron-Präparat gegen klimakterielle Beschwerden), das sie seit vier Monaten zyklisch einnahm. Ein Datenvergleich enthüllte, daß die Attacken immer in der Woche aufgetreten waren, in der die Patientin zyklusbedingt mit der Medikamenteneinnahme pausierte. Ich empfahl ihr, das Hormonpräparat versuchsweise abzusetzen. Sie folgte meinem Rat, und die Attacken blieben aus.

Allgemeine Erörterung und Schlußfolgerungen

Dies war notwendigerweise ein Kapitel der Behauptungen und Gegenbehauptungen, der Zweifel, Vorbehalte und Wertungen. Ich will nun abschließend auf die Gründe für die Zweifel eingehen, die ich gegenüber statistischen Untersuchungen zur Migräneveranlagung hege, aber auch auf die Berechtigung, die dieses Konzept möglicherweise besitzt.

Da ist zunächst die *Validität der Stichprobenerhebung*. Wenn Aussagen zur Häufigkeit dieses oder jenes Merkmals in einer Population von irgendeinem Wert oder Interesse sein sollen, muß diese Population relativ homogen sein. Im Kontext der Migräne gründen solche Aussagen auf der Annahme, daß es sich dabei um eine einzelne Krankheit mit einer einheitlichen Grundlage handelt. Und als Variante dieser Fiktion wird uns der Durchschnittsmensch präsentiert: Der durchschnittliche Migräniker, so stellt sich heraus, ist ein zu Bluthochdruck neigender Perfektionist mit einer eingezogenen Brustwarze, multiplen Allergien, einem Hintergrund von Kinetose, zwei Fünfteln eines peptischen Ulkus und einem Vetter ersten Grades mit Epilepsie. Tatsächlich lehrt die klinische Erfahrung jeden, der mit Migränepatienten arbeitet, sehr bald, daß er es mit einer außerordentlich heterogenen Gruppe zu tun hat. Da gibt es Patienten mit klassischer und Patienten mit einfacher Migräne. Bei manchen ist die familiäre Häufung beeindruckend, andere haben keine migränekranken Verwandten. Manche haben Allergien, andere nicht; manche reagieren überempfindlich auf Alkohol oder Arzneimittel, manche nicht; bei manchen verschwinden die Attacken schon in frühen Jahren, bei anderen setzen sie erst in späteren Jahren ein. Es gibt Patienten mit roter Migräne und Patienten mit weißer Migräne. Bei einigen dominieren viszerale, bei anderen Kopfschmerzkomponenten. Der eine Patient ist hyperaktiv, der andere lethargisch; einige sind zwanghaft, andere schludrig; es gibt Blitzgescheite und Einfältige... Kurz, Migränepatienten unterscheiden sich in ihrer Vielfalt nicht von anderen Bevölkerungsgruppen.

Eine solche Heterogenität von Stichprobe und Symptomen kann jede statistische Untersuchung unvalide und sinnlos machen, wenn man das klinische Material nicht in kleinere und homogenere Gruppen unterteilt. Unvereinbare Daten darf man nicht zu Vergleichszwecken zusammenfassen. Critchleys klinischer Eindruck einer negativen Korrelation zwischen Migräne und anderen Störungen läßt sich mit den positiven Korrelationen von Graham, Wolff und anderen nicht in Einklang bringen. Wir müssen den Wert jeder einzelnen derartigen allgemeinen Aussage hinterfragen. Der beobachtende Arzt weiß (wie auch Critchley in seinen zahlreichen klinischen Berichten immer wieder bestätigt), daß *manche* Patienten ihrer Migräne auffallend treu bleiben. Für sie ist die Migräne offenbar ein angemessenes Ventil und geeigneter Ausdruck jeder wie auch immer gearteten nervösen Instabilität oder Belastung. Andere Patienten wechseln proteusartig und plötzlich von einem Migräne-Äquivalent zum anderen oder von Migräne zu Asthma, Ohnmachten etc., und eine dritte Gruppe scheint sich mit großem psychosomatischem Appetit jede erdenkliche funktionelle Störung einzuverleiben. Manche Patienten halten seit jungen Jahren an einem einmal fixierten funktionellen Störungsmuster fest, das an irgendeinen konstanten Faktor in ihrem körperlichen Reagieren oder ihren emotionalen Bedürfnissen gebunden scheint. Bei anderen reagiert der Körper auf stetig modulierte emotionale Belastungen wie ein Musikinstrument mit endlosen Folgen von Krankheitsvariationen.

Unsere zweite Sorge muß der *Validität von Interpretationen* statistischer Korrelationen gelten. Nehmen wir an, man hat in einer Untersuchung Fehler beim Sampling vermieden und einen Korrelationskoeffizienten errechnet, eine Zahl, die angibt, mit welcher Wahrscheinlichkeit zwei Faktoren *a* und *b* gemeinsam auftreten. Daraus kann man nun schließen, daß *a* die Ursache von *b* oder *b* die Ursache von *a* ist oder daß beide eine gemeinsame Ursache haben. Alle drei Schlußfolgerungen, vor allem die letzte, finden wir in der Literatur zur Migräneveranlagung vertreten: So hält etwa Balyeat die Allergie für die Ursache der Migräne, andere glauben, die Migräne verursache oder begünstige zerebrovaskuläre Vorfälle, während die meisten Forscher wohl der Hypothese einer gemeinsamen Diathese – Wolffs «Stammfaktor» – anhängen, die sich in Form einer Migräne oder auch zahlreicher anderer Störungen äußern kann. Keine dieser Schlußfolgerungen läßt sich auf ausschließlich statistischer Basis rechtfertigen. Eine Korrelation ist eine Zahl, die sich lediglich auf das gemeinsame Auftreten der untersuchten Phänomene bezieht und nichts über einen logischen Zusammenhang zwischen ihnen aussagt. Wenn Migräne und Bluthochdruck in einer bestimmten Patientengruppe sehr häufig gemeinsam auftreten, kann das ein Dutzend Gründe haben, und die Gründe für den Bluthochdruck und die Gründe für die Migräne müssen nicht zwangsläufig etwas miteinander zu tun haben. Daß Migränepatienten sehr häufig auch an Allergien leiden, wird kaum bestritten, doch Balyeats Theorie einer allergischen Ursache der Migräne ist nachweislich falsch. Wir sollten in solchem Fall eher auf die Erwägung möglicher biologischer Strategien und Analogien zurückkommen und dabei von der Hypothese ausgehen, daß allergische und migränöse Reaktionen ähnliche Zwecke im Organismus erfüllen können (Kapitel 12) und aus diesem Grund als äquivalente physiologische Optionen gemeinsam auftreten oder einander abwechseln.

Der dritte Anlaß zur Skepsis liegt in der *Validität der Begriffe*, mit denen wir es in diesem Bereich zu tun haben: Prädisposition, Diathese, konstitutionelle Anfälligkeit, Stammfaktoren etc. Ich kann mit einigen Vorbehalten akzeptieren, daß bei hemiplegischer Migräne und in vielen, wenn auch bei weitem nicht allen Fällen von klassischer Migräne eine relativ spezifische Veranlagung vorliegen und vererbt werden kann. Doch diese Fälle sind selten und betreffen weniger als ein Zehntel aller Migränepatienten. Dagegen habe ich größte Zweifel an der Existenz einer spezifischen Prädisposition zur einfachen Migräne, ganz zu schweigen von einer universellen «Migränediathese». Doch wie erklären wir dann, daß die Migräne ganz offensichtlich nur einen Teil der Bevölkerung trifft und in bestimmten Familien gehäuft auftritt?

Akzeptabel sind gegenwärtig nur sehr vage und allgemeine Begriffe. Klar scheint lediglich, daß sich Migränepatienten durch *irgend etwas* auszeichnen, das ihnen in größerem Maße eigen ist als anderen Menschen.

Das Repertoire dieses «Irgend etwas» ist sehr groß – hat nicht Critchley gesagt, daß es sich in frühen Jahren als kindliches Ekzem, Kinetose und wiederholte Brechanfälle äußern kann? Und dieser Liste müssen wir all die Migränespielarten hinzufügen, die wir in Teil I kennengelernt haben, und darüber hinaus noch die vielen anderen paroxysmalen Reaktionen – Ohnmachten, Synkopen etc. –, die im Kontext von Migränen auftreten oder mit ihnen abwechseln können. Nur in diesem Rahmen einer vielfach determinierten Reaktion mit zahllosen Variationen im Erscheinungsbild und offenbar unbegrenzter Plastizität kann der Begriff einer Migränediathese sinnvolle Verwendung finden. Zudem erlaubt dieses «Irgend etwas» offenbar beliebige Abstufungen und Ausprägungsgrade, so daß die – keineswegs klar definierte und abgrenzbare – Population der Migränekranken in jeder Hinsicht in der allgemeinen Bevölkerung aufgeht. Jeder Mensch, jeder Organismus, so müssen wir annehmen, verfügt über das Potential für Reaktionen, die der Migräne *qualitativ* ähnlich sind (vgl. Kapitel 12), nur ist dieses Potential in einem bestimmten Teil der Bevölkerung gleichsam erhöht und spezifiziert.* Die gefällige Annahme einer «Migränediathese» als etwas Einfaches, Spezifisches, Einheitliches, Quantifizierbares oder auf elementare Genetik Reduzierbares gibt uns keine Antwort und geht den entscheidenden Fragen aus dem Weg – schlimmer noch, sie verhindert durch inhaltsleeren Sprachgebrauch, daß wir den wirklichen – individuellen und umgebungsbedingten – Determinanten der Migräne auf die Spur kommen. Sicher gibt es irgend etwas in einem Migränepatienten, das ihn besonders anfällig für Migräneattacken macht, doch die Definition dieses Etwas, diese Prädisposition, muß in einem sehr viel umfassenderen Bezugsrahmen ergründet werden, als dies in den vorgestellten genetischen und statistischen Untersuchungen geschehen ist.

Wenn wir einen Migränepatienten verstehen und erfolgreich behandeln wollen, werden wir wahrscheinlich auf Ereignisse und Umstände in seinem Leben stoßen, die für Auftreten und Form seiner Symptome von größter Bedeutung sind. Erst wenn wir solche Umweltfaktoren erschöpfend erforscht und gewichtet haben, sind wir berechtigt, auch über die Möglichkeit konstitutioneller oder erblicher Faktoren zu spekulieren. Sorgfältige Exploration und Anamnese sind unabdingbar, wenn wir nicht in die Versuchung geraten wollen, uns auf rein theoretische Konzepte wie Migräne-«Diathese», Migräne-«Stammfaktor», Einzelgen-Vererbung etc. zurückzuziehen – die vielleicht nur Fiktion sind. Halten wir uns an die Worte, mit denen Freud seine berühmte Darstellung einer Kindheitsneurose abschließt:

* «An dem einen Ende der Reihe stehen die extremen Fälle, von denen Sie mit Überzeugung sagen können: diese Menschen... wären auf jeden Fall erkrankt, was immer sie erlebt hätten... Am anderen Ende stehen die Fälle, bei denen Sie umgekehrt urteilen müssen, sie wären gewiß der Krankheit entgangen, wenn das Leben sie nicht in diese oder jene Lage gebracht hätte. Bei den Fällen innerhalb der Reihe trifft ein Mehr oder Minder von disponierender... Konstitution mit einem Minder oder Mehr von schädigenden Lebensanforderungen zusammen» (Freud 1991).

Ich weiß, daß... Gedanken von verschiedenen Seiten ausgesprochen worden sind, die das hereditäre, phylogenetisch erworbene Moment im Seelenleben betonen. Ja, ich meine, daß man allzu bereit war, ihnen einen Platz... einzuräumen und sie für wichtig zu halten. Sie erscheinen mir erst zulässig, wenn... man in Einhaltung des korrekten Instanzenzuges auf die Spuren des Ererbten gerät, nachdem man durch die Schichtung des individuell Erworbenen hindurchgedrungen ist.

7

Periodische und paroxysmale Migränen

Migräne und andere biologische Zyklen

In biologischen Systemen wird Gleichgewicht nur erreicht durch stetes Ausbalancieren gegensätzlicher Kräfte. Häufig wird es homöostatisch aufrechterhalten, durch ständige feine Anpassungen an ein dynamisches System. Manchmal bedarf es auch tiefgreifender Veränderungen des Systems, die in Intervallen, zyklisch oder sporadisch, einsetzen. Einige dieser Zyklen – etwa der Wach-Schlaf-Rhythmus – treten bei allen Menschen auf, andere – wie die Zyklen von Epilepsie, Psychose und Migräne – manifestieren sich nur bei einem Teil der Bevölkerung. In all diesen Fällen ist die Tendenz zu zyklischem Auftreten eine inhärente Eigenschaft des Nervensystems, doch ist die ihr innewohnende Periodizität einer Vielzahl äußerer Einflüsse zugänglich. Wir wollen daher von «periodischer Migräne» dann sprechen, wenn es *unabhängig von der Lebensweise* in überwiegend regelmäßigen Intervallen zu Attacken kommt, während bei «paroxysmalen Migränen» die Attacken offenbar spontan in unregelmäßigen oder sehr großen Intervallen auftreten.

Periodizität in diesem Sinne kann das Erscheinungsmuster jeder Form der Migräne kennzeichnen, ist aber besonders charakteristisch für klassische Migräne und Cluster-Kopfschmerz. Einfache Migräne und Migräne-Äquivalente neigen weniger oft zu inhärenter Periodizität, und das klinische Muster der Attacken ist sehr viel häufiger abhängig von den äußeren oder emotionalen Einflüssen, denen der Patient gerade unterliegt.

Die Zeitspanne zwischen den Attacken

Attacken von klassischer Migräne folgen gewöhnlich in einem Abstand von zwei bis zehn Wochen aufeinander; die einzelnen Patienten halten sich im allgemeinen recht genau an das ihnen eigene Zeitmuster. Bei Liveing finden wir hierzu folgende Zahlen:

> Bei neun (von fünfunddreißig Patienten mit periodischer Migräne) traten die Anfälle vierzehntägig, bei zwölf einmal im Monat auf; sieben rechneten alle zwei bis drei Monate mit einem Anfall. Bei den restlichen sieben Patienten waren die Intervalle entweder ausnehmend lang oder sehr kurz.

Auf vergleichbare Werte stieß Klee (1968) bei seinen 150 sorgfältig dokumentierten Fällen: Bei 33 Prozent der Patienten waren die Intervalle kürzer als ein Monat, bei 20 Prozent lagen vier bis acht Wochen zwischen den Anfällen, bei 26 Prozent bis zwölf Wochen und bei den verbleibenden 21 Prozent drei Monate oder mehr. Diese Ergebnisse entsprechen meiner eigenen Erfahrung mit den Häufigkeitsmustern klassischer Migränen. Zu betonen ist allerdings, daß grobe Häufigkeitsangaben dieser Art vieldeutig oder sogar bedeutungslos werden, wenn man nicht zuvor Effekte periodisch wiederkehrender äußerer Umstände oder emotionaler Befindlichkeiten, die eine Migräne auslösen können, sorgfältig ausschließt. Wir werden auf einige Determinanten einer solchen «Pseudoperiodizität» später zurückkommen.

Wenn man die Effekte von Zufallsbedingungen ausschließt, neigen einfache Migränen zu dichterer Aufeinanderfolge als klassische Migränen. Schwer betroffene Patienten mit einfacher Migräne können zwei oder mehr Anfälle wöchentlich haben, was im Fall einer klassischen Migräne höchst ungewöhnlich wäre. Nebenbei bemerkt, sehr häufig auftretende, periodische einfache Migränen haben die auffallende Tendenz, nachts zu beginnen. Patienten mit nur einem Anfall von periodischer einfacher Migräne im Monat (wie in dem zu Beginn des ersten Kapitels zitierten Fall von Emil du Bois-Reymond) können sich oft relativ glücklich schätzen. Oft, aber keineswegs immer, denn vielfach scheint eine reziproke Beziehung zwischen Häufigkeit und Schwere solcher Attacken zu bestehen – je seltener die Attacken, um so heftiger verlaufen sie. Einer von Liveings Patienten hat diesen Sachverhalt kurz und bündig und mit einem gewissen moralischen Unterton ausgedrückt:

> Ich habe schon lange aufgehört, mir längere Intervalle zu wünschen. Ich weiß, daß mir ein bestimmtes Maß an Leiden zugedacht ist, wie immer es sich auch auf die Zeit verteilt, und es ist mir gleichgültig, ob es regelmäßig kommt oder nicht.*

Zu denselben Befunden kam auch Klee in seiner sorgfältigen statistischen Untersuchung. Die Gesamtschwere der Migräne, so können wir es uns also vorstellen, ist bei vielen Patienten das Produkt von Schwere und Häufigkeit der Attacken, und das «bestimmte Maß an Leiden», von dem Liveings Patient spricht, ein Migräne*volumen*, teilbar durch verschiedene Aliquoten.

Wir können auch den Cluster-Kopfschmerz zu den peri-

* Ähnliches hört man oft von Patienten mit manisch-depressiven Zyklen. Dabei kommt es nicht nur zu zyklischen physiologischen und chemischen Veränderungen im Körper, es laufen auch *moralische Zyklen* ab, mit einer Befreiung vom harten Diktat des Gewissens in Hochstimmungsphasen und einer Überdimensionierung des Gewissens in den depressiven Phasen des Selbsthasses und der Selbstbeschuldigung. Oft haben die Betroffenen das Gefühl, mit der Depression für die Manie zu zahlen. Ähnlich gibt es Migränepatienten, die nach einer längeren schmerzfreien Zeit einen besonders bösartigen Anfall erwarten.

odischen Migränen zählen, vorausgesetzt, wir betrachten das gesamte, möglicherweise aus hundert Einzelattacken von migränöser Neuralgie bestehende Cluster als einen einzigen, monströsen Migräneanfall. Das Intervall zwischen zwei Clustern ist erheblich länger als das zwischen Anfällen von einfacher oder klassischer Migräne: Es reicht von drei Monaten bis zu fünf Jahren und beträgt im Durchschnitt wohl etwa ein Jahr. Manche Cluster, das sei hinzugefügt, treten fast auf den Tag genau in jährlichen Intervallen auf.

Manchmal trifft man auf geradezu bizarre Intervallmuster, etwa beim folgenden – in meiner Praxis einmaligen – Fall mit periodischen Clustern von einfachen Migränen:

Fall 52 Dieser 55jährige Mann von ausgeglichenem Gemüt wird seit neunzehn Jahren jährlich von einer einfachen Migräne förmlich «belagert». Vier bis sechs Wochen lang setzen ihn dann fast tägliche, sehr schwere und zehn bis zwölf Stunden andauernde Attacken außer Gefecht. Kennzeichnend für diese Attacken sind beidseitige vaskuläre Kopfschmerzen, schwere Übelkeit, wiederholtes Erbrechen und etliche weitere vegetative Symptome, wie wir sie im Rahmen einer migränösen Neuralgie nicht finden. Die Belagerung beginnt und endet plötzlich und ohne ersichtlichen Grund. Für den Rest des Jahres bleibt der Patient dann von der Migräne verschont.

Den unregelmäßigsten Mustern des Auftretens von Anfällen begegnet man bei manchen Patienten mit klassischer Migräne, insbesondere mit isolierten Migräne-Auren. Ich selbst habe eine Reihe von Patienten behandelt, die sechs, zwölf oder dreißig Monate beschwerdefrei waren, um dann unvermittelt eine «schlimme Periode» mit drei oder vier Attacken in schneller Folge zu erleiden (ähnliche Kopfschmerzen haben auch manche Epileptiker).

Immunität zwischen den Anfällen

Auf jeden schweren Anfall von periodischer Migräne folgt charakteristischerweise eine Zeit vollkommener Immunität gegen weitere Attacken*, wie sie auch du Bois-Reymond kannte: «Nach der Attacke kann ich mich eine gewisse Zeit ungestraft Einflüssen aussetzen, die zuvor unweigerlich zu einem Anfall geführt hätten.»

Die Immunität schwächt sich allmählich ab, und entsprechend nimmt die Wahrscheinlichkeit einer nächsten Attacke zu. Nach der Zeit absoluter Immunität können starke Reize einen Anfall auch verfrüht auslösen. In der Phase abnehmender, relativer Immunität reichen dann in zunehmendem Maße bereits geringfügige Reize, um den bevorstehenden Anfall mit Macht hereinbrechen zu lassen. Doch ist die Attacke schließlich «fällig» (oder schon etwas überfällig), setzt sie – mit oder ohne Trigger – explosionsartig ein.

Ähnliche Zyklen von Anfälligkeit für und Immunität gegen Attacken findet man oft auch bei Patienten mit idiopathischer Epilepsie und Asthma. In allen diesen Fällen muß man sich – auf einer jeweils anderen Zeitskala – dieselbe Form von stufenweiser Refraktärentwicklung und plötzlicher Entladung vorstellen, wie sie für alle biologischen Zyklen, von den Millisekunden-Intervallen der Nervenimpulse bis hin zum jährlichen Wechsel von Laub und Fell, kennzeichnend ist.

* Dem vielleicht dramatischsten Beispiel von postiktaler Immunität begegnen wir im Kontext von Cluster-Kopfschmerzen. Während des Clusters können Patienten überaus empfindlich auf Alkohol reagieren, während sie unmittelbar danach auch größere Mengen problemlos vertragen. Die sich erneut einstellende Alkoholüberempfindlichkeit und leichte Attacken aufgrund von Alkoholgenuß kündigen dann noch vor jeder spontanen Schmerzattacke das Nahen eines weiteren Clusters an.

Die Vorboten des Anfalls

Periodische Migränen kündigen sich – insbesondere, wenn sie selten auftreten und schwer verlaufen – im allgemeinen deutlicher als andere Migräneformen durch klar abgegrenzte Prodrome an: periodische einfache und klassische Migränen durch Ruhelosigkeit, Verstopfung, Flüssigkeitsretention etc., Cluster-Attacken zuweilen mit einem eigenartigen Brennen oder lokalen Mißempfindungen (wie in Fall 7). Patienten mit extrem seltenen, schweren Attacken berichten auch von anderen physiologischen Vorboten, die dem Anfall vorausgehen wie seismische Störungen einem großen Erdbeben. Ein Patient (Fall 16) mit klassischen Migränen im Abstand von ein bis zwei Jahren sieht vor jedem Anfall zwei oder drei Tage lang leuchtende Punkte durchs Gesichtsfeld huschen. Andere Patienten leiden ein, zwei Tage vor ihren seltenen Attacken, wie auch manche Epileptiker, an – vornehmlich nächtlichen – myoklonischen Zuckungen.

Pseudoperiodizität

Periodische Migränen, so habe ich etwas willkürlich behauptet, sind Ausdruck eines dem Nervensystem inhärenten zyklischen Prozesses. In der Praxis kann es recht schwierig sein, die Auswirkungen einer angeborenen neuronalen Periodizität eindeutig von anderen inneren (physiologischen oder emotionalen) oder unerkannten äußeren Zyklen abzugrenzen. Ich will diese Ambiguität an einigen klinischen Beispielen veranschaulichen.

Einer meiner Kollegen leidet an migränöser Neuralgie, und wie er versichert, wecken ihn die Anfälle jede Nacht pünktlich um drei Uhr morgens, er könnte seine Uhr danach stellen. Sollen wir das nun einem idiosynkratischen, zirkadianen Zyklus seines Nervensystems zuschreiben oder einem verborgenen unbekannten physiologischen Rhythmus an anderer Stelle in seinem Körper oder dem Schlagen einer entfernten Uhr, auf das der Organismus mit der Migräne als konditioniertem Reflex reagiert, oder besteht ein Zusammenhang mit einer dunklen Kindheitserinnerung (dem Erleben der Urszene) zu dieser gefährlichen Stunde? Einer meiner Patienten (Fall 10), der viele Jahre an monatlichen Anfällen von klassischer Migräne litt, an deren Stelle hin und wieder eine abdominelle Migräne oder eine schwere Affektstörung trat, berichtete, daß seine Attakken immer bei Vollmond auftraten, und belegte dies anhand eines sorgfältig geführten Tagebuches. Als er mir seine Geschichte erzählte, kamen mir die Worte von Willis über «die großen Aspekte von Sonne und Mond» als Determinanten der Migräne in den Sinn. Dieser Patient schien von seinen lunaren Migränen geradezu besessen, doch ob nun der Mond die Migräne und die Migräne die Besessenheit oder die Besessenheit die Migräne verursachte, blieb mir verschlossen. Analog den Jahrestag-Neurosen gibt es «Jahrestag-Migränen», und auch ihnen ist eine unheimliche Periodizität eigen. Ich denke in diesem Zusammenhang an eine Patientin, eine Nonne, die jedes Jahr am Karfreitag einen Anfall von klassischer Migräne erlitt – eine zeitgemäße Variante der Osterstigmata. Persönliche Jahrestage – Geburtstag, Hochzeitstag, der Jahrestag eines Unglücks oder eines traumatischen Erlebnisses – bestimmen nicht selten den Rhythmus von streng periodischen Migränen und anderen funktionellen Krankheiten.

Es ist eines der wiederkehrenden Themen dieses Buches, daß sich ein Migränegeschehen auf vielen Ebenen gleichzeitig abspielt und daß sein Mechanismus auf jeder beliebigen Ebene in Gang gesetzt werden kann. Wenn auch das auslösende Moment periodischer idiopathischer Migränen neuronaler Natur ist, müssen wir doch von der Möglichkeit gleichermaßen effektiver Trigger-Mechanismen auf vielen anderen Ebenen ausgehen – von lokalen segmentalen Reflexen mit ticartiger Sensitivität bis hin zu sich wiederholenden Reizen auf höchster Ebene in Form von zwanghaften Erwartungen, stetig wiederkehrenden Phantasien etc. Ob das Uhrwerk ursprünglich (wie bei allergischen Reaktionen) auf zellulärer oder molekularer Ebene, auf der Ebene zerebraler Periodizitäten oder auf der Ebene von Motivation und Affekt seine Impulse gab, kann im weiteren Verlauf völlig bedeutungslos sein, da sich die Periodizität der Attacken schließlich auf jeder funktionalen Ebene *festsetzt* und Teil von ihr wird. Solche Überlegungen drängen sich insbesondere im Zusammenhang mit menstruellen Migränen auf. In diesem Fall ist es sinnvoll, die Migräne nicht als Reaktion auf einen einzelnen isolierten «Faktor» zu sehen, sondern als Widerspiegelung zahlreicher simultaner Periodizitäten – auf hormonaler Ebene, auf der Ebene grundlegender physiologischer und biologischer Periodizitäten *und* auf der Ebene gleichzeitig bestehender Affekte und Motive. Nötigenfalls, so steht zu vermuten, kann jede einzelne dieser Ebenen das periodische Muster fortsetzen, wie die folgende Fallgeschichte zeigt:

Fall 74 Diese 68jährige Frau litt seit dem einundzwanzigsten Lebensjahr ausschließlich an menstruellen Migränen. Dieses Muster blieb auch nach der Menopause dreißig Jahre später unverändert; die Attacken traten weiterhin in achtundzwanzig- bis dreißigtägigen Intervallen auf.

Schlußfolgerungen

Die in diesem Kapitel betrachteten Migräneformen illustrieren beispielhaft Willis' Begriff der «Idiopathie», der plötzlichen Explosionen in einem aufgeladenen Nervensystem. Liveings Metapher «Nervengewitter» trifft den Sachverhalt genau, denn mit diesem Bild drängt sich die Vorstellung eines langsamen Aufbaus von Kräften und Spannungen im Nervensystem, der plötzlichen elektrischen Entladungen und der nachfolgenden Heiterkeit und Klarheit geradezu auf.

In Anfällen diesen Typs stellt sich die gesamte Migräne –

vom ersten Aufflackern der Aura oder der ersten Andeutung einer prodromalen Erregung bis hin zu den letzten Nachbeben nach Auflösung der Attacke – als integrale Einheit dar. Sie ist, wenn man so will, ein vorgeformtes und vollständiges Ganzes mit einer unwiderstehlichen Neigung, ihren Lauf zu nehmen, bis sie erstirbt und den Weg frei macht für den Aufbau eines neuen (wenn auch vorübergehenden) physiologischen Gleichgewichts. Periodische und paroxysmale Migränen sind ebenso schwer abzuwenden wie vorzeitig abzubrechen, stellen aber andererseits eine längere Zeit der Immunität in Aussicht. Sie verlaufen in ihrer Symptomatik so stereotyp wie keine andere Migräne, sind äußeren Einflüssen am wenigsten zugänglich und weniger als andere Migränen von emotionalen Untertönen und Strategien gefärbt. Sie werden abrupt und vollständig *ausgefällt* aus einer physiologischen Lösung, vergleichbar der spontanen Kristallisation in einer übersättigten Lösung. Sie markieren Höhepunkt und Ende einer physiologischen Jahreszeit; die Attacke ist aufgesprungen wie eine reife Frucht, die ihren Samen freigibt, und der Zyklus kann von neuem beginnen.

Postskriptum (1992)

Willis spricht von «Explosion», Liveing von «Nervengewitter», Gowers von «Krampfartigkeit» – all das sind Bilder der Instabilität, der Krise und des Ausnahmezustands, Bilder überaus kritischer Zustände oder Konfigurationen im Nervensystem, des Punktes, an dem der geringfügigste Reiz zur Katastrophe führen kann. Den Gedanken solcher kritischer Zustände oder Punkte hat als erster James Clerk Maxwell in den siebziger Jahren des achtzehnten Jahrhunderts formuliert. Er beschreibt die Explosion von Schießbaumwolle und fährt dann fort:

All diese Fälle haben eines gemeinsam – das System besitzt ein bestimmtes Maß an potentieller Energie, das sich in Bewegung umwandeln läßt, doch diese Transformation kann nicht beginnen, bevor das System nicht eine bestimmte Konfiguration erreicht hat, zu deren Erlangung es eines bestimmten Arbeitsaufwandes bedarf, der in bestimmten Fällen unendlich klein ist und im allgemeinen in keinem bestimmten Verhältnis zu der Energie steht, die als Folge dieser Arbeit frei wird. Zum Beispiel der Fels, der – vom Frost gelockert – nur noch auf einem einzigen Punkt balanciert, der winzige Funke, der den großen Wald entzündet... Jede Existenz oberhalb einer bestimmten Ebene hat ihre singulären Punkte... Das sind die Punkte, an denen Einflüsse, deren physikalische Größe so winzig ist, daß man sie nicht erfassen kann... Ergebnisse von größter Bedeutung hervorbringen können.

Ähnliche Überlegungen drängten sich mir auf, wenn ich Patienten bat, Daten und Verläufe ihrer Migränen schriftlich festzuhalten. Solche Tagebücher können bestimmte (und oft überraschende) *Ursachen* der Migräneattacken zutage fördern (Kapitel 8), doch ebenso häufig enthüllen sie auch, daß die Situation nichts mit Ursache und Wirkung, sondern mit *Provokation* zu tun hatte – an einem bestimmten Punkt wurden Anfälle von Reizen in Gang gesetzt, die zu anderer Zeit ohne Relevanz und Wirkung geblieben wären. Unendlich kleine Ereignisse, die als solche bedeutungslos waren, konnten Attacken auslösen, konnten bedeutsam werden, sobald das System «eine bestimmte Konfiguration» erreicht hatte, Maxwells «singulären Punkt». Hier bricht die lineare Beziehung zwischen Reiz und Reaktion ab, und das Geschehen läßt sich nicht mehr im begrifflichen Rahmen von Ursache und Wirkung fassen – wenn das System einen kritischen Punkt überschreitet, wird sein Verhalten nichtlinear. Doch daß wir keine Beziehung zu bestimmten Ursachen mehr herstellen können, heißt nicht auch, daß Migräneattacken zufällige Ereignisse sind. Wir müssen uns vielmehr das Verhalten, die zeitliche Geometrie des gesamten, sehr komplexen «dynamischen» Systems ansehen. Wie im Postskriptum zu Kapitel 1 erwähnt, kann es wichtig sein, die

Entwicklung einzelner Anfälle im Rahmen ihrer Gesamtdynamik als komplexe Systeme zu beobachten – und dasselbe gilt, in vielleicht noch größerem Maße, für das Auftreten von Attakken, für «das Raum-Zeit-Kontinuum», um mit Dr. Gooddy zu sprechen, «das der Migränepatient sowohl erleidet als auch erschafft».

8

Umstandsbedingte Migräne

In diesem Kapitel geht es um Umstände und Bedingungen, die Migräneattacken auslösen können. Ich werde mich dabei an dieser Stelle auf *akute, vorübergehende Zustände* beschränken, die als solche einen einzelnen Migräneanfall hervorrufen können, und behalte die Darstellung der chronischen umstandsbedingten Provokation von Anfällen dem folgenden Kapitel vor. Die Daten entstammen überwiegend den Aufzeichnungen sehr zuverlässiger Patienten, die gelernt haben, das Auftreten ihrer Anfälle aufmerksam zu verfolgen, darüber Tagebuch zu führen und sich ihrer Anfälligkeit gegenüber wie neutrale Beobachter zu verhalten. Ergänzt habe ich dieses Material hier und da durch experimentelle Beobachtungen, die unter kontrollierten Bedingungen gemacht wurden. Doch einmal mehr sei betont, daß wir auf eine Eins-zu-eins-Beziehung zwischen Umständen und Anfall nicht hoffen können. Zwischen beiden besteht allenfalls eine allgemeine Tendenz.

Die Umstände, mit denen wir es zu tun haben, sind so vielfältig und zahlreich, daß wir irgendeine Form der Klassifikation brauchen, um sie darstellen zu können. Die verwendeten Kategorien erheben nicht den Anspruch, wissenschaftlichen Maßstäben zu genügen. Im Interesse größerer Anschaulichkeit habe ich mir auch die Freiheit genommen, mich hin und wieder der Umgangssprache zu bedienen.

Arousal-Migränen

Als Arousal-Migränen bezeichne ich Anfälle, die unter Umständen auftreten, die den Organismus aktivieren, erregen, ärgern und unangenehm reizen.* Dazu gehören Licht oder Lärm, Witterungsunbilden, körperliche Betätigung, Aufregung, ein starkes Gefühl, körperliche Schmerzen und die Wirkung bestimmter Medikamente oder Drogen. Als *innere* Reizbedingungen mit der häufigen Folge einer Migränereaktion gehören auch die Erregungszustände migränöser Prodrome und Auren hierher. Diese Aufzählung erhebt keinerlei Anspruch auf Vollständigkeit.

Licht und Lärm

Viele Patienten berichten, daß ihnen oft grelles Licht und durchdringender Lärm eine Migräne bescheren. Dabei betonen sie gewöhnlich die Intensität und Dauer der auslösenden Situation, ihre Unerträglichkeit, den Ärger, der der Attacke vorausgeht, und den expliziten Wunsch, der Situation zu entfliehen und einen ruhigen Ort mit gedämpftem Licht aufzusuchen. Solche Patienten setzen oft auch im Behandlungszimmer die Sonnenbrille nicht ab, und einige von ihnen sprechen von «Photophobie». Überfüllte Badestrände mit einem sonnenüberglänzten Meer und die grelle Beleuchtung in Maschinenhallen sind ein häufiger Grund zur Klage. Andere Patienten klagen über eine spezifische Empfindlichkeit gegenüber Kinofilmen und Fernsehen.

Im letzteren Fall geht es um flackerndes Licht als hochspezifischen Auslösefaktor. Bei einem solchen Geschehen ist der

* Viele analoge Reaktionen, zum Beispiel Heuschnupfen, werden durch eine ähnliche Vielfalt erregender Umstände ausgelöst. Sydney Smith erzählt von sich selbst in diesem Zusammenhang: «Die Schleimhaut ist so empfindlich, daß Licht, Staub, Widerspruch, eine dumme Bemerkung, der Anblick eines Querulanten, überhaupt alles und jedes mich zum Niesen bringt.»

Reaktionsmechanismus vermutlich sehr spezieller Natur, und ich werde ihm im Fortgang dieses Kapitels einen eigenen Abschnitt widmen.

Gerüche

Die zuweilen auftretenden Geruchshalluzinationen während der Migräne-Aura und die häufig sehr intensive Wahrnehmung, Verfremdung und Unerträglichkeit von Gerüchen während der eigentlichen Migräne habe ich schon erwähnt. Beide Phänomene haben zweifellos Anlaß zu etlichen falschen oder irreführenden Falldarstellungen gegeben, die offenbar umgekehrt Gerüche für das Auftreten einer Migräne verantwortlich machen. Doch es gibt auch zuverlässig beobachtende Patienten, die eine spezifische Empfindlichkeit gegenüber bestimmten Gerüchen (oft gegen Teer) oder allgemein eine Empfindlichkeit gegenüber «schlechten» Gerüchen entwickelt zu haben oder von Geburt an zu besitzen scheinen. Über letzteres berichten besonders häufig die farbigen Fallgeschichten der älteren Literatur. So erzählt zum Beispiel Liveing von «einem ehrenwerten Mitglied der Akademie und Krankenhausarzt, der an keiner Post-mortem-Untersuchung teilnehmen kann, ohne augenblicklich zu erbrechen und einen Migräneanfall zu erleiden. Das gleiche geschieht, wenn vergessen wurde, vor seiner Visite die Krankenstationen gründlich zu lüften.» *

Ungünstige Witterungsverhältnisse

Jedes klimatische Extrem, so scheint es, kann bei entsprechend prädisponierten Patienten eine Migräneattacke auslösen oder

* Ich muß in diesem Zusammenhang eine Beobachtung anfügen, die möglicherweise auf viele der seltsameren und idiosynkratischeren Umstände zutrifft, die zuweilen für Migräneattacken verantwortlich gemacht werden: Ein, wie Liveing es nennen würde, «pathologischer Habitus» – ein konditionierter Reflex also – kann eine echte, organisch bedingte Überempfindlichkeit nachahmen. Denken wir nur an Patienten mit «Rosenallergie», die angesichts einer Papierrose zu niesen beginnen.

zumindest dafür verantwortlich gemacht werden. Sturm und Wind sind die klassischen Beispiele, und etliche Patienten fühlen sich als Wetterpropheten und behaupten, aufgrund der Migränen, die sich zu solchen Zeiten bei ihnen einstellen, herannahende Stürme und drohende Gewitter vorhersagen zu können. Eine Kollegin erzählte mir, daß ihre Kindheit in der Schweiz zu gewissen Zeiten von Migränen überschattet wurde, die immer dann – und nur dann – auftraten, wenn die jährlichen Südwestwinde durch Zürichs Straßen fegten.

Patienten mit weniger exotischen Reaktionen neigen bei großer Hitze oder hoher Luftfeuchtigkeit zu Migränen. Doch hier sind die Witterungsbedingungen vielleicht nur die mittelbaren Auslöser, da sie zu Lustlosigkeit und Schlappheit führen, die dann ihrerseits das Auftreten der Migräne begünstigen.

Bewegung – Erregung – Emotion

Heftige körperliche Betätigung (die ihrem Wesen nach Elemente physischer und psychischer Erregung einschließt) wird von jüngeren Patienten oft als alleiniger Auslöser der Migräne genannt. Charakteristischerweise stellt sich der Anfall kurz *nach*, nur sehr selten dagegen während der körperlichen Anstrengung ein. Erinnern wir uns an den Patienten (Fall 25, S. 169), dessen Anfälle klassischer Migräne (verbunden mit fazioplegischen Attacken) ausschließlich nach anstrengenden Geländeläufen auftraten.

Mehr als alle anderen akuten Umstände sind *heftige Emotionen* dazu angetan, Migräneanfälle hervorzurufen, und insbesondere Patienten mit klassischer Migräne erleben sie als überwiegenden Auslöser ihrer Attacken. Liveing schreibt: «Welcher Art die Emotion ist, scheint keine große Rolle zu spielen, nur stark muß sie sein.» Hier können wir, wie ich glaube, differenzieren: In der Praxis zeigt sich, daß es zumeist plötzliche *Wut* ist, die einen Anfall auslöst, wenngleich bei jüngeren Patienten auch *Furcht* (Panik) diese Wirkung haben kann. Ebenso kann auf plötzliche *Hochstimmung* (einen

Augenblick des Triumphes oder ein unerwartetes Glück) ein Anfall folgen.

Diese Reaktionen haben etwas Paradoxes: Sie halten die Betroffenen auf dem Höhepunkt der Erregung oder unmittelbar nach Überschreiten dieses Höhepunktes gleichsam an. Es gibt eine Vielzahl klinischer Parallelen, von denen einige «alternativ» zur Migräne auftreten können. Als äußerst akute Reaktionen sind hier insbesondere Narkolepsie und Kataplexie zu nennen (zu denen es häufig in Reaktion auf Wut, Orgasmus und freudige Erregung kommt), ebenso Ohnmachtsneigung, vagovasale Synkope und hysterischer Stupor («In-Ohnmacht-Fallen») als Reaktion auf einen plötzlichen – angenehmen oder unangenehmen – emotionalen «Schock» und in pathologischerem Kontext die Reaktionen des «Erstarrens» (wie sie Parkinson-Patienten zeigen) und des «Blockierens» (bei Schizophrenen). Reaktionen dieses Typs finden wir nicht nur beim Menschen. Mit einer Vielzahl analoger und homologer Erscheinungen im Tierreich werden wir uns in Kapitel 11 beschäftigen.

In allen Fällen sind die auslösenden Emotionen, um eine Bezeichnung von James Joyce zu verwenden, «kinetischer» Art: Sie steigern das Erregungsniveau des Organismus und veranlassen ihn in der Regel zum Handeln (zum Kämpfen, zur Flucht, zu Freudensprüngen, zum Lachen etc.). Im Gegensatz dazu äußern sich «statische» Emotionen (Grauen, Schrecken, Mitleid, Ehrfurcht etc.) in Unbeweglichkeit und Schweigen und brauchen viele Stunden, bis sie durch Lysis oder Katharsis abklingen. Statische Emotionen lösen nur äußerst selten eine Migräne aus.

Wir können zwei *Stile* des Spannungs- oder Emotionsabbaus unterscheiden: den (verbalen, somatischen oder viszeralen) Ausstoß, der den Spannungszustand unverzüglich beendet, und ein allmähliches Abflauen, eine Lysis, die – wenn auch langsamer – zum selben Ziel führt: Tränen statt Lachen, Sankt-Elms-Feuer statt Funken.

Erwähnt sei noch, daß manche Patienten das Pech haben, unmittelbar nach dem *Orgasmus* einen Migräneanfall zu erleiden (Fall 2 und Fall 55, S. 165 beziehungsweise 260).

Und schließlich kann, wie wir bereits wissen, der gesamte Zyklus von Erregung und Hemmung ein Eigenleben gewinnen und so internalisiert werden, daß Aura oder Prodrom zum Migräne-Auslöser werden.

Schmerz

Von Muskeln oder Haut ausgehende Schmerzen erregen uns meist körperlich und seelisch. Viszeraler Schmerz (in Eingeweiden, Gefäßen etc.) hat im allgemeinen die gegenteilige Wirkung: Er führt zu Übelkeit, Passivität etc. Beide Arten von Schmerz können, wenn auch durch unterschiedliche Mechanismen, eine Migräne auslösen. Bestes Beispiel für ersteren Mechanismus ist vielleicht die akute (Muskel-)Verletzung bei einem körperlich aktiven Menschen, der sich – vom Schmerz erregt, verärgert und frustriert – zusätzlich zu seinen anderen Problemen noch einen Migräneanfall einhandelt. Mit den Auswirkungen viszeraler Schmerzen werden wir uns später befassen.

Der Frage, wie sich Medikamente und Drogen auf die Migräne auswirken können, werden wir in einem eigenen Abschnitt dieses Kapitels nachgehen.

Ermattungsmigränen und «Crash»-Reaktionen

Mit diesen Neologismen bezeichne ich Migränen, die als Folge von Erschöpfung, Entkräftung, medikamentöser Ruhigstellung, Passivität, Schlaf etc. auftreten. Viele dieser Zustände sind völlig normal und physiologisch verbunden mit Zuständen angenehmer Sattheit und Befriedigung, genußvoll-entspannter Schläfrigkeit und erholsamem Schlaf. Doch ist die physiologische Reaktion intensiver und auf unangenehme Weise affektiv gefärbt, haben wir es mit einer Ermattungsreaktion der einen oder anderen Art zu tun. Ermattungsreaktionen sind also Übersteigerungen und Travestien friedvoller und geruhsamer Zustände.

Essen und Fasten

Nach einer guten Mahlzeit fühlen wir uns gesättigt und zufrieden und sind ein wenig träge und schläfrig, während unser Organismus in die stille Aktivität des Verdauens verfällt. Bei näherem Hinschauen zeigt sich eine Vielzahl postprandialer Reaktionen:

> Vergegenwärtigen wir uns das parasympathische Geschehen bei einem alten Mann, der nach dem Essen ein Schläfchen hält. Sein Herz schlägt langsam, sein Atem geht aufgrund einer Verengung der Bronchien etwas röchelnd; seine Pupillen sind eng; etwas Speichel rinnt aus seinem Mundwinkel. Mit dem Stethoskop hören wir laute Darmgeräusche (Burn 1963).

Eine unappetitliche, fast auf Swiftsche Weise bloßstellende Beschreibung eines liebenswerten alten Herrn, der sich nach dem Essen einen Verdauungsschlaf gönnt.

Stellen wir uns nun dieselben physiologischen Reaktionen verstärkt, verzerrt und zu symptomatischem Geschehen gewandelt vor. Wir erkennen dann folgende drei Ermattungssyndrome: «Verdauungsstörung», «Dumping-Syndrom» und «postprandiale Migräne». Das erste, so könnten wir sagen, ist die Folge eines überfüllten Magens, das zweite die einer akuten Hypoglykämie – wenn auch beide Erklärungen fragwürdig sind. Phänomenologisch sind sie jedoch allesamt Parodien oder pathologische Variationen der gewöhnlichen postprandialen Trägheit und der damit verbundenen vegetativen Prozesse.

Auch das *Fasten* kann bestimmte pathologische Reaktionen auslösen. Daß wir einige Stunden nach unserer letzten Mahlzeit etwas unruhig werden und an das nächste Essen denken, das heißt Appetenzverhalten und Arousal zeigen, ist normal. Ist keine Nahrung in Sicht und müssen wir weiter fasten, fühlen wir uns früher oder später schwach und entkräftet oder kollabieren. Bei einigen Patienten fällt nach einer bestimmten Zeit des Fastens der Blutzuckerspiegel unter ein ausreichendes Niveau. Und ein kleiner, aber bestimmter Prozentsatz von Patienten reagiert unter diesen Umständen mit einer Migräne.

Fall 54 Diese 47jährige Frau litt drei- bis fünfmal monatlich ohne ersichtlichen Grund an einfacher Migräne. In der Hoffnung, auf diese Weise auf einen bisher übersehenen Auslöser zu stoßen, wurde sie angehalten, ein Tagebuch zu führen. Die Anfälle, so zeigte die Analyse des Tagebuches beim nächsten Arztbesuch, traten zumeist dann auf, wenn sie das Frühstück ausgelassen hatte. In einem verlängerten Glukosetoleranztest sank ihr Blutzuckerwert innerhalb von fünf Stunden auf 44 Milligramm pro Deziliter. Die Patientin war blaß, schwitzte und klagte über Kopfschmerzen. Weitere Untersuchungen bestätigten die Diagnose einer «funktionellen Hypoglykämie». Der Patientin wurde geraten, ein reichhaltiges Frühstück zu sich zu nehmen und gesüßten Orangensaft auf ihrem Nachttisch bereitzuhalten. Danach war sie nahezu beschwerdefrei.

Hitze und Fieber

Auf sommerliche Hitze reagieren wir normalerweise mit Trägheit und Schwitzen. Bei Fieber kommen Krankheitsgefühl und möglicherweise auch Kopfschmerzen hinzu. Viele Migränepatienten reagieren auf thermale Reize überempfindlich und neigen bei Hitze oder Fieber zu Migräneattacken. Eine leichte «Grippe» oder eine fieberhafte «Erkältung», für die meisten von uns eine triviale Angelegenheit, kann bei entsprechend anfälligen Patienten eine Migräne auslösen, die sie völlig außer Gefecht setzt.

Passive Bewegung

Sanfte passive Bewegung wirkt normalerweise beruhigend und einschläfernd – darum kann man ein Baby in den Schlaf wiegen. Etliche Menschen reagieren auf passive Bewegung (und direkte vestibuläre Reizung) jedoch in für sie unerträglichem Maße überempfindlich. Viele von ihnen leiden als Kinder oder auch als Erwachsene an schwerer «Bewegungskrankheit» (mit Übelkeit, Erbrechen, Blässe, kaltem Schweiß etc.). Treten zusätzlich noch Kopfschmerzen auf, haben sie eine Bewegungsmigräne. Eine überstarke Reaktion auf vestibuläre Reizung ist vielleicht eine der häufigsten, ganz sicher aber eine der beeinträchtigendsten Idiosynkrasien vieler Migränepatienten und schließt die Betroffenen von vielen einfacheren Freuden des Lebens aus: Als Kinder können sie nicht schaukeln, als Jugendliche nicht Achterbahn fahren, und ihr Leben lang bleiben ihnen Bus-, Zug-, Schiffs- oder Flugreisen verwehrt. Wesentlich für diese Reaktionen ist *Passivität* und passive Reizung: Selbst Patienten mit ungewöhnlich starker Kinetose-Anfälligkeit haben zumeist keinerlei Probleme, ihr Auto, Boot oder Flugzeug selbst zu steuern.

Erschöpfung

Nach einem harten Arbeitstag sind wir normalerweise angenehm müde. Bei entsprechend veranlagten Patienten kann sich als pathologische Variante Erschöpfung, Kollapsneigung und manchmal auch Migräne einstellen. Ähnlich sind manche Menschen unfähig, ein Schlafdefizit zu ertragen, das die meisten von uns problemlos überwinden. Schlafmangel kann bei anfälligen Patienten sehr leicht eine Migräne oder migränoide Reaktion und nicht selten auch verwandte Reaktionen, insbesondere eine Narkolepsie, auslösen. Kommen neben einer sonst erträglichen Müdigkeit und einem nicht weiter beeinträchtigenden Schlafdefizit noch andere Faktoren – etwa Krankheit, Durchfall, Fasten etc. – ins Spiel, ist leicht ein kritisches Ausmaß der Erschöpfung erreicht, das dann mit großer Wahrscheinlichkeit in die Ermattungsreaktion führt. Parry (der an isolierten visuellen Auren litt) schreibt dazu: «Große Müdigkeit, besonders in Verbindung mit acht- bis zehnstündigem Fasten... kann sie auslösen... ebenso die Erschöpfung nach einem heftigen Durchfall.»

Reaktionen auf Medikamente und Alkohol

Die Beziehung zwischen Reaktionen auf Medikamente oder Alkohol und Migräne habe ich bereits mehrfach angesprochen und in diesem Zusammenhang etwa «Kater», abnorme Reserpinreaktionen etc. erwähnt. Auch diese Reaktionen sind Übersteigerungen und Entstellungen normaler physiologischer Vorgänge. Jeder fühlt sich nach einem bestimmten Quantum Alkohol müde oder etwas krank, aber starke Übelkeit, eine einfache Migräne oder ein Anfall von migränöser Neuralgie nach einem einzigen Drink sind unverhältnismäßig und Zeichen der abnormen Reaktivität, mit der viele Migränepatienten leben müssen, ob sie ihr Verhalten nun danach ausrichten, dagegen ankämpfen oder es darauf ankommen lassen. Auch die Neigung zu übermäßig starken «Katern» ist Folge einer pathologischen Reaktivität und nicht selten der erste Hinweis darauf, daß wir es mit einem Migränekandidaten zu tun haben.

Neben dem Alkohol gibt es eine ungeheure Vielzahl blutdrucksenkender Medikamente, von denen einige für bestimmte Patienten bekanntermaßen gefährlich sind. Besonders berüchtigt ist in dieser Hinsicht das *Reserpin*, das in vielen handelsüblichen Präparaten zur Kontrolle von Bluthochdruck eingesetzt wird. Reserpin kann nicht nur eine Migräne provozieren, sondern auch etliche verwandte Reaktionen wie Stupor, Narkolepsie, Schock, Depression und Parkinsonsche Akinese.

Auch Gebrauch und Mißbrauch von *Amphetaminen* gehört in diesen Kontext. Amphetamine führen zu erheblicher Erregungssteigerung der zentralnervösen und peripheren Aktivität, auf die bei nachlassender Wirkung ein entsprechendes «Tief» folgt. Manche Patienten, so haben wir gesehen, vergleichen die Erregungs- und Hemmphasen ihrer Auren spontan mit der Wirkung von Amphetaminen (Fall 67, S. 111, und Fall 69, S. 141 f), und wir werden bei späterer Gelegenheit auf den therapeutischen Einsatz von Amphetaminen bei Migräne zu sprechen kommen (Teil IV). Hier geht es mir um die Neigung zu Migräne und verwandten Reaktionen in der «Tief»-Phase nach

Einnahme einer hohen Dosis von Amphetaminen. Die folgende Fallgeschichte ist ein Beispiel dafür:

Fall 43 Diese 23jährige Patientin litt seit dem neunzehnten Lebensjahr ein- bis zweimal monatlich an einfacher Migräne. Acht Wochen vor ihrem ersten Besuch bei mir hatte sich ihr Zustand zum Schlechten verändert. Sie hatte jetzt täglich Migräneanfälle, die anfangs ineinander übergingen («Migränestatus»). Neuerdings litt sie auch unter starker Müdigkeit, häufigen Narkolepsien, ständigem Tränenfluß, Durchfall und Depression. Ich konnte mir diesen plötzlichen und geheimnisvollen Wandel zunächst nicht erklären und fragte mich, ob wohl irgendeine emotionale Tragödie dahintersteckte, über die sie nicht sprechen wollte. Bei ihrem zweiten Besuch gestand sie, daß sie ritalinabhängig gewesen sei und ein Jahr lang täglich mindestens 1600 Milligramm Ritalin geschluckt habe. Als sie dann abrupt damit aufhörte, stellte sich das oben geschilderte, gräßliche Entzugssyndrom eines depressiven parasympathischen Ermattungsstatus ein.

Situationen nachlassender Spannung

Bekanntermaßen stellen sich Migränen mit Vorliebe «nach dem Ereignis» ein, welcher Art dieses Ereignis auch immer sei. Immer wieder klagen Patienten nach einem Examen, einer Geburt, einem Geschäftserfolg, einer Feier etc. über Migräneanfälle. Ein bekanntes immer wiederkehrendes Muster dieser Art ist die «Wochenendmigräne» (manchmal im Wechsel mit Wochenenddepressionen, Durchfall, «Erkältungen» etc.) in der Phase nachlassender Spannung nach einer hektischen Woche. In Kapitel 9 und in Teil III werden wir uns mit solchen Tendenzen ausführlicher beschäftigen.

Nächtliche Migräne

Patienten sind oft erstaunt, wenn sie erfahren, daß die Migräne sie zuweilen auch im Schlaf überfallen kann, und ihr Erstaunen wächst, wenn man ihnen versichert, das Einhergehen von Schlaf und Migräne sei nicht nur weitverbreitet, sondern geradezu die Regel.

Auf der Grundlage sorgfältiger Anamnesen lassen sich verschiedene Spielarten nächtlicher Migräne unterscheiden. Es gibt Anfälle, die den Patienten mitten in der Nacht aus tiefstem Schlaf reißen, und Anfälle, die im Morgengrauen einen unruhigen Halbschlaf beenden. Manche Attacken verschmelzen mit Träumen (die zuverlässigsten Berichte erhält man von Patienten mit klassischer Migräne, die im zweiten oder Kopfschmerzstadium mit der klaren Erinnerung an eine Mischung von Traumbildern und Skotommustern aufwachen), andere verbinden sich mit Alpträumen (nächtlichen Angstzuständen und Schlafwandeln).*

Ganz besonders sind es die migränösen Neuralgien, die die Betroffenen aus tiefstem Schlaf wecken. Diese Attacken beginnen extrem akut, doch es bleibt keine Erinnerung an Träume vor ihrem Einsetzen zurück.

Die klassische Migräne tritt gelegentlich, die einfache Migräne sehr häufig nachts auf. Ich besitze Aufzeichnungen von mehr als vierzig schwer betroffenen Patienten, deren häufige Attacken *ausschließlich* nachts begannen. Viele dieser Patienten berichten, daß sie in solchen Migränenächten mehr und lebhafter träumen, und über längere Zeit allnächtlich durchgeführte elektroenzephalographische Untersuchungen zeigen einen Zusammenhang zwischen vermehrtem paradoxen Schlaf (REM-Schlaf oder Traumstadium) und Migräneattacken (J. Dexter, 1968; persönliche Mitteilung).

Von Patienten, die zu Alpträumen neigen, erhält man besonders klare Darstellungen der häufigen Verknüpfung von Alpträumen und nachfolgenden Migränesymptomen (zum Bei-

* Es ist nicht ungewöhnlich, daß Patienten von einer Aura träumen oder daß Auraphänomene – offen oder verschleiert – in das Traumgeschehen einfließen. Man sollte Patienten immer nach solchen Traumauren befragen. Über eine persönliche Erörterung mit einer Traumaura berichte ich in ‹*Der Tag, an dem mein Bein fortging*›, eine allgemeine Erörterung solcher Phänomene findet sich in meinem Aufsatz «Neurological Dreams», *MD Magazine*, Februar 1991.

spiel Fall 75). Die Tatsache eines Zusammenhangs ist allerdings klarer als ihre Interpretation. Es ist schwer zu sagen, ob Traum oder Alptraum die Migräne verursachen, von ihr verursacht werden oder einfach eine Reihe klinischer und physiologischer Ähnlichkeiten mit der Migräne aufweisen.

Zudem schließen diese Interpretationen einander keineswegs aus. Wir kennen bereits eine Reihe von Fällen, wo «Dreamy states», delirante Zustände und «Wachalpträume» Komponenten von Migräne-Auren sind, und man mag sich fragen, ob bei sehr konstanter Verbindung von Alpträumen und klassischen Migränen erstere nicht die vorherrschende oder einzige Manifestation einer Aura sind.

Gleichermaßen plausibel ist die Annahme, die starke emotionale und physiologische Erregung während des Traums und Alptraums sei für entsprechend prädisponierte Patienten ein adäquater Auslösereiz für einen Migräneanfall. Einstweilen bleibt uns nur festzustellen, daß die Migräne zweifellos die starke Neigung hat, im Schlaf, vor allem in unruhigen und traumreichen Schlafphasen, aufzutreten.

Resonanzmigräne

In diesem Abschnitt geht es um eine wichtige, hochspezifische, wenn auch eher seltene Form der umstandsbedingten Migräne – um die Auslösung eines Flimmerskotoms durch in bestimmten Frequenzen flackerndes Licht, durch einen bestimmten Typ von visuellen Reizmustern und sogar durch spezifische Bilder und Erinnerungen.*

Flackerndes Licht jeglicher Art – ob es von einer Leucht-

* Ein schönes Beispiel für eine Auroreaktion auf strukturierte und intermittierende visuelle Reizung finden wir bei Liveing. Er erzählt von einem Patienten, dessen Attacken ausschließlich durch den Anblick fallenden Schnees ausgelöst wurden.

oder Fernsehröhre stammt, von einer Kinoleinwand oder einer metallischen Oberfläche reflektiert wird – kann augenblicklich ein Flimmerskotom auslösen, dessen Flimmerfrequenz mit der Frequenz des auslösenden Reizes identisch ist. Wie das Stroboskop beweist, können nur Flackerfrequenzen einer bestimmten engen Bandbreite (zwischen acht und zehn Reizen pro Sekunde) das Flimmerskotom hervorrufen. Derselbe Frequenzbereich, so hat man gezeigt, löst mit großer Zuverlässigkeit bei prädisponierten Patienten auch photomyoklonisches Zucken oder eine echte photogene Epilepsie aus.

Ich habe von einigen Patienten genaue Beschreibungen solcher photogener Skotome bekommen. Am interessantesten ist der Bericht einer Krankenschwester, die auf flackerndes Licht alternativ mit Photomyoklonus und photogener Epilepsie reagierte.

Visuelles Fixieren eines entsprechenden Musters kann ebenfalls wie ein Flackerreiz wirken, so wie es Liveing mehrfach beschrieben hat: «M. Piorry sagt ... er könne das Phänomen des leuchtenden, vibrierenden Kreises beliebig hervorrufen, indem er den Blick starr auf etwas fixiere oder lese.»

Liveing berichtet auch von einem Patienten, dessen Attakken gelegentlich vom Anblick einer gestreiften Tapete oder gestreifter Kleidung ausgelöst wurden. Die fast vollständige Analogie zwischen diesen Phänomenen und photogener Epilepsie und Lese-Epilepsie ist nicht zu übersehen. Bei der photogenen Epilepsie kann das Reizmuster auch ein schnelles Hin- und Herbewegen der Finger vor den Augen sein oder – in einem publizierten Fall – das Auf- und Abhüpfen vor einer Jalousie.

Die Analogie läßt sich noch weitertreiben. Penfield und Perot (1963) beschreiben in einem sehr ausführlichen Bericht über ihre epileptischen Patienten, wie bei manchen von ihnen Anfälle «psychisch», durch lebhafte visuelle Vergegenwärtigung der Umstände ihres ersten Anfalls, ausgelöst wurden. Ähnlich vermerkt Liveing, Sir John Herschel, ein Patient mit «ausschließlich visuellen Migränen», habe behauptet, «es sei bei ihm allein dadurch zu einem Anfall gekommen, daß er seinem Geist erlaubt habe, bei der Beschreibung der Erscheinungen zu verweilen».

Für zweierlei Tatsachen müssen wir eine Erklärung finden: für die *Unverzüglichkeit* der Skotomreaktion und für ihre exakte *Synchronisation* mit dem Flackerreiz. Am ökonomischsten wäre es, diese Phänomene mit einer quantitativen Anpassung oder *Resonanz* innerhalb des Nervensystems nach entsprechender Reizung zu erklären.* Die auslösenden Reize müssen nicht unbedingt visueller Natur sein – schon das Wort «Resonanz» läßt auch an Laute denken. Überempfindlichkeit gegenüber Geräuschen (Phonophobie) ist ein nahezu universelles Merkmal der für viele Migränen so typischen Reizbarkeit, doch hier geht es darum, daß *ausschließlich Laute bestimmter Frequenzen* eine Migräne verschlimmern oder auslösen.

Wir leben in einer zunehmend aggressiven und lauten Umwelt, und was dies für manche Migräniker bedeutet, wissen wir aus sehr klaren Schilderungen. Manche Patienten reagieren sofort auf Reifengeräusche und sagen, es sei das schnelle, dauernde Rattern, das Anfälle provoziere – nicht die Intensität des Lärms, sondern einzig das *Rattern*. Die Kombination von großer Intensität und permanenter Wiederholung macht den Rhythmus von lauter Rockmusik für manche Patienten migränogen, ein Phänomen, das der musikogenen Epilepsie analog ist.

Daß nicht die Intensität oder eine besondere, verhaßte Klangfarbe, sondern ganz spezifisch die *Frequenz* einen Laut oder ein Geräusch unerträglich macht, läßt sich durch Messung der bioelektrischen Potentialschwankungen im Gehirn mittels EEG experimentell überprüfen. Man kann dabei zum Beispiel

* Nach Abschluß des Originalmanuskripts erhielt ich den in früheren Kapiteln zitierten ausführlichen Fallbericht 75 (S. 87 und 143). In diesem Fall wurden migränöse Parästhesien und andere Aurasymptome offensichtlich durch Resonanz mit einem taktilen Oszillationsreiz von angemessener Frequenz ausgelöst.

feststellen, daß Lichtblitze oder hämmernde Geräusche nur in bestimmten Frequenzen eine starke Störung im Wellenmuster verursachen, das heißt, diese erst in eine Synchronie mit dem Reiz treiben und dann eine schwere, paroxysmale zerebrale Reaktion zünden.

Im Gegensatz dazu stellen angenehme, melodiöse Reize Konstanz und Rhythmizität der Wellenmuster schnell wieder her und können die paroxysmale Reaktion klinisch wie elektrisch beenden. Wir sehen sehr deutlich, wie *falscher* Klang – oder «Anti-Musik» – pathogen und migränogen wirkt, während der *richtige* Klang – wirkliche Musik – beruhigend ist und die zerebrale Homöostase unverzüglich wiederherstellt. Diese Effekte sind ebenso auffallend wie grundlegend und erinnern uns an einen Aphorismus von Novalis: «Jede Krankheit ist ein musicalisches Problem – die Heilung eine musicalische Auflösung.»

Eine ähnliche Reaktion – erst «treiben», dann «zünden» – läßt sich auch durch *taktile Reize* auslösen. Ein gutes Beispiel dafür ist Fall 75, jener Kollege, bei dem das Vibrieren eines Motorrades eine Migräne auslöste.

Durch Verzerrungen des Gesichtsfeldes ausgelöste Migränen

Nicht nur ungewöhnliche Rhythmen und Störungen im *zeitlichen* Ablauf können Migränen hervorrufen, sondern auch seltsame Symmetrien und Asymmetrien im *Raum*. Die folgende Geschichte eines begabten Beobachters (Fall 90) ist ein schönes Beispiel für diese eigentümliche räumliche Sensibilität oder Verwundbarkeit mancher Patienten:

> Manchmal beginnen meine Migränen mit Störungen im Gesichtsfeld, manchmal werden sie dadurch ausgelöst, daß mir plötzlich unerwartete Abweichungen und Eigentümlichkeiten ins Auge fallen. Das kann ein schief angenähter Mantelknopf sein. Der ganze Mantel sieht dann schief aus, und das bringt mich ganz durcheinander. Die-

ses Schiefe an meinem Mantel wird dann zu etwas Schiefem oder Verdrehtem in meinem Gesichtsfeld, setzt eine lokal begrenzte Verzerrung in Gang, die sich ausbreitet, bis sie den größten Teil meines Gesichtsfeldes verschlungen hat. Es kann auch irgendwas Schiefes in einem Gesicht sein – ein Tic, eine Grimasse oder ein Spasmus –, irgendeine Asymmetrie. Einmal geschah das, als ich einen Mann mit Bellscher Lähmung sah. Die Wahrnehmung ist Sache eines Augenblicks, aber die räumliche Verzerrung, die sie in Gang setzt, bleibt oft etliche Minuten bestehen.

Klee beobachtet bei schweren Migräne-Auren eigentümliche Formen von «Metamorphopsie» – Verzerrungen der Konturen, Verrückungen innerhalb des Gesichtsfeldes, Mikropsie, Makropsie und dergleichen (siehe S. 129) –, spricht aber nicht von der Möglichkeit der *Induktion* visueller Auren durch die veränderte oder unerwartete Erscheinungsform von Dingen bei manchen Patienten. Wie Künstler besitzen auch Migräniker eine besondere Sensibilität für «Transformationen», Deformationen oder Abweichungen vom Erwartbaren. Für den Migräniker kann eine solche Wahrnehmung eine umfassende topologische Deformation in Gang setzen, ein Escher-ähnliches Drunter und Drüber, eine seltsam verzerrte Welt. Ist sich der Patient der Natur dieser Veränderung bewußt, macht sie ihm keine Angst mehr und kann – wie das vielleicht bei Escher der Fall war – Anreiz zu kreativer Imagination sein.

Weitere umstandsbedingte Migränen

Meine Aufzählung der Umstände, unter denen Migränen auftreten können, ist noch keineswegs abgeschlossen, aber es ist sehr schwierig, den verbleibenden Rest sinnvollen Kategorien zuzuordnen. Folgendes bleibt noch zu erörtern: Migräne in Beziehung zu Ernährung und Dyspepsie; in Beziehung zum Darm, insbesondere zur Verstopfung; in Beziehung zum Menstruationszyklus und zu Hormonen; und in Beziehung zu Allergien. Beschließen werde ich das Kapitel mit einigen Gedanken zur «sympathetischen» Migräne in Beziehung zu obigen Begleiterscheinungen und bestimmten anderen Aspekten der Attacke selbst.

Ernährung, Migräne und der Magen

Viele Patienten, die sich vor oder während der Kopfschmerzen krank fühlen (über Gallen- oder Verdauungsbeschwerden klagen), glauben, daß all ihre Attacken von «etwas, das ich gegessen habe» ausgelöst werden. Damit folgen sie unwissentlich einer Denktradition, die bis in die Antike zurückreicht. Beispielhaft für diese Tradition ist die folgende Passage aus den Abhandlungen Tissots:

> Alle Patienten berichten, daß ihr Magen beim Nahen einer Attacke nicht so päßlich ist wie sonst, daß die Attacken nicht so häufig auftreten, wenn sie auf ihren Magen aufpassen, und daß sie mehr und schwerere Anfälle haben, wenn sie etwas zu sich nehmen, das den Magen verstimmt.
>
> Personen, die an Migräne und Magenverstimmung leiden, fühlen, wie sich die Migräne in dem Maße bessert, wie sich ihr Magen erholt... Fast immer hört der Schmerz in dem Augenblick auf, da sich der Magen seines Inhalts entledigt...

Mit den Schlußfolgerungen, die Tissot aus seinen Beobachtungen zieht, werden wir uns gegen Ende des Kapitels befassen. Einige dieser klinischen Beobachtungen sind zweifellos richtig, die Schwierigkeit liegt in ihrer Interpretation. Daß Magenverstimmungen mit Migräne oder Kopfschmerz einhergehen können, heißt nicht unbedingt auch, daß sie deren Ursache sind.

Über das Für und Wider kann man endlos diskutieren (und hat das in der Vergangenheit auch getan). Ich für meinen Teil halte jede begleitende oder vorhergehende «Magenverstimmung» für einen integralen Teil des Migränekomplexes. Ich kann zwar einem Patienten, der beharrlich behauptet, seine Migränen träten ausschließlich nach dem Genuß von Schinken oder Schokolade auf, letztlich nichts entgegenhalten, doch scheint mir die Interpretation dieses empirischen Faktums außerordentlich heikel zu sein. Ich glaube nicht, daß man eine Migräne jemals auf eine bestimmte Nahrungsmittelempfindlichkeit zurückführen kann, und vermute hinter jeder derartigen Verbindung einen konditionierten Reflex.

Das «China-Restaurant-Syndrom»:
migränogene Nahrungsmittel

Seit der ersten Ausgabe dieses Buches hat mich die Erfahrung gelehrt, daß es spezifische Reaktionen auf Nahrungsmittel tatsächlich geben kann und daß ihnen zumeist ein klar definierter biochemischer Mechanismus zugrunde liegt.

Der Begriff des «China-Restaurant-Syndroms» ist inzwischen sehr geläufig (wenn auch für chinesische Restaurants sehr betrüblich). Viele Menschen, und besonders viele Migräniker, reagieren auf chinesisches Essen mit schweren Störungen. In leichteren Fällen handelt es sich vielleicht nur um ein Krankheitsgefühl mit Frösteln, Blässe, Darmgeräuschen und Übelkeit. In schwereren Fällen kann es zu hochgradiger Entkräftung mit schweren viszeralen und vaskulären Störungen (einschließlich typischer vaskulärer Kopfschmerzen), Verwirrung bis hin zu deliranten Zuständen und starker Ohnmachtsneigung, wenn nicht sogar zu einer echten Ohnmacht kommen. Solche Reaktionen gehören eindeutig ins «Grenzgebiet» der Migräne und haben Ähnlichkeit mit den «migränoiden Reaktionen», den vagovasalen Attacken, Nitritkrisen etc., die ich in Kapitel 2 beschrieben habe. Wir haben es ganz offensichtlich mit einer parasympathischen oder «vagotonen» Reaktion zu tun, und wie wir wissen sind Migräniker dafür besonders anfällig. Glücklicherweise ist nicht jedes chinesische Essen so gefährlich. Das machte allerdings die möglichen Folgen unvorhersagbar, und es vergingen mehrere Jahre, bis man erkannte, daß es sich dabei tatsächlich um ein Syndrom handelte. Und es dauerte weitere Jahre, bis man auf Natriumglutamat als pathogenen Faktor stieß. Natriumglutamat wird sehr häufig (und keineswegs nur in China-Restaurants) als Nahrungsmittelzusatz verwendet (und ist – sogar in der Sojasoße – kein «natürlicher», sondern immer ein künstlicher Zusatz). Es kam – wie so oft bei potientiell toxischen Zusätzen – zu einem gewissen Interessenkonflikt, denn Natriumglutamat dient allein der Geschmacksverbesserung, und die meisten Menschen haben keine Probleme damit. Doch mit zunehmendem Wissen um sein toxisches Potential wird es weniger häufig und in weniger großen Mengen verwendet als vor Entdeckung des Syndroms vor ungefähr zehn Jahren.

Manche Migräniker stellen fest, daß sie noch auf andere Nahrungsmittel besonders empfindlich reagieren – häufig handelt es sich dabei um sehr pikanten *Käse*. Käse gilt (zusammen mit bestimmten anderen Nahrungsmitteln) schon seit den fünfziger Jahren als besonders gefährlich für bestimmte Patientengruppen – vor allem für Personen, die Antidepressiva vom Typ der Monoamin-Oxidase-Hemmer (MAO-Hemmer) einnehmen. Bei solchen Menschen kann der Genuß von Käse und anderen Nahrungsmitteln zu einem plötzlichen und gefährlichen Blutdruckanstieg und anderen vegetativen Reaktionen führen. Das war einer der Gründe dafür, daß man diese als Antidepressiva außerordentlich wirksamen Medikamente durch die sehr viel sichereren, aber (insgesamt) weniger wirksamen «Trizyklika» ersetzte. Pathogener Faktor sind in diesem Fall verschiedene Formen von *Aminen*, insbesondere das *Tyramin*, aber auch andere, die als solche unschädlich sind, doch andere chemische Substanzen dazu aktivieren (oder durch sie dazu aktiviert werden) können, größere Störungen in den biochemischen Kontrollsystemen des Gehirns hervorzurufen, vor allem in den Systemen, die für die vegetative Steuerung zuständig sind. Obwohl Migräniker nicht (wie Patienten, die MAO-Hemmer einnehmen) in Lebensgefahr geraten, ist ihr Toleranzspielraum doch insgesamt geringer als der von Nichtmigränikern.

Eine solche Aussage darf nicht unerläutert bleiben. Nicht alle Migräniker zeigen eine Überempfindlichkeit gegen Natriumglutamat oder Käse etc., sondern nur einige und von denen wiederum einige nur manchmal. Daß Migräniker so spezifisch und selektiv reagieren, läßt vermuten, daß auch in dieser Hinsicht nicht alle Migräniker gleich sind. Möglicherweise gibt es mehrere Untergruppen, die sich auf bestimmte Weise in ihrer Gehirnchemie unterscheiden, so daß manche auf eine Nahrungsmittelsubstanz oder ein Medikament empfindlich (oder mit Besserung) reagieren, während andere derselben Substanz gegenüber mehr oder weniger indifferent sind. Ich werde diese – theoretisch wie praktisch gleichermaßen bedeutsamen – Überlegungen zu einer möglichen chemischen Spezifität an späterer Stelle wieder aufnehmen.

Darmtrakt und Migräne

Einige Patienten favorisieren eine «Magentheorie», andere sind überzeugt vom intestinalen Ursprung ihrer Migräne. Zu dieser Schlußfolgerung gelangten sie, als sie feststellten, daß ihre Anfälle immer mit Darmstörungen, insbesondere mit vorhergehender Verstopfung verbunden sind. Wie die Magen-Patienten stehen auch sie unwissentlich in einer langen Tradition. Man trifft in diesem Zusammenhang auf sehr überzeugende Fälle, zum Beispiel den folgenden:

Fall 4 Ein hochintelligenter 28jähriger Mann, weder durch übersteigerte Moralität noch durch Aberglauben auffallend, leidet seit seiner Kindheit an migränöser Neuralgie mit durchschnittlich vier bis sechs Anfällen im Monat. In der ganzen Zeit kam es weder zu Clustern noch zu Remissionsphasen. Dieser Patient behauptete nachdrücklich, daß jeder Attacke eine zwei- bis dreitägige Verstopfung vorausgehe. Die übrige Zeit sei er frei von Anfällen, und sein Darm arbeite regelmäßig. Seine Migräne widersetzte sich jeder bei migränöser Neuralgie angezeigter therapeutischer Intervention. Etwas verlegen verordnete ich schließlich die regelmäßige Einnahme von Abführmitteln. In den folgenden drei Monaten plagten ihn weder Verstopfung noch Migränen – eine beschwerdefreie Zeit, wie er sie so lange noch nie erlebt hatte.

Wie sollen wir diesen Fall deuten? Daß die Verstopfung tatsächlich integraler Teil der Migräne ist – ihr Prodrom? Daß der träge Darm irgendeinen Faktor produziert, der zur Migräne führen kann (siehe Serotonin-Theorien, Kapitel 11)? Oder daß ein konditionierter Reflex vorliegt? Jede dieser Hypothesen kann richtig sein. Da die Migräne eine so überdeterminierte Reaktion ist, gehen wir wohl am besten davon aus, daß alle drei Vermutungen zutreffen.

Die Migräne in Beziehung zu Menstruationszyklus und Hormonen

Auf die regelmäßigen vegetativen und affektiven Störungen zum Zeitpunkt der Menstruation habe ich bereits im zweiten Kapitel hingewiesen, ebenso darauf, daß 10 bis 20 Prozent der Frauen in gebärfähigem Alter zumindest gelegentlich unter menstruellen Migränen leiden. Von den etwa fünfhundert Frauen mit einfacher Migräne, die ich untersucht habe, litt schätzungsweise ein Drittel zusätzlich zu den sonstigen Attakken auch an menstruellen Migränen. Bei fünfzig meiner Patientinnen trat die Migräne ausschließlich während der Menses auf. Im Gegensatz dazu zeigt die klassische Migräne eine sehr viel geringere Tendenz, mit der Menstruation einherzugehen. Von insgesamt fünfzig Patientinnen mit klassischer Migräne berichteten nur vier von Anfällen während der Menses, und bei keiner von ihnen waren die Attacken auf diesen Zeitraum beschränkt. Die migränöse Neuralgie – bei Frauen ohnehin selten – folgt ihrem eigenen Rhythmus, nicht dem des Menstruationszyklus.

Beobachtungen zur Häufigkeit der Migräne in den verschiedenen Abschnitten eines Frauenlebens gibt es seit der Antike; die Befunde sind bemerkenswert stimmig, ihre Interpretation wiederum schwierig. Auf die Häufigkeit der menstruellen Migräne habe ich ja hingewiesen, doch muß ich dabei betonen, daß die Attacken keineswegs nur prämenstruell auftreten. Viele Frauen erleiden auch während und nach der Menstruationsblutung Migräneanfälle. Festzuhalten ist ferner, daß die menstruelle Migräne zwar gewöhnlich mit der Menopause aufhört, in manchen Fällen aber auch nach der Menopause mit derselben Periodizität fortbesteht (Fall 74, S. 214). Sehr viel seltener, aber unverkennbar sind Migräneattacken in der Mitte des Menstruationszyklus. Man vermutet hier einen Zusammenhang mit der Ovulation. Einfache Migränen sind vor der ersten Menstruation relativ selten, während klassische Migränen häufig bereits in früher Kindheit auftreten. Schwangere Frauen erleben oft – vornehmlich in der zweiten Hälfte oder im letzten Drittel der Schwangerschaft – eine drastische Remission ihrer Migräne. 80 bis 90 Prozent aller Frauen mit einfacher Migräne können während der ersten Schwangerschaft ziemlich sicher mit einer derartigen Remission rechnen, ein kleinerer Teil auch in nachfolgenden Schwangerschaften. Bei klassischer Migräne sind solche Remissionen sehr viel seltener (siehe jedoch Fall 11, S. 140f). Patientinnen, die in den letzten Schwangerschaftsmonaten anfallsfrei waren, erleiden nicht selten ein, zwei Wochen nach der Entbindung eine besonders schwere postpartale Migräne. Und schließlich stellt sich uns heute das Problem der verschiedenen – und auch umstrittenen – Auswirkungen von Hormonpräparaten, insbesondere von Ovulationshemmern, auf die Schwere und Häufigkeit von Migräneattakken.

Dieses Problem ist außerordentlich komplex, denn an den tiefgreifenden Veränderungen der weiblichen Reproduktionsfunktion sind sehr viele Ebenen beteiligt: Es kommt zu lokalen Veränderungen im Uterus und anderen beteiligten Organen, zu spezifischen hormonellen und sehr allgemeinen physiologischen Veränderungen (während der Pubertät, während der Menses, zur Zeit der Menopause) und schließlich zu bedeutsamen psychischen Begleiterscheinungen all dieser Veränderungen. Welche dieser Umstellungen wirkt sich, so müssen wir fragen, bei der Determination des Migränemusters – abhängig vom Lebensabschnitt – am stärksten aus?

In der klassischen Physiologie galten menstruelle Migränen als eine Form der Hysterie. Willis und Whytt sahen den Ursprung dieser Migränen in lokalen Veränderungen des Uterus, wobei sich die Symptome, so stellten sie es sich vor, mittels direkter Organ-zu-Organ-Übertragung oder «Sympathie» im ganzen Körper ausbreiteten. Diese Vorstellung von einer «uterinen Migräne» war noch Mitte des vorigen Jahrhunderts gängige Lehrmeinung. Liveing hat sich mit all diesen Theorien vom lokalen Ursprung der Migräne sehr ausführlich beschäftigt, fand sie den bekannten Fakten nicht angemessen und kam zu dem Schluß: «Ich führe die Manifestationen bestimmter morbider Tendenzen des Systems, sei es in Form der Hysterie, der Migräne, der Epilepsie oder des Wahnsinns, in diesen besonderen Perioden nicht auf eine uterine, zerebrale oder allgemeine Blutfülle während des [menstruellen] Flusses zurück, sondern ... auf eine umfassende periodische Erregung des Nervensystems.» Doch Liveing wußte noch nichts von Hormonen, und vielleicht unterschätzte er die Fähigkeit allgemeiner physiologischer Störungen oder psychologischer Faktoren, die umfassende periodische Erregung des Nervensystems zu modifizieren.

Es sollte nicht schwierig sein, so möchte man meinen, die Rolle hormoneller Einflüsse herauszufinden, indem man die Auswirkungen reiner Hormonpräparate auf Schwere und Häufigkeit von Migräneattacken beobachtet. Und in der Tat gibt es dazu eine ungeheure Menge an Literatur, die sich mit den Auswirkungen verschiedener hormoneller Kontrazeptiva und reiner Hormone – Androgene, Östrogene, Progesteron, Gonadotropine usw. – auf Migränemuster beschäftigt.

Der Umfang der (des öfteren auch mit großer Sorgfalt zusammenfassend dargestellten) Literatur zum Thema ist ein beredtes Zeugnis dafür, wie schwierig es war, zu klaren Aussagen zu gelangen. So hat man etwa das Auftreten von Migränen zum

Zeitpunkt der Ovulation und in der prämenstruellen Phase mit einem erhöhten Östrogenspiegel beziehungsweise einer relativ plötzlichen Abnahme des Progesterons erklärt. Die Erfahrung mit den heutigen Ovulationshemmern hat diese Vermutung weder bestätigt noch widerlegt. Einige dieser Kontrazeptiva scheinen die Migräne zu verschlimmern, andere mildern sie, und wieder andere haben keinerlei Einfluß auf das Migränemuster. Diese unterschiedlichen Effekte wurden nicht angemessen mit der genauen Zusammensetzung der jeweils eingenommenen Kontrazeptiva korreliert. Dramatische Behandlungserfolge werden der Verabreichung von Androgenen, Östrogenen, Progesteronen und Gonadotropinen gleichermaßen zugeschrieben. In all diesen Untersuchungen nahmen die Probanden das jeweilige Hormon im «offenen» Versuch ein, und bei solchen unkontrollierten Studien ist bekanntermaßen immer mit vieldeutigen Ergebnissen zu rechnen. Dies gilt um so mehr, wenn es um eine derart placebosensible Krankheit wie die Migräne geht (vgl. Kapitel 15). Die Publizität, die solche Studien oft erlangen, und das nachfolgende Werben für eine Behandlung mit unerprobten oder sogar gefährlichen Hormonpräparaten kann man nur mißbilligen.

Sorgfältig kontrollierte Double-blind-Versuche mit reinen Hormonen gibt es nur vereinzelt. Zu erwähnen ist hier die Studie von Bradley *et al.*, die den Einfluß von fluoriertem Progesteron auf Migränepatientinnen zum Gegenstand hat. Mit Ausnahme des Sonderfalls der menstruellen Migräne, die während der Progesteron-Einnahme etwas gemildert schien, stellten Bradley und seine Mitarbeiter keine signifikante Auswirkung auf Schwere oder Häufigkeit von Migräneattacken fest.

Der Unterschied zwischen den bescheidenen oder negativen Befunden solcher kontrollierten Studien und den spektakulären Ergebnissen der «offenen» Versuche mit verschiedenen Hormonpräparaten ist fast bestürzend und macht eine experimentelle Klärung dringend erforderlich. Sicher ist, daß gegenwärtig jeder überzeugende Beleg für eine *spezifische* therapeutische Wirkung (im Unterschied zu einer Placebowirkung) der verfügbaren Hormonpräparate auf die Migräne fehlt.

In der Praxis trifft man oft auf Fälle, die vermuten lassen, daß andere Faktoren – insbesondere die Bedürfnisse und Erwartungen der jeweiligen Patientin – das Auftreten oder Verschwinden menstrueller Migränen, die Remission von Migränen während der Schwangerschaft etc. entscheidend mitbestimmen.

Fall 31 Eine 32jährige Katholikin litt unter schwerer menstrueller Migräne. Sie hatte vier Kinder, beim jüngsten war wegen einer RH-Inkompatibilität der Eltern eine Austauschtransfusion erfolgt. Man riet der Patientin von weiteren Schwangerschaften ab, doch ihre religiöse Überzeugung verbot ihr jegliche Empfängnisverhütung. Der hinzugezogene Gynäkologe erklärte der Patientin, daß sie «abnorm hohe Östrogenwerte» habe und daß darin die Ursache ihrer menstruellen Migränen liege. *Dagegen*, so sagte er, verschreibe er ihr jetzt ein Hormonpräparat und fügte hinzu, dieses sei zufällig auch ein Kontrazeptivum, solle in ihrem Fall aber rein therapeutische Zwecke erfüllen. Damit war das Gewissen der Patientin beruhigt, und sie nahm das Hormon. Die menstruellen Migränen setzten aus und hatten sich auch nach einem Jahr noch nicht wieder eingestellt.

Ich habe diese Fallgeschichte natürlich nicht wegen ihrer Einfachheit, sondern wegen ihrer Vieldeutigkeit erzählt. Die Wirkung des Hormonpräparats war eindeutig, nur was zu ihr geführt hat, ist alles andere als klar. In diesem Fall ist durchaus denkbar, daß die Patientin in ihrer berechtigten und ständigen Angst vor einer weiteren Schwangerschaft angesichts der empfängnisverhütenden Wirkung der Pille zu innerer Ruhe fand und daß dies der entscheidende Faktor für ihre Heilung war. Vielen Patientinnen mit menstrueller Migräne kann nur durch Psychotherapie geholfen werden, und das spricht dafür, daß hormonelle Einflüsse allenfalls eine Ko-Determinante solcher Migränemuster sind. Es deutet auch einiges darauf hin, daß die

Remission von Migränen während der Schwangerschaft zumindest ebensosehr mit der psychischen Verfassung der Patientin und ihrer Einstellung zur Schwangerschaft zusammenhängt wie mit Veränderungen des hormonellen Gleichgewichts (zum Beispiel bei Fall 56, S. 258).

Menstruation, Menopause und Schwangerschaft, so können wir schließen, haben also bei bestimmten Patientinnen zwar einen tiefgreifenden Einfluß auf das Erscheinungsmuster der Migräne, doch kennen wir ihren Wirkungsmechanismus nicht; wahrscheinlich sind nicht spezifische hormonelle Veränderungen dafür verantwortlich, sondern zahlreiche Begleitumstände.

Allergien und Migräne

Migränepatienten leiden sehr häufig auch an allergischen Reaktionen, was Balyeat und viele andere zu dem Schluß veranlaßt, bei Patienten mit multiplen Allergien seien auch Migränen als allergische Reaktionen zu betrachten. Doch eine statistische Korrelation als solche besagt lediglich, daß beide zusammen auftreten, nicht aber, daß auch ein logischer oder kausaler Zusammenhang zwischen den beiden korrelierten Phänomenen besteht.

Doch die Auffassung von der Migräne als grundsätzlich allergischer Reaktion ist weit verbreitet, und so begeben sich viele Migränepatienten nach erfolgloser Wanderung von Arzt zu Arzt schließlich in die Hände eines Allergologen. Dort folgt in den meisten Fällen das aufwendige Ritual der «Sensibilitätstests», dem sich eine Reihe imposanter Verhaltensmaßregeln und Verbote anschließt – die Betroffenen sollen Staub und Pollen meiden, die Bettwäsche wechseln, die Hauskatze abschaffen, alle möglichen leckeren Dinge nicht mehr essen etc. Zu diesem gewichtigen Verordnungskatalog kommen die zahlreichen Injektionen, die den Patienten «desensibilisieren» sollen, und nicht selten wird so – tatsächlich oder vermeintlich – ein therapeutischer Sieg errungen.*

Doch weder statistische Korrelation noch therapeutische Magie ist ein Beweis für eine allergische Grundlage. Wie bei den Hormonversuchen bedarf es auch hier streng kontrollierter und technisch einwandfreier Untersuchungen. Wolff und viele andere Forscher (vgl. Wolff 1963) haben sich dieser Mühe unterzogen, und solch wissenschaftlich stringentes Vorgehen zeigt, daß Migränen nur äußerst selten eine allergische Basis haben. Nicht einmal 1 Prozent aller Migräneattacken läßt sich auf allergische Empfindlichkeiten oder Mechanismen zurückführen.

Daß bei so vielen Patienten migränöse und allergische Reaktionen zusammen auftreten und beide einander in Reaktion auf bestimmte auslösende Umstände zuweilen «ersetzen» können, ist gleichwohl bemerkenswert und bedarf der Erklärung. Ich kann einstweilen nur meiner Überzeugung Ausdruck geben, daß es sich bei Migräne und Allergie um biologisch *analoge* Reaktionen handelt, die zwar ihrem Wesen nach fundamental verschieden sind (allergische Reaktionen repräsentieren lokale zelluläre Sensibilitäten, migränöse Reaktionen komplexe zerebrale Vorgänge), aber vom Patienten auf ähnliche Weise eingesetzt werden können. Zu diesem Schluß kommt im wesentlichen auch Wolff, wenn er schreibt, allergische Störungen und Migränekopfschmerz seien möglicherweise «verschiedene und voneinander unabhängige Manifestationen einer Anpassungsschwierigkeit».

* Solchen Verhaltensregeln ist natürlich etwas Moralisches oder Moralisierendes eigen, wie wir es bei erfolgreichen Migränetherapien so häufig finden. Sydney Smith, der selbst an Heuschnupfen litt, betont die asketische Natur dieser Behandlung: «Ich passe gut auf mich auf, was bedeutet, daß ich nicht esse, was mir schmeckt, und nicht tue, was mir Spaß macht.»

Migräne als sich selbst erhaltender Prozeß

Wir können das Kapitel der umstandsbedingten Migränen nicht beschließen, ohne uns zwei Fragen zu stellen – Fragen, die in ihrer Einfachheit fast absurd klingen, aber kaum zu beantworten sind, ohne radikale oder sogar paradoxe Vorstellungen heraufzubeschwören. Erstens müssen wir uns fragen, warum Migränen *so lange* andauern. Periodische (idiopathische) Migräneattacken, so haben wir im letzten Kapitel gesehen, nehmen gewöhnlich einen vorherbestimmten kompakten Verlauf und sind dann vorüber. Dagegen haben umstandsbedingte Migränen die Tendenz, sich selbst zu verlängern, oft tagelang und obwohl die auslösenden Umstände längst nicht mehr bestehen. Zweitens müssen wir fragen, ob ein Symptom oder eine Komponente einer Migräne ein anderes Symptom oder eine andere Komponente *direkt* beeinflussen kann.

In der historischen Einführung habe ich die alten «sympathetischen» Migränetheorien vorgestellt, die das Denken so viele Jahrhunderte hindurch bestimmt haben, und wir müssen uns jetzt fragen, ob in dem allgemeinen Rahmen dieser Theorien nicht auch ein Stück Wahrheit steckt und ob diese uns, falls vorhanden, bei der Beantwortung unserer beiden Fragen weiterhilft. Die Theorie postuliert ein peripheres Einsetzen der Migräne (Willis: «eine Reizung an irgendeinem entfernten Körperteil oder in den Eingeweiden»), gefolgt von einer unmittelbaren internen Fortpflanzung der Symptome (durch «Sympathie» oder «Konsensus»), so daß – in den Worten Tissots – ein Teil für einen anderen leiden kann.

Die Erörterung der Grundlagen und Mechanismen der Migräne liegt noch vor uns, und ich beschwöre das Spektrum der «Sympathie» hier nicht, um den Beginn von Migräneattacken zu erklären (dem ein zentralnervöser Prozeß zugrunde liegt), sondern in Zusammenhang mit der Aufrechterhaltung bereits ablaufender Attacken und dem tiefgreifenden Einfluß, den einzelne Symptome auf den gesamten Anfall haben können. So wußte man schon in alten Zeiten, daß Erbrechen die *ganze* Attacke unverzüglich beenden kann. Noch bekannter ist, daß ein einfaches Schmerzmittel oft nicht nur den Migränekopfschmerz beseitigt, sondern die *ganze* Attacke zum Abklingen bringt. Umgekehrt kann, wie wir ebenfalls wissen, die Verstärkung eines einzelnen Symptoms (etwa einer bestehenden Übelkeit durch unangenehme Gerüche) den *ganzen* Anfall verschlimmern.

Diese elementaren Beobachtungen führen zu erstaunlichen Schlußfolgerungen, denn sie implizieren vor allem, daß eine Migräne durch eines ihrer eigenen Symptome perpetuiert, kurz, *zur Reaktion auf sich selber werden kann.* Den initialen Auslöser, den ursprünglichen Impetus vorausgesetzt, würde sich dann das nachfolgende Fortbestehen vieler Migränen aus einer Reihe sich selbst erhaltender innerer Antriebe erklären – einem positiven Feedback, das die gesamte Reaktion in ihrem eigenen Kreislauf gefangenhält.

Konfrontiert mit dem Problem, daß Migränen ihre auslösenden Umstände derart lange überdauern und sich in dieser Dauer keinerlei vernünftige adaptive (oder emotionale) Funktion erkennen läßt, können wir nicht umhin, uns die Migräne als sich selbst erhaltenden Prozeß zu denken, als Verschmelzung von Reiz und Reaktion, als in einem Korridor wechselseitig interagierender Symptome gefangen.*

Bei der Migräne spielen solche sich selbst erhaltenden Mechanismen möglicherweise eine ganz besondere Rolle angesichts der Tatsache, daß *lokale* Gewebsveränderungen auftreten und zu einer Perpetuierung einzelner Symptome führen können (zum Beispiel die ganze Kette von Veränderungen

* Es gibt zahllose Beispiele solcher sich selbst erhaltender Symptome, bei denen Reiz und Reaktion sich gegenseitig reflektieren oder deren Antagonismus bestehen bleibt. Ein bekanntes Beispiel dafür sind Parkinsonscher Tremor (Reflexion) und Rigor (aufrechterhaltener Antagonismus). In all solchen Fällen geht es – ebenso wie bei der Aufrechterhaltung einer Migräne – um *inertia* und *momentum*.

nach Dilatation der extrakranialen Arterien, die Wolff nachgewiesen hat). Ein einzelnes auf diese Weise aufrechterhaltenes Symptom kann dann zur Ursache für das Andauern der ganzen Attacke werden.

Einzelsymptome einer Migräne können also nicht nur einander, sondern sogar die ganze Attacke antreiben. Denkbar ist, daß dieses Antreiben durch zentralnervöse Reflexbögen vermittelt wird. Es könnte sich aber auch – unter der Annahme einer direkten Wechselwirkung («Sympathie») zwischen einem inneren Organ und einem anderen oder, modern ausgedrückt, zwischen einem autonomen Plexus (Nervengeflecht) und einem anderen – um rein periphere Mechanismen handeln (Kapitel 11).*

Schlußfolgerungen

Der in diesem Kapitel vorgestellte Anfallstyp unterscheidet sich grundlegend von den periodischen und paroxysmalen Migränen. Letztere bauen sich allmählich auf und lauern im Nervensystem, bis sie «fällig» sind und ausbrechen – oft ausgelöst durch triviale, harmlose Reize, die lediglich die Rolle des Zündfunkens spielen. Sie nehmen ihren gleichsam vorprogrammierten Lauf, und anschließend herrscht Ruhe. Man muß sie als idiopathische Ereignisse sehen, die vor allem der Periodizität des Nervensystems unterliegen. Umstandsbedingte Migränen werden dagegen nur von bestimmten Reiz*typen* ausgelöst, und ihre Dauer und Schwere werden weitgehend von der Stärke dieses Reizes bestimmt. Es sind ihrem Wesen nach ab-

* Ein wohlbekanntes Beispiel für eine solche periphere autonome Interaktion ist der gastrokolische Reflex, das durch Nahrungsaufnahme ausgelöste Entleeren des Darms. Dieser bekannte Reflex wird offensichtlich nicht zentralnervös vermittelt, sondern durch ein direktes Signal vom Magen an den Darm, durch eine «Sympathie» zwischen diesen beiden Teilen des Verdauungssystems.

gestufte Reaktionen auf abgestufte Reize. Die Umstände, die diese Migränen auslösen, sind weder trivial noch harmlos, sie bewirken – zumindest potentiell – gravierende Störungen oder Unterbrechungen der Nervenaktivität. Umstandsbedingte Migränen sind also nicht nur neuronale Prozesse, sondern *Reaktionen*, die in Beziehung zu den sie provozierenden Umständen eine bestimmte Funktion erfüllen.

Wie wir gesehen haben, sind es vor allem zwei Arten von Reizen, die bei entsprechend prädisponierten Menschen Migränereaktionen auslösen: übermäßige Erregung oder Arousal-Zustände und übermäßige Hemmung oder Ermattungszustände. Innerhalb bestimmter «tolerierbarer» Grenzen (die von Mensch zu Mensch sehr verschieden sind) sorgt das Nervensystem durch ständige kleine, unmerkliche Anpassungen dafür, daß es innerhalb eines Gleichgewichtsbereiches bleibt. Jenseits dieser Grenzen ist es dann unter Umständen gezwungen, mit plötzlichen, gravierenden symptomatischen Anpassungsversuchen zu reagieren.

Auf übermäßige Erregung (in Form sensorischer Überflutung, großer körperlicher Anstrengung, Wut etc.) folgt also oft eine länger andauernde Gegenreaktion – eine Arousal-Migräne. Umgekehrt führt Hemmung (in Form von Erschöpfung, Reaktion auf passive Bewegung etc.), die eine kritische Grenze überschreitet, oft zu einer längeren Ermattungsreaktion – einer Ermattungsmigräne. In beiden Fällen erfüllt die Migräne eine Schutzfunktion. Sie warnt davor, sich bestimmten, nicht tolerierbaren Umständen auszusetzen – seien es Lärm und grelles Licht, Erschöpfung, zuviel Schlaf, übermäßiges Essen, passive Bewegung etc.

Jenseits eines bestimmten Punktes, so haben wir gesehen, kann eine Migräne zu ihrem eigenen Antrieb werden und so lange dauern, daß sich darin kein adaptiver Wert mehr erkennen läßt. In solchen Fällen, so vermute ich, perpetuiert sich die Migräne als paradoxe Reaktion auf sich selbst – ein physiologischer Teufelskreis.

Einen Typ der umstandsbedingten Migräne konnte ich weder der einen noch der anderen Kategorie zuordnen: die durch flackerndes Licht oder bildhafte Vorstellung eines Skotoms ausgelösten Auren und klassischen Migränen. Als Grundlage solcher Migränen mußte ich – wie bei photogener Epilepsie und Photo-Myoklonus – einen angeborenen Resonanzmechanismus annehmen.

Und schließlich habe ich postuliert, daß die Migräne in ihrer Eigenschaft als Reaktion sehr leicht der Konditionierung unterliegt und sich so sekundär an eine ungeheure Vielfalt von idiosynkratischen Umständen im Leben eines Menschen binden kann. Nur so lassen sich bizarre Verknüpfungen von Umständen und Reaktionen erklären, die jeglicher physiologischer Bedeutung zu entbehren scheinen. Die Konditionierung kann so weit gehen, daß sie zu einer einzigartigen Situation führt: Das Auftreten der Migräne wird verknüpft mit der Erwartung des Auftretens (ein vertrautes Analogon ist der Ausbruch einer «Rosenallergie» beim Anblick einer Papierrose). Wenn es soweit kommt, ist der Patient in einem Teufelskreis von Erwartungen und Symptomen gefangen, in einer Art Komplizenschaft mit sich selbst. Das und die Beziehung zwischen leicht beeinflußbaren Patienten und zu Spekulationen geneigten Ärzten hat zur Folge, daß sich fast jede Migränetheorie die Daten schafft, auf die sie sich stützt.* Ursache und Wirkung sind dann unentwirrbar ineinander verwoben, oder – wie Gibbon in einem anderen Zusammenhang beobachtet – «die Prophezeiung trägt gewöhnlich zu ihrer eigenen Erfüllung bei».

* In der Geschichte der Hysterieforschung finden wir viele bekannte Beispiele für eine solche Verschmelzung von Erwartungen und Symptomen. So war Charcots anschauliche Darstellung der Hysterie verantwortlich für das häufige Auftreten der von ihm geschilderten Symptome. Mit seinem Tod und den sich ändernden medizinischen Erwartungen änderten sich auch die Formen der Hysterie.

9

Habituelle Migräne

[Es gibt] zwei angeblich wesensfremde Ursachen [für Krankheit]... eine innere, die der Mensch aus sich herausgibt, eine «causa interna», und eine äußere, «causa externa», die aus der Umwelt stammt. Und nachdem man sich so über eine reinliche Zweiteilung einig geworden ist, hat man sich mit einer wahren Wut auf die äußeren Ursachen gestürzt... Und die «causa interna», die hat man vergessen. Warum? Weil es sehr unangenehm ist, in sich hineinzuschauen...
Georg Groddeck

Spricht man mit einem Patienten über die Geschichte seiner Migräne, wird nach und nach das Muster seiner Attacken deutlich. Oft weiß man innerhalb von Minuten, ob er an periodischen Migränen leidet, die – unabhängig von seinem Lebensstil – einem angeborenen Rhythmus folgen, oder ob seine Attacken mit provozierenden Umständen verknüpft sind, wie ich sie im vorigen Kapitel erläutert habe. Doch es gibt eine dritte – große – Gruppe von Patienten, die ohne längere anfallsfreie Phase an wiederholten Attacken leiden, für die sich zunächst kein Grund finden läßt. Diese habituellen Migräniker haben oft jahrelang wöchentlich bis zu fünf Attacken und sind daher in ihrem täglichen Leben sehr viel stärker beeinträchtigt als andere Migränepatienten.

Angesichts dieser schwer betroffenen Gruppe drängt sich der Gedanke auf, daß es eine chronische Situation geben muß, die die Attacken immer wieder «antreibt», irgendeinen physiologischen oder psychologischen, intrinsischen oder extrinsischen Ansporn. Eine kleine Minderheit von Patienten scheint über einen inneren, physiologischen Migränestimulus zu verfügen. In diese Kategorie gehören auch Patienten, die seit frühester Kindheit an extrem häufigen Anfällen von klassischer Migräne oder Migräne-Auren leiden und die nicht selten auch aus einer mit klassischer Migräne stark belasteten Familie stammen. Diesen seltenen Patienten (von denen ich während meiner ganzen Praxis nicht mehr als ein halbes Dutzend gesehen habe) scheint – ähnlich wie Menschen mit schwerer idiopathischer Epilepsie – eine zerebrale Instabilität oder erhöhte Reizbarkeit angeboren zu sein. Auch Patienten mit fortlaufenden Anfällen von migränöser Neuralgie, die nicht, wie üblich, in Clustern auftreten, sind möglicherweise Opfer eines ererbten physiologischen Mechanismus, den man sich – analog dem Mechanismus der Trigeminus-Neuralgie – ticartig und peripherer lokalisiert vorstellen kann. Bei einigen wenigen Patienten sind bestimmte extrinsische physiologische Reize für die Migräne verantwortlich (zum Beispiel Einnahme von Reserpin- oder Hormonpräparaten, gewohnheitsmäßiger Alkoholgenuß oder Amphetaminmißbrauch, eine besondere Empfindlichkeit für Temperatur oder Lichtverhältnisse etc.), denen die Betroffenen dann mit erfreulichen Folgen aus dem Weg gehen können.

All diese Möglichkeiten wird der Arzt erwägen, doch allmählich wird in ihm der Verdacht aufsteigen, die meisten Patienten mit solcherart unaufhörlichen Migränen seien nicht Opfer physiologischer Reize oder Empfindlichkeiten, sondern Gefangene irgendeiner bösartigen emotionalen «Bindung», und diese sei die treibende Kraft hinter ihren Migränen. Manchmal liegen die emotionalen Belastungen, Reaktionen, Konflikte etc. so offen zutage, daß ihre Existenz und mögliche Bedeutung für die Migräne dem Betroffenen wie dem Arzt gleichermaßen einsichtig sind. Bei anderen Patienten sind die zugrundeliegenden emotionalen Belastungen verborgen und verschüttet, und sie aufzudecken ist (sofern das überhaupt therapeutisch sinnvoll erscheint) eine zeitraubende und schmerzliche Angelegenheit, die höchste Anforderungen an das Einsichtsvermögen und die emotionale Belastbarkeit von Patient und Arzt stellt.

Ein Teil der Patienten (und darunter vielleicht besonders viele Patienten mit habitueller Migräne) und auch etliche Ärzte bezweifeln oder bestreiten einen möglichen psychosomatischen Ursprung der Migräne und machen sich auf die endlose Suche nach physiologischen Ätiologien und pharmakologischen Behandlungsmöglichkeiten. Ärzte, die gelernt haben, auch mit psychosomatischen Mechanismen zu rechnen, gehen bei der Untersuchung ihrer Patienten auf zwei verschiedene Weisen vor. Die erste Methode erfaßt, soweit dies im Rahmen einer normalen Arztpraxis möglich ist, Persönlichkeitsmerkmale und charakteristische Lebensumstände des Patienten. Solche Erkundungen gewähren notwendigerweise nur einen relativ oberflächlichen Einblick in die Probleme eines Erkrankten, haben aber den Vorteil, daß man mit ihnen eine große Anzahl von Betroffenen erfassen kann (eine klassische Studie dieser Art hat Wolff mit 46 Patienten durchgeführt).

Die zweite Untersuchungsmethode bedient sich psychoanalytischer Mittel und ist nur im Rahmen des sehr langwierigen und spezifischen Settings einer Psychoanalyse anwendbar. Hier wird der Patient zwar bis in tiefste Tiefen erforscht, doch kann man nur eine Handvoll Patienten in die Untersuchung einbeziehen (klassisches Beispiel für eine psychoanalytische Studie ist die Arbeit von Frieda Fromm-Reichmann).

Beide Forschergruppen bedienen sich recht unterschiedlicher Sprachen, und ihre Ergebnisse sind daher schwer zu vergleichen. Überdies geht es ihnen um verschiedene Aspekte des Gefühlslebens ihrer Probanden. Die erste Gruppe erfaßt allgemeine und ohne weiteres erkennbare Persönlichkeitsmerkmale, der Analytiker sucht nach unbewußten und oft tief verborgenen emotionalen Transaktionen in der Seele. Dennoch sind sich beide Gruppen in der Einschätzung der Persönlichkeitstypen und emotionalen Grundhaltungen von Patienten mit habitueller Migräne bemerkenswert einig. Niemand hat die «Migränepersönlichkeit» bis dato detaillierter beschrieben als Wolff (1963). Migräniker, so fand er heraus, sind ehrgeizig, erfolgreich, perfektionistisch, rigide, ordentlich, vorsichtig und stauen ihre Gefühle so lange an, bis es dann von Zeit zu Zeit zu Ausbrüchen und Zusammenbrüchen kommt, die bei ihnen allerdings nur in indirekter, somatischer Form möglich sind. Auch das Ergebnis von Fromm-Reichmann (1937) ist eindeutig: Die Migräne, so behauptet sie, ist der körperliche Ausdruck von unbewußter Feindseligkeit gegenüber Menschen, denen die Betroffenen bewußt nur liebevolle Gefühle entgegenbringen. Ich selber folge in meiner Forschungsarbeit eher der Methode von Wolff und konnte so mehrere hundert Migränepatienten einbeziehen. Eine Reihe von Patienten (einschließlich jener, die ich in diesem Kapitel vorstelle) sah ich über einen längeren Zeitraum zweimal im Monat und bekam so Einsicht in Probleme, wie sie mir ein einziges Gespräch oder auch ein halbes Dutzend nie hätten gewähren können. Für eine längere tiefenpsychologische Analyse meiner Patienten fehlten mir Gelegenheit und Rüstzeug.

In der ersten Zeit meiner Arbeit mit Migränikern und vollgestopft mit Literatur zum Thema, versuchte ich in jedem Patienten mit habitueller Migräne Wolffs Stereotyp der «Migränepersönlichkeit» oder Fromm-Reichmanns subtilere Merkmale der Ambivalenz und verdrängten Feindseligkeit wiederzufinden. Doch mehr und mehr mußte ich erkennen, daß beide Verallgemeinerungen allenfalls auf einen Bruchteil meiner Patienten zutrafen. Menschen mit schwerer habitueller Migräne erschienen mir ganz im Gegenteil so vielfältig in ihren emotionalen Störungsmustern und Nöten, daß ich die Hoffnung aufgab, sie könnten alle in eine einzige Kategorie passen – es sei denn, ich spielte Prokrustes.

Daß sich die meisten Patienten mit Ulcus pepticum durch chronische emotionale Bedürfnisse eines bestimmten Typs auszeichnen, ist überzeugend belegt (Alexander & French 1948), doch eine Analogie zwischen einer solchen psychosomatischen Erkrankung und der habituellen Migräne ist kaum aufrechtzuerhalten. Vielmehr scheinen Migränen einer schier unbegrenzten Vielfalt emotionaler Ziele zu dienen. Die Formenvielfalt der Migräne ist ebenso immens wie die Vielfalt ihrer emotionalen Bedeutungen. Wenn die Migräne die häufigste psychosomatische Reaktion ist, dann darum, weil sie am wandlungsfähigsten ist.

Fallgeschichten

Fall 76 Eine 43jährige Nonne trat mit siebzehn Jahren ins Kloster ein. Seither leidet sie an häufigen Anfällen einfacher Migräne und stuporösen Migräne-Äquivalenten. Elf Monate im Jahr verbringt sie im Kloster, und während dieser elf Monate erleidet sie wöchentlich zwei oder drei Anfälle. Einen Monat im Jahr hat sie Urlaub und ist in dieser Zeit so gut wie symptomfrei.

Kommentar: Die Patientin war eine energische, gut integrierte, wenn auch etwas ungeduldige Person, eine Frau mit großen praktischen Fähigkeiten, die körperliche Bewegung und frische Luft, Geselligkeit und das Theater liebte. Pflichtbewußtsein und Altruismus hatten sie ins Kloster geführt. Die Enge und Abgeschiedenheit des Klosterlebens, mangelnde Gelegenheit zu körperlicher und sozialer Aktivität und vor allem die Unmöglichkeit, ihren Gefühlen freien Lauf zu lassen, hatten diese Patientin zu einer somatischen Ausdrucksform getrieben. Gereiztheit, Ärger, schlechte Laune und dergleichen waren im Kloster nicht erlaubt, eine Migräne hingegen von keinem Verbot betroffen. Befreit von derlei Einschränkungen, brauchte sie ihre Migräne nicht mehr.

Fall 78 Diese 55jährige Frau hatte wöchentlich drei Anfälle von einfacher Migräne. Als wir über ihre Lebenssituation sprachen, gestand sie, in ständiger Angst um ihren Mann zu leben, der Diabetiker war und zu häufigen und beängstigenden Insulinreaktionen neigte.

Der Ehemann, ein depressiver Mensch mit starken sadomasochistischen Zügen, bekannte in einem Gespräch unter vier Augen, daß er den Insulinbedarf lediglich «schätze» und einen Blutzuckertest für «unnötig» halte. Ich überredete ihn mit einiger Mühe, sich in die Behandlung eines guten Arztes zu begeben, und fortan blieben die Insulinreaktionen aus. Seine Frau blieb seither nahezu von Migränen verschont und hatte bis zu einer Nachuntersuchung nach sechs Monaten nur zwei Anfälle.

Kommentar: Die Patientin lebte in einem chronischen Angstzustand, der fast ausschließlich an die Krankheit ihres Mannes gebunden war. Vielleicht, so könnte man spekulieren, wollte sie sich ihm auch im Muster einer wiederkehrenden Krankheit «anschließen». Sobald es ihm besserging, ließ auch ihre Angst nach, und Migräneanfälle traten nur noch selten auf.

Fall 79 Diese 46jährige Frau hatte drei anspruchsvolle und «schwierige» Kinder, die sie über alle Maßen liebte. Als die Kinder klein waren, litt sie nur sehr sporadisch an Migräne, doch seitdem sie eine stürmische Pubertät durchlebten, traten bei ihr zwei oder mehr Anfälle pro Woche auf. Liebevolle Zuwendung und mütterliche Sorge wechselten jetzt mit Ausbrüchen von Gereiztheit. Jeden Sommer verbrachten die Kinder ihre Ferien im Jugendlager, und drei Monate lang war die Patientin frei von Ängsten, Gereiztheit und Migräne.

Kommentar: Diese Situation, wie ich sie häufig bei Eltern, vor allem bei Müttern, festgestellt habe, ist ein gutes für die Theorie von Fromm-Reichmann sprechendes Beispiel.

Fall 80 Eine 42jährige Frau mit extrem häufigen und zuweilen «fast ständigen» Migräneattacken. Die Hälfte des Tages, so klagte sie, fühle sie sich krank, und ein Drittel dieser Zeit verbringe sie im Bett.

Als ich sie nach ihren persönlichen Lebensumständen fragte, lächelte sie und versicherte, alles liefe «wunderbar», ihr Mann sei «der perfekte Gentleman» und ihre Kinder seien «zauberhaft». Sie bestritt vehement, daß es irgendwelche Probleme gab: «Da ist auch nicht ein Wölkchen am Himmel», sagte sie. «Das einzige, worüber ich klagen kann, ist diese unselige Migräne.»

Die folgenden Bilder stammen überwiegend von Laienkünstlern, die während ihrer Migräne-Auren aufgetretene visuelle Phänomene gemalt haben. Es handelt sich in allen Fällen um Versuche, die Erscheinungen genau wiederzugeben; eine symbolische Bedeutung ist also nicht beabsichtigt – und mag dennoch in den Bildern zum Ausdruck kommen.
(Alle Fotos verdanken wir der British Migraine Association und der Boehringer Ingelheim GmbH., mit Ausnahme von Bild 3B und Bild 8, die uns Dr. Ronald K. Siegel beziehungsweise Dr. Ralph M. Siegel zur Verfügung stellten.)

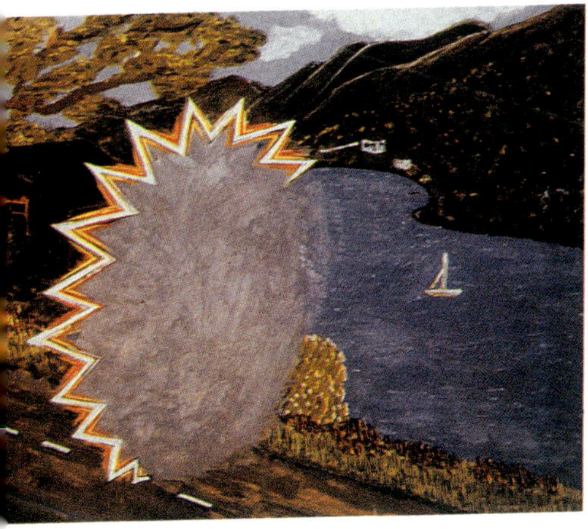

1A. Ein klassisches Fortifikationsmuster in Zickzackform – es leuchtet in Wirklichkeit so gleißend wie eine weiße Oberfläche in der Mittagssonne, und der Rand flimmert beständig.

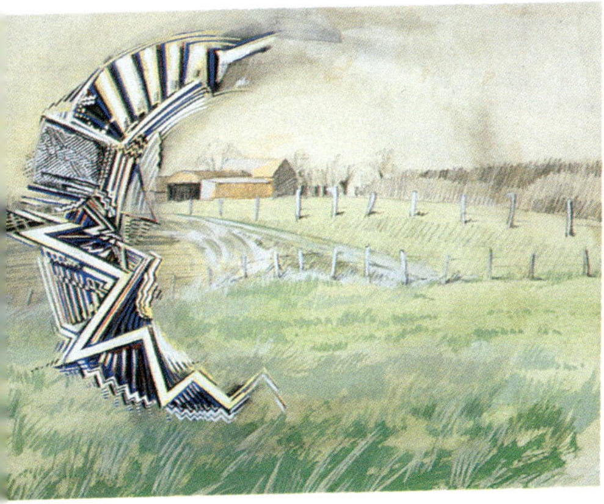

1B. Dieses Fortifikationsmuster zeigt die typischen – feinen und groben – Winkel und Linien.

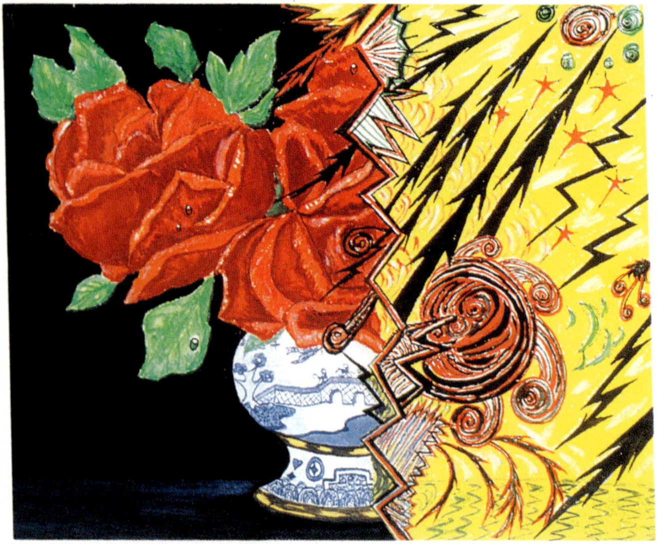

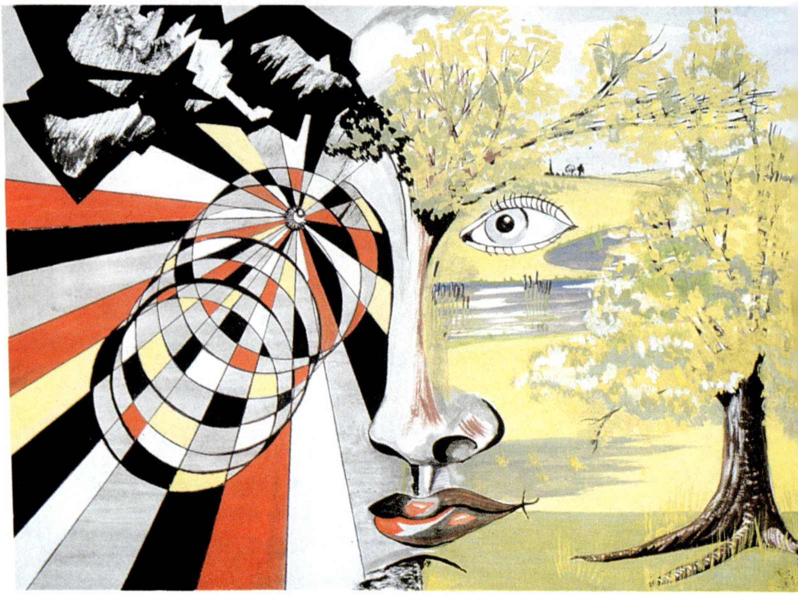

2 A. In diesem Stilleben mit Rosen besteht die Hälfte des Bildes aus migränösen Zickzackmustern, Sternen und – oft konzentrischen und spiralförmigen – Wirbeln. Die andere Seite des Bildes ist frei.

2 B. Die Hälfte des Bildes ist mit einer geometrischen Halluzination ausgefüllt, die im wesentlichen aus einer Strahlenform mit farbigen Speichen und einer Spirale oder Helix besteht. Darüber sieht man einige scharfkantige Fragmentierungen. Die rechte Seite des Bildes ist frei.

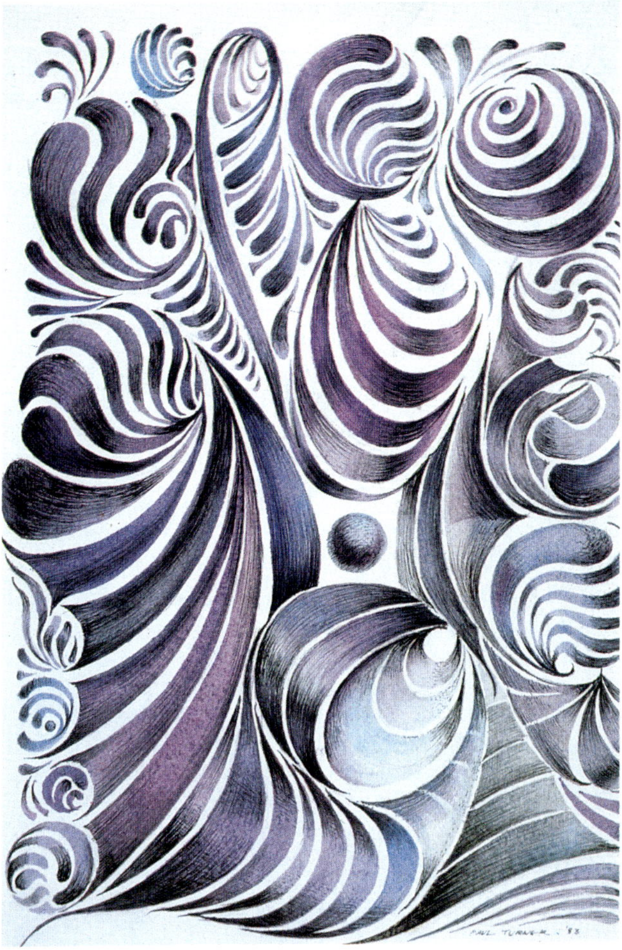

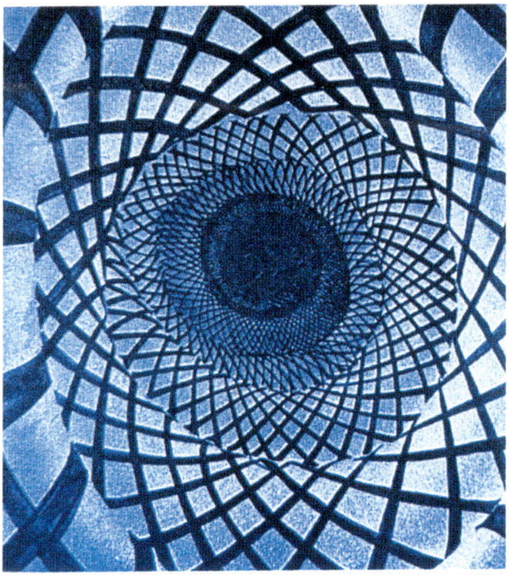

3 A. Dieses Bild eines Migränepatienten zeigt Voluten, die das ganze Gesichtsfeld ausfüllen.

3 B. Eine «Tunnel»-Halluzination während einer Cannabis-Intoxikation; ähnliche Formen erscheinen auch im Rahmen einer Migräne-Aura.

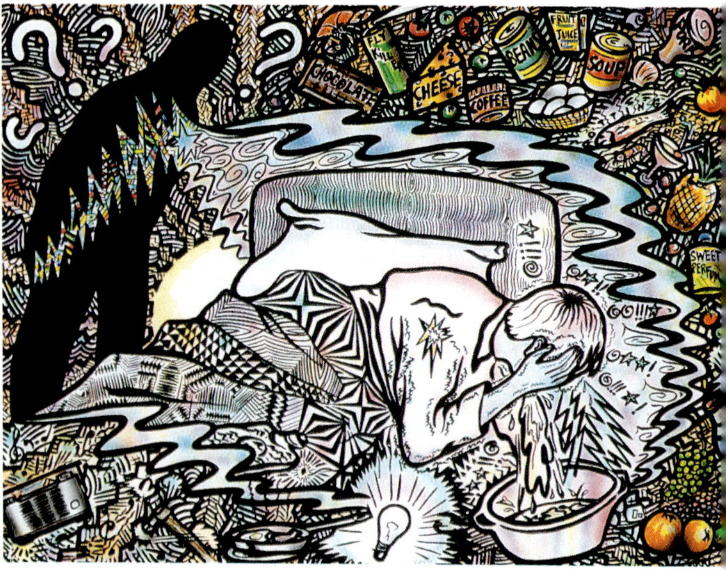

4 A. Dieser Migränepatient malt sich selbst, während er erbricht. Seine Welt ist reduziert auf Fortifikationen, Gitter, Wirbel und Zickzackmuster, die über sein ganzes Gesichtsfeld hereinbrechen. Der dunkle Schatten, der sich über ihn neigt, könnte ein Phantom sein.

4 B. «Das ganze Innere der Fortifikation brodelte und wirbelte auf wundervolle Weise, wie eine dicke Flüssigkeit voller Leben.»

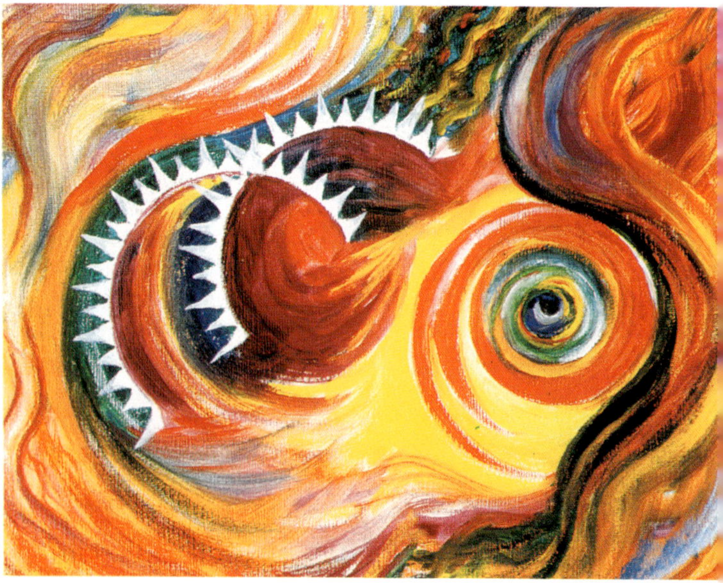

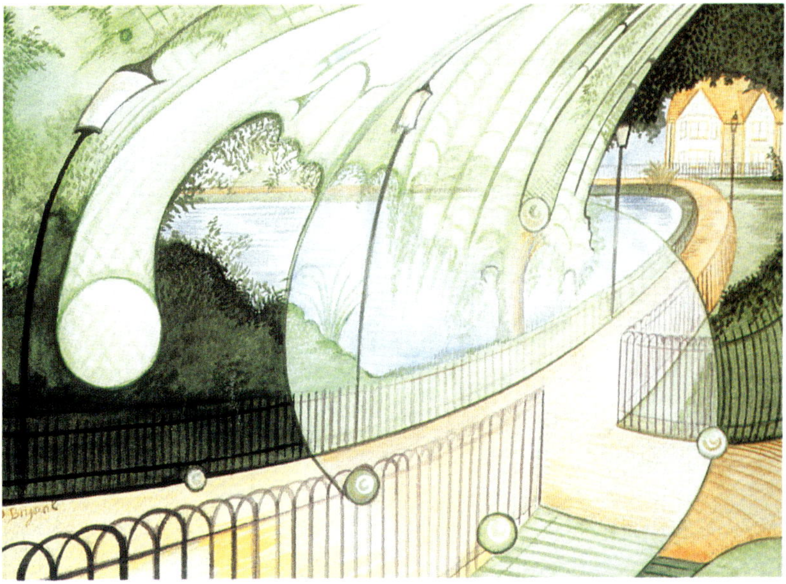

5 A. Eine topologische Fehlwahrnehmung oder Halluzination, bei der die Sujets in einer Hälfte des Gesichtsfeldes zu Kurven verzerrt sind. Der Patient erlebte eine dynamische Störung, die den Eindruck entstehen ließ, als bliesen oder zögen gewaltige Kräfte die Dinge aus ihrer Form.

5 B. Neben migränösen Fortifikationen und bizarren Neigungen zeigt dieses Bild eine haptische Spiralhalluzination der Beine.

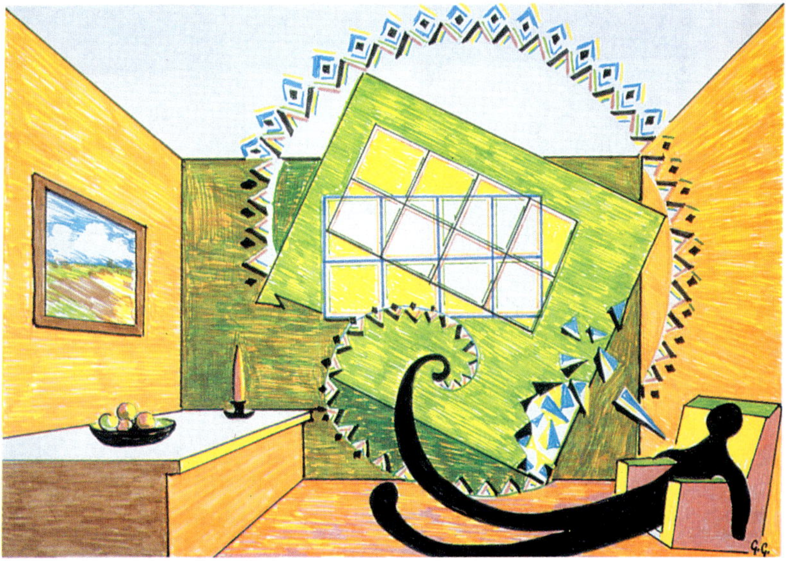

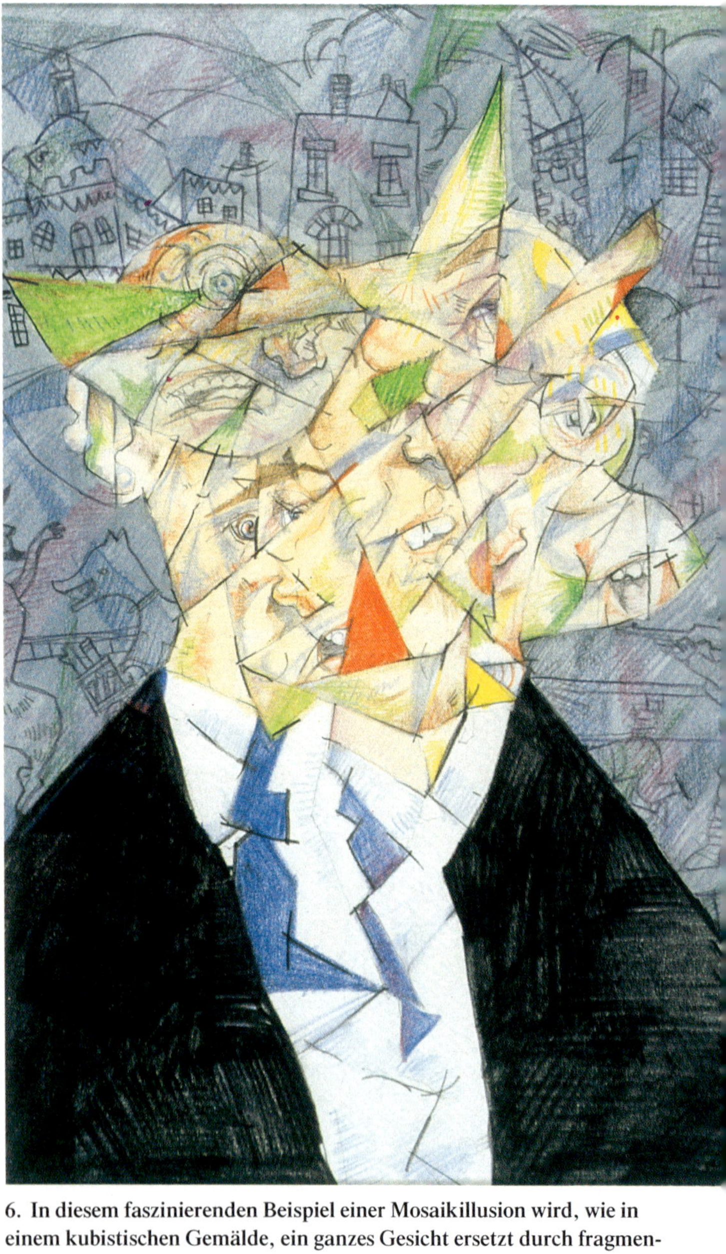

6. In diesem faszinierenden Beispiel einer Mosaikillusion wird, wie in einem kubistischen Gemälde, ein ganzes Gesicht ersetzt durch fragmentierte, scharfkantige Flächen und Polygone.

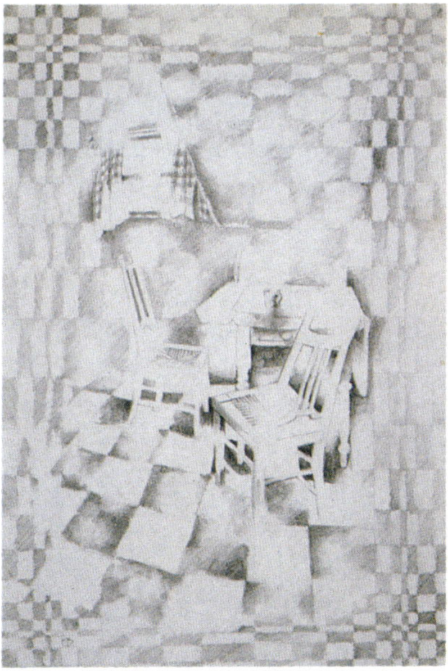

7 A, 7 B. Diese beiden Bilder zeigen gerade und gekrümmte rechteckige Gittermuster in unterschiedlicher räumlicher Abstufung, die das gesehene Bild teilweise ersetzen. Während der Halluzination verschieben sich diese Gitter sehr schnell.

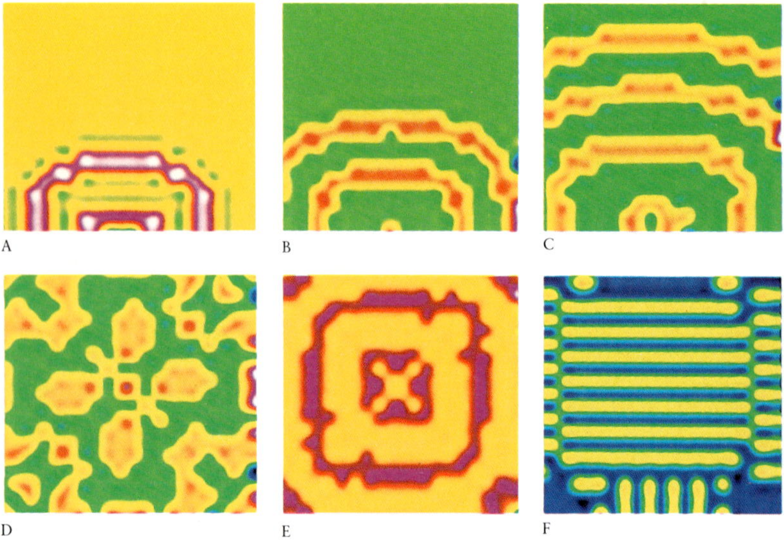

8 A – 8 F. Einige in einem neuronalen Netz entstandene Simulationen der Migräne-Aura: A – C: eine einzelne, sich ausbreitende Welle (simuliertes «Skotom»); D: symmetrisches Axialmuster (simulierte «Gitter»- oder «Gewebe»-Konstanten); E: konzentrisches Wellenmuster (simulierte «Tunnel»- oder «Trichter»-Konstanten); F: «Rollen» (entsprechend den Formkonstanten von Strahlen und Spiralen).

Im Laufe der nächsten Monate lernte ich auch andere Mitglieder der Familie kennen und erfuhr, daß sie unzähligen Problemen gegenüberstand. Die Familie war verschuldet und mit Hypotheken belastet, der Ehemann war impotent, und das älteste Kind hatte die Schule abgebrochen und war kriminell geworden.

Kommentar: Diese Situation hat eine gewisse Ähnlichkeit mit dem vorhergehenden Fall, ist aber insgesamt ernster und pathologischer. Die Patientin lebt in hysterischer Verleugnung und Verdrängung aller «schlechten» Gefühle. Ihr Bewußtsein ist geprägt von Einstellungen, die ihrer wirklichen Lage in jedem Punkt widersprechen. Sie ist «gespalten»: ein Teil von ihr besteht aus Verleugnung und Prahlerei, der andere Teil ist ein abgespaltenes System, das sich selbst krank macht und ständig leidet.

Fall 81 Dieser 55jährige Mann war ein ehemaliger Auschwitz-Häftling. Seit seinem siebten Lebensjahr bis zu seiner Deportation ins Konzentrationslager hatte er unter einmal monatlich auftretenden Anfällen von klassischer Migräne gelitten. Während der sechs Jahre, die er im Lager verbrachte und in denen er erleben mußte, wie seine Frau, seine Eltern und alle übrigen nahen Verwandten umgebracht wurden, hatte er nicht einen einzigen Migräneanfall. 1945 befreiten ihn die Alliierten, und im folgenden Jahr emigrierte er in die Vereinigten Staaten.

Seit dieser Zeit ist er chronisch depressiv, voll von Schuldgefühlen, in Gedanken ständig mit dem Tod seiner Angehörigen beschäftigt und mit der Vorstellung, er hätte sie retten können. Dieser Zustand nimmt zuweilen psychotische Ausmaße an. Er leidet an sechs bis zehn Anfällen von klassischer Migräne im Monat. Die Attacken sind sehr schwer und jeder Behandlung unzugänglich.

Zudem ist der Patient sehr «unfallgefährdet». In den zwei Jahren, die ich ihn behandelte, brachte er es auf einen Unterarmbruch, einen dislozierten Knöchelbruch und eine Kopfverletzung. Nach jeder dieser Verletzungen blieben seine Migränen mehrere Wochen lang aus. Interessant ist auch, daß während dreier Klinikaufenthalte wegen psychotischer Depression keine Anfälle auftraten.

Kommentar: An diesem tragischen Fall ist mehreres interessant. Daß während der Jahre im Konzentrationslager keine Migräne auftrat, haben mir auch andere Patienten berichtet. Psychosomatische Krankheiten und offene Psychosen waren unter diesen Bedingungen offenbar äußerst selten, vermutlich, weil sie eine todbringende Fehlanpassung gewesen wären. Seit der Lagerzeit ist der Patient schwer depressiv und sich seiner ständig wiederholten Selbstanklagen und seines Verlangens nach Selbstbestrafung völlig bewußt.

Die Migränen, die er sich in sadistischer Weise auferlegt und masochistisch erleidet, belohnen diese Gefühle und bekräftigen sie. Gelegentlich dient diesem Zweck auch ein «Unfall», der dann die Migränen für eine Weile überflüssig macht. Wenn seine Depression ein psychotisches Ausmaß erreicht und er das Gefühl hat, in genau der Hölle zu sein, die er verdient, treten Halluzinationen und Wahnvorstellungen an die Stelle der im Vergleich dazu relativ harmlosen Migränen.

Fall 56 Die Patientin ist eine 43jährige Frau, die seit der Kindheit an monatlich zwei oder drei schweren Anfällen von einfacher Migräne leidet. Nur bei folgenden Gelegenheiten, so erinnert sie sich, seien längere Zeit keine Migränen aufgetreten: Als sie mit einer schweren subakuten bakteriellen Endokarditis vier Monate lang im Krankenhaus lag, während ihrer ersten drei Schwangerschaften, als sie mehr als sechs Monate anfallsfrei war (im Gegensatz zu ihrer vierten, unerwünschten Schwangerschaft, während derer die Migränen nicht nur die ganzen neun Monate fortbestanden, sondern auch schwerer als üblich verliefen), und schließlich während der ersten drei Monate nach dem Tod ihres Vaters, dem sie tief verbunden gewesen war.

Kommentar: In diesem Fall sind es bestimmte Situationen, die eine Patientin für einige Zeit von ihrer lebenslangen Migräne *befreien*, und so ergänzt diese Fallgeschichte die vorhergehende. Daß Migränen während einer Schwangerschaft ausbleiben, ist eine sehr häufige Erfahrung und wird im allgemeinen den mit der Schwangerschaft verbundenen physiologischen oder hormonellen Umstellungen zugeschrieben (vgl. Kapitel 8 und 10). Die Fallgeschichte läßt vermuten, daß wir bei ihrer Betrachtung auch psychologische Faktoren einbeziehen müssen: Physiologisch, so dürfen wir wohl annehmen, bestand zwischen den vier Schwangerschaften kaum ein Unterschied, doch die letzte war insofern anders als die vorangegangenen, als die Patientin sie nicht wünschte. Auch daß Migränen (und viele andere psychosomatische Symptome) während schwerer Krankheiten ausbleiben, erleben wir oft, und wir müssen uns fragen, ob nicht weniger die Krankheit als solche, als vielmehr ärztliche Zuwendung, soziale Unterstützung und Anteilnahme in Verbindung mit der Entlastung von sonstigen Sorgen die eigentlich «befreienden» Faktoren sind. Auch Zeiten tiefer Trauer, in denen der freie Ausdruck von Gefühlen soziale Unterstützung und Mitgefühl findet, sind dazu angetan, einen Patienten vorübergehend von Migränen und ähnlichen Symptomen zu erlösen, während depressive Reaktionen solche Symptome eher verstärken.

Fall 82 Diese 40jährige Patientin litt an einer schweren Migräne. Als sie mich zum erstenmal aufsuchte, wurde sie von ihrem Mann begleitet, der es auch übernahm, mich über die «Krankengeschichte» ins Bild zu setzen. Er tat das mit sadistischem Vergnügen, getarnt als «wissenschaftliche Sachlichkeit». Als Statistiker hatte er in den letzten vier Jahren über die Attacken seiner Frau genauestens Buch geführt und ihr Auftreten mit den Daten ihrer Periode, ihren wechselnden Ernährungsgewohnheiten, den jeweils herrschenden Wetterlagen etc. verglichen. Für all diese «Faktoren» hatte er Korrelationskoeffizienten errechnet. Viel Zeit verbrachte er offensichtlich damit, sich um seine Frau zu kümmern. Er ersetzte ihr den Arzt und errechnete mit gleicher Präzision, welche Medikamente sie bei jeder Attacke einzunehmen hatte. Beide betonten sie, wie notwendig häufige Ergotamin- und Pethidin-Injektionen seien.

Kommentar: Hier handelt es sich im Grunde um eine *folie à deux* zwischen zwei Menschen, die auf symbiotische und destruktive Weise voneinander abhängig sind. Eine sexuelle Beziehung bestand zwischen ihnen seit langem nicht mehr. An ihre Stelle war offenbar eine sadomasochistische Intimität getreten, die sich ausschließlich um die Migränen der Patientin drehte.

Fall 84 Ein 44jähriger Mann arbeitete seit vielen Jahren bei einem Onkel, den er verabscheute. Die Arbeitsbedingungen waren unerfreulich und wurden noch schlimmer durch den ständigen Sarkasmus seines Arbeitgebers. Allerdings verdiente er erheblich mehr, als er anderswo für vergleichbare Arbeit bekommen hätte, und das ließ ihn zögern, sich «draußen» eine Stelle zu suchen. Er litt unter ständigem Aufstoßen und zwei bis drei Migräneattacken in der Woche, war aber während seines jährlichen Urlaubsmonats beschwerdefrei.

Kommentar: Dieser Patient befand sich in einem Dilemma: Für finanzielle Belohnung akzeptierte er erniedrigende Arbeitsbedingungen. Gefangen in einer zutiefst verhaßten Abhängigkeit, fühlte er sich unfähig, seine Arbeitsbedingungen zu verbessern oder sich eine andere Arbeit zu suchen. Scheinbar stumm und willfährig, drückte er seine Wut körperlich aus, durch ständiges Aufstoßen und Migränen.

Fall 55 Ein 42jähriger Mann wollte einst Priester werden, war aber an der Erfüllung dieses Berufswunsches gehindert worden. Seither führte er ein verdrossenes und freudloses Leben, masochistisch an seine dominierende Mutter gebunden, mit der er zusammenlebte. Sieben-, achtmal im Jahr siegte das Verlangen über sein Schuldgefühl, und er stahl sich aus dem Haus, um sexuellen Kontakt zu suchen. Spätestens fünf Minuten nach dem Orgasmus überfiel ihn eine «furchtbare» Migräne, die ihn dann drei Tage lang peinigte.

Kommentar: Dieser von Schuldgefühlen getriebene Katholik hatte eine krankhafte Angst vor Geschlechtsverkehr. Er hielt ihn für eine Sünde, die eine schwere Strafe verdient. Die Bestrafung erfolgte in Gestalt seiner Migränen, und nach drei Tagen zephalgischer Buße waren körperliches und moralisches Gleichgewicht wiederhergestellt.

Fall 62 Dieser 55jährigen Frau sind wir bereits in Kapitel 2 kurz begegnet. Sie war die unverheiratete einzige Tochter sehr fordernder, besitzergreifender Eltern, die jetzt alt und krank waren. Um die Eltern zu unterstützen, hatte die Patientin zwei Arbeitsstellen angenommen und arbeitete vierzehn Stunden täglich. Sie hatte keine Freunde, nahm nie an Geselligkeiten teil und hatte nie eine sexuelle Beziehung gehabt. Sie hielt es für ihre «Pflicht», die Eltern zu unterstützen und jede freie Minute mit ihnen zu verbringen.

Ein einziges Mal hatte sie einen kläglichen Versuch unternommen, sich ein eigenes Leben aufzubauen, doch war dieser Versuch an der Intervention der Eltern und schließlich auch an ihrem eigenen Unbehagen und den Schuldgefühlen, die sie hatte, wenn sie allein ausging, gescheitert. In den letzten zehn Jahren hatten ihr eine schwere Migräne, eine Colitis ulcerosa und eine Psoriasis, die einander in einem endlosen Zyklus abwechselten, jegliche diesbezügliche Entscheidung abgenommen.

Kommentar: Dies ist die mitleiderregende Geschichte einer Frau, die ihr Leben opfert und auf drei konzentrischen Ebenen gefangen ist: in einer unerträglichen häuslichen Realität, einem unerträglichen neurotischen Konflikt und einem unerträglichen Kreislauf psychosomatischer Symptome.

Fall 83 Dieser 35jährige Ingenieur war Gründer und Leiter einer sehr erfolgreichen «Denkfabrik», die für Auftraggeber aus Industrie und Verwaltung Forschungsaufträge im Bereich von Datenverarbeitung und Mathematik übernahm. Ebenso brillant wie ehrgeizig, verlangte der Patient von sich und seinen Angestellten schonungslosen Arbeitseinsatz.

Er kannte keinen Feierabend und arbeitete – auch samstags – bis in den späten Abend. Jeden Sonntag erwachte er mit einer schweren Migräne. Er gönnte sich weder Hobbys noch Geselligkeit noch Kinder. Früher hatte er sich trotz Kopfschmerzen zur Arbeit gezwungen, doch heute hindern ihn daran starke Übelkeit und das Erbrechen, die seit zwei Jahren die Kopfschmerzen begleiten.

Kommentar: Hier sehen wir einen Patienten mit einem derart hypertrophierten «Antrieb», daß er, wäre es menschenmöglich, sieben Tage oder auch 168 Stunden in der Woche arbeiten würde. Aber das ist nicht menschenmöglich, und so verweisen ihn seine sonntäglichen Migränen in seine menschlichen Grenzen und erzwingen eine Art physiologischen Sabbats. Dies ist übrigens von allen hier vorgestellten Patienten der einzige mit einer «Migränepersönlichkeit».

Schlußfolgerungen

Wir haben festgestellt, daß die meisten Patienten mit sehr häufigen, schweren Migräneanfällen ohne Remissionsphasen, für die sich kein umstandsbedingter Auslöser finden läßt, auf chronisch schwierige, unerträgliche oder sogar bedrohliche Lebenssituationen reagieren. Bei solchen Patienten beobachten oder vermuten wir als Antrieb hinter den Attacken starke emotionale Belastungen oder Bedürfnisse. Nur bei dieser Form der Migräne können wir von einer «psychosomatischen Krankheit» sprechen. Solche Erkrankungen sind (in Borges' großartiger Formulierung) Ausdruck «augenscheinlicher Verzweiflung und geheimer Linderung». In einem Fall wechselten die Migränen mit einer anderen Form der somatischen Linderung – wiederholten Unfällen – ab. Ebenso hätte ich die Möglichkeit gehabt, eine Fülle von Beispielen für das abwechselnde oder einander ersetzende Auftreten von Migränen, stets wiederkehrenden leichteren Viruserkrankungen (Erkältungen, Infektionen der oberen Luftwege, Herpes etc.) und allergischen Manifestationen anzuführen, die offenbar eine ähnliche Rolle innerhalb der emotionalen Ökonomie übernehmen können.

Ich glaube, daß eine Migräne Ausdruck vielfältiger emotionaler Belastungen und Notlagen sein kann und daß es unmöglich ist, alle Betroffenen dem Stereotyp der zwanghaften «Migränepersönlichkeit» zuzuordnen oder bei allen chronisch verdrängte Wut und Feindseligkeit aufzuspüren. Für ebensowenig zutreffend halte ich die Behauptung, alle Patienten mit habitueller Migräne seien «neurotisch» (es sei denn, wir sprechen von der Neurose als einer universalen Conditio humana), denn in vielen Fällen tritt die Migräne an die Stelle einer neurotischen Struktur und ist eine Alternative zum neurotischen Kreislauf von Verzweiflung und Linderung. Ich werde in Kapitel 13 ausführlich darauf zurückkommen.

Teil III

Die Basis der Migräne

Einführung

Wir haben jetzt einen Überblick über die Formen, die die Migräne annehmen kann, und über die Bedingungen, unter denen sie auftritt. Das alles war Liveing, Gowers und Hughlings Jackson zum größten Teil bereits vor hundert Jahren bekannt, und diese Ärzte, allen voran Liveing, kamen anhand ihres Wissens zu erstaunlichen Einsichten nicht nur in die Natur der Migräne, sondern auch in die Organisation von Hirntätigkeiten.

Ausgeklügelte experimentelle Methoden haben diese klassische Methode des Sammelns und Nutzens klinischer Daten in vielen Bereichen der Medizin mehr und mehr in den Hintergrund gedrängt oder ersetzt. Durch das Bestreben, einheitliche Versuchsbedingungen herzustellen und alle Variablen bis auf die eine, die man beobachten will, auszuschließen, reißt das Experiment den Gegenstand aus einem Zusammenhang und reduziert Komplexität. Bei der Migräne war das experimentelle Vorgehen weniger erfolgreich als auf vielen anderen Gebieten. Gleichwohl hofft man immer noch auf den großen technischen «Durchbruch», der die «Ursache» der Migräne zutage fördert.

Die leidenschaftliche Suche nach dem einzigen verursachenden Faktor in der Pathogenese von Migränen hat viele Forscher zu unsinnigen Extrapolationen verleitet, zu Aussagen folgenden Typs: Migräne ist auf eine akute mikrozirkulatorische Störung zurückzuführen (Sicuteri); Migräne entsteht durch Sauerstoffmangel in einer «strategischen» Region des Gehirns (Wolff); Migräne wird durch eine Störung des Serotoninspiegels im Blut ausgelöst etc.

Die Suche nach einem einzelnen verursachenden Faktor –

einem Faktor X – ist nur dann erfolgversprechend, wenn das untersuchte Geschehen eine feste Form und bestimmte feste Determinanten hat. Doch kennzeichnend für die Migräne sind, wie wir gesehen haben, gerade ihr Formenreichtum und die Vielfalt der sie auslösenden Umstände. Eine allen Migräneattacken gemeinsame Ätiologie scheint es daher auf den ersten Blick nicht geben zu können, auch wenn für den einen Migränetyp Faktor X und für einen anderen Faktor Y verantwortlich sein mag.

Doch damit stehen wir vor einem sehr viel grundlegenderen Problem, denn die Migräne kann nicht einfach ein Geschehen im Nervensystem sein, das spontan und grundlos eintritt: Wir können die Migräneattacke nicht getrennt von ihren Ursachen und Wirkungen betrachten. Eine physiologische Aussage kann uns weder Aufschluß geben über die Ursachen der Migräne noch über ihre Bedeutung als Reaktion oder bestimmtes Verhalten. Allein die Formulierung einer Frage wie «Was ist die Ursache der Migräne?» führt zu logischer Verwirrung. Denn wir brauchen nicht eine Erklärung oder einen Typ von Erklärung, sondern mehrere Typen, jeden für seinen eigenen logischen Bereich. Wir müssen *zwei* Fragen stellen: Warum nimmt die Migräne die Form(en) an, die sie annimmt? Und warum tritt sie zu dem Zeitpunkt auf, zu dem sie auftritt? Diese beiden Fragen *können nicht* zusammenfallen oder verschmelzen. Liveing wußte das sehr gut, als er nach Diskussion der Theorien über einen vaskulären Ursprung der Migräne, die schon zu seiner Zeit im Schwange waren, beobachtete: «Niemand kommt auf die Idee, daß einem Nies-, Lach-, Brech- oder Angstanfall eine Hyperämie oder Anämie der Nervenzentren vorausgegangen sein muß oder daß eine solche Hypothese zu unserem Verständnis dieser Vorgänge beitragen könnte.»

Denn das alles sind Reaktionen auf irgend etwas, und die lassen sich nicht erklären, ohne daß wir auf dieses Etwas Bezug nehmen. Dasselbe gilt für die Migräne, für alle Migränen, sogar für solche, die periodisch und ohne erkennbare Beziehung zu äußeren Umständen auftreten. Selbst bei letzteren müssen wir immer noch eine Beziehung zu einem inneren Geschehen oder einem körpereigenen Zyklus herstellen. Überdies ist die Migräne nicht einfach ein physiologischer Prozeß; sie ist, soweit es den Patienten betrifft, ein Konglomerat von Symptomen und verlangt folglich eine Beschreibung, die auf Erfahrung und Erleben gründet.

Um die Migräne zu erklären, brauchen wir drei Beschreibungssprachen, drei Diskurs-Universen. *Erstens* müssen wir die Migräne als Prozeß oder Geschehen im Nervensystem beschreiben, und das muß – so gut es geht – in der Sprache der Neurophysiologie geschehen. *Zweitens* müssen wir die Migräne als eine Reaktion beschreiben, und dazu brauchen wir die Sprache der Reflexologie und des Behaviorismus. *Drittens* müssen wir die Migräne als etwas beschreiben, das in die persönliche Erfahrungs- und Erlebniswelt eindringt, als bestimmte Symptome, an die sich gewöhnlich ein bestimmter Affekt oder ein bestimmter symbolischer Wert knüpft – und hier brauchen wir eine psychologische oder ontologische Terminologie.

Man kann über das Wesen der Migräne keine angemessene Aussage machen, ohne sie zugleich als *Prozeß*, als *Reaktion* und als *Erfahrung* zu betrachten. Dasselbe gilt analog auch für unser Verständnis eines so ausgeprägt psychophysischen Geschehens wie der Psychose, wo im übrigen dieselben logischen Konfusionen entstanden sind. Auch die Psychose muß auf diesen drei Ebenen beschrieben werden. Die Behauptung, (alle) Psychosen seien auf Störungen des Amin-Stoffwechsels (oder Vitaminmangel etc.) zurückzuführen, ist nicht nur nachweislich falsch, sondern, wie vergleichbare Aussagen über die Entstehung der Migräne, auch bedeutungsleer. Selbst wenn wir in der Lage wären, eine, sagen wir, katatone Psychose neurophysiologisch exakt zu beschreiben, wüßten wir damit nichts über ihre Ursache oder ihren Inhalt. Denn die meisten auf natürliche Weise entstehenden Psychosen handeln gleichsam von etwas und entwickeln sich in Reaktion auf etwas, und diese emotionalen Inhalte und Ursachen lassen sich nicht mittels einer Terminologie beschreiben, die sich auf körperliche Vorgänge bezieht.

In Kapitel 10 und 11 geht es um Überlegungen zu den physiologischen Grundlagen der Migräne. Wir werden uns zunächst experimentelle Befunde und Theorien zum Migränemechanismus ansehen (Kapitel 10) und daran auf der Grundlage klinischer und experimenteller Ergebnisse eine allgemeine Erkundung der *Struktur* der Migräne anschließen. Kapitel 12 und 13 beschäftigen sich – zunächst in verhaltenstheoretischer, dann in psychodynamischer Terminologie – mit den *strategischen* Aspekten der Migräne.

10

Physiologische Mechanismen der Migräne

Wer die Geschichte nicht versteht, ist dazu verdammt,
sie zu wiederholen.
George Santayana

Historische Einführung

Liveing widmet ein Fünftel seines Meisterwerks den zahlreichen Migränetheorien, die es bereits zu seiner Zeit gab, bevor er es unternimmt, seine eigenen, höchst originellen Theorien vorzustellen. Wir müssen ein Stück dieses ausgetretenen Pfades noch einmal gehen, nicht um einer leeren Reverenz an die Vergangenheit willen, sondern weil viele Theorien, die heute im Vordergrund stehen, bereits zu Liveings Zeiten in Umlauf waren und weil seine Anmerkungen dazu bis heute nichts von ihrer Bedeutung eingebüßt haben. Wir können also nichts Besseres tun, als ihm bei der Vorstellung und Kritik der Theorien seiner Zeit zu folgen. Anschließend wenden wir uns Liveings eigener Theorie der Nervengewitter zu und befassen uns mit der Frage, wieweit sie heute noch haltbar ist. Liveing diskutiert

- die Lehre vom galligen Ursprung;
- sympathetische und exzentrische Theorien;
- Theorien eines vaskulären Ursprungs:
  1. zerebrale arterielle Hyperämie
  2. passive venöse Hirnstauung

3. Hypothesen zu vasomotorischen Prozessen;
- die Theorie der «Nervengewitter».

Die humoralen und exzentrischen Theorien haben, wenn ihnen auch zahllose Migränekranke in der einen oder anderen Form immer noch anhängen, im wesentlichen nur noch historische Bedeutung und wurden aus diesem Grunde in der Einleitung zu diesem Buch abgehandelt.

Theorien, die von einer zerebralen Plethora ausgehen – einer Überfülle von Blut im Gehirn –, waren im Mittelalter populär, und noch zu Willis' Zeiten behandelte man Migräne vornehmlich mittels Aderlaß. Der Nachweis der Innervation und Kontraktilität der Arterien gab Anlaß zu den auf die Vasomotorik bezogenen Hypothesen, die in viktorianischer Zeit das Denken über den Migränemechanismus dominierten und diesen beherrschenden Status bis heute einnehmen.

Emil du Bois-Reymond führte den Migränekopfschmerz auf arterielle Spasmen aufgrund sympathischer Stimulation zurück, auf einen «Tetanus in der Muskelhülle der Blutgefäße auf der betroffenen Kopfseite; mit anderen Worten, einen Tetanus im Bereich des zervikalen Teils des Sympathicus». Die Theorie von *Möllendorff* besagt das Gegenteil. Er spricht von «einem einseitigen Energieverlust in den vasomotorischen Nerven der Arteria carotis», wodurch es zu einer Entspannung der Arterie und einem Fluß arteriellen Blutes zum Gehirn komme, einem Zustand, den er mit den Auswirkungen einer Durchtrennung des sympathischen Zervikalganglions bei Tieren vergleicht. *Latham* unternimmt es in seiner Theorie, die beiden obigen Ansätze zu vereinen:

> ...zunächst kommt es zu einer Kontraktion der Blutgefäße des Gehirns und folglich zu verminderter Durchblutung, hervorgerufen durch Erregung des Sympathicus; und die Erschöpfung des sympathischen Systems nach dieser Erregung verursacht die Erweiterung der Blutgefäße und den Kopfschmerz.

Während du Bois-Reymond und Möllendorff nur den unmittelbaren Mechanismus des Migränekopfschmerzes zu erklären versuchen, will Latham mit seiner Theorie des vasomotorischen Ursprungs *alle* Aspekte der Migräneattacke erfassen und beschreibt Skotome und andere Manifestationen des Aurastadiums als Folge zerebraler Vasokonstriktion und lokaler Anämie. Liveing war bereit, eine Erweiterung der extrakranialen Arterien als unmittelbare Ursache des Migränekopfschmerzes zu akzeptieren, befand aber, daß ein vasomotorischer Prozeß keinesfalls die vielen anderen Aspekte von Migräneattacken, vornehmlich die zahlreichen, vielfältigen und häufig beidseitigen Symptome der Migräne-Aura, die häufigen vegetativen Auswirkungen auf den ganzen Körper, die typische Abfolge von Symptomen im Verlauf einer Attacke und die möglichen Metamorphosen von Attacken, erklären könne.

Auch Gowers wandte sich entschieden gegen die Hypothese von Latham:

> Die Migräne zeichnet sich durch ihre spezifischen und oft gleichförmigen Merkmale, durch einen ganz bestimmten Ablauf und die Begrenzung auf sensorische Störungen aus. Um diese Besonderheiten vasomotorisch erklären zu können, müssen wir erstens von einem initialen Spasmus der Arterien in einem kleinen Bereich des Gehirns ausgehen; zweitens müssen wir annehmen, daß die Kontraktion stets an derselben Stelle beginnt und daß sie drittens eine bestimmte, einförmige und sehr spezifische Funktionsstörung auslösen kann. *Wir haben keinerlei Anhaltspunkt dafür, daß auch nur eine dieser Annahmen zutrifft...*
>
> Nichts rechtfertigt die Annahme, daß der Zustand der subkutanen Gefäße ein Indikator für den Zustand der Gefäße innerer Organe ist. Wäre er das, müßten wir, da der erkennbare vasomotorische Spasmus auch bei halbseitiger sensorischer Störung in fast allen Fällen beidseitig ist, eine allgemeine Kontraktion der Hirngefäße annehmen. Eine solche allgemeine Kontraktion könnte nur eine lokale Funktionsstörung aufgrund einer lokalen Veränderung der funktionalen Tendenz der Nervenzellen verursachen. Doch wenn man eine solche lokale Veränderung zugesteht, erübrigt sich eine

> vasomotorische Ätiologie. *Daß ein vasomotorischer Spasmus eine in bestimmter Weise ablaufende, einförmige und spezifische «Entladung» verursachen kann, ist nicht nur unbewiesen, sondern auch in höchstem Maße unwahrscheinlich.*

Die klügeren Köpfe des neunzehnten Jahrhunderts waren sich über die Mängel von Lathams Ansatz bereits vollkommen im klaren, und es war für sie auch undenkbar, daß eine Theorie dieser Art, und sei sie noch so umfassend, die Merkmale einer Migräneattacke in ihrer Gesamtheit würde erklären können. Gleichwohl wird die Theorie eines vasokonstriktorischen Ursprungs des Migräneprozesses weiterhin in immer neuen Varianten vertreten (zum Beispiel bei Milner 1958).

Seine Unzufriedenheit mit diesen Theorien veranlaßte Liveing, seine eigene starke und vielseitige Theorie der «Nervengewitter» zu formulieren. Wieder folgen wir seinen Schritten, diesmal bei der Konstruktion seiner Theorie:

> Dieser Theorie zufolge ist weder irgendeine Reizbarkeit der viszeralen oder kutanen Peripherie noch irgendeine Störung oder Irregularität der Blutzirkulation die grundlegende Ursache aller Neurosen, sondern eine primäre und oft ererbte... Disposition des Nervensystems selbst. Diese Disposition besteht in einer Tendenz zu irregulärer Akkumulation und Entladung von Nervenkraft... und die Konzentration dieser Tendenz an bestimmten Orten... bestimmt zu großen Teilen den Charakter der jeweiligen Neurose.

Liveing unterscheidet explizit den Begriff der Nervenkraft von dem der Akkumulation einer *Substanz*. Seine Konzeption ist rein physiologischer Natur:

> ...eine allmählich wachsende Instabilität des Gleichgewichts in den nervösen Teilen: Wenn diese Instabilität einen bestimmten Punkt erreicht, ist die Wahrscheinlichkeit groß, daß das Gleichgewicht der Kräfte in sich zusammenbricht und die Abfolge der paroxysmalen Phänomene von Ursachen determiniert wird, die für sich genommen gar nicht geeignet wären, derartige Effekte hervorzurufen – ebenso wie ein bloßer Kratzer eine große Menge ungetemperten Glases zu Staub zerfallen läßt.

Zu diesem Schluß gelangt er, als er sich die ungeheure Zahl unterschiedlichster Faktoren vor Augen führt, die eine Attacke auslösen können:

> ...der Eindruck kann von außen kommen und irgendeinen peripheren Nerv in Eingeweiden, Muskeln oder Haut reizen; oder er kann die Zentren über den Blutkreislauf erreichen... oder von den höheren Zentren der psychischen Aktivität ausgehen und herabsteigen...

So viele erregende Faktoren, doch die Wirkung ist stets dieselbe: Immer reagiert das Nervensystem mit einer Migräne. Folglich ist die Migräne dem zerebralen Repertoire *implizit*. Ihre Struktur ist gleichsam *vorgeformt*.

Liveing erkennt, daß eine Migräne den Charakter einer vollständigen *Entladung* besitzen kann, einer Entladung, die auf den Aufbau einer Spannung folgt und den Spannungszustand beendet. Er vergleicht sie mit einem Niesen, einem gierig eingenommenen Mahl oder einem Orgasmus. Diese Entladungen können einander in der Tat «äquivalent» sein und folglich als Metamorphosen voneinander auftreten: Er verweist auf den Niesanfall, der eine Migräne unverzüglich beenden oder ersetzen kann (Fall 66, S. 64), auf die Wahrnehmung einer plötzlichen Gefahr, die eine heftige Seekrankheit beendet, auf sexuelle Erregung, die einen Asthma-Anfall, oder Kitzeln, das eine Epilepsie auslöst.

Liveing weiß sehr wohl, daß eine Migräne ebenso wie andere «Neurosen» durch eine «pathologische Gewohnheit» (sprich Konditionierung) begründet und begünstigt werden kann.

Und schließlich macht er sich Gedanken über den «anatomischen Ort der Migräne». Er beobachtet, daß ihre Manifestationen fast ausschließlich sensorischer Art sind, und schließt daraus: «Die Störung ist überwiegend auf den sensorischen Tractus und sensorische Ganglien – vom Sehhügel bis hinunter zum Vaguskern – beschränkt.»

Er erkennt, daß emotionale Manifestationen und Sprach-

und Gedächtnisstörungen während einer Attacke auf «eine Ausdehnung der Störung auf die Ganglien beider Gehirnhälften» schließen lassen und daß die häufige *Beidseitigkeit* von optischen und taktilen Halluzinationen mit der Hypothese eines «zentralen Ursprungs» ohne weiteres vereinbar ist. Die Erweiterung der Schläfenarterien und den verlangsamten und schwachen Puls schreibt er einer peripheren Ausstrahlung der Attacke über den Vagus und dessen angenommene Verbindungen mit den sympathischen Ganglien zu.

Einige moderne Theorien zum Migränemechanismus

Wir können uns jetzt den wichtigsten heutigen Theorien des Migränemechanismus zuwenden. Theorien, die von einem peripheren Ursprung der Migräne ausgehen, kursieren zwar noch in der Öffentlichkeit, werden aber wissenschaftlich schon seit langem nicht mehr ernsthaft erwogen. Ich zähle zu diesen Theorien auch die eines allergischen Ursprungs der Migräne, die zwar unter Ärzten etwas breitere Anerkennung findet, aber aus einer Vielzahl von Gründen indiskutabel ist (Kapitel 5, 6 und 8). Daß die Migräne ihren Ursprung im zentralen Nervensystem hat, ist so klar wie die Tatsache, daß die Erde rund ist. Das zentrale Nervensystem ist eine chemoelektrische Maschine, die über das Blut versorgt wird. Jede ernsthafte Migräneforschung mit dem Ziel, pathognomische Anomalien zu entdecken, die mit Verlauf und Ursprung von Migräneattacken zu tun haben könnten, muß sich also mit der Versorgung (und somit der Vasomotorik), der Chemie und der elektrischen Aktivität des Nervensystems beschäftigen.

Vom vasomotorischen Ursprung der Migräne

Wie wir gesehen haben, ist die Vorstellung eines aus zwei Stadien bestehenden Migränemechanismus – einer Phase der Vasokonstriktion als Folge sympathischer Hyperaktivität, gefolgt von einer Phase der Vasodilatation als Folge sympathischer «Erschöpfung» – mehr als veraltet. Lathams Theorie wirkte auf die nachfolgende Forschung stimulierend, aber auch lähmend. Auf der einen Seite regte sie Wolff zu seinen brillanten experimentellen Untersuchungen des unmittelbaren Mechanismus von Migränekopfschmerzen an, stand aber andererseits der Formulierung alternativer Hypothesen, die die Genese von Migräneattacken *in ihrer Gesamtheit* zum Inhalt hatten, im Weg.

Wolff konnte auf vielerlei eleganten Wegen nachweisen, daß die Intensität von Migränekopfschmerzen der Erweiterung der extrakranialen Arterien nahezu proportional ist und sich durch manuellen Druck auf die erweiterten Arterien, Adrenalin, Ergotamin oder Schleudern des ganzen Körpers abschwächen läßt. In den späteren Kopfschmerzstadien, so zeigte er, kann auf die Erweiterung der betroffenen Arterie oder Arterien eine Reihe *lokaler* Veränderungen folgen, mit Schmerz verursachender Exsudation einer polypeptidreichen Flüssigkeit und schließlich einer sterilen Entzündungsreaktion.

> ...die Tatsache, daß ein nahezu ausschließlich vasokonstriktorisches Mittel wie Norepinephrin unverzüglich alle schmerzhaften Aspekte des Migränekopfschmerzes beseitigt, ist ein weiterer Beweis dafür, daß Vasodilatation für diesen Schmerz verantwortlich ist... Mit Einsetzen der Kopfschmerzen kommt es zur Erweiterung der großen Arterien, Arteriolen und Metarteriolen. Die Erweiterung von Arteriolen und Metarteriolen erhöht den hydrostatischen Kapillardruck. Der erhöhte hydrostatische Kapillardruck begünstigt die Akkumulation einer die Schmerzwellen herabsetzenden Substanz im Subkutangewebe der Kopfhaut... dem postulierten «Kopfschmerzstoff». Die Weitstellung und Überdehnung der großen Arterien in Verbindung mit der Akkumulation dieses Stoffes führen dann zum Kopfschmerz (Wolff 1963).

Die beschriebenen Verfahren, ergänzt durch direkte Beobachtung der winzigen Blutgefäße in der bulbären Bindehaut, haben zu einer umfassenden Beschreibung des Migränekopfschmerzmechanismus geführt. Als Wolff und seine Mitarbeiter dann allerdings versuchten, mit ähnlichen Techniken die dem Kopfschmerz vorausgehenden Symptome, namentlich die Skotome, zu untersuchen, waren ihre Ergebnisse weniger schlüssig und beeindruckend, und die Forscher mußten sich häufiger mit *Ad hoc*-Hypothesen behelfen. Man untersuchte den Einfluß vasoaktiver Substanzen (Amylnitrit und kohlendioxidhaltiger Gemische) auf die Dauer skotomatöser Gesichtsfeldausfälle. Die Ergebnisse dieser Experimente ließen sich nicht konsistent reproduzieren. Gleichwohl glaubte sich Wolff zu der Vermutung berechtigt, den Skotomen läge *wahrscheinlich* eine lokale Minderdurchblutung (Ischämie) des Gehirns zugrunde.

> Wir postulieren daher, daß der sehr viel höhere Anteil maximal sauerstoffgesättigten Blutes (nach Einatmen eines kohlendioxidhaltigen Gemisches) ein bestehendes Sauerstoffdefizit in einem strategischen Bereich des Gehirns korrigiert, wo die Impulse, die die kompensatorische vaskuläre Dilatation der Migräneattacke auslösen, ihren Ursprung haben könnten... Die Pathophysiologie von Skotomen ist aufs engste mit der kranialen Vasokonstriktion verbunden... Es ist möglich, daß außer dem Okzipitalhirn weitere Hirnregionen von der Ischämie betroffen sind, daß aber die Symptome vornehmlich dem Okzipitalhirn entstammen, und zwar aufgrund seines höheren Stoffwechselbedarfs...

Wolff selbst, unverändert streng und genau in seiner Argumentation, formulierte diese Gedanken als Hypothese oder als eine Reihe von Hypothesen und gestand zu, daß sich bestimmte Tatsachen mit der Theorie der ischämischen Ätiologie nur schwer vereinbaren ließen. Nachfolgende Forscher ignorierten dann häufig die einschränkenden und behutsamen Formulierungen Wolffs und gingen mit der vasokonstriktorischen Hypothese um, als sei sie über jeden Zweifel erhaben, ja fast ein Axiom. So beginnt J. R. Graham eine Darstellung der Migräne mit folgendem Satz: «Den unmittelbaren Mechanismus der Migräneattacke haben Wolff und seine Mitarbeiter mit einem gestörten Verhalten der kranialen Blutgefäße in Verbindung gebracht.»

E. R. Bickerstaff beschreibt eine Gruppe von Patienten, die offenbar an nicht mehr und nicht weniger leiden als an schweren klassischen Migränen, und behauptet, ihre Symptome seien auf eine vorübergehende Dysfunktion im Versorgungsmechanismus der Arteria basilaris zurückzuführen. Auch Selby und Lance zögern nicht, migränöse Synkopen ihrer Patienten einer vorübergehenden Ischämie des im Hirnstamm befindlichen Teils der Formatio reticularis zuzuschreiben.

Wenn sich Hypothesen unmerklich zu selbstverständlichen Annahmen verhärten, findet keine weitere Forschung mehr statt, und der Forschungsgegenstand wird zum Fossil. Genau das ist über Jahre mit der Hypothese einer vasokonstriktorischen Ursache der Migräne-Aura geschehen. Wir müssen die Diskussion neu eröffnen und jeden Aspekt der Theorie prüfen. Kritische Einwände gegen die Latham-Wolff-Theorie sind nicht nur möglich, sondern auch unumgänglich.

Der erste Einwand liegt auf der Hand: Die Theorie wurde nie durch direkte Beobachtung überprüft. Nicht ein einziges Mal hat man die kortikalen Blutgefäße während einer Migräne-Aura beobachtet, und ob die Blutgefäße der bulbären Bindehaut ein verläßliches Modell für das Verhalten intrakranialer Gefäße darstellen, ist mehr als zweifelhaft. Überdies sind Veränderungen letzterer während einer Migräne-Aura *keineswegs immer* zu beobachten. Zweitens kommt es nicht selten zu einer Überlappung von Aura- und Kopfschmerzstadien oder zu wiederholten Auren *während* des (vasodilatorischen) Kopfschmerzstadiums – ein wichtiges klinisches Faktum, das Wolff außer acht läßt und das mit der Zwei-Phasen-Theorie nicht vereinbar ist. Tatsächlich können sich im Verlauf einer polysymptomatischen Aura Merkmale von Erregung und Hemmung gleichzeitig zeigen. Die Variabilität der Aura, die sich mal in dieser, mal in jener Form präsentiert, steht in Widerspruch zur spezifischen Störanfälligkeit des Okzipitalhirns, wie sie die ischämische Theorie postuliert. Es ist, wenn überhaupt, nur schwer vorstellbar, daß sich die «sehr spezifischen Funktionsstörungen», auf die Gowers anspielt – die typische Form und die Wanderung von Skotomen, das Vibrieren von Flimmerskotomen und Parästhesien etc. –, einfach auf der Grundlage einer Durchblutungsstörung erklären lassen. Wenn solche sensorischen Halluzinationen im Rahmen einer Durchblutungsstörung im Hirnstamm oder einer Vertebralis-Angiographie auftreten, sind es zumeist einfache und flüchtige Erscheinungen, denen alle spezifischen Merkmale von Migräneskotomen fehlen. Daß vasoaktive Wirkstoffe in manchen Fällen einen Einfluß auf Dauer und Intensität von Skotomen haben, besagt nichts über die Natur des zugrundeliegenden migränösen Prozesses, sondern zeigt lediglich die summierte Wirkung zweier neurophysiologischer Veränderungen. Erniedrigter zerebraler Perfusionsdruck, etwa ein Orthostase-Syndrom, führt zu Ohnmacht, Schwindel und manchmal kurzzeitig zu einem Schwarm von «Flecken vor den Augen» etc., ein klinisches Bild, das sich von einer Migräne-Aura ganz erheblich unterscheidet.

Solche Einwände gäbe es endlos viele. Die Befunde zugunsten eines vasokonstriktorischen Ursprungs der Migräne, so müssen wir schließen, sind dürftig, indirekt, strittig in ihrer Interpretation und bedürfen vieler *Ad-hoc*-Annahmen, um auch nur den Anschein von Plausibilität zu erlangen. Noch unzureichender sind sie zwangsläufig, wenn es darum geht, die reiche Komplexität der Aura mit ihren zahlreichen, strukturierten und vielgestaltigen Symptomen zu erklären.

Biochemische Ansätze

Es gibt eine Reihe von chemischen Theorien der Migräne, die sich in Stil und Anspruch ultramodern geben, im Grunde aber Abkömmlinge der Humoraltheorien der alten Griechen sind. Dramatische Fortschritte in unserem Verständnis der biochemischen Ursachen bestimmter neurologischer Krankheiten und unserem Wissen im Bereich der Neuropharmakologie haben uns hoffen lassen, möglicherweise auch bald einer chemischen Basis für den Parkinsonismus, die Psychose, die Migräne etc. auf die Spur zu kommen. Ende der fünfziger Jahre standen zum Beispiel bestimmte biogene Amine im Brennpunkt des Interesses. In diesen Jahren schrieb Woolley seine Monographie über die Serotonin-Theorie der Psychose, F. Sicuteri schlug Serotonin-Antagonisten für die Behandlung der Migräne vor und stellte kurze Zeit später die Dopamin-Theorie des Parkinsonismus auf. Ein spektakuläreres Beispiel für ein «Faktor X»-Denken ließe sich kaum finden.

Die auffallenden vegetativen Komponenten der Migräneattacke legen es nahe, chemische Ursachen zu vermuten. Die deutlichsten und häufigsten Migränesymptome sind vaskulärer Kopfschmerz, Dilatation der extrakranialen Blutgefäße, Übelkeit, erhöhte Aktivität von Eingeweiden und Drüsen und gelegentlich auch geringfügigere vegetative Symptome wie Bradykardie, Miosis, niedriger Blutdruck etc. Außer diesen peripheren vegetativen Störungen kommt es häufig auch zu einer Reihe zentral gesteuerter Symptome wie verringertem Muskeltonus, Benommenheit, Depression etc. Wie wir wissen, können der eigentlichen Attacke Merkmale vorausgehen, die den obengenannten Symptomen klinisch und physiologisch entgegengesetzt sind, etwa viszerale Stasis und Dilatation, Anzeichen physiologischer und psychischer Erregung etc.

Wenn wir von Prodromal- und Reboundphase absehen, repräsentieren die Hauptsymptome der Migräne *eine Zunahme des parasympathischen Tonus, eine Abnahme des sympathischen Tonus oder beides*. Die Beendigung von Attacken – sei es spontan durch unterschiedliche Formen physiologischer oder psychologischer Erregung (Arousal) oder therapeutisch durch parasympathisch hemmende Medikamente oder Sympathikomimetika – verstärken den Eindruck, daß für die Haupt- und Endphasen einer Migräneattacke ein Übermaß an parasympathischer Aktivität charakteristisch ist.

Mit chemischen Theorien will man die vorübergehende, aber

tiefgreifende Zunahme des parasympathischen Tonus erklären, und im Laufe der Zeit hat man alle Neurohormone, die bekanntermaßen an den Synapsen des parasympathischen Systems wirksam sind, für die Genese der Migräne verantwortlich gemacht. Wir wollen uns hier auf drei Beispiele beschränken, auf das Histamin, das Acetylcholin und das 5-Hydroxitryptamin (Serotonin), obwohl lediglich das Letztgenannte nähere Betrachtung verdient.

Die Histamin-Theorie ist verbunden mit dem Namen von B. T. Horton (1956), der glaubte, die von mir als «migränöse Neuralgie» beschriebene Migränevariante (Kapitel 4) auf eine besondere Form der Histamin-Empfindlichkeit zurückführen zu können. Er behauptete, daß man mit Histamin-Injektionen bei entsprechend veranlagten Patienten Attacken auslösen könne, daß während der Attacken vermehrt Magensäure gebildet werde und daß eine Histamin-«Desensibilisierung» weiteren Attacken vorbeuge. Hortons bemerkenswerte therapeutische Erfolge mit der Histamin-Desensibilisierung konnten nur von einigen wenigen Forschern bestätigt werden. Wir haben es hier ganz offensichtlich mit einem Placebo-Effekt zu tun, der Folge von intensiver medizinischer Zuwendung und emotionalem Kontakt mit einem begeisterten und engagierten Arzt. Vor allem aber fehlen den durch Histamin ausgelösten vaskulären Kopfschmerzen die für migränöse Neuralgie typischen Merkmale. Und drittens hat man bei keiner Form der Migräne je einen erhöhten Histaminspiegel nachweisen können.

Die Azetylcholin-Theorie der Migräne geht auf E. C. Kunkle (1959) zurück. Er untersuchte den Azetylcholinspiegel in der Gehirn-Rückenmark-Flüssigkeit während migränöser Neuralgien. Seine Ergebnisse wiesen bei einigen, aber nicht bei allen betroffenen Patienten erhöhte Acetylcholinwerte aus. Kunkle zog daraus den Schluß, daß seine Ergebnisse die Grundhypothese «im wesentlichen stützen». Die Ergebnisse wurden nicht bestätigt, und so ist die Frage, ob es lokal, systemisch oder in der Gehirn-Rückenmark-Flüssigkeit zu Erhöhungen des Acetylcholinspiegels kommt, weiterhin nicht entscheidbar. Mit Auftauchen der eleganteren Serotonin-Theorien geriet dieser Ansatz dann etwas aus dem Blickpunkt der Forschung.

Der Anstoß zur Serotonin-Theorie der Migräne kam von Sicuteri, der die therapeutische Wirkung von Methysergid, einem potenten Serotonin-Hemmer, im Rahmen der Migräneprophylaxe entdeckte. R. W. Kimball *et al.* (1960) beobachteten, daß sich eine Migräne oder eine migräneartige Attacke bei Migränepatienten oft durch Reserpin hervorrufen ließ und daß man die so induzierten Attacken durch intravenös verabreichtes 5-Hydroxitryptamin auflösen konnte. Einen komplexeren und grundsätzlicheren Ansatz verfolgten James W. Lance *et al.* (1967). Sie maßen den Gesamt-Serotoninplasma-Spiegel vor, während und nach Migräneattacken, und beobachteten bei der Mehrzahl ihrer Probanden bei Einsetzen der Migränekopfschmerzen einen abrupten Abfall der Werte. Es ist bekannt, daß die Injektion von Serotonin in die Karotis eine tonische Konstriktion der extrakranialen Arterien verursacht, und Lance *et al.* postulieren, daß ein abrupter Abfall des Serotoninspiegels infolge eines Rebound-Phänomens zu einer schmerzhaften Erweiterung der extrakranialen Blutgefäße führt.

Zusammenfassend läßt sich also sagen, daß wir die Befunde für systemische Veränderungen des Histaminspiegels im Verlauf von Migräneattacken vernachlässigen können, daß die Befunde für eine ursächliche Rolle des Acetylcholins fragwürdig sind und die Ergebnisse, die für einen Serotonineinfluß sprechen, recht eindrucksvoll scheinen, wenn auch die experimentelle Bestätigung der Arbeit von Lance noch aussteht. Doch einer möglichen chemischen Grundlage für die Migräne sind wir damit noch keinen Schritt nähergekommen. Um wirklich von einer chemischen Basis ausgehen zu können, brauchen wir Befunde, die den Anforderungen, die Koch an eine Pathogenese stellt, analog sind: Wir müssen entsprechende Veränderungen von Faktor X in jeder untersuchten Migräneattacke nachweisen, desgleichen die Simulation aller möglichen Migränesymptome durch Verabreichung von Faktor X und schließlich auch die *Abhängigkeit* der Migränereaktion von Faktor X. Diesen Bedingungen ist 5-Hydroxitryptamin offenkundig nicht gerecht geworden. Einerseits hat das mit Hilfe von Reserpin ausgelöste migränoide Syndrom nur partielle Ähnlichkeit mit einem vollentwickelten Migräneanfall; Reserpin kann keine Migräne-Aura hervorrufen. Andererseits können Migränen auch nach starker Senkung des Serotoninspiegels durch Methysergid mit unverminderter Häufigkeit auftreten.

Die Crux liegt darin, daß es nicht leicht ist, Ursache und Begleiterscheinung auseinanderzuhalten. Es ist möglich, wenn auch unwahrscheinlich, daß die klinischen und physiologischen Phasen der Migräne begleitet werden von entsprechenden Veränderungen des Anteils eines oder mehrerer Neurohormone im Blut (unwahrscheinlich, weil die typischen parasympathischen Aktivitäten, die eine Migräne ausmachen, oft sehr stark lokalisiert und isoliert sind). Doch eine solche Parallele oder Korrelation würde uns nichts über Ursache und Wirkung sagen. Wir müssen beweisen, daß die Veränderung der Blutwerte der Substanz X eine notwendige und hinreichende Bedingung der Migräne ist.

Bioelektrische Ursachen

Die Migräne ist primär eine Störung der Hirnfunktionen, welche sekundären – lokalen und humoralen – Mechanismen an ihrem klinischen Erscheinungsbild auch immer beteiligt sein mögen. Bei einem gutartigen Leiden wie der Migräne beschränken sich die Möglichkeiten, die Hirnaktivität direkt zu untersuchen, auf elektroenzephalographische (EEG-) Studien, und mit solchen Messungen und ihrer Interpretation müssen wir uns jetzt beschäftigen.

Als erste haben sich vor mehr als fünfzig Jahren F. A. und E. L. Gibbs (1941) mit dem EEG von Migränepatienten beschäftigt, und es gibt aus dieser Zeit eine umfangreiche und wenig überzeugende Literatur zum Thema. Man hat in Zusammenhang mit der Migräne etliche Formen von EEG-Anomalien beschrieben – Slow-wave-Dysrhythmien, Krampfmuster, fokale Anomalien etc. –, doch gehen die Befunde und Meinungen bezüglich Häufigkeit und Bedeutung solcher Ergebnisse weit auseinander. Wir können uns hier nur mit einem Bruchteil der publizierten Beobachtungen beschäftigen, wobei wir insbesondere die starken EEG-Anomalien während hemiplegischer Migränen beiseite lassen, denn hier ist neben dem primären Prozeß von einfacher und klassischer Migräne ganz eindeutig ein sekundärer Mechanismus beteiligt (Kapitel 4).

In einer Pionierstudie beobachteten Strauss und Selinsky (1941) bei 9 von 20 Migränepatienten langsame Aktivität (3 bis 6 Zyklen pro Sekunde) bei Hyperventilation. Engel *et al.* verzeichneten bei zwei Patienten während des Skotoms auf die entsprechenden okzipitalen Ableitungen beschränkte fokale Slow-wave-Anomalien. Dow und Whitty (1947) stellten in der ersten größer angelegten Untersuchung bei 30 Patienten eine «generalisierte Dysrhythmie», bei 12 Patienten eine «symmetrische bilaterale episodische Aktivität» und bei 4 Patienten eine «persistierende fokale Anomalie» fest. Cohn (1949) untersuchte 83 Patienten mit klassischer Migräne und fand bei fast der Hälfte von ihnen eine in hohem Maße verlangsamte Aktivität zwischen den Attacken. Mit solchen Anomalien einhergehende Anfälle nannte er «dysrhythmische Migränen», und die betroffenen Patienten, so befand er, sprächen gut auf Antikonvulsiva an. Heyck (1956) beobachtete in einer maßgebenden Studie unspezifische, diffuse Slow-wave-Dysrhythmien bei 13 von 62 und fokale Anomalien bei 5 von 62 Migränepatienten. Bei Selby und Lance (1960) ergaben interiktale Aufnahmen bei fast einem Drittel der 459 untersuchten Patienten «Anomalien», das heißt persistierende oder intermittierende langsame Aktivität (mit einer Frequenz von 4 bis 7 pro Sekunde). In zwei Fällen wurden die für Krampfzustände typischen Spike-wave-Komplexe verzeichnet.

Jüngere Arbeiten haben untersucht, ob im Rahmen einer Migräne noch andere EEG-Muster vorherrschend sein können. Whitehouse *et al.* (1967) interessierte die Auftretenshäufigkeit von positiven Spikes (Spitzen) mit einer Frequenz von 14 und 6 pro Sekunde in einer Gruppe von 28 migränösen Kindern im Vergleich zu einer ähnlich großen Kontrollgruppe (ein Muster, das als erste Gibbs und Gibbs 1951 beschrieben haben und für ein mögliches Anzeichen einer thalamischen oder hypothalamischen Epilepsie hielten). Die Auswertung ergab für die Migränegruppe eine bestimmte, wenn auch nicht dramatische überdurchschnittliche Häufigkeit solcher positiver Spikes. Bei einem Patienten blieb das beobachtete Muster während der Migräneattacken unverändert. Whitehouse *et al.* sind sich der Unsicherheiten, die einer Interpretation dieses Musters anhaftet, sehr wohl bewußt. Sie glauben, daß ihre Ergebnisse in Verbindung mit klinischen Befunden auf eine primäre vegetative Störung der untersuchten Patienten schließen lassen: «Es wäre befriedigender», schreiben sie, «die Migräne als primäre Störung der vegetativen Funktion zu betrachten, mit sekundären vaskulären Effekten und der Möglichkeit... humorale Faktoren... als intermediäre Faktoren zu erklären.»

Dexter (1968) hat in einer unveröffentlichten Studie die Nacht-EEGs von Patienten mit nächtlichen Migränen untersucht. Alle beobachteten Patienten befanden sich im Stadium des paradoxen (REM-) Schlafes, wenn sie mit Kopfschmerzen erwachten. Allerdings war es nicht möglich, den Beginn von Attacken anhand des Auftretens dieses Musters im EEG vorherzusagen.

Keine dieser Studien hat eine eindeutige und durchgängige EEG-Anomalie für die Migräne ergeben. In einem Überblick über die zwanzigjährige Erfahrung mit solchen Aufzeichnungen kommen Lennox und Lennox (1960) zu dem Schluß, daß sich in den EEGs von Migränepatienten «nichts Spezifisches» finden lasse; es sei zum Beispiel nicht möglich, auf der Grundlage eines EEG eine Migräne zu diagnostizieren.

Man hat bisher keine EEG-Anomalie definieren können, die – wie die Spike-wave-Komplexe zur Epilepsie – eine *spezifische* Beziehung zur Migräne aufweisen. Es gibt allenfalls eine fragwürdige statistische Zunahme der Slow-wave-«Dysrhythmien», verglichen mit der Auftretenshäufigkeit von 15 bis 20 Prozent in nichtmigränösen Populationen (Gibbs und Gibbs 1950). Dabei müssen wir allerdings berücksichtigen, daß EEG-Untersuchungen während bestehender Migräne-Auren nur vereinzelt durchgeführt wurden (zum Beispiel die von Engel *et al.*) und die EEGs während migränöser Synkopen, migränösem Stupor und Koma völlig unerforscht sind. Die schwersten Formen der Migräne bleiben für den Elektroenzephalographen also weiterhin eine *terra incognita*.

Warum, so mögen wir uns fragen, sind diese Studien – verglichen mit der Fülle von Informationen, die wir über die Epilepsie besitzen – so wenig aufschlußreich? Etliche Gründe dafür liegen auf der Hand. Erstens verfügen wir über keine verläßliche Methode, eine Migräne-Aura auszulösen, während es kein Problem ist, eine Anfallsaktivität zu provozieren. Die mittels Reserpin angeregten migränoiden Reaktionen haben zum Beispiel keine Aurakomponente. Zweitens verbieten sich Ableitungen vom offenen Hirn oder die Einführung von Elektroden ins Hirngewebe. Drittens haben wir bei Tieren weder Migräne noch migräneartige Prozesse feststellen können. Viertens – und das spielt vielleicht die größte Rolle – sind die existierenden Parameter von EEG-Aufzeichnungen, die zur Beobachtung epileptischer Prozesse bestens geeignet sind, für die Erforschung beziehungsweise Entdeckung des Migräneprozesses möglicherweise gänzlich unangemessen.* Wie wir bereits

* Vor kurzem hatte ich zusammen mit meinem Elektroenzephalographen P. C. Carolan das außerordentliche Glück, das EEG zweier Patientinnen – eineiiger Zwillingsschwestern – während schwerer skomatöser Migräne-Auren zu beobachten. In beiden Fällen sahen wir auf die Hinterhauptelektroden beschränkte, enorm langsame Wellen im Delta-Bereich (1–3

wissen, breiten sich migränöse Parästhesien einige hundertmal langsamer aus als ihre epileptischen Pendants, während die Zeitbasis anderer migränöser Prozesse wiederum erheblich größer ist als die der Aura.

Natürlich geht die Entstehung einer Migräne mit *irgendeiner* Form von elektrischer Störung einher, doch über die Art der Störung können wir einstweilen nur spekulieren. Lashley (1941) zeichnete seine eigenen Skotome auf (Abb. 3B) und schätzte, daß ihre Ausbreitung einer Erregungswelle entsprach, die sich mit einer Geschwindigkeit von 3 Millimetern pro Minute durch das Gesichtsfeld bewegte und der jeweils eine Welle völliger Hemmung folgte. Milner (1957) macht auf die quantitative Ähnlichkeit dieser Ausbreitungsgeschwindigkeit mit der einer «spreading depression» aufmerksam, einer elektrotonischen Störung, die sich in der offenen Großhirnrinde auslösen läßt und die als erster Leão (1944) beschrieben und untersucht hat. Doch Leãos «spreading depression» ließ sich weder mittels Kopfhautelektroden beobachten, noch ließ sich – was mindestens ebenso wichtig wäre – beweisen, daß sie im Rahmen irgendeines bekannten physiologischen Prozesses auftritt oder für einen derartigen Prozeß von Bedeutung ist. Zudem sprechen, wie ich bei der Erörterung der Theorien betont habe, die sich auf vasokonstriktorische Prozesse beziehen, klinische Befunde für eine weitgestreute Veränderung der Hirnfunktionen und nicht für einen – ischämischen oder depressiven – lokalen Prozeß.

Vor über fünfzig Jahren kam Lashley zu dem Schluß, daß wir «über die nervöse Aktivität während einer Migräne nichts wissen», und das gilt bedauerlicherweise auch heute noch. Tief im Stammhirn, so glaubte Liveing, ist der Ursprung des Migräneprozesses, der langsamen tonischen Wechsel von Erregung und Hemmung zu suchen; doch diese Wechsel und Veränderun-

Hertz), die einige Minuten, nachdem die Patientinnen ihre Sehfähigkeit wiedergewonnen hatten, verschwanden.

gen, ihre Natur und ihre Ursache haben sich uns, aller Forschung zum Trotz, bis heute entzogen, und daran wird sich wohl auch in den nächsten Jahren nichts ändern.

Schlußfolgerungen

In den letzten Jahrzehnten wurde intensiv nach vaskulären, chemischen und elektrischen Störungen in Zusammenhang mit der Migräne gesucht, und man hat Theorien aufgestellt, die solche Anomalien als wesentliche, grundlegende Mechanismen bei der Verursachung von Migräneattacken postulieren. Diese ungeheure Menge an Forschung ist in mehreren tausend Aufsätzen dokumentiert (Wolffs Bibliographie von 1960 mit ihren 1095 Titeln stellt nur eine Auswahl dar), und ich habe lediglich die Forschungsrichtungen vorgestellt und kommentiert, die mir gegenwärtig von Bedeutung zu sein scheinen. Bestimmte Forschungsbereiche habe ich völlig außer acht gelassen – so zum Beispiel die Suche nach allergischen Verursachungsfaktoren der Migräne. Das gleiche gilt für bestimmte Untertheorien (zum Beispiel die Untersuchung von Autoimmunmechanismen und möglicherweise Mastzellenanomalien im Rahmen der Serotonin-Hypothese), deren Relevanz für die wichtigsten physiologischen Fragen ich bezweifle.

Die unmittelbare Ursache von Migränekopfschmerzen haben Wolff und seine Mitarbeiter vollständig analysiert. Sie ist wohl mit der Erweiterung extrakranialer Arterien und der Freisetzung lokaler, schmerzverursachender Faktoren hinreichend erklärt. Nicht geklärt ist allerdings, ob die vasomotorischen Mechanismen ihrerseits von anderen wichtigen Aspekten der Migräneattacke beeinflußt werden; insbesondere scheint es unmöglich, daß sich die Symptome der Migräne-Aura mit einer lokalen Minderdurchblutung des Gehirns erklären lassen.

Sicher ist, daß Substanzen wie Histamin, Reserpin etc. klinische Syndrome hervorrufen können, die eine *gewisse* Ähnlichkeit mit *manchen* Migräneattacken aufweisen, obwohl solchen iatrogenen Reaktionen viele wesentliche Merkmale spontan auftretender Anfälle fehlen. Einige, wenn auch unzureichend erhärtete Befunde sprechen dafür, daß manche spontan auftretenden Attacken mit systematischen humoralen Veränderungen (zum Beispiel von 5-Hydroxitryptamin) einhergehen, aber es gibt *keinerlei* Beweis dafür, daß solche Veränderungen eine hinreichende und notwendige Ursache aller Attacken sind. Eine einheitliche metabolische Basis der Migräne scheint angesichts der tiefgreifenden Vielfalt (und Transformationen) ihres klinischen Erscheinungsbildes, des nahezu übergangslosen Beginns (und zuweilen auch Endes) mancher Migräne-Auren und der Neigung von Migräneattacken, trotz Behandlung mit potenten Blockern (wie etwa dem Serotonin-Hemmer Methysergid) wiederzukehren, außerordentlich unwahrscheinlich.

Ich stelle also abschließend fest, daß vaskuläre und humorale Faktoren, wie man sie bis heute entdeckt hat und in Zukunft noch entdecken mag, für die Pathogenese der Migräne allenfalls von *partieller* Bedeutung sind, als intermediäre Faktoren, die zuweilen bei manchen Attacken eine Rolle spielen. Die vasomotorische (Latham-Wolff-) Hypothese kann nur von begrenztem Nutzen sein (eine Überzeugung, der Liveing schon vor hundert Jahren Ausdruck verlieh: «Niemand käme auf die Idee, daß eine solche Hypothese zu unserem Verständnis beitragen könnte...»), und das gleiche gilt für alle auf chemische Prozesse bezogenen Hypothesen. Letztere sind uninteressant, denn sie können kein Licht auf die ganze Komplexität des Migräneproblems werfen.

In einer Erzählung von Borges heißt es: «Sie werden einwenden, daß die Wirklichkeit nicht die mindeste Verpflichtung hat, interessant zu sein. Und ich werde Ihnen antworten, daß die Wirklichkeit dieser Pflicht enthoben sein mag, aber Hypothesen nicht.» In diesem Sinne sind Untersuchungen bioelektrischer Vorgänge nicht uninteressant, denn es sind Versuche, ein einheitliches neurophysiologisches Korrelat der Migräne zu definieren. Das war bis dato zwar erfolglos, aber mit verbesserten technischen Möglichkeiten wird ein gewisser Erfolg nicht ausbleiben. So ist es zum Beispiel nicht vorstellbar, daß die Migräne-Aura keine physiologischen Korrelate besitzt, die sie hinreichend deutlich als Geschehen *sui generis* charakterisieren. Ob wir hoffen können, einen einheitlichen Migräne-«Prozeß» zu entdecken, der allen Formen der Migräne zugrunde liegt, ist eine andere Frage, der wir uns im folgenden Kapitel widmen werden.

11

Die physiologische Organisation von Migränen

Die vierundzwanzig Buchstaben können keine größere Vielfalt an Wörtern in den verschiedenen Sprachen bilden, wie die Einbildungen der Melancholie an unterschiedlichen Symptomen bei verschiedenen Menschen hervorbringt. Sie sind keiner Regel unterworfen, dunkel und unverständlich, vielfältig und so zahllos, Proteus selbst kann nicht vielgestalter sein.
Robert Burton

Was Robert Burton über die Melancholie sagt, gilt auch für die Migräne: Das Problem ist die unendliche Vielfalt der Symptome, die wir erklären müssen. Wir müssen versuchen, eine Theorie oder eine Reihe von Theorien zu formulieren, die insgesamt *allgemeiner* sind als die einfachen Mechanismen, mit denen wir es im letzten Kapitel zu tun hatten: allgemein genug, um jeden Aspekt jedes Migränetyps zu erfassen, aber auch so spezifisch, daß sich in ihrem Rahmen jedes einzelne Symptom erklären läßt.

Wir werden zunächst die Migränesymptome auf verschiedenen funktionalen Ebenen – von der niedrigsten bis zur höchsten – und die möglichen ihnen zugrundeliegenden Mechanismen betrachten. Sollten sich diese Methoden als unzureichend erweisen, sind wir gezwungen, den begrifflichen Rahmen, wie ihn die Neurophysiologie mit ihrer Definition von «Funktion» oder «Zentrum» setzt, radikal zu wechseln und statt in Begriffen eines festen neuralen Apparates und festgelegter neuraler Mechanismen in denen einer dynamischen Organisation funktionaler Systeme zu denken.

Wie wir gesehen haben, offenbaren die vegetativen Symptome der Migräne ein Überwiegen parasympathischer Funktionen, und es ist eine ebenso überraschende wie beeindrukkende Tatsache, daß die variierende Betonung verschiedener Symptome der anatomischen und funktionalen Struktur des parasympathischen Nervensystems entspricht. Es gibt diskrete ganglionale Nervengeflechte in allen wesentlichen Eingeweide-, Gefäß- und Drüsenstrukturen des Körpers, zugleich die unterste neuronale Repräsentationsebene des inneren oder viszeralen Körpers. Wir können postulieren, daß die Existenz vieler solcher funktional diskreter Nervengeflechte die physiologische Grundlage für eine Vielzahl abgegrenzter parasympathischer Syndrome darstellt: daß eine neuronale Aktivität in solchen Nervengeflechten (Plexus) – einmal durch eine initiale Entladung aus dem zentralen Nervensystem angestoßen – für Minuten, Stunden oder Tage als funktional diskrete, isolierte Erregung bestehenbleiben kann. Im Falle eines Patienten mit protrahierter, lokalisierter Hemikranie können wir uns zum Beispiel eine relativ isolierte, in einen einzigen perivaskulären Plexus eingeschlossene Störung vorstellen; in anderen Fällen setzt sich die lokale neuronale Erregung vielleicht in den muralen Plexus von Magen, Darm, Tränendrüsen etc. fest. Diese primäre neuronale Erregung wird nachfolgend unter Umständen durch lokale Gewebeveränderungen, zum Beispiel durch die Transudation und sterile Entzündung bei protrahierten vaskulären Kopfschmerzen, oder durch andere anhaltende Veränderungen im Gefolge der neurogenen Initialstörung verfestigt. Auf der letzten und niedrigsten Ebene können die vegetativen Symptome der Migräne dank der netzartigen Struktur des parasympathischen Systems übertragen, abgestuft und isoliert werden. Die «Instruktionen» zu Form und Ablauf der Attacke oder zur Art des Migräne-Äquivalents werden vermutlich zentralnervös gesteuert, wenn auch lokale – angeborene oder konditionierte – Schwellenunterschiede diesen Prozeß unterstützen mögen. Typisch ist allerdings, daß die Migräneattacken nach (zum Beispiel chirurgischer) Entfernung eines Erfolgsorgans oder eines lokalen Plexus aus dem System ihre Form leicht verändern, ein Effekt, der darauf hindeutet, daß die starren peripheren Mechanismen so genutzt werden, wie sie zur Verfügung stehen, während die zentrale Organisation plastisch und flexibel ist.

Mit «parasympathisch» bezeichnete man ursprünglich periphere Strukturen und Aktivitäten, und diesen Sprachgebrauch hat man bequemlichkeitshalber bis heute beibehalten. Nun reicht es eindeutig nicht aus, von einer Migräne als einem parasympathischen Geschehen zu sprechen, denn jede Attacke hat auch zentrale, zerebrale Komponenten. Geeignete Konzepte und eine geeignete Terminologie hat W. R. Hess aus seinen berühmten Studien zur zentral-autonomen und dienzephalen Funktion abgeleitet (Hess 1954). Hess bezeichnet die Kombination von peripherer sympathischer Aktivität mit zentraler Erregung als «ergotrop» und das Gegenteil davon als «trophotrop». Diese Begriffe weisen nicht in eine rein physiologische, sondern in eine biologische oder organismische Richtung. «Ergotropie» meint die Tendenz eines Organismus, sich der Außenwelt zuzuwenden, aktiv zu sein, zu arbeiten etc. Für diese Aufgabe wird der Organismus mit erhöhter Vigilanz und Wahrnehmungsschärfe, gesteigertem Muskeltonus, erhöhter Erregbarkeit des sympathischen Systems etc. ausgestattet. «Trophotropie» bezeichnet die Tendenz eines Organismus, sich nach innen zu wenden, sich um seinen inneren Haushalt zu kümmern; hierbei hilft ihm eine gesteigerte Aktivität von inneren Organen und Drüsen, verbunden mit einer relativen Hemmung von Bewußtsein, Wahrnehmungsschärfe und Muskeltonus. Diese Begriffe sind für unser Verständnis der Migräneattacken außerordentlich hilfreich. Offensichtlich sind während des Hauptgeschehens einer Migräneattacke alle Kriterien für einen trophotropen Zustand (erhöhter Vagotonus, Erregungsminderung, Hypersynchronisation des EEG etc.) erfüllt: Der Hauptanteil einer Migräne, so können wir sagen, repräsentiert ein *polymorphes trophotropes Syndrom*.

Viele Forscher, darunter vor allem Ernst Gellhorn, haben es unternommen, die Konzepte von Hess experimentell weiterzuentwickeln und ihre Anwendbarkeit auf klinische Probleme zu erproben. So ließ sich zeigen (Gellhorn 1967), daß es – auf allen Ebenen der Neuraxis – anatomisch, physiologisch und pharmakologisch abgegrenzte ergotrope und trophotrope Systeme gibt. Ferner ließ sich nachweisen, daß ergotrope und trophotrope Aktivitäten normalerweise in reziprokem Gleichgewicht gehalten werden. Dieses Gleichgewicht determiniert, was Gellhorn das «Tuning» des Nervensystems zu jedem gegebenen Zeitpunkt nennt. Hemmung des ergotropen Systems ist also verbunden mit Erregung des trophotropen Teils und umgekehrt. Typischerweise folgt auf jede deutliche Veränderung im vegetativen Tuning ein Rebound-Phänomen in die entgegengesetzte Richtung.

Wir können jetzt die Abfolge einer einfachen Migräne in die Terminologie von Hess übersetzen. In der Prodromal- oder Inauguralphase dominieren ergotrope Symptome; der Hauptteil der Attacke stellt einen Umsturz in die Trophotropie dar, und die Symptome der Rebound-Phase sind wieder ergotrop. Eine einfache Migräne kann man sich also als einen Drei-Stadien-Paroxysmus in Zeitlupe vorstellen, in dessen Verlauf sich das nervöse Tuning auf konsistente und charakteristische Weise verändert. Diese Vorstellung entspricht in etwa Lennox' Beschreibung der Migräne als «vegetativen Anfall». Auf welcher Ebene der Migräneprozeß seinen Ausgang nimmt, wissen wir nicht. Wenn man die Dinge auf diese Weise betrachtet, ist die Frage vermutlich auch bedeutungslos, denn ergotrope und trophotrope Systeme sind in hierarchischer Folge im gesamten Kern der Neuraxis vertreten, von den (intermedio-lateralen) Spinalhörnern über die Formatio reticularis des Hirnstamms, den Hypothalamus bis hin zu den mediobasalen Segmenten der Großhirnrinde.

Auch im sehr verdichteten Verlauf der Migräne-Aura läßt sich ein Zyklus von Erregung und Hemmung erkennen, wobei dieser Zyklus von Erregung (Flimmerskotome, Parästhesien, Aufgeregtheit, diffuse sensorische Erregung etc.) und Hemmung (negative Skotome, Anästhesie, Schläfrigkeit, Ohnmacht, Synkope, diffuse sensorische Hemmung etc.) und gegebenenfalls erneuter Erregung innerhalb von nur dreißig bis vierzig Minuten abläuft.

Das Bild des Migräneprozesses stellt sich uns also nun ähnlich dar, wie Liveing es vor hundert Jahren vorgeschlagen hat: *eine Form des zentral-enzephalen Anfalls, dessen Aktivität rostral auf die Großhirnhemisphären und peripher über die Verzweigungen des autonomen Nervensystems übertragen wird.* Der Kortex, so können wir uns vorstellen, unterliegt im Verlauf einer Migräne-Aura einem «Beschuß» in aufsteigender Richtung, auf den er mit sekundärer eigener Aktivität reagiert: Diese sekundären Aktivitäten sind multifokal (Flimmerskotome, Parästhesien etc.) vor einem Hintergrund diffuser kortikaler Erregung. Analog, so stellen wir uns weiter vor, sind die peripheren autonomen Nervengeflechte (Plexus) einem «Sperrfeuer» in absteigender Richtung ausgesetzt, auf das sie ihrerseits mit sekundären, multifokalen Aktivitäten antworten. Schematisch stellt sich das Bild des Migräneprozesses dann dar wie in Abbildung 7 skizziert.

Natürlich reichen diese Konzepte und Begriffe noch nicht aus, um die Aktivierungen der Hirnrinde im Verlauf einer Migräne-Aura zu beschreiben. Die optischen Halluzinationen geben uns die eindeutigsten Hinweise auf diese höheren Prozesse und ihre Organisation.

Wir haben beobachtet (Kapitel 3), daß optische Halluzinationen dazu neigen, in bestimmter Abfolge – von den elementarsten bis hin zu den komplexesten – aufzutreten. Eine sehr ähnliche Abfolge kennen wir als Reaktion auf bestimmte Dro-

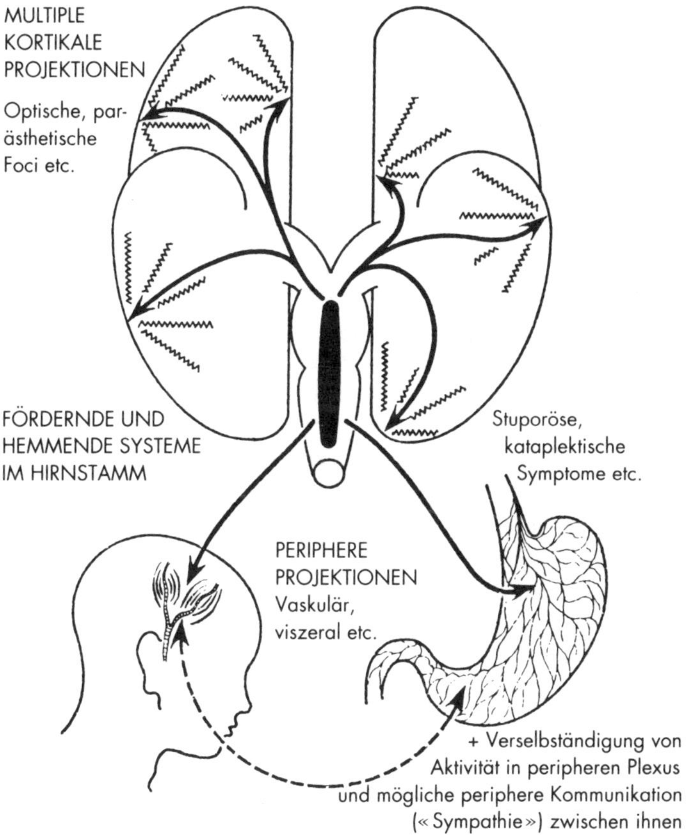

Abb. 7: Schema des hypothetischen Migräneprozesses
Schematische Darstellung des Migräneprozesses als langsame, zyklische, zentral-enzephale Anfallsaktivität, die rostral auf die Großhirnrinde projiziert wird, wo sie die sekundären Prozesse der Migräne-Aura auslöst (Skotome, Parästhesien etc.) und sich kaudal bis in die Verzweigungen der autonomen Plexus des ganzen Körpers ausbreitet. Der Prozeß ist (in den Worten Gowers') «sehr geheimnisvoll... eine besondere Form der Aktivität scheint sich auszubreiten wie kleine Wellen in einem Teich, in den man einen Stein geworfen hat... und wo die kleinen Wellen vorüberkräuseln, hinterlassen sie einen Zustand ähnlich einer molekularen Störung von Strukturen.»

gen (zum Beispiel Meskalin), Schlafentzug oder sensorische Deprivation. Wir können diese Abfolge bei der Migräne also mit Hebbs (1954) Darstellung der durch sensorische Deprivation ausgelösten optischen Halluzinationen vergleichen:

> Die Aktivität scheint sich auf recht regelmäßige Weise vom Einfachen zum Komplexen zu entwickeln. Das erste Symptom besteht darin, daß sich im Gesichtsfeld bei geschlossenen Augen statt einer dunklen eine helle Farbe zeigt. Als nächstes berichten die Probanden von Punkten, Linien oder einfachen geometrischen Mustern... Dann sehen sie eine Art Tapetenmuster... Darauf folgen isolierte Objekte ohne Hintergrund... schließlich – in traumartiger Verzerrung – in sich abgeschlossene Szenen.

Muster und Wanderung der einfachsten migränösen Phosphene durch das Gesichtsfeld erinnern an die Farb- und abstrakten Formhalluzinationen (Flackerlichter, Sterne, Räder, Scheiben), wie sie Penfield und Rasmussen durch direkte Stimulation der Sehrinde (Area 17) ausgelöst haben.

Das Flimmerskotom ist offenbar nur der Migräne eigen und wurde bisher (noch) nicht experimentell simuliert. Lashley (1941) hat spekuliert, daß die charakteristische Mikrostruktur dieser Skotome (winzige Zacken, die in den unteren Abschnitten des Gesichtsfeldes gröber werden, vgl. Abb. 3) mit dem zugrundeliegenden Muster des Zellaufbaus oder der neuronalen Körnung der primären Sehrinde zusammenhängt.

Lashley hat sich mit der Ausbreitungsgeschwindigkeit von Skotomen beschäftigt und schätzt, daß sie einer Erregungswelle entspricht, die sich mit einer Geschwindigkeit von 3 Millimetern pro Minute über die (primäre) Sehrinde bewegt, gefolgt von einer Welle totaler Hemmung. Welche nervöse Aktivität diesem Prozeß wirklich zugrunde liegt, so gesteht er zu, «wissen wir nicht», und also bekennt er sich weder zur Theorie einer lokal ausgelösten Störung noch zu der einer sekundären Störung in Reaktion auf eine von innerkortikalen Ebenen ausgehende Erregung.

Unklar ist, warum die Sehrinde sensibler auf Reizung reagieren sollte als die entsprechenden Rindengebiete des somatosensiblen Kortex (Area 3) oder des akustischen Kortex (Area 41: primäre Hörrinde). Ebensowenig ist klar, welcher grundlegende Prozeß sich in der Flimmerfrequenz von Skotomen und Parästhesien (6 bis 12 pro Sekunde) widerspiegelt. Allerdings dürfte es kaum ein Zufall sein, daß diese Frequenz mit der des Alpha-Rhythmus identisch ist und auch mit den Frequenzen von stroboskopischem Licht, mit denen sich photogene Epilepsien und Skotome auslösen lassen. Diese Frequenz, so steht zu vermuten, entspricht einer bestimmten und begrenzten Geschwindigkeit der Verarbeitung oder des «Scanning» von Wahrnehmungen.

Nach Erscheinen einfacher Phosphene und Flimmerskotome kann es zu optischen Fehlwahrnehmungen und Halluzinationen höherer Ordnung kommen: zu Liliput- und Brobdingnag-Halluzinationen, verschiedenen Formen visueller Agnosie, Mosaikillusionen und stereotypisierten (filmartigen) Bildsequenzen. Penfield und Rasmussen (1950) haben im Experiment gezeigt, daß die Stimulation der sekundären oder peripheren Felder der Sehrinde organisierte optische Halluzinationen in bestimmter Raum-Zeit-Abfolge auslösen können. So ist es durchaus denkbar, daß alle komplexeren Halluzinationen auf dieser (oder höherer) Ebene entstehen. Angesichts des Phänomens der Mosaikillusion und der variierenden Größe des wahrgenommenen Mosaiks (vgl. Abb. 4) müssen wir offenbar von irgendeiner Form der funktionellen Schematisierung jenseits der anatomisch fixierten Muster des Zellaufbaus ausgehen.

Konorski (1967) hat eine Theorie perzeptueller oder gnostischer Einheiten (minimaler Wahrnehmungsstrukturen) aufgestellt und erhärtet, die für das Phänomen der Mosaikillusion möglicherweise von Bedeutung ist. Wie wir wissen, beginnt diese mit einer kaum wahrnehmbaren Körnung oder als sehr feine kristalline Struktur, durchläuft dann Stadien zunehmend gröberer Mosaikformen, bis es schließlich zu visueller Agnosie, der «Seelenblindheit», kommt. Vielleicht entsprechen diese Symptome der subjektiven Erfahrung sich stetig vergrößernder gnostischer Einheiten, die sich – normalerweise unsichtbar – mit zunehmender Größe als immer gröbere polygonale Einheiten ins Bewußtsein drängen, bis ihre Größe schließlich ihren Informationsgehalt übersteigt und es, wie bei einer allzu grobkörnigen Fotografie, schwierig oder unmöglich wird, Objekte zu erkennen.

Die komplexesten Halluzinationen der Migräne-Aura nehmen die Form von Synästhesien und anderen sensorischen Interaktionen und traumähnlichen Sequenzen mit sensorischen Eindrücken jeglicher Modalität, rezeptiven und expressiven Aphasien und allgemeinen Denk- und Verhaltensstörungen an.

Vielleicht steht diese hierarchische Abfolge der Halluzinationen im Verlauf von Migräne-Auren in Wechselbeziehung mit der sukzessiven Aktivierung verschiedener kortikaler Felder. Die zentralen Rindenfelder (zum Beispiel Area 17 im optischen Kortex) «unterscheiden sich von den anderen Feldern durch die ‹Körnung› ihrer neuronalen Struktur, die für den Empfang und die Rücksendung starker Erregungsströme eingerichtet ist» (Lurija 1970). Diese zentralen Felder, insbesondere die der Sehrinde, reagieren offenbar höchst sensibel auf rostral projizierte Erregung, und ihre Reaktionen werden vom Betroffenen als einfache somatotope Halluzinationen in den optischen oder haptischen Hirnrindenfeldern (als Skotome und Parästhesien) erlebt. Starke Erregungen können sich in die sekundären sensorischen Felder ausbreiten und hier Defizite agnostischer Art und komplexere Halluzinationen einer einzelnen Modalität auslösen. In den schwersten Migräne-Auren werden möglicherweise auch die tertiären Rindenfelder aktiviert, die – um mit Lurija zu sprechen – verbunden sind mit «den komplexesten Integrationsformen der gemeinsamen Aktivität von visuellen, akustischen und kinästhetischen Analysa-

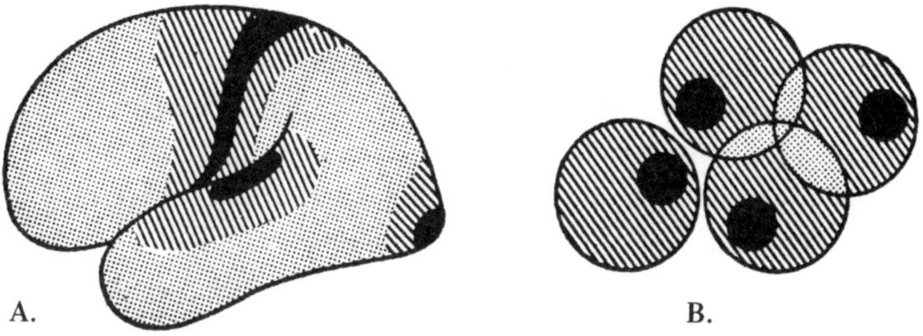

Abb. 8: Hirnrindenfelder in Beziehung zur Migräne-Aura
Verteilung und Differenzierung primärer (schwarz), sekundärer (schraffiert) und tertiärer (punktiert) neuronaler Felder der Großhirnrinde (Kortex). Elementare sensorische (visuelle, taktile und akustische) Halluzinationen entstehen, so wird angenommen, aufgrund einer Erregung der niedrig-schwelligen primären Felder, komplexere Veränderungen der Wahrnehmungs- und Integrationsfunktion aufgrund einer Ausbreitung starker Erregung auf sekundäre und tertiäre Felder (nach Polyakov).

toren». Werden sie stimuliert, ist eine Desorganisation der allgemeinsten Manifestationen kortikaler Aktivität, das heißt ein komplexer Verwirrungszustand, die Folge. Abbildung 8 zeigt die von primären, sekundären und tertiären Feldern eingenommenen Hirnrindenareale und wie sie aneinander grenzen und einander überlappen.

Wie wir sehen, ist der Bereich möglicher Störungen bei der Migräne ungeheuer groß. Er reicht von elementaren vegetativen Störungen (mit Beteiligung peripherer autonomer Plexus) über Störungen zentraler Aktivierungsmechanismen bis hin zu einer Vielzahl kortikaler Störungen, an denen mehrere Hierarchien von Rindenfeldern beteiligt sind. Das ist das Repertoire der Migräne. Wir müssen uns jetzt mit der Frage ihrer Spielarten und ihrer Variabilität innerhalb dieser Bandbreite beschäftigen. So zeigen einfache Migränen keine Symptome, die auf eine Beteiligung der Hirnrinde schließen lassen, isolierte Migräne-Auren dagegen überwiegend Symptome einer kortikalen Aktivität, während für das Symptombild klassischer Migränen mehrere Ebenen verantwortlich sind.

Wir müssen die physiologische Grundlage der Permutationen und Transformationen untersuchen, die so typisch sind für die Migräne: die Übergänge von einem Migräne-Äquivalent zu einem anderen, von einfacher zu klassischer Migräne, von migränösen Neuralgien zu einfachen Migränen, von Migränen zu Epilepsien, Ohnmachten, Vagusattacken und all den anderen verwandten Reaktionen, die Gowers demselben Grenzbereich zuordnen würde. *Das* sind die schwierigsten und faszinierendsten Aspekte der Migräne. Und eines steht fest: Ohne radikal andere Vorstellungen vom Funktionieren des Gehirns werden wir uns ihnen nicht einmal ansatzweise nähern können. *Es ist unmöglich, die wechselnden Ebenen und Transformationen der Migräne im Rahmen starrer neuraler Mechanismen zu erklären.*

Das war vor hundert Jahren auch Liveing und Hughlings Jackson klar. Beide kamen zu ähnlichen Antworten, wenn auch die von Jackson differenzierter und ausführlicher war. «Die Konzentration dieser Tendenz [Nervenkraft] an bestimmten Stellen», schreibt Liveing, «wird den Charakter der fraglichen Neurose in erster Linie bestimmen.» Jackson sah sich gezwungen, die Vorstellung von bestimmten anatomischen Zentren und anatomisch festgelegten Funktionen aufzugeben, und betrachtete das Nervensystem nunmehr als hierarchische Organisation, auf deren unterschiedlichen Ebenen jede Funktion repräsentiert ist:

> Ich glaube, daß das Nervensystem ein – von unten nach oben aufsteigender – sensomotorischer Mechanismus ist; daß jeder Teil des Nervensystems Eindrücke oder Bewegungen repräsentiert oder beides... Die Peripherie ist die eigentliche unterste Ebene, doch wir werden von drei Ebenen der zentralen Entwicklung sprechen. 1. Die unterste Ebene besteht aus Vorder- und Hinterhorn des Rückenmarks... und aus den Homologen dieser Teile weiter oben... 2. Die mittlere Ebene besteht aus der Ferrierschen motorischen Region mit den Ganglien des Corpus striatum und aus der Ferrierschen sensori-

schen Region. Sie repräsentiert alle Teile des Körpers zweifach indirekt. 3. Die höchste Ebene besteht aus den höchsten motorischen Zentren (vorderer Stirnlappenbereich) und den höchsten sensorischen Zentren (Hinterhauptlappen).

Jede Funktion sollte also über eine komplexe «vertikale» Organisation verfügen: Die Lokalisation eines Symptoms ließ sich nicht mit der Lokalisation der jeweiligen gestörten Funktion gleichsetzen. In den verschiedenen Epilepsien erkennt Jackson eine Hierarchie der Funktionsauflösung: So ist für ihn ein *grand mal* ein Anfall auf höchster Ebene und ein Anfall von Laryngospasmus (laryngeale Epilepsie oder Migräne) ein Anfall auf unterster Ebene. Jackson erwähnt die Migräne nur kurz, hat aber eindeutig klassische Attacken im Sinn, wenn er schreibt:

> Ich halte manche Migränen für Epilepsien (sensorische Epilepsien)... Ich glaube, daß die sensorischen Symptome des Paroxysmus auf eine ‹exsudierende Läsion› von Gehirnwindungen mit Ursprung im optischen Thalamus, das heißt der ‹sensorischen mittleren Zentren›, zurückgehen... Ich halte Kopfschmerz und Erbrechen für postparoxysmale Erscheinungen.

Einfache Migränen mit ihren überwiegend vegetativen Symptomen wären demnach Anfälle auf unterster Ebene und Migräne-Auren mit komplexen Halluzinationen und «dreamy states» Anfälle auf höchster Ebene. Folgen wir der Vorstellung Jacksons, *liegt allen Formen der Migräne dieselbe Organisation zugrunde, die sich durch homologe Mechanismen auf unterschiedlichen Ebenen offenbart.*

Bei seiner Analyse der Epilepsien ging es Jackson insbesondere um die hierarchische Repräsentation von Bewegung und motorischen Funktionen innerhalb des Nervensystems, wohingegen uns die vertikale Organisation autonomer und sensorischer Funktionen interessiert. Die Tatsache, daß auch sie auf fortschreitend höheren Ebenen innerhalb der Neuraxis repräsentiert und re-repräsentiert sind, eröffnet sozusagen eine andere Dimension bei der Wahl von Ablauf und Form von Attakken. Die Migränesequenz oder das Migränesyndrom kann (als komplexe Aura) auf höchster Ebene im Sinne Jacksons seinen Ausdruck finden, auf Jacksons mittlerer Ebene (als elementare Aura, an der lediglich die primären sensorischen Felder des Kortex beteiligt sind) oder auf Jacksons unterster Ebene (als einfache Migräne oder Migräne-Äquivalent). Jackson spricht in Zusammenhang mit dem Ursprung von Epilepsien auch von kollateraler und vertikaler Ausbreitung, wobei er mit ersterer die Beteiligung eines benachbarten Areals *derselben* funktionalen Ebene meint. Das Fehlen eines anatomisch definierten «Entladungsfokus» bedeutet, daß es für eine solche seitliche Ausbreitung keine Beschränkung gibt. So kann eine Aura, die ihren Ursprung in der Aktivierung primärer sensorischer Felder hat, unterschiedslos optische oder haptische Felder einbeziehen oder «wählen», während eine von der untersten Ebene ausgehende einfache Migräne jeden Abschnitt der autonomen Felder auf der Stammhirnebene einbeziehen und sich ohne weiteres einmal als Kopfschmerz-, ein anderes Mal als abdominelle und dann wieder als präkordiale Attacke äußern kann.

Die Bestätigung und Erweiterung von Jacksons Vorstellungen von Funktion und Lokalisation innerhalb des Nervensystems wurde ein Forschungsschwerpunkt der Reflexologen in der Nachfolge Pawlows und hat zu einer radikalen Neuorientierung hinsichtlich vieler grundlegender Lehrsätze und Theorien geführt (Lurija 1970 und 1992a). Gemäß dieser Schule ist eine Funktion eigentlich ein funktionales System, das darauf angelegt ist, eine bestimmte biologische Aufgabe zu erfüllen. Ein solches funktionales System zeichnet sich vor allem dadurch aus, daß es auf einer dynamischen «Konstellation» von Verbindungen auf unterschiedlichen Ebenen im Nervensystem gründet und daß diese frei füreinander eintreten oder miteinander ausgetauscht werden können, während die Aufgabe selbst unverändert bleibt. «So ein System funktional verbundener Komponenten», schreibt Lurija, «hat keine konkrete, sondern eine systematische Struktur, bei der Anfangs- und Endglied des Systems (Aufgabe und Effekt) konstant und unverändert bleiben, während die Zwischenglieder (die Mittel, mit denen die Aufgabe bewältigt wird) innerhalb weit gesteckter Grenzen modifiziert werden können.»

Diese Überlegungen, die Lurija in Zusammenhang mit Bewegung und motorischen Aufgaben anstellt, sind auch für das Verständnis der Migräne und ihrer Transformationen *als autonome und psychosomatische Aufgaben* unerläßlich. Die Aufgabe mag sich stellen mit der Notwendigkeit neuronaler Entladung (bei periodischer oder paroxysmaler Migräne) oder mit körperlichen oder emotionalen Bedürfnissen, wie bei umstandsbedingten oder habituellen Attacken; das letzte Glied, der Effekt der Migräne, ist die Wiederherstellung eines physiologischen (oder emotionalen) Gleichgewichts. Doch die adaptive Aufgabe hat eine systematische, keine konkrete Struktur, das heißt *die tatsächlich eingesetzten Mechanismen können zahlreich, vielfältig und unbeständig sein.* Es gibt so viele Arten, wie sich eine Migräne «zusammenbraut», wie es Arten gibt, ein Omelette zuzubereiten. Fällt ein Zwischenglied, ein Mechanismus aus, kann sich das ganze System umorganisieren, um die Erfüllung der Aufgabe auf anderem Weg zu ermöglichen.

Wie bei Bewegungs- oder Wahrnehmungsaufgaben sind die einzelnen Mechanismen der allgemeinen Strategie untergeordnet. Dieses Prinzip ist von praktischer und therapeutischer Bedeutung, aber auch von theoretischem Interesse. Es bedeutet zum Beispiel folgendes: *Wenn die Migräne innerhalb der physiologischen oder emotionalen Ökonomie eines Individuums eine notwendige Rolle spielt, werden die Attacken weiterhin auftreten, sich weiterentwickeln, ganz gleich, welchen Einzelmechanismus man auch ausschaltet.* Entferne eine Temporalarterie, ein Erfolgsorgan, und ein anderes wird in Dienst genommen. Versuche, Migräneattacken mit einem Serotonin-Hemmer abzublocken, und die Attacken werden sich mit einiger Wahrscheinlichkeit eines anderen Zwischenmechanismus bedienen und sind wieder da.

Funktionale Systeme wie diese (schreibt Lurija), komplex in ihrer Zusammensetzung, *plastisch in der Variabilität ihrer Elemente* und fähig zu dynamischer Selbstregulation, sind in der menschlichen Aktivität offenbar die Regel.

Zusammenfassung

Kennzeichnend für die Migränereaktion ist auf unteren funktionalen Ebenen ein protrahierter parasympathischer oder trophotroper Tonus, dem ein physiologisch entgegengesetzter Zustand vorausgeht und folgt. Auf höheren funktionalen Ebenen ist sie charakterisiert durch Aktivierung (und nachfolgende Hemmung) zahlloser Hirnrindenfelder, von den primären sensorischen bis hin zu den komplexesten integrativen Areae. Ich halte die Migräne für eine Form von zentral-enzephalem Paroxysmus in Zeitlupe, im Falle der Aura zwanzig- bis zweihundertmal, im Falle der einfachen Migräne einige tausendmal langsamer als ihre epileptischen Entsprechungen. Gleichzeitig muß man die Migräne als komplexe Aufgabe im Sinne einer notwendigen Anpassung betrachten. Die Erfüllung dieser Aufgabe obliegt einem komplexen funktionalen System, dessen – äußerst variable – Mittel ihrem Ziel oder Zweck untergeordnet sind.

Die Migräne geht kaum merklich in ein diffuses Grenzgebiet verwandter paroxysmaler und adaptiver Reaktionen über. Wir können das schematisch mit Hilfe zweier Dimensionen darstellen: Auf der Ordinate tragen wir die funktionalen Ebenen (nach Jackson) ab und auf der Abszisse die Dauer solcher Reaktionen (Abb. 9). Ideal wäre eine dritte Achse, um die verschiedenen Syndrome der Migräne und verwandter Reaktionen mit einer gegebenen Dauer und einer gegebenen funktionalen Ebene in Verbindung bringen zu können.

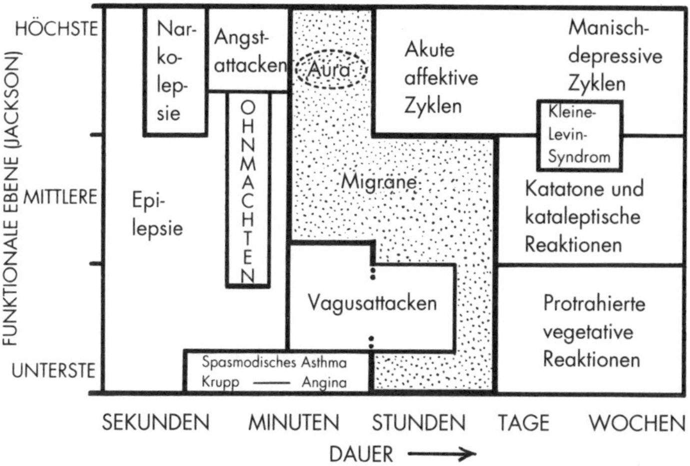

Abb. 9: Die Migräne in Beziehung zu einigen verwandten Störungen
Migräne und benachbarte Störungen sind hier in zeitlicher Ausdehnung und neuraler Ebene (nach Jackson) dargestellt; beide sind modulationsfähig – daher die Neigung der Migräne zu Metamorphosen. Alle hier aufgeführten Störungen sind klar abgrenzbar und individuell, haben aber gleichwohl Grenzbereiche, in denen sie miteinander verschmelzen.

Zu praktischen (diagnostischen und therapeutischen) Zwecken läßt sich die Mehrzahl der Migränen eindeutig als Migräne identifizieren. Theoretisch können wir auf Ebenen, wo die Migräne mit Epilepsien, Ohnmachten, Vagusattacken und anderen vegetativen und affektiven Krisen zusammenfließt*, jede

* Ich habe mich hier in erster Linie mit den formalen und klinischen Wechselbeziehungen *kurzzeitiger* zerebraler Reaktionen und Paroxysmen beschäftigt. Die Ähnlichkeiten zwischen diesen und bestimmten *länger andauernden* Reaktionen – insbesondere affektiven und katatonen Krisen – zu untersuchen würde den Rahmen des Buches sprengen, obwohl ich ihren vermutlichen inneren Zusammenhang mit Migränen, Epilepsien etc. in Abbildung 9 verzeichnet habe. Der Leser sei an Bleulers Beschreibungen von Übergangskrisen in diesem Grenzbereich (die Ergänzung von

nur mögliche Spielart von Übergangsanfällen und hybriden Attacken erwarten. Wenn wir gelegentlich solche hybriden Übergangsattacken tatsächlich antreffen, entziehen sie sich jeder Differentialdiagnose (und machen sie letztlich bedeutungslos).

Es steht zu vermuten, daß die physiologischen Grenzen hier kaum präziser zu ziehen sind als die klinischen und daß die Suche nach einem einheitlichen und pathognomischen «Migräneprozeß» im Nervensystem ergebnislos bleiben muß. Ich kann mir nicht vorstellen, daß weitere Forschung schließlich eine zugrundeliegende Anomalie entdeckt, die an Eindeutigkeit und Prägnanz dem Wave-spike-Muster bestimmter Epilepsien gleichkommt. Vielmehr müssen wir von einem breiten Spektrum nervöser Aktivitäten ausgehen, die auf unterschiedlichen funktionalen Ebenen und in unterschiedlicher zeitlicher Ausdehnung ihren Ausdruck finden.

Gowers' Grenzbereich) und seine Schlußfolgerung hingewiesen, daß es eine kontinuierliche Skala von Übergängen gebe, von den wirklich organischen zerebralen Anfällen bis hin zu agitierten Zuständen (Bleuler, *‹Dementia Praecox oder Gruppe der Schizophrenien›*). Eine ähnliche Kontinuität finden wir möglicherweise auch bei inhibitorischen Zuständen: Eine exemplarische Fallgeschichte stammt von Pierre Janet (1921), der bei einem Patienten das Einsetzen «paroxysmaler Bewußtseinsstörungen in Form kürzerer oder längerer Ohnmachten» beschreibt, die in einer schlafähnlichen Störung von fünfjähriger Dauer gipfelten.

12

Migräne aus biologischer Sicht

Die *Erhaltungsreflexe* teilen sich in folgende Gruppen auf: 1. Reflexe in Zusammenhang mit der Assimilation lebensnotwendiger Substanzen. 2. Reflexe in Zusammenhang mit der Ausscheidung von Abfallprodukten und nicht benötigten Substanzen – Ausatmung, Urinieren, Defäkation. 3. Reflexe in Zusammenhang mit der Erholung (Schlaf). 4. Reflexe in Zusammenhang mit der Erhaltung der Nachkommenschaft.
Zu den *Schutzreflexen* gehören: 1. Reflexe in Zusammenhang mit dem Rückzug des ganzen Körpers oder eines Körperteils aus dem Wirkungsbereich eines schädlichen oder gefährlichen Reizes. 2. Reflexe in Zusammenhang mit dem Entfernen schädlicher Agentien von der Körperoberfläche oder aus dem Körperinneren.
3. Reflexe in Zusammenhang mit der Vernichtung oder Demobilisierung schädlicher Agentien.
Jerzy Konorski, 1967

Ich habe einige der inneren oder physiologischen Mechanismen von Migränen erörtert, soweit sie zur Entstehung der klinischen Attacke beitragen können. Wir müssen uns dem Problem jetzt aus einer anderen Perspektive nähern und uns mit der Beziehung des Migränikers und seiner Migränen zur Umwelt beschäftigen. Wenn wir Ursprung und Nutzung der Migräne und migräneartiger Reaktionen aus biologischer Perspektive betrachten, müssen wir das in einer organismischen Sprache, das heißt in der Sprache von Reflex, Antrieb und Anpassung tun.

Ich würde, wie schon angemerkt (Kapitel 10), zögern, Tieren so etwas wie eine «Migräne» zuzuerkennen, was, wenn ich recht habe, unter anderem zur Folge hat, daß der experimentellen Erforschung dieses Leidens Grenzen gesetzt sind. Ist die Migräne also ein spezifisches Merkmal unserer eigenen Gattung? Die Sprache ist sicher eine vorwiegend menschliche Eigenschaft, und bestimmte hochentwickelte Reaktionen (Darwin nennt als Beispiele lachen, die Stirn runzeln, spöttisch lächeln) sind ausschließlich dem Menschen eigen, doch lassen sich diese Aktivitäten und Reaktionen nicht sinnvoll mit Migränen vergleichen.

Im Gegensatz zu ihnen ist die Migräne eine überaus primitive Reaktion, die mit massiven Veränderungen des vegetativen Geschehens, der allgemeinen Aktivität und des Verhaltens einhergeht. Wir haben die Migräne bisher überwiegend aus der Perspektive der persönlichen Erfahrung betrachtet, als Symptome, über die ein Patient klagt, und auf dieser Ebene können wir von Tieren, die zwar leiden mögen, uns ihre Beschwerden aber nicht schildern können, schlechterdings keine Information bekommen. Wenn wir uns überhaupt ein Bild von der biologischen Rolle der Migräne und den ihr homologen und analogen Erscheinungen in der Tierwelt machen wollen, müssen wir unser Augenmerk auf das *Verhalten* von Migränepatienten richten und auf die Umstände, für die dieses Verhalten bedeutsam ist.

Skizzieren wir also ein allgemeines Bild migränösen Verhaltens. Wenn sich die Symptome einstellen, geht der Patient in sein Zimmer und legt sich hin. Er läßt die Jalousien herunter und bringt die Kinder zur Ruhe. Er erträgt keinerlei Störung. Seine Symptome vertreiben jeden anderen Gedanken aus seinem Kopf. Wenn die Attacke sehr schwer ist, fällt er in einen bleiernen, stuporösen Dämmerzustand. Er zieht sich die Decke über den Kopf, schließt die Außenwelt aus und ist in der Innenwelt seiner Symptome gefangen. Er sagt zur Welt: «Geh weg. Laß mich in Ruhe. Dies ist meine Migräne. Laß mich in

Frieden leiden.» Vielleicht schläft er irgendwann ein, und wenn er erwacht, ist alles vorbei, die Migräne ist überstanden, ihre Arbeit ist getan. Vielleicht fühlt er sich jetzt voll Energie, buchstäblich dem Leben wiedergegeben. Rückzug von der Außenwelt, Regression und schließlich Erholung – das ist der grundlegende Rahmen der Attacke.

Etwas weniger formal ausgedrückt ist die Migränereaktion zumeist gekennzeichnet durch Passivität, Ruhe und Unbeweglichkeit; der Kontakt zur Außenwelt ist minimal, während innere Aktivitäten – insbesondere sekretorische und Ausstoßreaktionen – ein Maximum erreichen. Das ist der allgemeine begriffliche Rahmen, innerhalb dessen wir die primäre adaptive Funktion einer Migräne erkennen können (von welchen komplexen Zwecken sie auch überlagert sein mag), und innerhalb dieses begrifflichen Rahmens können wir auch nach parallelen Reaktionen bei Mensch und Tier suchen.

Die Migräne, so glaube ich, hat primär die Rolle eines Schutzreflexes, wie Konorski ihn definiert, eines Rückzugs des ganzen Körpers aus dem «Wirkungsbereich eines schädlichen oder gefährlichen Reizes», kurz, einer *besonderen Form der Reaktion auf Gefahr*. Gleichzeitig – und vielleicht untrennbar mit dieser Rolle verbunden – besitzt sie eine offensive Funktion (Vernichtung oder Demobilisierung schädlicher Agentien) und eine Ausstoßfunktion, beide vielleicht von besonderer Bedeutung, wenn das «schädliche Agens» als schädigende oder verhaßte emotionale Situation erlebt oder symbolisiert wird. Die Erholungsaspekte der Migräne werden am deutlichsten bei Attacken, die längerem körperlichen oder emotionalen Streß folgen und die der Rolle des Schlafs am nächsten kommen. «Gefahr» ist hier also im allerweitesten Sinne zu verstehen und betrifft akute und chronische Situationen, körperliche und emotionale Umstände gleichermaßen.

In der Tierwelt gibt es zwei grundlegend verschiedene Formen der Reaktion auf Gefahr, von denen jeweils nur eine, aber auch beide gezeigt werden können. Wir denken hier sofort an die aktive körperliche Reaktion, die Kampf-Flucht-Reaktion, mit ihren emotionalen Entsprechungen von Wut oder Angst. Die allgemeinen Mechanismen dieses Verhaltens haben auf unübertroffene Weise Walter B. Cannon (1920) für akute Reaktionen und Hans Selye (1946) für länger aufrechterhaltene physiologische Reaktionen beschrieben. Das klinische Bild der Kampf-Flucht-Reaktion ist gekennzeichnet durch extreme Erregung und sympathische Dominanz: gespannte Muskeln, tieferes Atmen, gesteigertes Herzminutenvolumen, äußerste sensorische Vigilanz, jede nach außen gerichtete Fertigkeit zur Höchstleistung bereit, reziproke Hemmung innerer (parasympathischer) Prozesse. Die akute Reaktion löst die Ausschüttung von Adrenalin und anderen blutdrucksteigernden Aminen aus und wird wiederum durch diese verstärkt, während für die chronische Reaktion adrenokortikale Aktivität und eine Reihe von sekundären chemischen und Gewebsreaktionen kennzeichnend sind.

Die Kampf-Flucht-Reaktion verläuft äußerst dramatisch, ist aber nur die Hälfte der biologischen Wirklichkeit. Die andere Hälfte ist nicht weniger dramatisch, aber auf entgegengesetzte Weise. Typisch für *sie* sind Passivität und Immobilisierung in Reaktion auf Gefahr. Darwin hat den Gegensatz zwischen diesen beiden Reaktionsstilen in seinem Vergleich von aktiver Furcht *(terror)* und passiver Furcht *(dread)* auf denkwürdige Weise beschrieben. Im Falle ersterer, schreibt Darwin, besteht «die plötzliche und unkontrollierbare Tendenz zu kopfloser Flucht». Die passive Furcht bietet in der Beschreibung Darwins ein Bild der Passivität und Erschlaffung, verbunden mit vermehrter Aktivität von Darm und Drüsen («eine starke Tendenz zu gähnen... Todesblässe... Schweißperlen stehen auf der Haut. Alle Muskeln des Körpers sind entspannt. Bald folgt die völlige Erschlaffung. Die Eingeweide sind betroffen. Die Sphinkter-Muskeln stellen ihre Funktion ein und halten den Körperinhalt nicht mehr zurück...»). Die allgemeine Haltung ist die des Kriechens, Kauerns, Niedersinkens. Bei eher akuter Reaktion kann es zu einem abrupten Verlust des posturalen Tonus oder einer Ohnmacht kommen. Bei eher protrahierter passiver Reaktion sind die physiologischen Veränderungen weniger dramatisch, gehen aber in dieselbe Richtung. In der Tierwelt sind die passiven Reaktionen ebenso bedeutsam und erheblich variabler als die aktiven Reaktionen auf Gefahr. Alle sind gekennzeichnet durch Immobilisierung (mit einer gewissen Hemmung von posturalem Tonus und Arousal), gewöhnlich in Verbindung mit gesteigerter sekretorischer und viszeraler Aktivität. Einige wenige Beispiele sollen genügen. Ein ängstlicher Hund (besonders wenn er zu Pawlows «schwach inhibitorischem Typ» gehört) nimmt eine kauernde Haltung an, erbricht möglicherweise und kann seine Fäzes nicht mehr halten. Der Igel rollt sich bei Gefahr zusammen; das Erdhörnchen reagiert mit plötzlichem Verlust des Muskeltonus; das Opossum mit tranceartigem Verharren oder «Scheintod»; das sich fürchtende Pferd kann erstarren und in kalten Schweiß ausbrechen; das Stinktier erstarrt und verspritzt reichlich Sekret aus seinen modifizierten Schweißdrüsen (hier hat die sekretorische Reaktion vermutlich eine offensive Funktion); das bedrohte Chamäleon erstarrt und verändert mittels einer anderen Variante der inneren Sekretion die Farbe, um sich seiner Umwelt anzupassen. Sogar bei den Protozoen finden wir in manchen Gruppen aktive, räuberische, in anderen passive Schutzreaktionen. Zweifellos wurde die passive Reaktion von Beginn des Lebens an als biologische Alternative zu aktiven Reaktionen genutzt. Tatsächlich ist die passive Reaktion der aktiven oft überlegen. Während das aktivierte Tier der Gefahr oder Bedrohung begegnet (oder vor ihr flieht), befähigt es die inhibitorische Reaktion, sie *abzuwenden*, für die Gefahr auf die eine oder andere Weise weniger erreichbar zu sein.

Das menschliche Verhaltensrepertoire ist besonders reich an solchen passiven Schutzreaktionen, von denen viele paradoxerweise (Pawlow nennt es ultraparadox) im Kontext körperlicher oder emotionaler Krisen auftreten. Zu solchen relativ akuten Reaktionen müssen wir Narkolepsie und Kataplexie, nervöses «Erstarren» und «Blockieren», eine ungeheure Vielfalt Parkinsonscher «Krisen» und Ohnmachtsneigung zählen. Verlängern wir die Zeitskala, kommen vasovagale Attacken (wie Gowers sie beschreibt) und – natürlich – Migränen hinzu. Der hysterische Stupor («in Ohnmacht fallen») und die sehr viel protrahierteren Zustände des depressiven und des katatonen Stupor gehören ebenfalls zu den inhibitorischen Schutzreaktionen. Pathologisches Schlafen (besonders in seiner seltsamsten Form, der Katalepsie) ist das Musterbeispiel für die länger andauernden inhibitorischen Reaktionen beim Menschen, im Tierreich ist es der Winterschlaf.

Im Tierreich liegt der «Überlebenswert» passiver Reaktionen und inhibitorischer Zustände auf der Hand, während manche passiven Reaktionen im menschlichen Verhalten so offenkundig pathologisch sind, daß sich dahinter keine Funktion, die dem Überleben dient, erkennen läßt. Aber wir werden Ursprung und Überdauern solcher menschlichen Reaktionen nicht verstehen, wenn wir sie nicht zuerst und vor allem aus der Perspektive einer biologischen Überlebensfunktion betrachten. Das Paradox ist der Natur solcher Reaktionen implizit. Schlaf und Winterschlaf dienen dazu, den Organismus zu schützen, können ihn aber auch anderen Gefährdungen aussetzen. Inhibitorische, parasympathisch gesteuerte Zustände erlauben, wie Franz Alexander es so treffend ausdrückt, einen «vegetativen Rückzug», aber Abgeschlossenheit und Einsamkeit dieses Rückzugs können zum psychophysischen Gefängnis werden. Das äußerste Paradox ist die Simulation des Todes, um dem Tod zu entgehen, wie wir es beim «Scheintod» des Opossums und vielleicht auch bei manchen menschlichen Schlaf- und Stuporzuständen vorfinden.

Das also ist das Hinterland der biologischen Reaktionen, aus denen, so stelle ich es mir vor, im Verlauf der Evolution die Migränen entstanden sind und sich mit der Entwicklung des menschlichen Nervensystems und menschlicher Bedürfnisse fortschreitend differenziert und verfeinert haben. Meine Vorstellung ist die einer «Urmigräne»* oder eines Archetyps, einer noch wenig entwickelten, passiv-protektiv-parasympathischen Reaktion, die länger andauerte als die üblichen Reaktionen des Erstarrens und des Betäubtseins. Vielleicht waren solche Urmigränen – ähnlich den undifferenzierten Reaktionen, mit denen wir uns in Kapitel 2 befaßt haben – in erster Linie eine Reaktion auf eine Vielzahl körperlicher Gefahren: Erschöpfung, Krankheit, Verletzung, Schmerz etc., und auch auf bestimmte elementare und überwältigende emotionale Erfahrungen, insbesondere auf Furcht.

Die Entwicklung großer sozialer Einheiten und die kulturellen Repressionen, die damit untrennbar verbunden waren, erforderten und erlaubten zweifellos weit vielfältigere Formen des vegetativen Rückzugs und der protrahierten passiven Reaktion, als dies in früheren Zeiten notwendig und möglich war. Diese psychosomatischen Reaktionen sind – zusammen mit neurotischen Reaktionen und Schutzmaßnahmen – die einzige Alternative in Situationen, in denen direktes Handeln weder erlaubt noch möglich ist. Ich stelle mir vor, daß mit zunehmender Komplexität und Repressivität des zivilisierten Lebens die psychosomatischen Reaktionen und neurotischen Abwehrmaßnahmen nicht nur notwendiger, sondern auch wandlungsfähiger und gleichsam raffinierter wurden. Gut möglich also, daß sich die einfachen Schutzreflexe zu den so bedeutungsreichen, überdeterminierten und vielgestaltigen Migränen entwickelten, wie wir sie in unserer heutigen Gesellschaft so häufig finden.

* Ich meine damit nicht, daß irgendein Mensch (oder ein Tier) irgendwann eine erste Migräne erlitt, auf die alle späteren Migränen zurückgehen. Das Wort besagt nicht mehr, als es die Begriffe *Urpflanze*, *Urmensch* oder *lingua adamica* tun, und ist lediglich ein Gespinst aus der Geschichte der Wortlogik (vgl. Rieff 1959, S. 225–228).

Man kann die Entwicklung solcher strategischen Notwendigkeiten und Zwecke nicht unabhängig von der zunehmenden Komplexität des Nervensystems, vor allem von der fortschreitenden Enzephalisierung integrativer Funktionen in der Evolution der Säugetiere sehen. Bei relativ primitiven Säugetieren (Opossum, Igel etc.) mit ihrem noch rudimentär entwickelten Kortex und entsprechend rudimentärer kortikaler Kontrolle müssen zerebrale Reflexe noch verhältnismäßig stereotyp ablaufen und sind einer Konditionierung so gut wie unzugänglich. Die fortschreitende Entfaltung des Kortex ermöglichte die Ausbildung immer zahlreicherer, vielfältigerer und leichter konditionierbarer zerebraler Reflexe. Die Differenzierung des menschlichen Kortex in hierarchisch geordnete Rindenfelder (vgl. Kapitel 11 und Abb. 8) hat schließlich, so glaube ich, die Entwicklung des komplexesten und auch kennzeichnendsten Merkmals von Migränen – der Aura – ermöglicht. Die Komplexitäten der Migräne-Aura (mit der Möglichkeit komplexer sensorischer und integrativer Störungen, der Aphasie etc.) sind sozusagen Vermächtnis und Nebenprodukt der einzigartigen Differenzierung des menschlichen Kortex und wären in weniger komplexen Nervensystemen einfach nicht denkbar. Auf analoge Weise können wir bei niederen Säugetieren und vielleicht bei nichtsäugenden Wirbeltieren auch die ersten Anfänge von Epilepsien und Psychosen (abrupte Krämpfe und Bewußtseinsverlust, Zustände unkontrollierbarer Erregung und Verzückung etc.) erkennen, müssen uns dabei aber bewußt sein, daß ihre komplexesten und individuellsten Merkmale – die halluzinatorischen und ideatorischen Störungen – nur im Zusammenhang mit der Entwicklung und Differenzierung der Hirnrinde und vor allem mit der endgültigen Ausbildung der Frontal- und Temporallappen bei unserer eigenen Spezies möglich wurden.

Zu Beginn dieses Kapitels habe ich die Frage aufgeworfen, ob die Migräne eine ausschließlich menschliche Reaktion ist. Die Antwort muß lauten: Ja und nein. Die Migräne als menschliche «Erfindung» zu betrachten macht keinen Sinn. Vielmehr müssen wir sie als vorläufig letztes Glied einer sehr alten biologischen Entwicklung sehen, als Beispiel einer sehr primitiven und generalisierten Form einer Anpassungsreaktion, die sich mit der Entwicklung der einzigartigen Möglichkeiten des menschlichen Nervensystems und der einzigartigen Natur menschlicher Bedürfnisse verfeinern und immer weiter differenzieren konnte. Wie die Migränereaktion letztlich aussieht, hängt von der Entwicklung des Individuums in Beziehung zu seiner Umwelt ab, und um diese psychologische Determination und Individuation wird es im folgenden Kapitel gehen.

13

Migräne aus psychologischer Sicht

Denn dies ist der große Irrtum unserer Zeit... daß Ärzte
die Seele vom Körper trennen.
Platon

Im letzten Kapitel ging es um bestimmte primitive Reaktionen, die möglicherweise ein Licht auf Ursprung und Differenzierung des menschlichen Migräneprozesses werfen. Solange wir uns in einem theoretischen Rahmen bewegt haben, in dem es um den Gesamtorganismus und seine Schutzreflexe und -taktiken geht, konnten wir das Dauerproblem (oder Pseudoproblem) von Geist-Körper-«Dualität» und psychophysischer «Konversion» umgehen. Aber diese Betrachtungsweise vermittelt uns nichts über die inneren Prozesse, die dem Verhalten zugrunde liegen (und ist auch gar nicht darauf angelegt). Sie vermittelt uns nichts über die Gefühle oder den «Geisteszustand» des reagierenden Lebewesens. Katatoner Stupor beim Menschen kann eine Schutztaktik und gleichzeitig innerlich verbunden sein mit dem furchtbaren Gefühl existentieller Gefahr. Wir können die Katatonie bis ins kleinste Detail phänomenologisch beschreiben, ohne auch mit nur einem Wort auf die Gefühle des Katatonikers einzugehen (wie Bleuler das getan hat), aber eine *existentiale* Beschreibung dieses Zustands ohne detaillierte Analyse der Gefühle und Motive des Patienten ist undenkbar. Für mich steht fest, daß jede Migräneattacke für die Betroffenen taktischen Wert besitzt (wobei es sich um eine rein physiologische Taktik, zum Beispiel im Sinne eines homöostatischen Manövers, handeln kann), doch in diesem Kapitel geht es mir vor allem um den Patienten als emotionales Wesen.

Wir haben im deskriptiven Teil dieses Buches die Migränen etwas willkürlich klassifiziert und müssen jetzt diese Klassifikation unter dem Aspekt prüfen, wie wir sie mit der emotionalen Ökonomie eines Individuums in Verbindung bringen können. «Periodische» Migränen, so haben wir gesagt, sind der Ausdruck einer angeborenen neuronalen Periodizität und «umstandsbedingte» Migränen eine Reaktion auf hochspezifische individuelle Umstände, seien sie physiologischer (Erschöpfung etc.) oder emotionaler (Wut, Angst etc.) Natur. Die Tatsache, daß solche Attacken klar definierte physische oder physiologische Auslöser haben, schließt nicht aus, daß sie *auch* anderen, nicht unmittelbar erkennbaren Funktionen oder Zwecken dienen können. Jede Migräneattacke kann (wie jedes Ereignis im Leben eines Menschen) über seine eigentliche Bedeutung hinaus auch emotionale Bedeutsamkeit besitzen. Ein periodisch wiederkehrendes oder physiologisch ausgelöstes Geschehen kann als symbolisches Geschehen in Dienst genommen werden. Klarer wird das, wenn wir uns ansehen, welchen Zwecken Anfälle dienen können. So entdecken bestimmte Kinder vielleicht, daß flackerndes Licht bei ihnen einen Krampfanfall auslöst, um dann diese Entdeckung dazu zu nutzen, wiederholt selbst Anfälle zu provozieren (indem sie zum Beispiel eine Hand schnell vor den Augen hin und her bewegen oder vor einer Jalousie auf und ab springen); bestimmte Erwachsene vergessen absichtlich oder «zufällig», ihre Medikamente einzunehmen. In solchen Fällen dient die Epilepsie einem sekundären, von komplexen und oft unbewußten Motiven determinierten Zweck. Wie wir wissen, trifft die als Folge zufälliger Mißgeschicke maskierte «Unfallneigung» überwiegend Menschen, die zu Selbstbestrafung und Selbstzerstörung neigen.

Damit soll nicht gesagt sein, daß alle oder auch nur die meisten periodischen und umstandsbedingten Migränen auf diese

Weise mit bestimmten Motiven des betroffenen Individuums gekoppelt sind. Viele Migränen kommen und gehen als gelegentliche Unpäßlichkeiten ohne besondere emotionale Bedeutung. Doch die Möglichkeit, daß sie anderen – zahlreichen und vielfältigen – Zwecken dienen, besteht immer.

Das dritte Migränemuster – die habituelle Migräne – verlangt einen sehr viel komplexeren Bezugsrahmen. Hier haben wir es nicht mit periodischen oder sporadischen Attacken zu tun, die eine emotionale Bedeutung besitzen können oder auch nicht, sondern mit einer nicht remittierenden, bösartigen Krankheit, die hervorgerufen wird durch schwere, chronische emotionale Belastungen (und die dann unter Umständen ihrerseits zu diesen Belastungen zusätzlich beiträgt). Ursprung und allererste Anfänge der Migräne, so haben wir es uns vorgestellt, könnten unter den einfachen Schutzreflexen und -taktiken zu finden sein. Auch umstandsbedingte Migränen lassen sich, unter den besonderen Vorbehalten, auf die ich hingewiesen habe, so sehen. Die habituelle Migräne dagegen können wir sinnvoll nur als Ausdruck eines wesentlichen Teils der Gesamtpersönlichkeit betrachten. Sie gehört wie alle psychosomatischen Krankheiten, wie Hysterie und Neurose, zu den komplexesten menschlichen Schöpfungen.

Zu ihrem Verständnis brauchen wir Begriffe, die Menschen, zumindest quantitativ, von anderen Lebewesen unterscheiden: Es geht um die Komplexität der geistigen und emotionalen Struktur und die Dominanz des Symbolischen. In uns sind Motive und Gegenmotive wirksam, die unser ganzes Leben lang Bestand haben. Sie sind organisiert und aufgeteilt in Subsysteme, und wir setzen all die von Freud beschriebenen Mechanismen ein, um uns diese Subsysteme unversehrt und getrennt voneinander zu erhalten. Eine besonders wichtige Rolle bei der Determination der habituellen Migräne und anderer psychosomatischer Krankheiten spielen Motive, die keiner Schutzfunktion dienen, es sei denn in höchst paradoxem Sinne: die masochistischen und selbstzerstörerischen Triebe.

Alle Motive und Symbole herauszufinden, die das Muster der habituellen Migräne eines Patienten bestimmen, ist nur durch eine Tiefenanalyse möglich. In den meisten Fällen findet man einen Teil der wichtigsten motivationalen Determinanten von Migränen auch ohne so tiefgehende Persönlichkeitsexploration heraus (und kann sie dann in gewissem Umfang behandeln).

Ich habe in einer Reihe von Fallgeschichten schon auf einige mögliche Motive einer habituellen Migräne hingewiesen und werde jetzt den Versuch unternehmen, die wichtigsten strategischen Rollen aufzulisten, die Migränen in der Ökonomie eines Individuums spielen können. Die Liste ist notwendigerweise unvollständig und schematisch. Sie kann weder der Komplexität noch dem Fluß der Kräfte gerecht werden, die tatsächlich wirksam sind, interagieren und sich zu Kombinationen zusammenfinden, so daß viele Migränen ebenso reich überdeterminiert sind wie Träume.

Die biologisch einfachsten und dynamisch gutartigsten Migränen dienen der *Erholung*. Sie treten umstandsbedingt nach längerer körperlicher oder emotionaler Aktivität und habituell als die berüchtigten «Wochenendmigränen» auf. Gewöhnlich kommt es nach der vorangegangenen, den Anfall provozierenden Periode der Überaktivität und Spannung zu einem fast übergangslosen Zusammenbruch; die Prostrationsphase kann sehr tief und sogar stuporös verlaufen, und gewöhnlich folgen ihr ein postmigränöses Rebound und das Gefühl, zu erwachen und dem Leben wiedergegeben zu sein. Wolff hat sich insbesondere für diesen Anfalltyp und sein Auftreten bei unbarmherzig zwanghaften und getriebenen Persönlichkeiten interessiert. Erholungsattacken weisen die engste Analogie zum Schlaf auf und sind eindeutig Erhaltungsreflexe im Sinne Konorskis.

Diesen verwandt, eingepaßt in umgebungsbedingten oder emotionalen Streß, aber weniger gutartig in ihrem Muster sind die *regressiven* Migränen. Wie die Erholungsmigränen erlauben auch sie einen – um mit Alexander zu sprechen – «vegetativen Rückzug»; doch während der Erholung dienende Attakken wie der Schlaf Zurückgezogenheit und Alleinsein fordern, zeichnen sich regressive Attacken durch mitleiderregendes Leiden, Abhängigkeitsbedürfnisse und Hilferufe aus. Mit einem Wort, ihre typischen Merkmale entsprechen nicht denen des Schlafs, sondern denen der Krankheit. Schwere Anfälle in familiärem Kontext strahlen zuweilen die Tragik von Sterbebett-Szenen aus. Regressive Migränen findet man nicht selten bei zu Erkrankungen neigenden oder hypochondrischen Persönlichkeiten und werden dem Arzt oft in Zusammenhang mit zahlreichen – wirklichen oder eingebildeten – körperlichen Beschwerden präsentiert. Das Muster dieser Migränen ist oft weniger gutartig als das von Erholungsmigränen, wobei es mir hier nicht um die gelegentlichen regressiven Attacken geht, die jeder Migräniker zuweilen haben kann, sondern um das Schwelgen im Leid, das morbide Willkommenheißen solcher Anfälle, die sich immer häufiger einstellen, so daß die Krankheit ganz allmählich zur Lebensform des Patienten wird («Mein ganzes Leben ist eine einzige Krankheit»).*

Eine äußerst wichtige Variante solcher Migränemuster, in

* Es ist möglich und vielleicht auch wichtig, die der Erholung dienenden und regressiven Funktionen der Migräne im Rahmen der Libido-Theorie darzustellen. Ich habe die Migränen als Rückzug und Abwendung von der Außenwelt beschrieben und sie wiederholt mit dem Schlaf verglichen. Ich habe auch davon gesprochen, daß die Migräne den Betroffenen in seine Symptome einhüllt und seine ganze Aufmerksamkeit beansprucht, wie das auch bei Symptomen einer organischen Krankheit oder bei einer Hypochondrie der Fall ist. Freud beschreibt Schlaf und Leiden folgendermaßen: «... der Schlaf [ist] ein Zustand, in welchem alle Objektbesetzungen, die libidinösen ebensowohl wie die egoistischen, aufgegeben und ins Ich zurückgezogen werden. Ob damit nicht ein neues Licht auf die Erholung durch den Schlaf und auf die Natur der Ermüdung überhaupt geworfen wird?... Beim Schlafenden hat sich der Urzustand der Libidoverteilung wiederhergestellt, der volle Narzißmus, bei dem Libido und Ichinteresse noch vereint und ununterscheidbar in dem sich selbst genügenden Ich

der die ursprünglich schützende Rolle von Migränereaktionen weiterhin erkennbar ist, sind die – wie ich sie hier nennen will – *einkapselnden* und *dissoziativen* Attacken. Bei einer Anzahl von Patienten scheinen periodische oder sporadische Migränen angehäufte emotionale Belastungen und Konflikte gleichsam in sich einzubetten und sie mittelbar als physiologisches Drama in Szene zu setzen und «durchzuarbeiten». Ich habe den Eindruck, daß viele menstruelle Migränen (und andere verwandte menstruelle Syndrome) genau das tun. Sie verdichten sozusagen die Belastungen des Monats auf ein paar Tage konzentrierter Krankheit, und ich habe des öfteren beobachtet, daß Patientinnen, die man von solchen menstruellen Syndromen heilt (die man ihrer Migränen beraubt), anschließend unabhängig von ihrer Periode an diffuser Angst und neurotischen Konflikten leiden. Mit einem Wort, solche Migränen können chronische oder wiederkehrende schmerzliche Gefühle *binden* und auf diese Weise eingrenzen, und daran sollte man denken, bevor man die Betroffenen allzu eilfertig von ihrem Leiden befreit. Bösartiger als diese Migränen und von entsprechend häufigerem Auftreten ist ein Syndrom, das ich dissoziative habituelle Migränen nenne, denn hier sind die emotionalen Grundlagen sehr viel stärker und dem Bewußtsein sehr viel weniger zugänglich. In solchen Fällen (etwa Fall 80, S. 256) teilt sich die Persönlichkeit; ein Teil zeigt sich – in völligem Widerspruch zur inneren und äußeren Realität – sanft oder bravourös, während ein anderer Teil sich als zirkuläres sadomasochistisches System verselbständigt, mit dem einzigen Ziel, Leid zuzufügen und

wohnen.» Und über das Eintauchen in die Symptome schreibt er: «Organische Erkrankung, schmerzhafte Reizung, Entzündung von Organen schafft einen Zustand, der deutlich eine Ablösung der Libido von ihren Objekten zur Folge hat. Die eingezogene Libido findet sich im Ich wieder als verstärkte Besetzung des erkrankten Körperteils... Von hier aus scheint sich ein Weg zum Verständnis der Hypochondrie zu eröffnen, bei welcher ein Organ in gleicher Weise das Ich beschäftigt, ohne für unsere Wahrnehmung krank zu sein» (Freud 1991, S. 397–400).

selbst zu leiden. Solche, oft sehr schweren Fälle können sich der Einsicht oder Behandlung besonders hartnäckig entziehen, denn der migränöse Teil wird von der übrigen Persönlichkeit durch dicke Mauern der Verdrängung und Verleugnung isoliert. Die zugrundeliegenden Dynamiken und Mechanismen sind denen hysterischer Symptome aufs engste analog, mit dem wichtigen Unterschied, daß Migränen in der physiologischen Reaktivität verankert sind, während hysterische Symptome (obwohl sehr real) neurologisch gesehen Fiktionen sind, Ergebnis einer pathologischen Aktivität der Imagination.

Bleiben noch zwei Kategorien von Migränemustern zu betrachten, unterschieden durch ihre jeweils spezifische – besonders feindselige – strategische Bedeutung. Da ist zunächst die *aggressive* Migräne, mit der sich Frieda Fromm-Reichmann (1937), Johnson (1948) und viele andere Analytiker vorrangig beschäftigt haben. Emotionaler Hintergrund dieser Form ist eine starke, chronische, verdrängte feindselige Wut, und die Migränen haben die Funktion, dem, was unmittelbar nicht ausgedrückt oder auch nur bewußt werden darf, einen gewissen Ausdruck zu verleihen. Solche Migränen sind im Grunde Angriffe oder Racheakte und treten meistens in Situationen starker emotionaler Ambivalenz auf, das heißt in Zusammenhang mit gleichermaßen geliebten und gehaßten Personen. Zu solcherart indirektem Ausdruck von Haß kommt es insbesondere in der Interaktion von Migränepatienten mit Eltern, Kindern, Ehepartnern und Arbeitgebern, und zugrunde liegt die Dynamik von gewünschter, aber unerträglicher Abhängigkeit und Intimität (Fälle 62, 82, 79 und 84). Eine besondere Form dieser Reaktion ist die *nacheifernde* Migräne. Hier besteht eine ambivalente und boshafte Identifikation mit einem migränösen Elternteil. In der Krankheit vereint sich der Patient mit dem Elternteil, rivalisiert mit ihm und fängt ihn in der eigenen Migränefalle. Es scheint sicher, daß man die Erklärung familiär gehäuften Auftretens von Migräne (wie auch vieler anderer Krankheiten) in dieser Richtung suchen muß und nicht, wie in

Kapitel 6 ausgeführt, in einem vereinfachenden Modell von direkter Vererbung.

Wendet sich die Feindseligkeit nach innen, haben wir es mit dem letzten hier zu betrachtenden Muster einer habituellen Migräne zu tun, den wiederholten Migräneanfällen im Dienste einer *Selbstbestrafung*. Die betroffenen Patienten sind zutiefst masochistisch, boshaft, chronisch depressiv, verdeckt paranoid und manchmal offen selbstzerstörerisch (Fall 81). Die Migräne reicht zum Ausdruck der inneren Gefühle nur selten aus und wird in den meisten Fällen begleitet von weiteren Ausdrucksformen des Selbsthasses. Diese Patienten sind in vielerlei Hinsicht die pathologischsten von allen und leiden am tiefsten. Sie brauchen therapeutische Hilfe, so verzweifelt sie sich ihr auch widersetzen mögen, doch wenn sie sich auf eine Therapie einlassen, ist die Prognose besser als bei dissoziativer Migräne mit hysterischen Merkmalen.

Natürlich gibt es unzählige ganz spezifische Arten, die Migräne einzusetzen. Besonders häufig und gelegentlich Anlaß zu grausamen Mißverständnissen und Strafen sind Anfälle bei Kindern, die man zwingt, auf eine von ihnen verabscheute Schule zu gehen. Jede beliebige funktionelle Störung – wiederholte Migräneattacken, Erbrechen, Durchfall, Asthma oder hysterische Symptome – kann dazu dienen, das Kind vor den Rigiditäten und Schrecken des Schullebens zu schützen und die Aufmerksamkeit auf Nöte zu lenken, die das Kind nicht direkt auszusprechen wagt oder nicht aussprechen kann.

Zu den berühmten Persönlichkeiten, die sich mit Hilfe solcher Attacken aus unerträglichen Lebensumständen befreiten, gehören Alexander Pope, der sich der Migräne bediente, und Edward Gibbon, der hysterische Anfälle hatte. Gibbon schrieb später dazu: «Die Heftigkeit und Vielfalt meiner Beschwerden... entschuldigten meine häufige Abwesenheit von der Westminster School... ein seltsames nervöses Leiden (schmerzhafte Kontraktionen der Beine etc.)... Meine Beschwerden ließen sich mit den Stunden und der Disziplin einer

Privatschule nicht in Einklang bringen... Insgeheim genoß ich diese Leiden, die mich von den Unterrichtsstunden und der Gesellschaft meiner Altersgenossen befreiten...» Mit Beendigung der Schule und seinem Studienbeginn in Oxford verschwanden Gibbons Symptome «auf höchst wunderbare Weise» und kehrten nie zurück.

Wie wir sehen, können sich hinter einer Migräne vielerlei psychische Gründe verbergen, und vermutlich gibt es nicht einfach eine Verbindung, sondern mehrere Arten von Verbindungen zwischen seelischem Zustand und offener Attacke. Mit der Unterscheidung in umstandsbedingte und habituelle Migränen ist die Wahrscheinlichkeit unterschiedlicher Entstehungsmechanismen bereits impliziert. Erstere, so haben wir gesehen, werden unverzüglich und dramatisch durch starke, leidenschaftliche Erregung – Wut, große Angst, besondere Hochstimmung, sexuelle Erregung etc. – ausgelöst. Im Unterschied dazu treten letztere im Kontext emotionaler Spannungen, Antriebe, Bedürfnisse etc. auf, die chronisch sind und keinen direkten oder angemessenen Ausdruck finden durften. Hier haben wir aggressive, destruktive und libidinöse Triebe, ängstliche und zwanghafte Spannung, sadistische und masochistische Bedürfnisse etc. gefunden. Hinzuzufügen ist, daß diese chronischen Bedürfnisse und Spannungen häufig verdrängt und vom Bewußtsein ferngehalten werden. Vielleicht trifft es die Sache am besten, wenn wir umstandsbedingte Migränen als *Reaktionen* auf eine überwältigende Emotion, habituelle Migränen dagegen als *Ausdrucksformen* chronischer, verdrängter emotionaler Antriebe betrachten.

Die Daten sind präsentiert, und wir müssen jetzt zum eigentlichen Kern des Problems kommen und untersuchen, wie eine Emotion oder eine verdrängte emotionale Haltung eine Migräne hervorrufen kann. Dies ist ein Sonderfall des ewigen Problems, das Freud einst den «geheimnisvollen Sprung» vom Seelischen zum Körperlichen nannte, und als solches ist es ebenso gefährlich wie faszinierend, denn die Diskussion über die Beziehung von Körper und Geist gerät leicht und hinterrücks zu Unsinn. Ich bin mir der Lückenhaftigkeit unseres Wissens bewußt, und dieser Mangel zwingt uns zur Spekulation. Ich werde mich aber zu jedem Zeitpunkt eng an die klinischen Tatsachen halten und sicherstellen, daß sich alle Vermutungen im Prinzip verifizieren oder falsifizieren lassen.

Dieses Gebiet betritt man am besten mit dem größten aller Führer. Darwins berühmte Prinzipien des Gefühlsausdrucks von 1872 sind die geistigen Wegbereiter für alles, was seither zum Thema geschrieben wurde – für die Emotionstheorie von James und Lange, für Freuds Theorie der Konversionsmechanismen, für die Experimente von Cannon und Selye und für die gesamte theoretische Struktur des heutigen psychosomatischen Denkens – und sie bilden den Kern meiner eigenen Überlegungen. Darwins drittes Prinzip – das der «direkten Tätigkeit des Nervensystems» – besagt, «daß ... gewisse Tätigkeiten, die wir für den Ausdruck gewisser Gemütszustände ansehen, die direkte Folge der Verfassung des Nervensystems sind und von Anfang an unabhängig vom Willen und auch in hohem Maße von der Gewohnheit gewesen sind».

Solche direkten «Tätigkeiten» sind entweder motorisch oder vegetativ, wobei letztere zu überwiegen scheinen. Als Beispiel für einen motorischen Ausdruck nennt Darwin das Zittern, als Beispiele für direkte vegetative Tätigkeit Drüsensekretion, vasomotorische Aktivität, viszerale Aktivität etc. Zu direkter Einwirkung kommt es, «wenn das Sensorium stark erregt ist» (durch Schmerz, Wut, große Angst etc.); unter diesen Bedingungen, so Darwin, «wird Nervenkraft im Überschuß erzeugt und in Richtungen fortgepflanzt, die von der Verbindung der Nervenzellen ... abhängen» (Darwin 1964, S. 47).

Solche emotionalen Ausdrucksformen sind roh und stereotyp und daher nicht geeignet, feinere Gefühlsnuancen auszudrücken. *Diese* werden gemäß Darwins erstem Prinzip – dem der «zweckmäßig assoziierten Gewohnheiten» – ausgedrückt und frei modifiziert:

Gewisse zusammenwirkende Tätigkeiten dienen unter gewissen Seelenzuständen direkt oder indirekt dazu, gewisse Regungen, Wünsche usw. zu unterstützen oder zu befriedigen, und sobald derselbe Seelenzustand, wenn auch in geringem Grade, eintritt, besteht vermöge der Macht der Gewohnheit und Zusammengehörigkeit eine Neigung, dieselben Bewegungen auszuführen, mögen sie auch augenblicklich nicht den geringsten Zweck haben (Darwin 1964, S. 25f).

Das Prinzip impliziert, daß die «zusammenwirkende Tätigkeit» – sei es eine Bewegung oder eine autonome Reaktion – den entsprechenden «Seelenzustand» *repräsentiert* und durch die Macht von Gewohnheit und Assoziation (Lernen, Konditionierung, Vererbung) ein körperliches *Symbol* eines bestimmten seelischen Zustands geworden ist.

Darwin wußte sehr wohl, daß sich viele emotionale Ausdrucksformen *beider* Prinzipien bedienen. Das Weinen zum Beispiel kombiniert symbolische Bewegungen mit unwillkürlichen Sekretionen. Ein Mann, der Kummer leide, schreibt Darwin, könne seine Gesichtszüge beherrschen, aber nicht immer verhindern, daß ihm Tränen in die Augen träten. Ähnlich ist es mit den äußeren Zeichen der Wut, die zwar auf unmittelbare Tätigkeit des Nervensystems zurückgehen, «aber die Gebärden eines Menschen in diesem Zustande unterscheiden sich von den unabsichtlichen Verzerrungen und Windungen eines in höchster Todesqual Leidenden; denn sie stellen mehr oder weniger deutlich den Akt des Schlagens oder Kämpfens mit einem Feinde dar» (Darwin 1964, S. 51).

Wir müssen uns jetzt damit beschäftigen, wie sich diese Prinzipien auf den Ausdruck chronischer, verdrängter Gefühle anwenden lassen, und insbesondere damit, wie wir eine so komplexe Reaktion wie die Migräne innerhalb des grundlegenden und elementaren Rahmens von Darwin interpretieren können. Wir werden bestimmte neue Begriffe einführen müssen, die allerdings die Darwinsche Begrifflichkeit nicht antasten, sondern nur erweitern. Statt wie Darwin von «zweckdienlichen assoziierten Tätigkeiten» werden wir von «Konversionen» sprechen, und was bei ihm die «direkten Tätigkeiten des Nervensystems» sind, wird bei uns zu «vegetativen Neurosen». Diese psychopathologischen Begriffe sind weniger umfassend und spezifischer als die biologischen, von denen sie abgeleitet sind, und dienen zur Bezeichnung chronischer im Gegensatz zu akuten, krankhafter im Gegensatz zu zuträglichen und persönlicher im Gegensatz zu universalen Ausdrucksformen von Emotionen. Weiter ist impliziert, daß die emotionalen Grundlagen von Konversionsreaktionen und (vegetativen) Neurosen verdrängt sind oder ihnen zumindest der unmittelbare und angemessene Ausdruck verwehrt wird.

Ein klassisches Dokument der Psychoanalyse veranschaulicht, wie diese Begriffe verwendet werden:

> ...die Symptome der Aktualneurosen, ein Kopfdruck, eine Schmerzempfindung, ein Reizzustand in einem Organ, die Schwächung oder Hemmung einer Funktion haben keinen «Sinn», keine psychische Bedeutung... sie sind... selbst durchaus körperliche Vorgänge, bei deren Entstehung alle die komplizierten seelischen Mechanismen, die wir kennengelernt haben, entfallen... Aber wie können sie dann Verwendungen der Libido entsprechen, die wir als eine im Psychischen wirkende Kraft kennengelernt haben?... das ist sehr einfach (Freud 1991, S. 370).

Diese Symptome, so die «sehr einfache» Antwort Freuds, sind die unmittelbaren somatischen Folgen sexueller Störungen, ein Ungleichgewicht irgendeines «Sexualtoxins». Ganz allgemein gesagt (und wenn wir das verblüffende und atypische Postulat eines «Sexualtoxins» für den Moment vergessen) erklärt Freud sie als die Folge direkter Nerventätigkeit, als stereotype *Begleiterscheinung* chronischer emotionaler Spannung.

Einen vollkommen anderen Mechanismus sieht er bei der Entstehung von Konversionssymptomen (hysterischen Symptomen) am Werk. Sie werden erfahren oder manifestieren sich in bestimmten Organen oder Körperteilen, die zu Stellvertretern einer starken und verdrängten Sexualität geworden sind. Wie Freud schreibt:

> Diese Organe benehmen sich dabei wie Ersatzgenitalien... Ungezählte Sensationen und Innervationen... an Organen, die anscheinend nichts mit der Sexualität zu tun haben, enthüllen uns so ihre Natur als Erfüllung perverser Sexualregungen... gerade die Organe der Nahrungsaufnahme und der Exkretion (S. 295).

Diese klare Unterscheidung in (vegetative) Neurosen und Konversionssymptome kann sich in bestimmten Fällen gleichwohl verwischen oder schwer erkennbar sein, denn beide können miteinander verschmelzen oder durch einander ersetzt werden. Freud sah sich daher zu einer sehr bedeutsamen Einschränkung gezwungen:

> Das Symptom der Aktualneurose ist... häufig der Kern und die Vorstufe des psychoneurotischen Symptoms... Nehmen wir als Beispiel den Fall eines hysterischen Kopf- oder Kreuzschmerzes. Die Analyse zeigt uns, daß er durch Verdichtung und Verschiebung zum Befriedigungsersatz für eine ganze Reihe von libidinösen Phantasien und Erinnerungen geworden ist. Aber dieser Schmerz war auch einmal real, und damals war ein direkt sexualtoxisches Symptom der körperliche Ausdruck einer libidinösen Erregung (S. 373).

Wie lassen sich diese Konzepte auf das Verständnis der Migräne – sei es der isolierten Attacken, die durch akute emotionale Störungen ausgelöst werden, sei es der wiederholten Attacken, die im Kontext chronischer emotionaler Spannungen auftreten – anwenden? Sind Migränen vegetative Neurosen, Konversionssymptome oder beides? Die Literatur zum Thema ist ebenso verwirrt wie verwirrend, einige Autoren (zum Beispiel Alexander 1950, Furmanski *et al.* 1952) halten die Migräne für eine vegetative Neurose, andere (zum Beispiel Deutsch 1948) sehen sie als Konversionsreaktion. Deutsch repräsentiert eine ältere Denkschule, die die Migränen, wie alle psychosomatischen Symptome, als Folgen von Konversionsmechanismen versteht:

> Wir müssen davon ausgehen, daß in jedem gesunden Individuum ein ständiger Konversionsprozeß dafür sorgt, daß Gesundheit und

> Wohlbefinden erhalten bleiben. Denken wir zum Beispiel an das Erröten, an übermäßiges Schwitzen, an anfallartige Durchfälle, an *Migräneattacken*... Sie alle dienen der Entladung angestauter Libido... «Konversionen» sind notwendige Formen eines stetigen psychodynamischen Prozesses, der versucht, die instinkthaften Triebe des Individuums an die Erfordernisse der Kultur, in der es lebt, anzupassen... Wir Menschen, so könnte man sagen, wären höchst unglücklich oder würden weit häufiger in eine Neurose fliehen, wenn wir nicht von Zeit zu Zeit krank werden könnten.

Ich stimme mit Deutsch darin überein, daß die funktionelle Krankheit uns allen als ständige Alternative zu unerträglichen Gefühlen oder der Entwicklung neurotischer Abwehrmechanismen zur Verfügung steht, bin aber im Unterschied zu ihm nicht der Meinung, daß sich alle derartigen Störungen als Konversionssymptome beschreiben lassen. Wenn wir das tun, lassen wir das sehr viel universalere Darwinsche Prinzip der unmittelbaren Tätigkeit des Nervensystems unberücksichtigt. Insbesondere Alexander wandte sich gegen die unterschiedslose oder allzuweit gefaßte Anwendung des Konversionsbegriffes auf psychosomatische Symptome. Er sah zwei «grundsätzlich verschiedene» Mechanismen am Werk und unterschied sie wie folgt (Alexander 1978, S. 47):

> Ich bleibe bei meinem ursprünglichen Vorschlag, daß wir die hysterischen Konversionsphänomene auf Symptome des willkürlich innervierten neuromuskulären und sensorisch-perzeptiven Systems beschränken und sie von psychogenen Symptomen unterscheiden sollten, die in vegetativen Organsystemen auftreten... Hysterische Konversionssymptome sind Ersatzausdruck – Abfuhrreaktion – von emotionaler Spannung, die keine adäquate Entlastung durch motorische Aktivitäten finden kann... Die emotionale Spannung [wird] wenigstens teilweise durch das Symptom selbst entlastet. Im Bereich der vegetativen Neurosen haben wir es mit einer andersartigen psychodynamischen und physiologischen Situation zu tun... Hier sind die körperlichen Symptome nicht ersatzweise Ausdruck einer verdrängten Emotion, sondern sie sind normale physiologische Begleiterscheinungen der Emotion.

Alexanders Unterscheidung in Konversionssymptome und vegetative Neurosen ist klar und schlüssig. Sie macht etwa deutlich, daß zwischen den Mechanismen einer hysterischen Lähmung und einer emotional bedingten Blutdrucksteigerung, das heißt zwischen einem willkürlichen symbolischen Ausdruck und einem physiologischen Anzeichen, von dessen Existenz der Patient nichts weiß, ein grundlegender Unterschied besteht. Schwieriger wird es bei bestimmten vegetativen Symptomen, und hier gesteht Alexander denn auch etwas widerwillig zu, daß möglicherweise beide Mechanismen beteiligt sind. Die Migräne scheint ein hervorragendes Beispiel für so eine Mischung aus beiden Mechanismen zu sein, und das ist der Rahmen, innerhalb dessen wir sie betrachten müssen.

In Kapitel 1 und 5 habe ich das bemerkenswerte Miteinander von Stimmung und körperlichem Symptom betont, das jedes Stadium einer «typischen» Migräne kennzeichnet – eine so auffallende und konstante Synchronisation, daß ich mich fast gezwungen fühle, auf die Terminologie der Theorie von James und Lange zurückzugreifen («Die Emotion», so behauptete James, «ist nichts anderes als das Fühlen eines körperlichen Zustands ...»). Durch akute emotionale Erregung, zum Beispiel Wut, ausgelöste umstandsbedingte Migränen kann man, zumindest anfänglich, als vegetative Neurosen betrachten, welche sekundären, symbolischen Verwendungsweisen sie später auch immer finden mögen.

So können wir in einer Wutmigräne eine komplexe, aber stereotypisierte Reaktion auf Wut sehen. Die frühen Stadien einer solchen Attacke (weiter oben die Phase der «Überfüllung» genannt) zeichnen sich emotional in den meisten Fällen durch Reizbarkeit und zornige Spannung, physiologisch durch vaskuläre und viszerale Dilatation, Flüssigkeitsretention, Oligurie, Verstopfung etc. aus, alles Symptome einer generalisierten sympathischen Entladung. Der Patient fühlt sich verstopft, beengt und bis zum Bersten voll Wut. Die Attacke kann ihr Ende durch eine Krise finden (kurzes, heftiges Erbrechen, plötzliche Stuhlentleerung und Flatulenz, Niesen etc.) oder durch Lysis (Diurese, Diaphorese, Epiphora etc.). Die Wut solcher Attacken drückt sich also in Überfülle aus und entlädt sich in einer plötzlichen viszeralen Ausstoßreaktion (analog einem Fluch oder einem Schlag) oder in einer langsamen sekretorischen Katharsis (analog dem Weinen). Der Ausdruck der Emotion geschieht durch direkte Nerventätigkeit; er hängt nicht ab von irgendeiner vermittelnden Vorstellung, einer Affekt und körperliche Manifestation verbindenden bewußten oder unbewußten Symbolisierung. Die Symptome einer solchen Migräne haben, um mit Freud zu sprechen, keinen «Sinn», keine komplexe semantische Repräsentation. Migränen dieses Typs haben ihren Ursprung wie alle primitiven Reaktionen in einem Bereich, in dem emotionales Erleben und die zugeordneten physiologischen Vorgänge einander stetig entsprechen.

In so elementare Begriffe lassen sich habituelle Migränen allerdings nicht fassen, denn in ihnen kommen nicht akute emotionale Störungen, sondern chronische und gewöhnlich verdrängte emotionale Bedürfnisse zum Ausdruck. Sie haben *Funktionen*. Sie leisten eine *Arbeit*. Sie erfüllen eine dramatische Rolle in der emotionalen Ökonomie des Individuums. Wie Träume, hysterische Umbildungen und neurotische Symptome sorgen sie – mit mehr oder weniger Erfolg – für ein emotionales Gleichgewicht. Wenn die Migräne einem spezifischen Zweck dient, muß sie für den Patienten eine besondere *Bedeutung* besitzen; sie muß für etwas stehen, auf etwas anspielen, etwas repräsentieren. Die Migräne wird also über das rein körperliche Geschehen hinaus zu einer besonderen Form von symbolischem Drama, einer Verschlüsselung bedeutsamer Gedanken und Gefühle des Patienten. Wenn wir sie so sehen, stehen wir vor der Aufgabe, sie zu interpretieren, wie wir das mit einem Traum täten, vor der Aufgabe also, der verborgenen Bedeutung der manifesten Symptome auf die Spur zu kommen. Folglich besteht das besondere Interesse habitueller Migränen und ihr spezifischer strategischer Wert für den Patienten darin, *daß sie biologische Reaktionen darstellen, die die Rolle von symptomatischen Handlungen oder von Konversionssymptomen übernehmen können.**

Wir müssen damit rechnen, daß nicht nur die Migräne als Ganzes für den Patienten einen Sinn haben kann, sondern daß auch bestimmte *einzelne* Symptome der Attacke mit spezifischer symbolischer Bedeutsamkeit versehen und dementsprechend modifiziert werden können. Wie wir wissen, gehören Übelkeit und Erbrechen zu den Hauptsymptomen der Migräne: Sie bedeuten gemeinhin Ekel, oft sexuellen Ekel, und lassen sich (in vielen Fällen von psychogenem Erbrechen) interpretieren als das Bestreben, eine ekelerregende (gefürchtete, gehaßte) Situation, Person etc. auszustoßen.** Die Arbeit des Darms, ursprünglich determiniert durch physiologische Notwendigkeiten und Periodizitäten, kann darüber hinaus – und oft auf überwältigende Weise – durch die (unbewußten)

* Alexander möchte den Terminus «Konversion» auf motorische und sensorische Symptome beschränkt wissen, das heißt vegetative Symptome ausschließen. Doch eine Fülle von Belegen spricht dafür, daß viele vegetative Aktivitäten und Symptome, die im allgemeinen als bewußt oder unbewußt nicht kontrollierbar gelten, in der Tat als Symbole benutzt und entsprechend modifiziert werden. Das wohl eindeutigste und berühmteste Beispiel dafür sind die hysterischen Stigmata.

Sehr wichtige experimentelle Befunde aus neuerer Zeit zeigen, daß vegetative Prozesse *gelernt* werden können. So war es möglich, mittels Kurare gelähmte Hunde zu trainieren, ihre Herzrate zu beschleunigen und zu verlangsamen, die Muskulatur der Eingeweide zu entspannen und zu kontrahieren, Blutgefäße in einem Ohr eng und im anderen weit zu stellen, Magenkontraktionen, Urinbildung, Blutdruck und andere Reaktionen zu kontrollieren.

** Erbrechen ist bei vielen Tieren ein primitiver Reflex des Zurückweisens. Mit dem psychogenen Erbrechen, so könnte man sagen, wird dieser Reflex auf einer symbolischen Ebene wieder in Kraft gesetzt. Übelkeit ist eine Empfindung und eine Einstellung, und der Affekt des «Ekels» ist ganz offensichtlich von diesem Reflex des Zurückweisens abgeleitet, ähnlich wie Schmerz auf nozizeptive Reflexe zurückgeht.

symbolischen Werte bestimmt werden, die die Betroffenen Fäzes und Defäkation beilegen. Verstopfung und Durchfall sind mit einer Vielzahl symbolischer Bedeutungen verknüpft. Sie gehören zu den häufigsten funktionellen Störungen und sind, wie wir gesehen haben, häufiger und wichtiger Bestandteil von Migränen. Furmanski (1952) vermerkt in einer interessanten Charakterstudie von hundert Migränikern die Häufigkeit von «oralen» und «analen Persönlichkeitszügen» in dieser Gruppe, hat aber leider nicht untersucht, ob diese Merkmale in irgendeiner Form mit bestimmten Migräne*typen* korrelieren. So wäre es zum Beispiel interessant, ob es in der «oralen» Gruppe eine stärkere Tendenz zu Gallenattacken oder zu Migränen mit auffallender Übelkeit und Erbrechen gibt und ob in der «analen» Gruppe Darmstörungen häufiger sind. Abgesehen von der Möglichkeit eines symbolischen Wertes und der symbolischen Interpretation von Einzelsymptomen läßt sich, wie leicht zu erkennen ist, oft auch die gesamte Migränesequenz schlüssig interpretieren. Hat die Migräne ihren Ursprung zum Beispiel in einer schmerzvollen oder verhaßten Situation, wird möglicherweise *diese* (und die sie begleitenden Gefühle) in einer Verschiebung des Leidens als physischer Schmerz symbolisiert (verkörpert) und gegen Ende der Attacke durch entsprechende Aktivitäten von Eingeweide und Drüsen symbolisch ausgestoßen. In solchen Fällen, die der «einkapselnden» Migräne mit ihrer ganz offensichtlich symbolischen Rolle sehr nahekommen, können wir die Attacke in ihrer Gesamtheit als eine Art psychophysischer Pantomime begreifen oder als ausgedehnten, unerfreulichen viszeralen Traum.

Ich habe Freuds Beobachtung zitiert, daß die Symptome einer (körperlichen) Neurose Ausgangspunkt oder Kern hysterischer Hervorbringungen sein können. Ähnlich stelle ich mir auch die Entwicklung von Migränesymptomen vor: Die zunächst physischen Symptome werden mit spezifischen emotionalen Bedürfnissen und Phantasien verbunden und bekommen so einen sekundären, symbolischen Status. Doch die Migräne als solche ist kein hysterischer Kunstgriff: Ihre Symptome sind real und haben ihre Wurzeln in physiologischen Reaktionen. Die Sprache der Hysterie ist willkürlich und persönlich; sie entspricht lediglich einem moralischen, imaginativen Bild des Körpers fern jeder physiologischen Repräsentation. Bei der Hysterie wird das Symbol unmittelbar in ein Symptom übersetzt. Ein – in der Phantasie – todbringender mörderischer Arm wird gehemmt oder durch Lähmung gestraft, doch der hysterischen Lähmung entspricht keinerlei neurologisches Defizit. Bei der Migräne sind die Symptome festgelegt durch und gebunden an physiologische Verbindungen, doch ihre Symptome können sozusagen ein Körperalphabet oder eine körperliche Protosprache konstituieren, die anschließend sekundär als symbolische Sprache Verwendung finden kann.*

Wir müssen habituelle Migränen also interpretieren, als seien sie Palimpseste, in denen die zugrundeliegenden physiologischen Symptome von den Bedürfnissen und Symbolen des Individuums überschrieben werden, und zwar überschrieben werden in der Sprache eben dieser Symptome. Eine solche Interpretation durchkreuzt die Definition von Konversionssymptomen und vegetativen Neurosen, womit beide Termini nicht mehr angemessen zu verwenden sind. Und das braucht uns letztlich nicht zu überraschen, denn die Kriterien Alexanders – symbolische Ausdruckskraft und physiologische Reak-

* Der Symbolismus, mit dem wir uns hier beschäftigen, bezieht sich auf die verschiedenen *Symptome* der Migräne und nicht auf eine innere Repräsentation von Eingeweiden, Drüsen etc. Im Unterschied zur Körperoberfläche ist das Körperinnere *nicht* topographisch im Bewußtsein repräsentiert. Daher die absurden Vorstellungen, die die meisten Menschen von den Formen und Beziehungen ihrer inneren Organe haben, und die halluzinatorischen Projektionen solcher Vorstellungen in die bizarren Symptome von Hysterie und Hypochondrie. Eine sehr umsichtige Diskussion dazu findet sich in Jonathan Millers Buch ‹*The Body in Question*›. Bei der Migräne bekommen Symptome symbolische Bedeutung, bei der Hysterie werden sie zu imaginativen oder moralischen Repräsentationen des Körpers.

tion – gehören, wie Starobinski und andere gezeigt haben, zwei verschiedenen Bereichen logischer Untersuchung an, die jeweils das gesamte Krankheitsproblem zum Ausdruck bringen können (Rieff 1959, S. 10).

Schließen wir also den Kreis und kehren zu den Konzepten Darwins zurück, von denen wir ausgegangen sind. Was als direkte Tätigkeit des Nervensystems beginnt, wird allmählich zu einer zweckmäßig assoziierten Gewohnheit: Was als körperlicher Aspekt einer Emotion beginnt, wird unmerklich zur Anspielung auf oder zum Zeichen für die gesamte affektive Situation. Die Reaktionen des Körpers enthalten das Potential einer primitiven Körpersprache – bei der Migräne eine bestimmte Menge innerer Gesten, vegetativer Haltungen analog unwillkürlichem Gesichtsausdruck und motorischen Gesten.* Vieles von dem, was Freud über die Traumsymbolik gesagt hat, könnte auch für die primitive Körpersymbolik von Migränen gelten. Freud hält die Symbolik von Träumen für archaisch und universal, glaubt, daß sie nicht individuell erworben, sondern angeboren ist und die regressive Verwendung «einer alten, aber untergegangenen Ausdrucksweise» darstellt.** Ähnlich

* Für die Verwendung primitiver neurologischer Symptome als individuelle symbolische Ausdrucksformen lassen sich im Bereich der motorischen Mechanismen leicht Beispiele finden. Intermittierendes Vorschieben der Lippen («Schnauzkrampf») tritt auf bei diffuser Kortexerkrankung, Frontallappenläsionen, Schizophrenie etc. Sein Auftreten geht, ähnlich wie das von Schnauzkrampf und Saugreflexen, auf eine verminderte Frontallappenhemmung zurück. Gleichwohl kann es, besonders bei der Schizophrenie, einem zusätzlichen symbolischen Zweck dienen. In Bleulers Worten: «Ein Schnauzkrampf ist erklärlicher als Zeichen der Verachtung wie als lokalisierter Tonus der Hervorstrecker der Lippen, und die plötzlichen Intensitätsschwankungen von Null bis zum Maximum unter psychischen Einflüssen sind doch nur dann verständlich, wenn wenigstens die Auslösung der Symptome eine psychische ist» (Bleuler 1911, S. 362).

Ein sehr viel vertrauteres Beispiel ist Gähnen zum Ausdruck von Langeweile.

** «Die Kenntnis der Symbolik ist dem Träumer unbewußt, sie gehört sei-

und vielleicht plausibler lassen sich die Symptome einer Migräne und vieler anderer psychosomatischer Syndrome in ihrer symbolischen Verwendung als Rückkehr zu einer alten und universalen Ausdrucksform verstehen, einer Ur-Körpersprache, die strukturell und funktional in unserem Nervensystem verankert ist und uns zur Verfügung steht, wenn wir sie brauchen.*

Immer wieder habe ich auf die zahllosen Variationen, Übergangsformen und Transformationen des Migräneablaufs hingewiesen und auf die entscheidende Tatsache, daß sie sich fast unterschiedslos als «Äquivalente» füreinander verwenden lassen. Auch Gowers hat das betont, bietet aber keine Erklärung an. Er schreibt lediglich: «Wir können die geheimnisvolle Beziehung wahrnehmen, aber wir können sie nicht erklären.» Ebensowenig kennen wir die Faktoren, die aus den vielen verfügbaren Möglichkeiten genau die Anfallsform selektieren oder spezifizieren, die ein Patient zu einem gegebenen Zeitpunkt tatsächlich annimmt oder «wählt». Ich halte es für wahrscheinlich, daß es besondere physiologische Idiosynkrasien gibt, bevorzugte Pfade oder Mechanismen, die einen Patienten zu dieser und nicht zu jener Migräneform prädisponieren, und ich vermute, daß diese Prädisposition bei bestimmten seltenen

nem unbewußten Geistesleben an... Diese Vergleichungen werden nicht jedesmal neu angestellt, sondern sie liegen bereit, sie sind ein für allemal fertig; das geht ja aus ihrer Übereinstimmung bei verschiedenen Personen... hervor... Man bekommt den Eindruck, daß hier eine alte, aber untergegangene Ausdrucksweise vorliegt, von welcher sich auf verschiedenen Gebieten Verschiedenes erhalten hat, das eine nur hier, das andere nur dort, ein drittes vielleicht in leicht veränderten Formen auf mehreren Gebieten» (Freud 1991, S. 159).

* Eine noch ältere Ausdrucksform ist die symbolische Verwendung allergischer Reaktionen, Reaktionen auf der Ebene von Zellen und Gewebe, die sich in den Dienst der emotionalen Ökonomie des Individuums nehmen lassen. Wir haben gesehen, wie oft allergische Reaktionen zusammen mit Migränen bestehen oder als alternative Form körperlichen Ausdrucks dienen können.

und stereotypen Migräneformen, zum Beispiel bei hemiplegischen Attacken und migränöser Neuralgie, besonders stark ist. Doch in vielen anderen Fällen scheinen diese physiologischen Faktoren insofern schwach, relativ oder instabil zu sein, als sie tiefgreifende Veränderungen des klinischen Musters erlauben. Daher steht zu vermuten, daß die physiologischen Faktoren psychogenen Determinanten untergeordnet sein können und daß diese es sind, die über alle anderen Faktoren die Oberhand gewinnen oder sie modifizieren und so letztlich bestimmen, welche Form die proteusartige Migränereaktion annimmt. Wir müssen uns fragen, ob die «geheimnisvolle Beziehung», von der Gowers spricht, nicht tatsächlich eine symbolische Beziehung ist, der Einsatz unterschiedlicher Anfallstypen als *Synonyme* füreinander.

Ich habe in diesem und dem vorangegangenen Kapitel versucht, einige der strategischen Funktionen der Migräne zu definieren. Daran, so habe ich spekuliert, ist möglicherweise eine ganze Hierarchie von Determinanten beteiligt, von der allgemeinsten Reflexaktivität des Organismus über eine Vielzahl physiologischer Idiosynkrasien bis hin zu den höchst spezifischen Konversionsmechanismen des individuellen Patienten. Ich habe postuliert, daß die Ursprünge der Migräne in universalen Anpassungsreaktionen zu suchen sind, während die darüberliegende Struktur möglicherweise von jedem Patienten entsprechend seinen Bedürfnissen und Symbolen unterschiedlich geformt (mit Sicherheit aber genutzt und mit einer Bedeutung versehen) wird.

Im Prinzip können wir die schwierige Frage aus Kapitel 6, ob eine Migräne angeboren oder erworben ist, jetzt beantworten. Sie ist *beides*: In ihren unveränderlichen und generischen Attributen ist sie angeboren, in ihren variablen und spezifischen Merkmalen erworben. Analog ist die universale «Tiefengrammatik» aller Sprachen angeboren (Chomsky), während jede Einzelsprache erlernt wird.

Gehen ist auf elementarster Ebene ein spinaler Reflex, wird

aber auf immer höheren Ebenen ausgestaltet, bis wir schließlich einen Menschen an der Art und Weise, wie er geht, an *seinem* Gang, erkennen können. Ähnlich gewinnt die Migräne von Stufe zu Stufe an Identität, denn sie beginnt als Reflex, kann aber zum schöpferischen Akt werden.

Schlußfolgerungen

Ich habe den Migräneprozeß (oder das Migränegeschehen) als einen Zyklus von Erregung und Hemmung zentralenzephalen Ursprungs beschrieben, das in neuralem Muster und zeitlicher Entfaltung vielfältig variiert. Wir haben uns die Rolle bestimmter lokaler (vaskulärer) und systemischer (chemischer) Störungen angesehen und sind zu der Überzeugung gelangt, daß sie in ihrem Auftreten variabel sind, eine Mittlerrolle spielen und der primären neurophysiologischen Störung der Hirnstammaktivität nachgeordnet sind.

Da wir es kaum für möglich halten, daß sich eine so komplexe und wandlungsfähige Reaktion wie die Migräne *ab initio* beim Menschen entwickelt hat, haben wir uns Gedanken über mögliche Vorläufer und analoge Erscheinungen bei niedrigeren Lebewesen gemacht. Die Migränen, so stelle ich es mir vor, haben sich *als Reaktionen* aus dem großen Bereich der passiven, parasympathisch getönten Schutzreflexe herausdifferenziert, wie sie viele Tiere in Reaktion auf innere und äußere Gefahren – Kälte, Hitze, Erschöpfung, Schmerz, Krankheit, Feinde – zeigen. Wie wir gesehen haben, zeichnen sich alle derartigen Reflexe – wie die Migräne – im Unterschied zu Kampf-Flucht-Reaktionen durch Regression und Trägheit aus.

Und schließlich haben wir die Migräne in ihrer Beziehung zum Gefühlsleben der Betroffenen betrachtet, als einen Zustand, *der erfahren wird und einem Zweck dient.* Wiederholte Attacken, so haben wir gesehen, bieten bestimmten Individuen die Möglichkeit einer «Flucht in die Krankheit», wobei die Motive für eine derartige Flucht ebenso vielfältig sind wie die Motive, die neurotischem oder hysterischem Verhalten zugrunde liegen. Wir haben uns, wenn auch mit größeren Vorbehalten, Gedanken darüber gemacht, ob nicht spezifische Migränesymptome spezifischen Emotionen oder Phantasien entsprechen können.

Bei der Migräne, so haben wir spekuliert, ist eine solche psychosomatische Verknüpfung in dreierlei Form denkbar: erstens als inhärente angeborene physiologische Verbindung zwischen bestimmten Symptomen und Affekten; zweitens als feste symbolische Äquivalenz zwischen bestimmten körperlichen Symptomen und Gemütszuständen, analog dem Einsatz von Gesichtsausdrücken; drittens als willkürliche, idiosynkratische Symbolik, die körperliche Symptome und Phantasien miteinander verbindet, analog der Konstruktion hysterischer Symptome.

Welcher dieser Mechanismen auch eingesetzt wird, immer erweist sich die Migräne als ausdrucksstarkes und effektives Mittel, um indirekte Gefühle auszudrücken, denen ein direkter oder auf andere Weise angemessener Ausdruck versagt ist. Darin ist die Migräne vielen anderen psychosomatischen Reaktionen analog, und die gleiche Analogie besteht zur Sprache von Gestik und Traum. In all diesen Fällen bedienen wir uns einer archaischen Sprache, die sehr viel älter ist als die Sprache der Worte. Warum bewahren wir uns die Sprache der vegetativen Symptome, der Bewegungen und Bilder, wo wir doch Worte haben? Solche Verhaltensweisen mögen regressiv sein, doch überflüssig werden sie nie. Wie Wittgenstein sagt:

«Was gezeigt werden *kann, kann* nicht gesagt werden.»

«Der menschliche Körper ist das beste Bild der menschlichen Seele.»

Teil IV

Formen der Migränebehandlung

Einführung

Ich habe mich, soweit es in meinen Kräften stand, bemüht, das Wesen der Migräne zu erhellen und darzustellen. Damit, so könnte man meinen, sei alles getan, und es wäre zuviel des Guten, wollten wir dem auch noch eine Liste möglicher «Behandlungen» hinzufügen. Die Behandlung, so könnte man weiter argumentieren, ergebe sich logisch aus dem bereits Gesagten. Man kann durchaus eine Abhandlung über «Aphasie» schreiben, ohne auf sprachtherapeutische Möglichkeiten eingehen zu müssen. Doch bei unserem Thema liegen die Dinge etwas anders: Die Migräne ist eine sehr häufige Krankheit, führt zu vielfachen Leiden und Beeinträchtigungen, neigt zu wiederholtem Auftreten, ist gutartig und wird – von Patienten wie Ärzten – sehr leicht fehlgedeutet oder falsch behandelt.

Ich habe mich bemüht, ein kohärentes und logisch stimmiges Bild der Biologie der Migräne zu geben, und daraus lassen sich Schlüsse ziehen, die das therapeutische Vorgehen zu großen Teilen bestimmen. Doch man kann die Medizin nicht auf kohärente und logisch stimmige Konstrukte reduzieren – sie ist abhängig von zahllosen Variablen und Unwägbarkeiten, von «Magie» und vor allem von der vertrauensvollen Beziehung zwischen Arzt und Patient.

14

Allgemeine Maßnahmen

Etwa ein Zehntel der Bevölkerung, so haben wir festgestellt, leidet an einfacher Migräne, 2 Prozent an klassischer Migräne und ein verschwindend geringer Teil an bestimmten seltenen Migränevarianten (migränöser Neuralgie, hemiplegischer Migräne etc.). Eine nicht unbeträchtliche Anzahl von Menschen leidet an Migräne-Äquivalenten und isolierten Auren, aber dazu liegen keine Schätzungen vor, da die Symptome dieser Patienten im allgemeinen falsch diagnostiziert werden. Obwohl Kopfschmerz eine der häufigsten Beschwerden ist, mit der ein Allgemeinarzt konfrontiert wird, können wir davon ausgehen, daß nur ein kleiner Teil der Migräniker tatsächlich ärztliche Hilfe sucht. Es sind dies zumeist Patienten mit schweren, häufigen oder aus dem Rahmen fallenden Attacken, und um sie soll es in diesem Kapitel vor allem gehen.

Der Arzt muß zunächst als Diagnostiker, dann als Heilender oder Berater fungieren. Er hat zwei diagnostische Aufgaben: Er muß die ihm vorgetragenen Beschwerden identifizieren und deren Ursachen und Determinanten abklären. Nehmen wir an, er hat den Patienten gründlich befragt, vielleicht einen Anfall beobachtet, alle erforderlichen Untersuchungen durchgeführt und sich vergewissert, daß der Patient tatsächlich an wiederholt auftretenden Migräneanfällen leidet. In manchen Fällen reicht eine erste Anamnese aus, um das Muster der Attacken und ihre Hauptursachen zu erkennen. Das gilt besonders dann, wenn es sich um eine periodische Migräne (in regelmäßigen Intervallen von gewöhnlich zwei bis acht Wochen und unabhängig von der

Lebensweise auftretende Attacken) oder um eine umstandsbedingte Migräne (bei der die Attacken eindeutig mit spezifisch auslösenden Umständen – Erregung, Erschöpfung, Alkohol etc. – in Verbindung zu bringen sind) handelt. Doch es bleibt die große Gruppe der am schwersten betroffenen Patienten mit sehr häufigen Attacken ohne eindeutigen Auslöser. Mit solchen Patienten muß der Arzt sich unter Umständen immer wieder sorgfältig beschäftigen, bis er den Determinanten ihrer Migräne auf die Spur kommt. Dabei erweisen sich zwei Maßnahmen als besonders hilfreich: zum einen das Führen zweier Tagebücher (eines Migränekalenders und eines ganz normalen Tagebuchs, in dem die täglichen Ereignisse festgehalten werden), zum anderen (soweit der Arzt dies für angebracht hält) Gespräche mit Angehörigen, die oft unschätzbare Informationen beisteuern.

Der Arzt wird für seinen Patienten mit allem, was er sagt und tut, zum Therapeuten. Er mag den Patienten einmal, ein dutzendmal, oder (so er Psychiater ist) tausendmal sehen. Er mag ihn beraten, unterstützen oder analysieren – doch was er auch tut, im Vordergrund wird immer die Beziehung zu seinem Patienten stehen. Seine Autorität, sein Mitgefühl und die zahllosen unwägbaren und weitgehend unbewußten Bande, die eine erfolgreiche Arzt-Patient-Beziehung prägen, sind ebenso wichtig wie Sinn oder Unsinn all dessen, was er sagt und tut. Diese Beziehung spielt bei der Behandlung aller Patienten mit funktionellen Krankheiten eine zentrale Rolle.

Die Frage der Medikamenteneinnahme wird – widerstrebend, voll Hoffnung oder fordernd – zumeist gleich zu Beginn angesprochen. In der Migränebehandlung werden unzählige Medikamente eingesetzt, viele davon sind wirksam, einige wenige wirken spezifisch (Kapitel 15), wobei die Einstellung zu Medikamenten bei Patienten und Ärzten ganz unterschiedlich sein kann. Ich selber verschreibe im allgemeinen beim ersten oder zweiten Besuch eines Patienten zur Behandlung einer akuten Attacke ein spezifisch oder symptomatisch wirksames

Medikament, erkläre ihm aber gleichzeitig, welchen Stellenwert ich den Medikamenten im Rahmen einer Migränebehandlung beimesse. Einem akut leidenden Patienten Medikamente zu verweigern wäre grausam und sinnlos. Eine andere Sache ist es, für medikamentöse Therapie gleich welcher Art als einzige Behandlung schwerer, häufiger Migränen die Werbetrommel zu rühren. Ich empfehle daher Medikamente als unterstützende und provisorische Maßnahme für die Zeit, die man braucht, um sich mit den Lebensumständen des Patienten und mit seiner Migräne vertraut zu machen. Natürlich gibt es immer wieder Patienten, die auf medikamentöser Behandlung (oder antiallergischer oder Histamin-«Desensibilisierung») bestehen und jede andere therapeutische Maßnahme ablehnen; bei solchen Patienten muß man sich dann auf die Maßnahmen beschränken, die sie zulassen.

Folgende drei allgemeine therapeutische Maßnahmen sind für Migränepatienten hilfreich: das Vermeiden bekanntermaßen anfallprovozierender Umstände, das Bemühen um einen allgemein guten Gesundheitszustand und psychotherapeutische Maßnahmen. Die beiden ersteren können wir im Zusammenhang betrachten.

Allgemeine Maßnahmen und die Vermeidung anfallprovozierender Umstände

Seit jeher raten Ärzte ihren Patienten, sich keine Sorgen zu machen, auszuspannen, für körperliche Bewegung zu sorgen, nicht zu spät ins Bett zu gehen etc., und solche Ratschläge erhalten mit wechselndem Erfolg seit Hippokrates' Zeiten auch Migränepatienten. So empfiehlt im zweiten Jahrhundert Aretaios für Epileptiker und Migräniker:

> Eine Morgenpromenade ... ist nützlich ... Sehr dienlich ist auch ein Spaziergang nach der Mahlzeit. Der Kranke lasse sich lange Zeit

herumfahren, jedoch an einem windstillen schattigen Orte ... Reisen aus kalten Gegenden in warme und aus feuchten in trockne bekommen gut ... Körperbewegungen [müssen] in etwas anstrengenderer Weise vorgenommen werden, damit sie Schweiß und Wärme hervorrufen. Auch muß man die Phlegmatiker immer etwas aufreizen, ohne sie jedoch zornig zu machen.

Siebzehn Jahrhunderte später befindet Peters (1853) die «hygienische» Behandlung von Migränen für ebenso wichtig wie Medikamente gleich welcher Art und ergänzt die Empfehlungen des Aretaios wie folgt:

Eine allgemein kräftigende Lebensweise, richtige Ernährung und körperliche Bewegung sind unverzichtbar. Wer sie [die Migränen] durch viel Sitzen, große geistige Anstrengung und Schlafmangel verursacht, muß sein Leben ändern ... übergroße Sorge und den Verdruß beanspruchender Obliegenheiten meiden ... sich des Genusses von *schwarzem Tee* enthalten ... Das Duschbad oder Baden in Salzwasser an der See oder zu Hause sind oft hilfreich ... Der Darm sollte zur Regelmäßigkeit erzogen werden ... Die Funktionen von Magen und Leber sollte man so gesund wie möglich halten ... und auch die des Uterus, indem man während der monatlichen Perioden große Vorsicht walten läßt ... Wer der Zerstreuung durch exzessive Vergnügungen frönt, in Geschäften, Kummer oder Schlemmereien schwelgt, wird seine Kopfschmerzen behalten müssen.

Liveing (1873) erkannte, daß die Migräne in jeder sozialen Schicht auftritt, und hinterließ denkwürdige Schilderungen zweier Gruppen von Menschen, deren Migräne eine Folge ihrer Lebensumstände war. Eine Gruppe litt an «der Erschöpfung, die eine Folge schlechter und unzureichender Ernährung ist ... und bei Frauen die Folge zu häufigen Stillens oder zu vieler Geburten ... überlanger Arbeitstage oder von Beschäftigungen, die auf engem Raum in den ungesunden und schlecht belüfteten Werkstätten und Wohnungen unserer überfüllten Städte ausgeübt werden ...»

Ihnen, den Armen von London, hätte Liveing gern bessere

Lebensbedingungen, angemessene Ernährung und Stärkungsmittel verordnet – aber das lag leider nicht in seiner Macht, denn der medizinischen Versorgung muß die soziale Reform vorausgehen. Die zweite Gruppe von Migräneanfälligen gehörte einer anderen sozialen Klasse an. Es waren die Gelehrten und Geschäftsleute in ihrem «Kampf um Kompetenz und berufliche Stellung... unter dem Druck und den Verantwortlichkeiten des Geschäftslebens, inmitten der Konkurrenz und den Aufregungen kaufmännischer Spekulation... oder nahe dem Zusammenbruch unter der zunehmenden Last familiärer Sorgen...»

Ihnen empfahl Liveing weniger Ehrgeiz, weniger Anstrengung, mehr Moral und emotionale Entlastung. Dieser Rat ist leicht gegeben, wird aber nie befolgt. Alvarez, ein Autor unserer Tage, erklärt: «Vielleicht ist ein gesunder, glücklicher Bauer sehr viel besser dran als ein kopfschmerzgeplagter Professor», bleibt selbst aber ein kopfschmerzgeplagter Professor.

Pflichtbewußt geben wir den Patienten unsere Ermahnungen mit auf den Weg, in Worten, die sich von Aretaios bis hin zu Alvarez kaum geändert haben und die doch, so müssen wir wohl feststellen, kaum mehr als Verschwendung von Atemluft sind. Auf festerem Boden stehen wir, wenn wir Patienten helfen können, spezifische, anfallauslösende Umstände zu vermeiden. Solche Umstände gibt es zuhauf (in Kapitel 8 habe ich etliche aufgezählt), und es ist eine Herausforderung an den Scharfsinn des Arztes, möglichst viele davon herauszufinden.

Manche Patienten reagieren empfindlich auf flackerndes Licht bestimmter Frequenzen und müssen ihr Fernsehgerät entsprechend einstellen lassen. Manche dürfen keine Mahlzeit auslassen, andere nicht allzu reichhaltig essen. Manche müssen es mit einem alkoholischen Getränk genug sein lassen, wenn sie nicht eine Migräne riskieren wollen. Manche vertragen kein Schlafdefizit, anderen hilft es, wenn sie ihren Schlaf rationieren. In diesen und ähnlichen Fällen lernt der Patient, daß er die

Wahl hat: Entweder er meidet die anfallprovozierenden Umstände, oder er riskiert eine Migräne. Keine Wahl haben allerdings solche Patienten – und das ist die wichtigste Kategorie von allen –, bei denen Wut oder andere heftige Emotionen eine Migräne auslösen können. Mit Blick auf seine eigenen Angina-Attacken, die durch Anstrengung oder Emotionen ausgelöst wurden, bemerkte John Hunter: «Ein Mann kann beschließen, sich nicht mehr aus seinem Sessel zu erheben, aber er kann nicht beschließen, nie mehr wütend zu sein.»

Unterstützende und psychotherapeutische Maßnahmen

Wolff (1963) hebt in seiner exzellenten umfassenden Erörterung psychotherapeutischer Möglichkeiten bei Migränepatienten (die ihre Grenzen lediglich in der Tatsache hat, daß Wolffs Patienten – wie er selbst auch – als «Migränepersönlichkeiten» auftreten) drei wichtige Punkte hervor, die ich um einige Anmerkungen ergänzen muß.

> 1. Welche Methode bei der Behandlung von Migränepatienten im einzelnen anzuwenden ist [schreibt Wolff], muß letztlich der Ausbildung und Erfahrung des Arztes überlassen bleiben. Es gibt etliche psychotherapeutische Ansätze, die zu annehmbaren Ergebnissen führen. Wichtig ist vor allem, daß sich der Arzt der Vor- und Nachteile der Methode, die er als therapeutisches Agens einsetzt, bewußt ist.

In diesem Zusammenhang gibt es zweierlei zu bestimmten Verhaltensweisen zu sagen, die die Beziehung zwischen Migränepatient und Arzt gefährden können. Die erste Gefahr besteht darin, daß der Arzt – durch psychoanalytische Lektüre in seinem Ehrgeiz angeregt, aber ohne praktische analytische Erfahrung – den Patienten zum falschen Zeitpunkt mit aufdringlichen, irrelevanten, unverantwortlichen und oft unzutreffenden «Deutungen» verdrängter Gefühle konfrontiert.

Die meisten Patienten werden sich daraufhin – zu Recht – einen anderen Arzt suchen. Den zweiten – häufigeren und schwerwiegenderen – Fehler begeht der Arzt, wenn er Umfang und Schwere der Psychopathologie bestimmter Patienten mit sehr schweren, nicht remittierenden Migränen falsch einschätzt. Ich habe bereits darauf hingewiesen, daß manche dieser Patienten zutiefst gestört sind (Kapitel 12), einige wenige auch gefährlich depressiv oder selbstzerstörerisch. Diesen Patienten ist mit oberflächlicher psychiatrischer Intervention oft nicht zu helfen. Sie bedürfen der intensiven Behandlung durch einen Spezialisten.

Die Methoden, unter denen Ärzte wählen können oder müssen, sind ebenso vielfältig wie die Patienten selbst. Nur wenige allgemeine Regeln haben in diesem Zusammenhang didaktischen Wert, und es gibt lediglich eine Grundregel: Der Arzt muß dem Patienten *zuhören*. Denn wenn Migränepatienten außer ihrer Migräne etwas gemeinsam haben, über das sie sich berechtigterweise beklagen, dann ist es die Tatsache, daß sie mit den Ärzten nicht genug über sich sprechen können. Sie sehen sie sich an, untersuchen sie, versorgen sie mit Medikamenten, stellen ihnen Rechnungen aus, aber sie hören ihnen nicht zu.

Das therapeutische Gespräch wird zunächst die Migräneanfälle des Patienten in den Mittelpunkt stellen und sich erst allmählich seinen Lebensumständen und insbesondere den möglichen privaten oder beruflichen Belastungen, Strapazen, Ärgernissen und Frustrationen zuwenden. Indem der Arzt zuhört, klärt er die Dinge. Indem er zuhört, lindert er den Druck der aufgestauten Spannungen und kann hoffentlich dem Patienten zeigen, wie er bestimmte Belastungen meiden oder erträglicher machen kann.

Direkter Rat und Ermahnung sind im Bereich der Gefühle von äußerst begrenztem Wert. In ihrem Lehrbuch der psychosomatischen Medizin stellen Weiss und English (1957) neun «einfache Regeln» zur moralischen Aufrüstung des Migränepatienten auf, darunter so nützliche Instruktionen wie: «Gib dich mit weniger zufrieden... Sei nicht so kritisch... Schätze dich selbst... Hör auf, dich schuldig zu fühlen...» etc. Solche Maximen kann man einrahmen und an die Wand hängen, doch allein dadurch, daß man sie hört, lassen sie sich nicht ins Gefühlsleben integrieren.

Wolff beschäftigte sich vor allem mit zwanghaften Patienten, die ständig unter dem Druck ihrer hohen Maßstäbe und strengen Grundsätze stehen und gefangen sind in den sich ständig wiederholenden, dem Bewußtsein stets gegenwärtigen Imperativen «Ich muß dies tun, ich muß jenes tun...» Er hat die Starrheit und ängstliche Spannung beobachtet, die solche Patienten auszeichnen. Sein therapeutisches Ziel ist es daher, «wiederholt Spannung durch Gespräch abzubauen» und «den Patienten in die Lage zu versetzen, sich seiner Spannung... Erschöpfung... Unzufriedenheit... Frustration bewußt zu werden und auch zu sehen, wie zwanghaft er sich von seiner Arbeit und sonstigen Verantwortungen in Anspruch nehmen läßt».

Doch nicht alle Patienten mit habituellen Migränen gehören zu diesem Persönlichkeitstyp; wir haben uns damit in den Kapiteln 9 und 12 bereits ausführlich befaßt. Viele Migräniker sind alles andere als überaktiv und übermäßig besorgt, sondern verhalten sich im Gegenteil übertrieben angepaßt und passiv (kombiniert mit verdrängter Wut und Feindseligkeit, die sich in ihren Migräneanfällen äußern). Manche sind auffallend gleichgültig und leugnen jegliche Schwierigkeit und Belastung (sie leiden zumeist an den in ihrer Entstehung den hysterischen Symptomen analogen «dissoziativen Migränen»). Eine andere und die am schwersten betroffene Gruppe sind die offen depressiven und masochistischen Patienten, deren häufige Migränen mit anderen Formen der Selbstbestrafung abwechseln. Insbesondere *diese* Patienten wird der Arzt sehr bald erkennen lernen, denn anders als die große Mehrheit der Migräniker verlangen sie eine besonders differenzierte und intensive Behandlung, will man einen therapeutischen Erfolg erzielen.

2. Die vorbeugende Behandlung von Migränepatienten kostet den Arzt viel Energie. Sie kommt als Vorgehensweise nicht für Ärzte in Frage, die für ein Gespräch nur ein paar Minuten Zeit haben.

Auch dem läßt sich einiges hinzufügen. Viele Migränepatienten gehen zum Arzt in der Hoffnung, eine richtige Diagnose zu erhalten, zu erfahren, daß ihre Störung gutartig ist, und um Auskünfte über Prognose und Behandlung und vielleicht einige Medikamente für akute Attacken zu bekommen. Zu dieser Gruppe gehören auch die Patienten mit relativ seltenen, also jährlich etwa zehn Attacken. Diese Patienten braucht man zunächst nur ein- oder zweimal zu sehen, um ihnen die nötigen «Fakten» an die Hand zu geben, dann bestellt man sie in großen Abständen, das heißt etwa ein- oder zweimal im Jahr, um zu überprüfen, ob es beim Status quo geblieben ist. Schwerer betroffene Patienten sollte man regelmäßig etwa alle ein bis zwei Wochen sehen, je nachdem, wie es sich für Arzt und Patient einrichten läßt. Die ersten Gespräche müssen ausführlich und explorativ sein, um Arzt und Patient Zeit und Gelegenheit zu geben, die allgemeine Situation und die besonderen Belastungen des Betroffenen aufzudecken. Dies ist auch die Zeit, in der sich die Autorität des Arztes festigt und die Arzt-Patient-Beziehung etabliert. Spätere Konsultationen können kürzer und thematisch zentrierter verlaufen. Es wird dann in erster Linie darum gehen, wie aktuelle Probleme vom Patienten erlebt werden und in seinen Migränen Ausdruck finden. Eine lediglich oberflächliche medizinische Zuwendung hat schlimme Folgen für den Hilfesuchenden und ist eine wichtige Ursache für angeblich «behandlungsresistente» Migränen.

3. Man muß damit rechnen, daß die Befreiung von den Kopfschmerzen vom Patienten mehr an persönlicher Anpassung verlangt, als er zu leisten bereit ist. Es ist die Aufgabe des Arztes, dem Patienten die

Kosten seiner Lebensweise klar vor Augen zu führen. Der Patient muß dann entscheiden, ob er seine Kopfschmerzen behalten oder versuchen will, sich davon zu befreien.

Wolff betont die Grenzen, die dem Arzt gesteckt sind, der es unternimmt, eine psychosomatische Krankheit zu behandeln, ähnlich wie Groddeck die Angemessenheit eines solchen Unterfangens hinterfragt. Beiden geht es implizit darum, daß der Patient die «Wahl» hat, seine Symptome zu behalten oder aufzugeben. Und damit kommen wir zur Definition des Therapieziels.

Es läßt sich nicht in die vereinfachende Formel einer «Heilung» fassen, sondern ist als Strategie zu verstehen, die für jeden einzelnen Patienten individuell entworfen wird, als Versuch, den für ihn «besten» *modus vivendi* zu finden und einzuüben. Und hier können sich die Ziele von Arzt und Patient, wenn auch unbewußt, zutiefst widersprechen. Wir müssen uns damit befassen, wieweit bestimmte Migräniker – eine Minderheit zwar, aber eine wichtige Gruppe oft schwer betroffener Patienten – an ihre Symptome *gebunden* sind, sie *brauchen*; inwieweit solche Patienten ein Leben mit Migräne und all den damit verbundenen Qualen jeglicher für sie denkbaren Alternative *vorziehen*. Auch Wolff sieht diese Möglichkeit, geht aber mit einer einzigen kurzen Bemerkung darüber hinweg («...mangelnde Bereitwilligkeit, sich zu ändern, kann jegliches therapeutisches Bemühen zum Scheitern verurteilen»). Doch wir müssen uns, vor allem im Hinblick auf jenen starren, tragischen Kern von Patienten, deren Migräne sich, lebenslanger Suche nach medizinischer Hilfe zum Trotz, als «unheilbar» erwiesen hat, mit diesem Problem ausführlicher auseinandersetzen.

Im letzten Kapitel habe ich angedeutet, daß wir «Konversion» oder, allgemeiner gesagt, den Einsatz indirekter körperlicher Mittel oder Krankheiten zum Ausdruck unterdrückter Triebregungen als eine in uns allen stets vorhandene Möglichkeit sehen müssen, und dabei auf folgenden klugen Satz von Deutsch hingewiesen: «...die Menschen wären höchst unglücklich oder würden sehr viel häufiger in die Neurose fliehen, wenn sie nicht von Zeit zu Zeit krank werden könnten.» Es gibt drei Gruppen von Patienten mit extrem schweren, nicht remittierenden Migränen: Einige sind mit unerträglichen äußeren Lebensumständen konfrontiert, für manche ist die eigene innere Situation potentiell unerträglich, und bei einigen wenigen (vor allem bei Patienten mit häufigen Anfällen klassischer Migräne seit frühester Kindheit und oft auch mit diesbezüglich ausgeprägter familiärer Tradition) scheint ein idiopathischer physiologischer Trigger für die Attacken verantwortlich zu sein, wie wir dies ähnlich auch von der Epilepsie her kennen. Uns interessieren an dieser Stelle nur die beiden ersten Gruppen. Ich habe bereits darauf hingewiesen, daß solche Patienten neben ihrer schweren Migräne auch unter schweren Neurosen leiden oder daß beide Störungen einander abwechseln. Der Versuch, eine pathologisch unbekümmerte oder hysterische Persönlichkeit von ihrer schweren habituellen Migräne zu befreien, kann den Patienten mit intensiven Ängsten und emotionalen Konflikten konfrontieren, die noch unerträglicher sind als die Anfälle. Paradoxerweise können die körperlichen Symptome barmherziger sein als die Konflikte, die sie gleichzeitig verbergen und zum Ausdruck bringen. Beobachtung der Persönlichkeit und der Symptome eines Patienten kann Anlaß geben, eine derartige Entwicklung zu vermuten, und dieser Verdacht bestätigt sich, wenn der Patient auf therapeutische Versuche, den Status quo zu stören, mit neurotischen Ängsten und Konflikten reagiert. In solchen Fällen spielt die Migräne mit der ihr zugrundeliegenden unbewußten Ambivalenz dieselbe paradoxe Rolle wie schwere neurotische Symptome – sie schützt die Persönlichkeit und bietet bestimmte Vorteile und Sicherheiten, wenn sie auch, gleich der doppelten Funktion alter Stadtmauern, Expansion und Handlungsfreiheit beeinträchtigt. Krankheit ist in solchen Fällen, um mit Groddeck zu sprechen, sowohl Freund als auch Feind und wird erst dann überflüssig, wenn wir dem Patienten radikal neue Entscheidungsmöglichkeiten eröffnen können.*

* Im Zusammenhang mit der Behandlung von neurotischen Symptomen und Krankheit formuliert Freud den im wesentlichen gleichen Standpunkt wie folgt: «Wenn man also sagen konnte, daß der Neurotiker jedesmal vor einem Konflikt die *Flucht in die Krankheit* nimmt, so muß man zugeben, in manchen Fällen sei diese Flucht vollberechtigt, und der Arzt, der diesen Sachverhalt erkannt hat, wird sich schweigend und schonungsvoll zurückziehen... Wo ein solcher... Krankheitsgewinn recht erheblich ist und keinen realen Ersatz finden kann, da werden Sie die Möglichkeit einer Beeinflussung der Neurose durch ihre Therapie nicht groß veranschlagen dürfen» (Freud, S. 365ff).

15

Spezifische Maßnahmen während und zwischen Migräneattacken

Viele Patienten und nicht wenige Ärzte leben in ständiger Erwartung eines definitiven *Wundermittels* zur spezifischen Behandlung von Migränen, und viele neu auf den Markt kommende Medikamente werden begeistert als solche begrüßt und auf Kosten der existierenden Heilmittel propagiert. Lesern, die das Buch zuerst an dieser Stelle aufgeschlagen haben, sei versichert, daß es solche Wundermittel nie gegeben hat und nie geben wird. Wer das Buch bis hierher gelesen hat, wird wissen warum. Die spezifische Behandlung der Migräne ist, ebenso wie die Behandlung der Epilepsie und des Parkinsonismus, eine Angelegenheit des Probierens und Auswählens aus einem großen Repertoire von Medikamenten, die in spezifische Mechanismen des Nervensystems eingreifen, verbunden mit symptomatischer Behandlung, dem Einsatz weiterer hilfreicher Medikamente und – nicht zuletzt – wichtiger nichtpharmakologischer Maßnahmen.

Bei der Behandlung von Migräneattacken hat man immer schon zu einer erstaunlichen Vielfalt von medizinischen und chirurgischen Maßnahmen gegriffen, nicht wenige davon so radikal wie die Schädeltrepanationen der Steinzeit. Im Mittelalter probierte man es mit jedem damals bekannten Medikament und empfahl, wenn alles versagte, den Aderlaß.

Das vielleicht erste spezifisch hilfreiche Mittel, das man entdeckte, war das *Koffein*. Vor dreihundert Jahren empfahl Willis Migränikern, viel starken Kaffee zu trinken. Heberden bezeichnet zu Beginn des 19. Jahrhunderts die Behandlung mit «Baldrian, stark riechenden Harzen, Myrrhe, Moschus, Kampfer, Opium, Schierlingextrakt, Niespulver...» als modisch, aber nutzlos und hielt selbst Brechweinstein und Opiumtinktur für die nützlichsten Hilfsmittel. Liveing riet vor hundert Jahren zu Bromid und Baldrian zur Beruhigung und zu Koffein, Belladonna und Kolchizin als spezifische Maßnahmen zur Behandlung von akuten Attacken. Gowers unterzog die Behandlungsmöglichkeiten gegen Ende des 19. Jahrhunderts einer kritischen Beurteilung und empfahl als Hauptmaßnahme Bromide, unter Umständen kombiniert mit Ergotamin. Auch Nitroglyzerin hielt er, besonders in Verbindung mit Gelsemiumtinktur und Nux vomica, für ausgesprochen hilfreich. Die Wirksamkeit solcher Mixturen verstärkte man durch Beigabe von Cannabis (siehe Anhang III).

Seit den achtziger Jahren des 19. Jahrhunderts setzte man immer mal wieder, wenn auch ohne große Begeisterung, Ergotamin ein. Wirklicher Beliebtheit erfreut es sich erst seit vierzig Jahren, seit man reine kristalline Präparate herstellen kann, doch seit der Zeit behauptet es eine unbestrittene Vorrangstellung im Arsenal der therapeutischen Waffen gegen die Migräne. Zu Beginn der sechziger Jahre kam als Folge chemischer Untersuchungen des Migränemechanismus eine ganz andere Klasse von Medikamenten auf den Markt, deren bekanntestes wohl das Methysergid ist. Es nimmt in der Migräneprophylaxe eine ähnliche Vorrangstellung ein wie das Ergotamin bei der Behandlung akuter Attacken.

Das ist in Kürze die Entdeckungsgeschichte pharmakologisch spezifischer Medikamente zur Migränebehandlung. Ihre Anzahl ist ebenso klein, wie ihre Entdeckung schwierig war, und das nicht, weil nur so wenige Medikamente gegen die Migräne helfen, sondern weil so ziemlich jedes Medikament helfen kann, wenn der Patient nur fest genug daran glaubt. Auf jedes spezifisch pharmakologisch wirksame Medikament zur Migränebehandlung kommen hundert weitere, die man im

Laufe der Zeit empfohlen hat: Patentrezepte, Hausmittel, Geheimmittel, Wundermittel, homöopathische Arzneien – Placebos allesamt, manche nur amüsant oder plump, andere teuflisch oder reiner Schwindel. Allein die Auflistung all der Mittel, die man schon zur Migränebehandlung empfohlen hat, würde ein dickes Buch mit medizinischen Kuriosa füllen.

Nützliche Medikamente zur Behandlung von Migräneattacken

Hier müssen wir drei Gruppen von Medikamenten unterscheiden: Substanzen, die auf den Mechanismus des Migräneanfalls einwirken, insbesondere auf die für die Kopfschmerzen verantwortliche Erweiterung extrakranialer Arterien; symptomatisch wirksame Arzneimittel zur Linderung von Schmerz, Übelkeit und anderen Begleitsymptomen; und zusätzliche Medikamente zur Förderung von Entspannung und Schlaf.

Ergotamintartrat

Ergotamintartrat ist das derzeit beste Medikament zur Behandlung *schwerer* Migränekopfschmerzen. Es in leichteren Fällen einzusetzen ist weder notwendig noch ratsam. Das Medikament kann als Tablette, Zäpfchen, Aerosol oder Injektion verabreicht werden, je nach gewünschter Wirkungsgeschwindigkeit oder individueller Verträglichkeit und Vorliebe. Wolff zog die Injektion allen anderen Verabreichungsformen vor, und zweifellos läßt sich dadurch ein Anfall auch dann unterbrechen, wenn alle anderen Verabreichungsmethoden versagt haben. Als routinemäßige oder erste Maßnahme ist die Injektion allerdings nicht zu empfehlen. Wenn Ergotamin hilft (in etwa 80 Prozent aller Fälle), muß man es so früh wie möglich nach Einsetzen der Migränesymptome geben, da viele Attacken sehr schnell eine Eigendynamik entwickeln und therapeutischer Intervention immer unzugänglicher werden. Ein Anfall von migränöser Neuralgie zum Beispiel kann seine höchste Schmerzintensität innerhalb weniger Minuten erreichen, so daß oral verabreichtes Ergotamin zu langsam resorbiert wird, um noch helfen zu können (Ergotamintabletten werden bei leerem Magen innerhalb einer halben Stunde resorbiert, Suppositorien und Sublingualtabletten innerhalb von fünfzehn Minuten, bei Aerosol- und parenteraler Verabreichung kann die Wirkung innerhalb von fünf bis zehn Minuten eintreten). Bei klassischer Migräne sollte man Ergotamin schon während der Aura geben, da sich dann Kopfschmerzen und andere Symptome des voll ausgebildeten Anfalls mit Glück gänzlich abwenden lassen. Bei einfacher Migräne sollte man behandeln, sobald der Patient den Anfall nahen fühlt.

Die meisten Therapieschemata empfehlen massive Ergotaminbehandlung innerhalb der ersten Stunde des Anfalls mit einer Gesamtdosis von 4 bis 8 Milligramm oral oder rektal oder einem Viertel dieser Menge parenteral. Wolff rät, bei oraler Verabreichung die Maximaldosis von 11 Milligramm im Verlauf einer Attacke nicht zu überschreiten. Man sollte den Patienten dringend von wiederholter Ergotamineinnahme abraten, wenn die Attacke trotz initialer Behandlung nicht abklingt. Eine Ergotamininjektion kann auch einen seit Stunden bestehenden Anfall unterbrechen und ist immer den Versuch wert, sofern zuvor noch *kein* Ergotamin genommen wurde; dennoch gilt als Faustregel, daß Ergotamin eine Alles-oder-nichts-Therapie ist, die innerhalb der ersten Stunde des Anfalls oder gar nicht anschlägt.

Es gibt einige wichtige Kontraindikationen für den Einsatz von Ergotamin. Vor allem darf es *niemals* während der Schwangerschaft gegeben werden. Da jedoch die Schwangerschaft selbst, wie in Kapitel 9 geschildert, bei vielen Patientinnen für eine gewisse Remission oder sogar für völlige Befreiung von der Migräne sorgt, bedeutet das Ergotaminverbot während dieser Zeit keine allzu große Härte. Sicherzustellen ist auch, daß der Patient nicht an einer Raynaudschen und einer Winiwarter-Buergerschen Krankheit oder anderen peripheren Durchblutungsstörungen leidet, denn bei all diesen Krankheiten ist Ergotamin absolut kontraindiziert. Bei Koronarerkrankungen besteht, abhängig vom Schweregrad, eine relative Kontraindikation; Patienten mit schwerer Koronarerkrankung dürfen unter keinen Umständen Ergotamin nehmen.

Manche Patienten zeigen schwere, manche so gut wie keine Nebenwirkungen. Am häufigsten sind Übelkeit und Erbrechen, und die betroffenen Patienten haben die Wahl zwischen starken Kopfschmerzen ohne ausgeprägtes Krankheitsgefühl oder Befreiung vom Kopfschmerz um den Preis wiederholter Übelkeit und Erbrechen. Andere Patienten fühlen sich nach der Einnahme von Ergotamin matt und schläfrig, was sie zwar zur Passivität zwingt, aber kein Absetzen des Medikaments erfordert. Neun von zehn Patienten haben keine Probleme mit Nebenwirkungen.*

Die therapeutische Wirkung von Ergotamin läßt sich durch Kombination mit anderen Substanzen, insbesondere Koffein und Belladonna, verstärken, und es sind zahlreiche derartige Kombinationspräparate auf dem Markt.

Andere spezifisch wirksame Medikamente

Koffein wirkt stimulierend, diuretisch und verengt die Schädelarterien. Es ist einfach, nicht toxisch und genußvoll einzunehmen und sollte bei Migräneattacken, die perorale Verabrei-

* Das klinische Bild des Ergotismus ist, wie Wolff es beschreibt, dramatisch und angsterregend. Zunächst kommt es zu heftigem Erbrechen, dann in den Extremitäten, gewöhnlich den Füßen, zu Pulslosigkeit und Anschwellen mit Kongestion und Zyanose. Schließlich entwickelt sich eine gangräne Nekrose. Einem Ergotismus dieses Ausmaßes bin ich selber nie begegnet, habe aber beobachtet, daß etliche chronische Ergotaminkonsumenten (besonders solche, die eine wöchentliche Dosis von 50 Milligramm überschreiten) leicht ischämische Extremitäten mit blasser, schlaffer, gefleckter, kälteempfindlicher Haut, manchmal gesprenkelt mit winzigen Narben oder Mikroinfarkten, entwickeln.

chung erlauben, nicht vergessen werden. Einige Tassen starken Tee oder Kaffee kann man in den Anfangsphasen einer Attacke immer empfehlen.

Ich habe mehrfach auf das Vorherrschen parasympathischer Symptome bei der Migräne hingewiesen. Es ist also anzunehmen, daß auch Parasympathikus-Blocker oder Sympathomimetika hilfreich sind. Diese Vermutung hat sich in der Praxis bestätigt. Besonders hilfreich sind solche Medikamente, wenn Ergotamin nicht vertragen wird, kontraindiziert ist oder unwirksam bleibt. Ich habe bei einer Reihe von Patienten mit relativ leichten, aber sehr protrahierten Migränen mit gutem Erfolg *Belladonna*-Tinktur oder verwandte synthetische Medikamente eingesetzt, bin allerdings nicht sicher, ob diese therapeutischen Erfolge einer spezifischen pharmakologischen Wirkung oder einem Placebo-Effekt zu verdanken sind. Belladonna kann durch die Gabe von *Amphetaminen* ergänzt werden. Ich habe Amphetamin vor allem bei Migränen und migränösen Neuralgien verschrieben, die morgens während des Erwachens oder kurz danach auftreten.

Belladonna- und amphetaminhaltige Medikamente bergen erhebliche Gefahren. Es kann zu Vergiftungserscheinungen, Ermattung und Abhängigkeit kommen. Doch mit Umsicht bei geeigneten Patienten eingesetzt, gehören sie zu Recht in das legitime Arsenal der Medikamente, die spezifisch den Mechanismen der Migräne entgegenwirken.

Symptomatisch wirksame Medikamente

Das herausragende Symptom der einfachen Migräne ist der Kopfschmerz, während Übelkeit hinsichtlich der Häufigkeit und Schwere an zweiter Stelle rangiert. Bei leichten Migränen reichen häufig schon Analgetika, und viele derartige Anfälle lassen sich mit Acetylsalicylsäure angemessen behandeln. Bei sehr schweren Kopfschmerzen kann Kodein oder sogar Morphin angezeigt sein. Der Einsatz von narkotischen Schmerzmitteln ist für Patienten mit schweren und häufigen Migränen nicht ungefährlich, da entstehende Abhängigkeit oder Sucht zum schlimmeren Problem werden kann als die Migräne selbst.

Bei schwerer Übelkeit und starkem Erbrechen verbietet sich möglicherweise eine perorale Einnahme. In solchen Fällen ist die beste Verabreichungsform (und die einzige Alternative zur Injektion) die rektale Resorption. Fast alle Analgetika und Antiemetika sind auch als Suppositorien erhältlich.

Zusätzliche Medikamente

Schwerste Migränen sind mit körperlicher Aktivität nicht vereinbar und verlangen Passivität und vor allem Ruhe. Zusätzlich zur spezifischen und symptomatischen Behandlung von Migräneattacken haben daher auch alle Formen von Sedativa ihren Platz in der Migränetherapie. Am allgemein hilfreichsten sind Barbiturate von mittlerer Wirkungsdauer, die häufig zusammen mit Analgetika in Form eines der zahlreichen handelsüblichen Kombinationspräparate eingesetzt werden.

Weitere Medikamente

Zahllose weitere Medikamente wurden und werden zur Behandlung akuter Migräneattacken eingesetzt: Nikotinsäure, Antihistaminika, Diuretika etc. Lediglich letztere verdienen ernsthafte Beachtung. Bei einer Reihe von Migränen, insbesondere bei Menstruationsmigränen, kommt es vor oder während des Anfalls zu erheblicher Flüssigkeitsretention, und man hat festgestellt, daß mindestens ein Drittel aller einfachen Migränen mit einem gewissen Maß an Flüssigkeitsretention einhergeht (Kapitel 1). Nach Meinung Wolffs ist diese Flüssigkeitsretention mit dem Migränekopfschmerz nicht ursächlich verbunden, da sich letzterer durch experimentell herbeigeführte Diurese oder Hydration nicht beeinflussen ließ.

Eine Zeitlang habe ich vor allem bei protrahierten menstruellen Migränen häufig Diuretika verschrieben. Ich tat es, ohne eigentlich an einen Erfolg zu glauben, und hatte auch keinen Erfolg damit. Ärzte, die auf die Behandlung mit Diuretika schwören und den Patienten ihren Optimismus und ihre Begeisterung vermitteln können, verzeichnen oft erfreuliche Erfolge. Das legt – ohne Beweiskraft – nahe, daß die erfolgreiche Behandlung einer Migräne mit Diuretika einem Placebo-Effekt zu verdanken ist.

Allgemeine Maßnahmen bei akuter Migräneattacke

Eine leichte oder mittelschwere Migräne ist mit körperlicher Aktivität durchaus vereinbar und läßt sich medikamentös (mit Ergotamin, Analgetika etc.) behandeln, ohne daß der Patient in seinem Alltagsleben wesentlich eingeschränkt ist. Schwere Anfälle lassen die gewohnte Aktivität kaum noch zu, im Gegenteil – es besteht die Gefahr, daß fortgesetzte Aktivität sie verschlimmert oder protrahiert. Das gilt allerdings keineswegs immer: Viele Patienten machen die Erfahrung, daß sie sich aus einem Anfall buchstäblich herausarbeiten können. Doch *tendenziell* gehen alle Migräneanfälle mit einem gewissen Grad an Lethargie, vermindertem Muskeltonus und Schläfrigkeit einher (auch wenn diese Symptome angesichts überwältigend starker Kopfschmerzen unbemerkt bleiben können), so daß die Betroffenen die Ruhe *suchen*. Idealerweise sollte man den Patienten also ermuntern, für die Ruhe zu sorgen, die die Krankheit verlangt.

Wolff schreibt dazu:

> Nach Verabreichung von Ergotamin sollte sich der Patient mindestens zwei Stunden hinlegen. Man kann das nicht eindringlich genug empfehlen, da der Anfall seinen biologischen Zweck verfehlt, wenn der Patient seine Aktivität sofort wieder aufnimmt... Wenn nach Unterbrechung einer Attacke mit Ergotamin nicht für Entspannung und Bettruhe gesorgt wird, können die Kopfschmerzen mit gesteigerter Häufigkeit wiederkehren.

Manche Patienten ziehen es vor zu sitzen, weil sich bei ihnen die Kopfschmerzen im Liegen verschlimmern. Hilfreiche lokale Maßnahmen sind Druck auf die betroffenen Arterien und Eisbeutel auf der Stirn. Bei allgemeiner Reizbarkeit und überempfindlicher Reaktion auf Sinnesreize schirmt man den Patienten am besten von Licht, Lärm und zudringlicher Aufmerksamkeit und Fürsorge ab. Er ist vermutlich sehr durstig, und bei wiederholtem Erbrechen, profusem Schwitzen und in manchen Fällen auch Durchfall besteht die Gefahr der Dehydration. Dünne, gut gesalzene Suppen halten Flüssigkeits- und Salzhaushalt im Gleichgewicht. Feste Nahrung sollte man dem Patienten nicht anbieten. Ein Hungertag wird ihm nicht schaden, und ein leerer Magen hält die Übelkeit in Grenzen.

Behandlung des «Migränestatus»

Mit dem Begriff «Status» bezeichnet man ineinander übergehende oder fortwährende Anfälle von paroxysmalen Krankheiten, seien sie epileptischer, asthmatischer oder migränöser Natur. Ein wirklicher Migränestatus ist als medizinischer Notfall zu behandeln. Der Patient leidet wahrscheinlich seit Tagen ununterbrochen an grausamen Kopfschmerzen, ist durch ständiges Erbrechen entkräftet oder kollabiert und schwer dehydriert. Ein Patient im Migränestatus kann sich todkrank fühlen, große Angst haben oder depressiv bis zur Suizidgefährdung sein.

Als erste Maßnahme muß der Arzt den Patienten beruhigen und abschirmen, denn die Angst des Betroffenen und die wohlgemeinte, aber hektische und störende Anteilnahme der Angehörigen tragen erheblich dazu bei, daß der Status fortbesteht. Man muß für angemessene häusliche Pflege oder in sehr schweren Fällen für die Einweisung ins Krankenhaus sorgen. Der Patient braucht eine massive Medikation: parenteral verabreichte Barbiturate, Kodein oder Morphin, Antiemetika und häufig starke Sedativa. Es bedarf aller stabilisierenden Maßnahmen, allen voran der intravenösen Flüssigkeitszufuhr. Ergotamin ist in dieser Situation *nicht* indiziert, zumal die Gefahr besteht, daß es die Symptome nicht verbessert, sondern verschlimmert.

Bei jedem echten Migränestatus ist auch die Gabe von Steroiden in Erwägung zu ziehen, vorausgesetzt, sie sind nicht aus anderen Gründen kontraindiziert.

Ist der Status endlich vorüber und der Patient beschwerdefrei, sollte man ihn von der Notwendigkeit einer kontinuierlichen medizinischen Behandlung überzeugen. Migräneattacken sind ihrer Natur nach von begrenzter Dauer, doch bei einem Migränestatus ist fast immer auch mit großen, wenn auch verborgenen emotionalen Belastungen zu rechnen, und die verzweiflungsvolle Intensität der Symptome ist ein Spiegelbild der zugrundeliegenden emotionalen Spannungen.

Vorbeugende Maßnahmen

Es gibt zwei Gruppen von Medikamenten zur Migräneprophylaxe: Zur ersten Gruppe gehören Medikamente, die den Migränemechanismus und die spezifische Migränereaktivität modifizieren sollen; die zweite, nicht weniger wichtige Gruppe umfaßt Substanzen, die die emotionale Reaktivität abschwächen, wenn diese eine wesentliche Determinante der häufigen Attacken eines Patienten zu sein scheint.

Wirklich notwendig ist eine prophylaktische Behandlung nur für einen bestimmten Teil der Migräniker. Patienten mit seltenen, isolierten Anfällen sind offensichtlich keine Kandidaten für eine Präventivtherapie. Die Gruppe, um die es hier geht, sind die Patienten mit häufigen, schweren Attacken ohne längere Remissionsphase: Die am schwersten Betroffenen können bis zu fünf Attacken in der Woche erleiden und sind damit chronisch krank und zu einem normalen Lebensablauf nicht mehr in der Lage. Der Prophylaxe bedarf auch die Gruppe der

Patienten mit Cluster-Kopfschmerz, jenen überwältigend schmerzvollen migränösen Neuralgien, die zwei bis acht Wochen lang bis zu zehnmal am Tag auftreten können. Eine dritte Gruppe sind die Patientinnen mit schweren, protrahierten menstruellen Migränen.

Die potentesten Medikamente mit spezifisch prophylaktischer Wirkung sind Ergometrin und Methysergid. Auch Belladonna-Verbindungen sind von gewissem prophylaktischen Wert. Die Wirksamkeit von Antihistaminika, obwohl oft zu diesem Zweck eingesetzt, ist nicht bewiesen. Die bereits in Zusammenhang mit der Behandlung des Migränestatus genannten Steroide können auch zur Behandlung von Cluster-Kopfschmerz eingesetzt werden, falls Methysergid versagt.

Methysergid wird seit etwa dreißig Jahren zur Migräneprophylaxe eingesetzt, nachdem Sicuteri in seinen Untersuchungen die bemerkenswerten serotonin-antagonistischen Eigenschaften von Methysergid nachgewiesen hat. Tatsächlich wurde das Medikament auch als Serotonin-Antagonist eingeführt. Es besitzt darüber hinaus aber auch entzündungshemmende, antihistaminische und viele weitere pharmakologische Eigenschaften, und es ist keineswegs sicher, daß seine Wirkung auf seinen serotonin-antagonistischen Eigenschaften beruht. Anfang der sechziger Jahre war man über seine Wirksamkeit verblüfft, und es wurde behauptet, daß bis zu 90 Prozent aller Patienten mit schwerer Migräne nunmehr auf dramatische Besserung hoffen könnten. Man glaubte, endlich die Wunderdroge gegen Migräne gefunden zu haben. Die Erwartung dieser Heilkraft trug zweifellos zu ebendieser Heilkraft bei. Doch mit den Jahren verlor Methysergid an Wirksamkeit und Reputation. Insgesamt läßt sich inzwischen sagen, daß es nur etwa einem Drittel aller Patienten mit schweren, häufigen Migräneanfällen hilft. Gleichwohl ist Methysergid immer noch das wirksamste Prophylaktikum, über das wir verfügen, und wenn alle anderen Mittel versagen, sollte man es immer damit versuchen, vorausgesetzt, es besteht keine medizinische Kontraindikation und

Arzt wie Patient sind sehr umsichtig, damit es nicht zu Nebenwirkungen oder toxischen Reaktionen kommt.

Heute gelten 8 Milligramm als maximale Tagesdosis, denn bei höherer Dosierung nehmen die toxischen Reaktionen stark zu, während ein zusätzlicher therapeutischer Nutzen nicht erkennbar ist. Anfänglich kann es zu Übelkeit, Schläfrigkeit oder Überwachheit kommen, doch diese Nebenwirkungen sind in den meisten Fällen erträglich und vorübergehend. Sie lassen sich minimieren, wenn die Methysergid-Medikation langsam erhöht wird und die volle therapeutische Dosis erst nach acht bis zehn Tagen erreicht ist. Mit dieser Zeitspanne muß man im allgemeinen rechnen, bis die therapeutische Wirkung eintritt, und sollte das auch dem Patienten sehr deutlich sagen. Es gibt zwei Kategorien anderer und schwererer Nebenwirkungen von Methysergid: Störungen höherer zerebraler Funktionen, vasomotorische Probleme, vaskuläre Insuffizienz und Bindegewebsvermehrungen.

Die möglichen Störungen neurologischer Funktionen sind sehr vielfältig. Die meisten Ärzte mit einiger Erfahrung im Umgang mit Methysergid haben etliche davon bei ihren Patienten erlebt, aber meines Wissens hat man sie nie systematisch erfaßt. Es kann zu persistierender Schlaflosigkeit und Benommenheit kommen; etliche Patienten werden deutlich depressiv. Bei einigen Patienten löst das Medikament bizarre Störungen der Willkürbewegung aus – kataleptische Zustände, Verharren in bestimmten Posen und statuengleiche Unbeweglichkeit oder Zustände psychomotorischer Erregung und zwanghafter Bewegung: Symptome, wie wir sie eher bei bestimmten Formen des Parkinsonismus, der Katatonie und manchen Intoxikationen erwarten. Einige wenige Patienten träumen ungewöhnlich lebhaft oder verfallen in Wachtraum-Zustände mit unangenehmen Wahrnehmungsveränderungen oder Halluzinationen (Methysergid ist dem LSD eng verwandt).

Die vasomotorische und vasokonstriktorische Wirkung von Methysergid kann (besonders bei Patienten, die bereits unter erhöhtem Blutdruck leiden) zu Blutdruckerhöhungen führen und – schlimmer noch – die Blutversorgung der Extremitäten oder inneren Organe gefährden. Mangeldurchblutung in Armen und Beinen kann sich als Taubheit, Kälte oder Kribbeln in Fingern und Zehen äußern. In seltenen Fällen kommt es zur Ischämie der ganzen Gliedmaßen – mit katastrophalen Folgen, wenn nicht eine umgehende Behandlung erfolgt. Alle wesentlichen inneren Arterien, insbesondere Koronar- und Mesenterialarterien, können betroffen sein.

Die dritte Gruppe von toxischen Reaktionen tritt nur bei langfristiger Einnahme des Medikaments auf. Es handelt sich dabei um fibröse Indurationen in der Pleura- oder – selten – Perikardhöhle und Fibrose im Retroperitonealraum, deren Zusammenhang mit Methysergid-Einnahme in fast hundert Fällen dokumentiert ist. Erstere manifestieren sich als Atemlosigkeit oder Pleuraschmerz, letztere als Rücken- oder Lendenschmerz, Hämaturie etc. Besonders wichtig ist, daß eine methysergid-induzierte, retroperitoneale Fibrose klinisch stumm verlaufen und ohne jegliches Symptom zu schwerer einseitiger Hydronephrose führen kann.

Mit dieser beeindruckenden Liste möglicher Nebenwirkungen soll nicht gesagt sein, daß man das Medikament nicht einsetzen sollte: *sie verweist lediglich auf die Notwendigkeit regelmäßiger, gewissenhafter Untersuchungen über Routinetests hinaus*. Patienten, die Methysergid erhalten, sollte man alle vier, mindestens aber alle sechs Wochen sehen und eindringlich nach etwaigen Symptomen (Brustschmerz, Kurzatmigkeit, Kälte- und Taubheitsgefühl in den Fingern etc.) befragen. Zur klinischen Untersuchung gehören Auskultation der Brust, Blutdruckmessung und gründliche Messung aller peripheren Pulse. Wenn man die Blutdruckmanschette über den systolischen Druck hinaus festhält, kann das bei signifikanter, aber noch asymptomatischer peripherer Durchblutungsstörung innerhalb weniger Sekunden zu Kribbeln in den Fingern führen. Normalerweise wird eine ischämische Manschette mindestens sechzig Sekunden lang toleriert, ohne daß Parästhesien auftreten. Alle drei Monate sollte man ein Blutbild und ein Elektrokardiogramm erstellen. Plant man eine Langzeitbehandlung (wenn zum Beispiel nach einem Monat abzusehen ist, daß der Patient so gut auf das Medikament anspricht, daß die weitere Einnahme indiziert ist), ist eine verkürzte intravenöse Pyelographie sinnvoll, die halbjährlich zu wiederholen ist (Elkind *et al.* 1968).

Ich bin auf die Nebenwirkungen von Methysergid und ihre Vermeidung so ausführlich eingegangen, weil die größte Gefahr im Umgang mit dem Medikament *Nachlässigkeit* auf seiten des Patienten oder des Arztes ist. Eine Behandlung mit Methysergid verlangt höchste Aufmerksamkeit. Gleichwohl ist Methysergid, mit der angemessenen Umsicht eingesetzt, ein außerordentlich wirksames Migräneprophylaktikum für viele Patienten, die sich gegenüber allen anderen spezifischen Maßnahmen therapieresistent erwiesen haben, und sollte in solchen Fällen immer in Erwägung gezogen werden. Ich habe mehr als zweihundert Patienten bis zu zwei Jahren ohne unwillkommene Nebenwirkungen mit Methysergid behandelt, und einige meiner Patienten haben es acht Jahre genommen, und das Ergebnis war in allen Fällen höchst zufriedenstellend.

Es ist ratsam, das Medikament bei Langzeittherapie alle sechs Monate für einen Monat abzusetzen, weil dadurch die Wahrscheinlichkeit von Nebenwirkungen offensichtlich abnimmt. Man sollte die Dosis in solchen Fällen allmählich reduzieren, da abruptes Absetzen zu einem starken Rebound-Phänomen, einem Migränestatus, führen kann, ähnlich wie bei plötzlichem Absetzen von Antikonvulsiva die Gefahr eines Status epilepticus besteht.

Ergotamine wurden schon lange vor Auftauchen des Methysergid zur Migräneprophylaxe eingesetzt, sind aber mit Erscheinen des neueren Medikaments etwas in Vergessenheit geraten. Etliche meiner Migränepatienten haben Ergotamine viele Jahre mit sehr gutem Erfolg genommen, aber ich hatte nie

Gelegenheit, die relative Wirksamkeit dieser Präparate und des Methysergid systematisch zu vergleichen. Barrie *et al.* (1968) haben dies getan. Der therapeutische Unterschied war bemerkenswert gering. Die Ergotaminpräparate erwiesen sich als fast ebenso wirksam wie Methysergid, hatten weniger Nebenwirkungen, und weniger Versuchspersonen brachen den Versuch ab. In allen Fällen war die höhere Dosierung wirksamer als die niedrigere.

Für Methysergid gelten im wesentlichen dieselben Kontraindikationen wie für Ergotamin. Es sei noch einmal daran erinnert, daß das Medikament *niemals* bei Patienten mit Raynaud-Syndrom eingesetzt werden sollte.* Einige Forscher halten Methysergid bei gleichzeitig bestehenden Kollagenosen für kontraindiziert. Sicher ist, daß das Medikament abgesetzt werden sollte, wenn sich während seiner Einnahme retroperitoneale oder andere Fibrosen entwickeln (die im Anfangsstadium potentiell reversibel sind).

Die große Gruppe von Patienten mit mehreren leichten Migräneattacken im Monat braucht zwar auch eine Prophylaxe, aber kein hochdosiertes Methysergid oder Ergotamin. Meiner Erfahrung nach reichen bei vielen dieser Patienten leichte Belladonna-Präparate als spezifisches Prophylaktikum aus.

Außer bei Cluster-Kopfschmerz darf man auf keinen Fall Steroide zur Langzeitprophylaxe einsetzen. Cluster-Kopfschmerz ist die unerträglichste aller Migränevarianten, denn die bis zu zwölf qualvollen Anfälle pro Tag können die Betroffenen zur Verzweiflung treiben.

* Zuvor symptomfreie Patienten können unter Methysergid die ersten offenen Symptome einer vaskulären Überempfindlichkeit entwickeln. Zu diesen idiosynkratischen Reaktionen kommt es besonders häufig bei Patienten mit einer Familienanamnese der Raynaudschen Krankheit, und man muß hier besonders auf der Hut sein. Manche Ärzte versuchen solche Patienten mit kleinen Dosen von Ergotamin oder Methysergid zu «titrieren». Das sollte man nicht tun, denn dieses Verfahren kann zu fortschreitender ischämischer Schädigung der Extremitäten führen.

Die einzelnen Attacken lassen sich – mit unterschiedlichem Erfolg – mit einem schnell wirkenden Ergotamin-Präparat behandeln, doch ergänzend muß auch prophylaktisch behandelt werden. In solchen Fällen lohnt immer ein Versuch mit Methysergid, auch wenn es nur in einem Teil der Fälle gelingt, das Cluster zu unterbrechen. Besteht das Cluster nach zweiwöchiger Methysergid-Behandlung in unverminderter Schwere weiter, kann man ergänzend ein hochdosiertes Fluorkortikoid und zusätzlich zu beiden kurzzeitig Tranquilizer geben.

Nichtspezifische medikamentöse Behandlung
in der Migräneprophylaxe

Die klinische Beobachtung von Migränemustern zeigt, daß die meisten Patienten mit extrem häufigen, schweren und therapieresistenten Migränen, bewußt oder unbewußt, in einer Situation schwerer emotionaler Belastungen oder Konflikte gefangen sind und daß diese Belastungen und Konflikte die Migräne als deren psychosomatischen Ausdruck steuern. Eine kleine Gruppe von Patienten mit (gewöhnlich klassischer) Migräne seit frühester Kindheit scheint an einer echten idiopathischen Form der Krankheit zu leiden. Auch die Patienten dieser Gruppe sind wahrscheinlich, wenn auch sekundär aufgrund der unbehandelbaren Migräne, emotional gestört. Die Patienten beider Gruppen brauchen ebenfalls oft *zusätzlich* zu Methysergid, Ergotamin etc. eine prophylaktische Medikation. Welches Medikament man in solchen Fällen wählt, hängt natürlich von Schwere und Art der emotionalen Belastung, der Reaktion des Patienten auf die einzelnen Medikamente, den jeweiligen medizinischen Kontraindikationen und den individuellen Vorlieben des Arztes ab.

Manche Patienten sind durch Medikamente wie Phenobarbital, verabreicht in kleinen Dosen, zu «halten», andere brauchen Chlordiazepoxid-Komposita und andere Antidepressiva. Bei schwerer psychischer Störung sind zusätzlich psychotherapeutische Maßnahmen indiziert.

Weitere Medikamente in der Migränebehandlung

Ich habe schon darauf hingewiesen, daß im Laufe der Zeit zahllose Medikamente zur Migränebehandlung propagiert worden sind, viele davon waren sogar erfolgreich, obwohl sich ihre Wirkung chemisch nicht erklären ließ oder tatsächlich keinerlei chemische Aktivität nachweisbar war. Migräne ist bekanntermaßen (und zum Glück) für therapeutische Suggestionen sehr empfänglich, und die sehr deutliche Placebo-Reaktion bei vielen Patienten macht die Evaluierung der echten pharmakologischen Aktivität äußerst schwierig. Einige dieser Medikamente will ich hier kurz vorstellen.

Histamin-«Desensibilisierung»
Ausgehend von der (später widerlegten) Hypothese, daß migränöse Neuralgien eine abnorme Reaktion auf endogen produziertes Histamin darstellten, führte Horton die Technik der Histamin-«Desensibilisierung» für diese Spielart der Migräne ein. In der Hand ihres charismatischen Schöpfers war die Behandlung außerordentlich erfolgreich, andere konnten im allgemeinen allenfalls mäßige Erfolge verbuchen. Wenn eine Histamin-Desensibilisierung wirksam ist, liegt das Geheimnis des Erfolges zweifellos in der Mystik (und vielleicht auch in der masochistischen Befriedigung) wiederholter Histamin-Injektionen in Verbindung mit der Aufmerksamkeit eines begeisterten Arztes. Besonders bei Patienten, die von diesem Verfahren gehört haben und auf Injektionen bestehen, kann die Desensibilisierung als unschädlicher Placebo-Effekt durchaus Wirkung zeigen.

Allergische «Desensibilisierung»
Auch die allergische Desensibilisierung verdankt ihre Einführung als Migränebehandlung einer falschen Theorie, ist aber bei bestimmten Patienten häufig von Nutzen. Wie man sich unschwer vorstellen kann, eignen sich für dieses Verfahren insbe-

sondere Patienten, die die Möglichkeit einer emotionalen Belastung oder eines emotionalen Auslösers ihrer Migränen leugnen und vom allergischen Ursprung ihrer Attacken überzeugt sind. Solche Patienten sind bei einem umsichtigen Allergologen, der ihre Ansichten teilt und die Injektionen mit der Zuwendung verbindet, die sie so dringend brauchen, in guten Händen.

Hormonbehandlungen

Mit der Beziehung von Hormonen zur Migräne habe ich mich in Kapitel 8 bereits ausführlich auseinandergesetzt, so daß ich an dieser Stelle nur meine dort ausgeführten Schlußfolgerungen zu wiederholen brauche: Den meisten Untersuchungen zum Thema fehlten angemessene Kontrollen, folglich lassen sich ihre Ergebnisse sehr unterschiedlich interpretieren. Bestimmte Hormonpräparate können eine Migräne *verschlimmern*, ganz davon abgesehen, daß sie den Patienten der Gefahr unerwünschter und unberechenbarer Nebenwirkungen aussetzen.

Aus diesen Gründen kann man Hormone nicht, wie Nikotinsäure, Glukosetabletten oder Histamin-Injektionen, zu den harmlosen Placebos zählen. Die ganze Angelegenheit bedarf dringend der experimentellen Klärung und kann gegenwärtig nicht entschieden werden. Darum bin ich gegen jeden Einsatz von Hormonpräparaten, es sei denn im Kontext eines kontrollierten Experiments, und habe in meiner eigenen Praxis keinerlei Hormonpräparate verschrieben und bei Anfragen davon abgeraten.

Chirurgische Maßnahmen

Leichtgläubige und verzweifelte Migränepatienten sind immer wieder auch Opfer gutgemeinter chirurgischer Eingriffe geworden, die im besten Fall sinnlos sind oder höchstens vorübergehende Erleichterung bringen; im schlimmsten Fall wird der Patient betrogen oder bleibt für immer verstümmelt.

Eine Reihe *lokaler* Eingriffe wurden und werden immer noch empfohlen, etwa die Unterbindung oder Denervierung einer Temporalarterie in Fällen schwerer, konstant einseitiger Migräne. Diese und andere Verfahren finden wir bei Wolff (1963) eingehend diskutiert. Solche Maßnahmen, so sein Urteil, seien lediglich von vorübergehendem Nutzen, und ich schließe mich dieser Einschätzung ohne Vorbehalte an.

Ein ganz anderes und sehr viel erschreckenderes Problem sind die *allgemeinchirurgischen* Eingriffe zur Behandlung einer Migräne, die vom Ziehen aller Zähne oder einer Mandeloperation bis hin zur fast vollständigen Deviszeration reichen. Gallenblase, Uterus und Ovarien fallen dem Messer des Chirurgen am häufigsten zum Opfer. Besonders oft betroffen ist die migräneleidende Frau mittleren Alters, der man, in der Hoffnung, die häufigen Migräneanfälle zu beseitigen, die Hysterektomie empfiehlt. Charakteristischerweise folgt auf viele solcher Operationen tatsächlich eine Remissionsphase, doch in den meisten Fällen kehrt die Migräne früher oder später in alter oder neuer Form zurück. Wenn die Befreiung von der Migräne von Dauer ist, muß man den operativen Eingriff als besonders monströses Placebo oder als Befriedigung eines sehr starken masochistischen Bedürfnisses betrachten. Es wird immer Patienten geben, die nach einer Operation verlangen, und wohl auch Chirurgen, die dieser Bitte nachkommen, so daß man nicht nachdrücklich genug darauf hinweisen kann, daß chirurgische Maßnahmen in der Migränebehandlung nichts zu suchen haben.

Man mag sich fragen, ob chirurgische Eingriffe in diesem Zusammenhang nicht ein implizit *moralisches* (masochistisches oder punitives) Ziel verfolgen. Erinnern wir uns an bestimmte Behandlungsempfehlungen der Epilepsie aus viktorianischer Zeit, in denen dieser moralische Hintergrund offen zur Sprache kommt: «Kastration wurde als Heilmittel empfohlen... eine wirksame Beschneidung ist gewöhnlich erfolgreich und sollte in allen Fällen durchgeführt werden, in denen es Grund gibt, die Krankheit [Epilepsie] mit Masturbation in Verbindung zu bringen» (Gowers 1881).

Schlußfolgerungen

Es gibt nur eine Grundregel: Man höre dem Patienten immer zu. Entsprechend ist der schwerste Fehler, den man machen kann, dem Patienten nicht zuzuhören, ihn zu ignorieren. Vor jeglicher spezifischer Maßnahme muß eine Beziehung, eine Kommunikation mit dem Patienten aufgebaut werden, so daß Arzt und Patient einander verstehen, eine Beziehung überdies, in der der Patient nicht völlig passiv und willfährig ist, glaubt und tut, was der Arzt ihm sagt, und einnimmt, was ihm «verordnet» wird; eine Beziehung, die ihrem Wesen nach kooperativ ist.

Die Geschichte der Migräne«behandlungen» ist zu großen Teilen eine Geschichte des medizinischen «Overkill» und der Ausbeutung von Patienten, und als erstes muß ein Patient, für den die Zeit gekommen ist, ärztlichen Rat zu suchen, begreifen, daß er unbedingt auf einem ausführlichen und ins einzelne gehenden *Gespräch* bestehen sollte, in dem der Arzt zwar über Fachwissen und fachliche Fertigkeiten verfügt, das aber nichtsdestoweniger ein Gespräch zwischen zwei Erwachsenen ist. Der kluge Arzt will im eigentlichen Sinne des Wortes konservativ sein, denn er weiß um die Weisheit des Körpers und dessen natürliche Neigung, in der Migräne – und anderen Störungen – eine Lösung zu finden. Er ist *gegen* massive «Intervention» und unnötiges Herumdoktern, weil er, wie schon Hippokrates, weiß, daß dies nicht nur sinnlos, sondern kontraproduktiv ist, die Situation kompliziert und ihre Lösung verzögert.

Dank der Tatsache, daß Migräneattacken ihren bestimmten, so und so viele Stunden dauernden Verlauf nehmen und von selbst ihrer Auflösung zustreben, reichen in den allermeisten Fällen die einfachsten Maßnahmen, um diese Stunden erträglich zu machen: starker Tee (oder Kaffee), Ruhe, Dunkelheit und Schweigen. Die einfachsten Schmerzmittel lindern in den meisten Fällen die Beschwerden, und auf die Schmerzlinderung folgt zumeist auch eine Linderung der Übelkeit und weiterer Symptome (offenbar durch «Sympathie» innerhalb des Körpers, so daß die Gesundung oder «Revaleszenz» eines betroffenen Organs den Weg bereitet für eine «Re*kon*valeszenz» aller).

Entsprechend kann jede Maßnahme, die auf eines der Symptome zielt, helfen, sie alle zu vertreiben. Bei starker Übelkeit hilft ein Antiemetikum; und es hilft nicht nur gegen die Übelkeit, sondern auch gegen die Kopfschmerzen. Ein sehr leichtes Sedativum lindert oft *alle* Symptome einer pathologischen Erregung – das Hämmern im Kopf, die Reizbarkeit, die Ruhelosigkeit, die Angst – und sorgt so für eine schnellstmögliche Auflösung der Attacke.

In der ursprünglichen Fassung dieses Buches habe ich viel über Ergotamin und andere Medikamente geschrieben, die eine Attacke *unterbrechen* können, und über physiologische Maßnahmen (Bewegung, Schlaf etc.), die dasselbe bewirken. Inzwischen bin ich mir nicht mehr sicher, ob es wirklich sehr weise ist, Attacken zu unterbrechen, und statt sofort zu Medikamenten zu raten, denke ich zusammen mit dem Patienten über die Vor- und Nachteile nach, die es hat, die Attacke ihren natürlichen Lauf nehmen zu lassen. Die folgende Fallgeschichte ist ein Beispiel dafür:

Fall 75 Ein Professor in mittleren Jahren und von heftigem Temperament bekommt seine klassische Migräne überwiegend am Freitagnachmittag nach seinen begeistert durchgeführten und stürmisch verlaufenden Lehrveranstaltungen. Es bleibt ihm dann kaum Zeit, nach Hause zu eilen, bevor sich Skotome und andere Symptome bemerkbar machen, die dann innerhalb von Minuten von heftiger Hemikranie und starker Übelkeit mit Erbrechen abgelöst werden. Wenn er diese Symptome *aushält*, nehmen sie ihren üblichen Verlauf und lösen sich innerhalb von drei Stunden auf. Anschließend fühlt sich der Patient wunderbar erfrischt und fast wie neugeboren. Unterbricht er dagegen die Symptome mit Ergotamin, durch Bewegung oder Schlaf, fühlt er sich das ganze Wochenende kränklich. Dieser Patient hat also die Wahl: drei Stunden starke Beschwerden erdulden und dann vollkommen gesund sein oder zwei, drei Tage kränkeln und sich erbärmlich fühlen. Als er sich dies bewußt machte, unternahm er nichts mehr, um seine Attacken zu unterbrechen, denn er zog die schwere, aber kurze Migräne der leichten, aber lange andauernden vor.

In der Medizin gibt es zu verschiedenen Zeiten – und an verschiedenen Orten – verschiedene Tendenzen. Heutzutage machen wir um den Migräniker viel Aufhebens mit Injektionen und Interventionen in einer Weise, über die Liveing und seine Kollegen zu viktorianischer Zeit entsetzt gewesen wären, und genau dieses Aufheben bekommt der Migräne nicht, so daß paradoxerweise die intensive und unablässige «Behandlung», die wir dem Migräniker zukommen lassen, dazu führen kann, daß sich die Krankheit, die wir damit kurieren wollen, nicht bessert, sondern verschlimmert. In der besten Migräneklinik, die ich gesehen habe, führte man die Patienten ruhig und ohne jedes überflüssige Wort in eine abgedunkelte Kabine, wo sie sich, versorgt mit einer Kanne Tee und einem Schmerzmittel, hinlegen und ausruhen konnten.

Die Ergebnisse dieses einfachen, natürlichen Umgangs mit der Krankheit waren, selbst bei sehr schweren klassischen Attacken, beeindruckender als alles, was ich in anderen Kliniken gesehen habe. Ich fuhr nach Hause mit der festen Überzeugung, daß die Antwort für die weitaus meisten Patienten und Migränen nicht in immer stärkeren Medikamenten und immer intensiverem medikamentösem Eingreifen liegt, sondern in einem sensiblen Gefühl für das Leiden und die Natur, einem tiefen Verständnis für die Heilkräfte der Natur selbst (*vis mediatrix naturae*) und in der Demut, die die Natur umwirbt, statt sie zu traktieren.

Denn auch wenn die Migräne ein physiologisches Geschehen ist, so ist sie dies doch nicht *nur*, sondern als dieses physiologische Geschehen eng verbunden mit – und geprägt von – dem betroffenen *Individuum* – seinem Charakter, seinen «Bedürfnissen», seinen Lebensumständen und seiner Lebensweise. Es reicht also nicht aus, nach rein physiologischen Heilmitteln zu suchen, wenn das, was es zu heilen gilt – falls man es heilen kann –, eine ganze Lebensform, ein ganzes Leben ist.

Es war stets das zentrale Motto, die zentrale Botschaft des Hippokrates, des Vaters der Medizin, daß nicht die Krankheit, sondern das erkrankte Individuum zu behandeln sei; daß der Arzt zwar kenntnisreich und ein Fachmann auf dem Gebiet der Krankheiten und Medikamente, der Physiologie und Pharmakologie sein müsse, seine größte Sorge und Fürsorge aber dem Patienten selbst zu gelten habe.

Der Arzt darf nicht dogmatisch sein, den Patienten nicht beherrschen wollen, nicht den Experten spielen, der «es am besten weiß». Er muß dem Patienten zuhören, muß auch hören, was unter den Worten ist, muß auf die besonderen, unausgesprochenen Bedürfnisse seines Gegenübers lauschen, seine Neigungen, seine Lebensmuster ansprechen, darauf hören, was seine Krankheit, die Migräne, «sagt». Nur dann wird der Weg, der zur Heilung führt, deutlich.

16

Fortschritte in der Migränetherapie

Daß Migräneattacken durch jähe Emotionen oder in Zusammenhang mit den Mustern und Belastungen eines Lebens oder mit der Persönlichkeit des betroffenen Individuums ausgelöst werden können, hat oft Anlaß gegeben, die Migräne als «funktionelle» oder «psychosomatische» Krankheit zu bezeichnen – doch damit versäumt man es, sie als außerordentlich spezifisches Phänomen zu sehen, spezifisch auch in seinem Mechanismus und seiner Basis. Seit der Antike haben wir eine Vorstellung von den *allgemeinen* Umständen, die eine Migräne auslösen können, und von *allgemeinen* Maßnahmen, mit denen sich diese Umstände ändern lassen. Doch erst seit relativ kurzer Zeit – und besonders in den letzten zwanzig Jahren – haben wir begonnen, uns mit einigen der *spezifisch* beteiligten Mechanismen und den gleichermaßen spezifischen Maßnahmen, mit denen diese sich ändern lassen, auseinanderzusetzen.

Diese Veränderung in der Atmosphäre, in unserer Art, uns mit der Migräne auseinanderzusetzen, läßt sich präzise bis ins Jahr 1960 zurückverfolgen, als man zum erstenmal Methysergid einsetzte. Neil Raskin (1990) schreibt:

> Ich war noch in der Ausbildung, als 1960 das Methysergid eingeführt wurde. Es war erstaunlich, wie dieses Medikament das Denken der Ärzte über das Wesen der Migräne veränderte. Bis zu dieser Zeit galt die Migräne als vorwiegend psychosomatisches Leiden ... Plötzlich konnten Patienten ein paar Methysergidtabletten nehmen und

waren innerhalb einer Woche frei von Kopfschmerz. Ohne jede Veränderung ihres inneren Milieus. Geheilt ...*

Die bis zu diesem Zeitpunkt eingesetzten Medikamente (die Ergotamine gab es seit den zwanziger Jahren) unterdrückten spezifische Symptome der Migräne. Dagegen gab es kein Medikament, mit dem sich der Grundmechanismus beeinflussen ließ, denn bis in die fünfziger Jahre hatten wir keinerlei Vorstellung davon, welcher Art dieser Grundmechanismus sein könnte. In den fünfziger Jahren fand man heraus, daß Migräneattacken mit Anomalien des Neurotransmitters Serotonin einhergehen konnten, und man entwickelte das Methysergid als Serotonin-Antagonisten. Zu jener Zeit ging man von einem einzigen, einfachen «Serotonin-System» im Gehirn aus, dessen Fehlentwicklungen einerseits zu Migräne, andererseits aber auch zu Angst, Depression und Schlafstörungen führen konnten.

Dieses einfache Bild hat sich überlebt. Wie wir heute wissen, gibt es im Gehirn mehr als vierzig Neurotransmitter, und alle Neurotransmitter-Systeme sind extrem komplex. So gibt es drei Hauptfamilien von Serotoninrezeptoren mit jeweils zahl-

* Zu ähnlichen Veränderungen kam es zu dieser Zeit auch im Umgang mit anderen neurologischen Leiden. So fand man ebenfalls 1960 heraus, daß sich die bizarren Phänomene des Touretteschen Syndroms mit Hilfe von Haloperidol drastisch reduzieren ließen. Bislang hatte das Tourettesche Syndrom als rein psychogen, als «freudianisch», gegolten, und viele Patienten unterzogen sich langwierigen, gutgemeinten, aber gänzlich unwirksamen Psychoanalysen. Mit der Entdeckung der einschlägigen Wirkung von Haloperidol kam es zu einem plötzlichen (und vielleicht übertriebenen) Gesinnungswandel. Man hielt das Tourettesche Syndrom jetzt für eine rein «chemisch» verursachte Erkrankung, bedingt durch genetisch instabile Dopamin-Systeme im Gehirn. Gegenwärtig ist eine Art Reaktion auf diese Reaktion zu verzeichnen, denn eine Störung, die sich – wie das Tourettesche Syndrom – auf Charakter, Emotionen und tägliche Erfahrungen auswirkt, muß neben chemischen auch psychodynamische und umweltbedingte Determinanten besitzen – und das muß, wenngleich in geringerem Ausmaß, auch für die Migräne gelten.

reichen Untertypen. Doch erst in den achtziger Jahren wurde es möglich, dieses komplizierte System zu analysieren und Medikamente mit einer sehr selektiven Wirkung auf einzelne Teile dieses Systems zu entwickeln.

Aber diese Entwicklungen beziehen sich nur auf einen Aspekt der Migräne – den chemischen. Wie steht es mit den vaskulären und bioelektrischen Prozessen, die man bislang – Liveing eingeschlossen – für ebenso bedeutsam gehalten hatte? Was ist mit der Physiologie der Migräne-Aura – und der Kopfschmerzen? Lashley maß den vorrückenden Rand seiner eigenen Migräne-Aura und schloß daraus, daß dieser eine Welle von erregter und dann gehemmter Aktivität in der Großhirnrinde widerspiegeln mußte, die diese mit einer Geschwindigkeit von 2 bis 3 Millimeter pro Minute durchwanderte. Beim Menschen hatte man einen derartigen Prozeß noch nie beobachtet, aber einen vielleicht ähnlichen Vorgang, die sogenannte «spreading depression», fand A. Leão im offenen Kortex von Versuchstieren. Zu Beginn der siebziger Jahre bediente sich in Dänemark J. Olesen einer neuen Technik zur Messung der Hirndurchblutung mittels radioaktiver Tracer und fand eine sich langsam ausbreitende Welle von verminderter Durchblutung im Kortex, die sich in genau derselben Geschwindigkeit über die Sehrinde bewegte. Das deutete sehr stark darauf hin, daß ein derartiger Prozeß auch im menschlichen Gehirn stattfindet, beantwortete allerdings nicht die Frage, ob die «spreading depression» Ursache oder Wirkung dieser sich ausbreitenden Veränderung im Mikrokreislauf war. Erst seit ein oder zwei Jahren ist es möglich, die neuromagnetischen Felder des Gehirns durch den Schädel hindurch zu messen, und dabei zeigte sich, daß sich eine magnetische Welle mit Erregungsspitzen an ihrem vorrückenden Rand und langsamen Wellen an ihrer Rückseite während der Migräne-Auren mit einer Geschwindigkeit von 2 bis 3 Millimetern pro Minute über die Sehrinde bewegt – zumindest die Bestätigung, daß es die «spreading depression» auch beim Menschen gibt und daß sie die unmittelbare Ursache der einzigartigen kortikalen Phänomene der Aura ist.*

Doch mochte auch die Aura kortikalen Ursprungs sein, so schlossen offenbar schon Liveing und Gowers, die Migräne war es nicht; ihr schien vielmehr eine abnorme neurale Aktivität oder Reaktivität tief im Hirnstamm zugrunde zu liegen. Aus klinischen und biologischen Gründen entsprach das auch meinem Eindruck – es mußte massive, langsame Potentiale geben,

* Die meisten Migräne-Trigger sind seit langem bekannt, doch ein neuer – zumindest in der medizinischen Literatur vor 1972 nicht beschriebener – Trigger ist die sogenannte «Fußballer-Migräne»: das Auftreten von Phosphenen, Flimmerskotomen, Verlöschen der Farbwahrnehmung und sogar kortikaler Blindheit, gefolgt von einseitigem Kopfschmerz, Erbrechen etc. einige Minuten nach «Köpfen» eines Fußballs. Das kann jeden Spieler treffen, auch wenn er niemals unter Migräne gelitten hat. Wahrscheinlich können Schläge auf den Kopf eine sofortige «spreading depression» in der Sehrinde auslösen, die dann unmittelbar, unter Umgehung der gewöhnlichen «idiopathischen» Mechanismen, zur Migräne führt.
Es ist klinisch wie elektrophysiologisch belegt, daß die Sehrinde bei Patienten mit klassischer Migräne sogar in der Zeit zwischen zwei Attacken ungewöhnlich empfindlich auf Erregung und Störungen reagieren kann. Rein visuelle Reize können eine Migräne-Aura provozieren. Liveing beschreibt einen Patienten, dessen Attacken beim Anblick von fallendem Schnee ausgelöst wurden, und mir sind viele Patienten begegnet, deren Auren bei Störungen im Gesichtsfeld (in den meisten Fällen dann, wenn Wasser oder Blattwerk sich kräuselte) begannen und bei einem Patienten (Fall 90, S. 233f) beim Anblick von Asymmetrien – zum Beispiel beim Anblick einer asymmetrisch geknöpften Jacke, der eine sich ausdehnende Wahrnehmungsstörung in Gang setzte, eine Verzerrung im Gesichtsfeld, die sich in alle Richtungen ausbreitete. Bei manchen Menschen kann flakkerndes Licht eine Migräne provozieren, und auch wenn es nicht zur Migräne kommt, verursacht flackerndes Licht oft ein übermäßiges «driving» des EEG in den visuellen Teilen des Gehirns. Die Untersuchung visuell evozierter Potentiale zeigt bei Migränepatienten sogar zwischen den Attacken sowohl im primären optischen Kortex als auch in den optischen Assoziationsfeldern eine Potenzierung. Diese Beobachtungen unterstützen die Hypothese, daß die Migräne in erster Linie ein neurales Geschehen, eine neurale Reaktion ist, die auf angeborenen und spezifischen neuronalen Empfindlichkeiten gründet.

die ihren Ursprung im Hirnstamm hatten und von da «stromaufwärts» und «stromabwärts» in das Nervensystem projiziert wurden. Die vom Magnetoenzephalographen aufgezeichneten bizarren riesigen, langsamen Aktionspotentiale geben den ersten direkten Hinweis darauf, daß die Migräne, welche vaskulären oder sonstigen Veränderungen auch immer auftreten mögen, vor allem ein neurales Phänomen ist, das seinen Ursprung in der anomalen Aktivität von Neuronen tief im Gehirn hat. Sind solche Neuronen im Gehirn nachweisbar? Ist ihre Beteiligung an der Entstehung von Migränen wirklich zu belegen? Viele Forscher haben diese Fragen beantwortet, allen voran Neil Raskin von der University of California, San Francisco, und James Lance von der University of New South Wales in Sidney, Australien.

Beide Forschergruppen interessierten sich für den Schmerz und seine «Schleusung» («gating»), insbesondere durch ein neudefiniertes, vom Hirnstamm zum Rückenmark absteigendes schmerzmodulierendes System. Neurochirurgen hatten festgestellt, daß sie in manchen Fällen Schmerzen im unteren Rücken oder Gliederschmerzen (nicht allerdings Schmerzen mit Ursprung in Kopf oder Nacken) durch Implantation von Elektroden in den Hirnstamm und Stimulation von Neuronen in der grauen Substanz um den Aquaeductus cerebri erheblich reduzieren konnten. Nach Aktivierung der Elektroden entwickelten viele der so behandelten Patienten typische Migräneanfälle, mit schweren pulsierenden, einseitigen Kopfschmerzen (gewöhnlich auf der Seite der Implantate), Erbrechen und Sehstörungen. Daß es sich dabei tatsächlich um typische Migränen handelte, bewies ihre Sensitivität für intravenös verabreichtes Dihydroergotamin. *Doch diese Patienten hatten nie zuvor unter Migräne gelitten.* Es war das erste, unbezweifelbare Beispiel einer *erworbenen* oder experimentell erzeugten Migräne – einer Migräne als Folge der künstlichen elektrischen Reizung sogenannter Raphe-Kerne im Hirnstamm durch eine implantierte Elektrode. Die erregende Elektrode veranlaßte diese

Neuronen zu feuern, doch ihr Feuern produzierte eine typische Migräne. Haben spontane oder normal auftretende Migränen, so fragte man sogleich, eine ähnliche Genese? Liegt auch ihnen ein verstärktes Feuern dieser Raphe-Kerne zugrunde?

Lance zeigte durch weitere Untersuchungen an Affen und Katzen, daß direkte elektrische oder chemische Stimulation dieser Kerne die für Migräne typischen vaskulären Veränderungen hervorbringen kann. Diese Hirnstammkerne, so zeigte Lance, projizieren nicht nur nach oben auf die Großhirnrinde, sondern auch nach unten auf ein System der «Schmerzschleusung». Dieses System verläuft vom Hirnstamm abwärts zum Rückenmark, dessen obere drei Segmente ein «Schmerzzentrum» für den Kopf bilden könnten. Viele Patienten erleben einige Stunden *vor* der Aura als Prodrom eine Phase emotionaler Erregung – der Niedergedrücktheit, manchmal auch der Hochstimmung –, was vermuten läßt, daß Mechanismen höherer Ordnung in Hypothalamus oder Zwischenhirn beim Ingangsetzen der gesamten Sequenz eine gewisse Rolle spielen können.

Wie arbeiten nun all diese verschiedenen Mechanismen zusammen, um die Gesamtsequenz einer klassischen Migräne zu produzieren? Die allgemeinste Hypothese hierzu stammt von Lance (1982, S. 169–171). Er vermutet den Anstoß zur Attacke, sei es auf der Grundlage einer intrinsischen Periodizität oder in Reaktion auf sensorische Reize aus der Großhirnrinde, im Hypothalamus. Einmal ausgelöst, verlaufen die Impulse vom Hypothalamus abwärts zu der den Aquaeductus ceribri umgebenden grauen Substanz, von da zu den Raphe-Kernen, und hier können sie, wie wir gesehen haben, den kortikalen Mikrokreislauf beeinflussen, ihn verengen, die «spreading depression» im Kortex in Gang setzen (und so die Auraphase der Attacke hervorbringen) und gleichzeitig durch Schließen der (enkephalinergen) «Schleuse» im Rückenmark die Schmerzwahrnehmung reduzieren.

Dieser Phase, die auf der Hyperaktivität noradrenerger und

serotonerger Hirnstammsysteme beruht, schließt sich eine Phase verminderter Monoamin-Übertragung an. Damit öffnet sich die «Schmerzschleuse» im Rückenmark und überflutet den Kopf mit dem zuvor gehemmten Schmerz. Gleichzeitig wird auch das Zugangstor zu den einzelnen Sinnen geöffnet, und es kommt zu der charakteristischen und unerträglichen Intensivierung von visuellen Eindrücken, Geräuschen und Gerüchen.

Auch verschiedene Teufelskreise schließen sich. Das Zusammenlaufen afferenter Fasern von den oberen drei Zervikalnerven mit der absteigenden Bahn des Trigeminusnervs im Rückenmark bedeutet, daß der Schmerz vom Nacken zu den Schläfen und wieder zurück geleitet werden kann. Durch die Trigeminus-Impulse wird die extrakraniale Durchblutung aufgrund eines neurovaskulären Reflexes zusätzlich verstärkt. Das führt zu mehr Schmerzen und noch mehr Vasodilatation, so daß die Migräne unter Umständen schließlich in einem sich stetig verschlimmernden Teufelskreis gefangen ist, in jener Selbstperpetuierung, die so charakteristisch für Migräneattacken ist. Den Schmerz einer Migräne zu beenden oder zu vermindern heißt also nicht lediglich, das Leiden zu lindern, sondern zu verhindern, daß es sich mit Hilfe dieses trigeminovaskulären Reflexes *durch* Schmerz selber erhält.

Mit dieser Arbeit sind im Prinzip alle wichtigen, an der Genese einer Migräne beteiligten Elemente identifiziert – und wir sehen, wie sie möglicherweise zusammenarbeiten, um eine Migräne zu erzeugen. Wir sehen auch, wie man ein entscheidendes Glied dieser Kette – das heißt, den primären pathogenen Prozeß im Hirnstamm – so beeinflussen könnte, daß es gar nicht erst zu einer Migräne kommt oder ihr Verlauf erheblich modifiziert wird.

Wenden wir uns jetzt wieder der Rolle der Neurotransmitter zu. An der Entstehung einer Migräne sind wenigstens ein halbes Dutzend Neurotransmitter beteiligt – Noradrenalin, Azetylcholin, Dopamin, Histamin, GABA (Gammaaminobuttersäure), Enkephaline – und 5-Hydroxitryptamin oder Serotonin. Sie alle lassen sich erwiesenermaßen durch jeweils verschiedene Medikamente beeinflussen, und aus diesem Grund mußte man bei schwer betroffenen Patienten bis vor ganz kurzer Zeit – in «irrwitziger Polypharmazie», wie Lance das nennt – drei oder vier Medikamente gleichzeitig einsetzen.

Diese Polypharmazie ist seit dem ersten Erscheinen von ‹*Migräne*› differenzierter und sicherer geworden; damals gab es im Grunde nur Ergotamin für akute Attacken und Methysergid, das man wegen seiner Nebenwirkungen doch nur recht zögerlich einsetzte.

Bei monatlich oder noch seltener auftretenden Attacken kann man den einzelnen Anfall behandeln; vorbeugende Medikamente sollten nur Patienten mit zwei oder mehr Attacken im Monat erhalten. In manchen Fällen kann es – allerdings nur unter ärztlicher Überwachung – sinnvoll sein, eine Kombination von Wirkstoffen einzusetzen.

Das bekannteste und wichtigste neue Medikament ist das *Propranolol*, das es seit den siebziger Jahren gibt. Propranolol gehört zur neuentwickelten Kategorie der beta-adrenergen Wirkstoffe, die die Beta-2-Rezeptoren in den Arterienwänden und andernorts blockieren (und überdies als Serotonin-Antagonist wirken). Propranolol ist als Langzeitmedikation zur Migräneprävention ebenso wirksam wie Methysergid – und erheblich sicherer. Es beugt nicht nur der übermäßigen Erweiterung der extrakranialen Arterien vor, zu der es bei Migräne kommt, sondern hat auch eine Reihe allgemeiner autonomer Wirkungen (auf den Blutdruck, auf Herzfrequenz und -rhythmus etc.). Diese können in der Tat therapeutischen Wert haben, und so ist Propranolol denn auch besonders nützlich für den hypertonen Migräniker, allerdings sollte man es bei Neigung zu niedrigem Blutdruck oder Bronchospasmus nicht einsetzen.

Ebenfalls seit den siebziger Jahren verfügen wir über alphaadrenerge Wirkstoffe wie das *Clonidin*. In England wird Clonidin inzwischen sehr häufig eingesetzt, in den Vereinigten Staaten hat man es nicht gut aufgenommen. Manche Patienten mögen allerdings sehr gut damit zurechtkommen.

Sicherer als Propranolol, aber milder und weniger wirksam ist das *Pizotifen*. In den meisten Fällen wird es Schwere und Häufigkeit von Migränen zuverlässig reduzieren, wenn auch in weniger großem Umfang als Propranolol und Methysergid. Pizotifen blockiert die vasodilatorische Wirkung des Histamins und hat eine komplexe Wirkung auf die vaskulären Effekte des Serotonins.

Zu den neuen Wirkstoffen, die nachgewiesenermaßen die Häufigkeit von Migräneattacken und die Schwere der einzelnen Anfälle reduzieren, gehört die Klasse der nichtsteroiden entzündungshemmenden Medikamente: *Am wirksamsten sind hier wahrscheinlich Naproxen und Mefenaminsäure.* Vielleicht sollte man an dieser Stelle auch erwähnen, daß die *Acetylsalicylsäure* in der Migräneprävention eine neue Verwendung gefunden hat. Es reduziert Thrombozytenaggregation und Prostaglandinsynthese (beides mögliche Subsidiärmechanismen bei der Migräneentstehung).

Um das *Fieberkraut* als Mittel zur Migräneprävention ist ein ganzer Kult entstanden – einstweilen wissen wir nicht, ob seine Wirkung die eines Placebos übersteigt (doch vgl. Johnson *et al.* 1985).

Eine weitere ganz neue Medikamentenkategorie ist der Kalziumkanalblocker, der in vielerlei Hinsicht auf das autonome Nervensystem einwirken kann. Diese Medikamente können einer Migräne (auch einem peripheren Vasospasmus und einer Angina) vorbeugen. Als eines der wirksamsten Medikamente dieser Art gilt das *Verapamil*.

Eine unerwartete Quelle hat sich in den letzten zwanzig Jahren mit dem Einsatz verschiedener Antidepressiva erschlossen, obwohl die Wirkung dieser Mittel auf die Migräne offenbar völlig unabhängig ist von ihrer antidepressiven Wirkung. Das potenteste trizyklische Antidepressivum ist das *Amitriptylin* – es scheint die Wiederaufnahme von Serotonin an den zentralen Synapsen zu blockieren. Amitriptylin hat physiologisch dieselbe Wirkung wie alle Trizyklika und sollte bei einer Anamnese von Krampfanfällen, kardiovaskulären Symptomen, Engwinkelglaukom oder Harnsperre, wenn überhaupt, nur mit großer Vorsicht eingesetzt werden.

Eine andere und sehr potente Kategorie von Antidepressiva – die *Monoaminoxidase-(MAO-)Hemmer* – können sehr wirkungsvoll zur Migräneprävention bei sonst behandlungsresistenten Patienten eingesetzt werden. Aber mit der Einnahme von MAO-Hemmern sind gravierende Gefahren verbunden, und man muß strengste Vorsichtsmaßregeln treffen. Diese Wirkstoffe reagieren mit verschiedenen Nahrungsmitteln (und Medikamenten), was gefährliche (und sogar tödliche) hypertone Krisen auslösen kann. Die Patienten müssen peinlich genau darauf achten, daß sie – um nur einige Beispiele zu nennen – weder Käse, Fleischextrakt, Rotwein, Puffbohnen, saure Heringe, Hühnerleber noch Opiate, Amphetamine, Tranquilizer, Sedativa, Bronchodilatatoren etc. zu sich nehmen. MAO-Hemmer sollten nicht gleichzeitig mit einem anderen trizyklischen Antidepressivum verabreicht werden. Diese Vorsichtsmaßregeln vorausgesetzt, können MAO-Hemmer über Jahre gefahrlos genommen werden.

Im allgemeinen wird man natürlich mit den schwächsten (und ungefährlichsten) Medikamenten beginnen, und erst wenn diese wirkungslos bleiben, zu den stärkeren übergehen (die gleichzeitig auch mehr Vorsichtsmaßregeln verlangen). Lance zum Beispiel beginnt mit Pizotifen. Wenn nach einem Monat keine Besserung eingetreten ist, geht er zu Propranolol über, und stellt sich auch hier kein Erfolg ein, zu Methysergid; wenn das alles nicht hilft, zu einem MAO-Hemmer, und wenn auch der versagt, versucht er als letzte Maßnahme intravenöses Procain. Ein anderer Arzt handhabt das vielleicht anders und bevorzugt Kalzium-Blocker, Clonidin oder Amitriptylin. Es gibt viele Wege, und keiner ist der beste. Jeder Arzt, jeder Patient wird herausfinden, womit er am besten zurechtkommt.

Diese Liste ließe sich noch erheblich verlängern. Bemerkenswert ist, daß die Reaktion letztlich unvorhersehbar bleibt, wie schon Gowers vor hundert Jahren beobachtete («... was in einem Fall hilft, kann in einem anderen, scheinbar ganz ähnlichen Fall versagen»). Das bedeutet, daß man Patienten nicht mechanisch behandeln kann, daß es kein Schema oder Rezept gibt, das für alle Patienten das richtige ist; daß man bei Migränikern mit mehreren Attacken im Monat geduldig und gewissenhaft jedes verfügbare Medikament und jede verfügbare Kombination von Medikamenten ausprobieren muß, in der Hoffnung, irgend etwas zu finden, was diesem besonderen Patienten hilft.

Ist, wenigstens im Prinzip, etwas denkbar, das darüber hinausgeht – ein pharmakologischer Weg, das allererste, kritische Glied der Kette zu ändern? Kann es ein «ideales» Migränemedikament geben? Und wenn ja, was für eine Art Medikament könnte das sein?

Seit den fünfziger Jahren beschäftigt man sich mit der Rolle, die die serotonergen Systeme des Gehirns bei der Migräne spielen. Die Ergebnisse dieser Forschung waren zunächst verwirrend – die Migräne schien von einem Serotonin*mangel* begleitet zu sein und ließ sich doch durch Methysergid, einen Serotonin-*Antagonisten*, lindern. Dieses Paradox löste sich, als man unterschiedliche Familien von serotonergen Rezeptoren (bekannt als 5-HT_1, 5-HT_2 und 5-HT_3) entdeckte, die jeweils antagonistische, aber wechselseitig miteinander verbundene Funktionen innehaben. Methysergid ist, wie alle bisher bei Migräne eingesetzten Medikamente, «schmutzig» – schmutzig in dem Sinne, daß es nicht spezifisch wirkt, sondern mehrere Systeme beeinflußt. Methysergid, so stellte man in den achtziger Jahren fest, ist ein starker Blocker von 5-HT_2-Rezeptoren, die ihrerseits Antagonisten der 5-HT_1-Rezeptoren sind. Gab es irgendeinen Weg, diese 5-HT_1-Rezeptoren zu stimulieren, einen «reinen» Serotonin-Antagonisten zu finden, der genau diese Rezeptoren aktiviert? Die Suche danach – sehr verschieden vom empirischen Herumprobieren mit Medikamenten nach Art der «Schrotschußmethode» früherer Zeiten – führte Ende der achtziger Jahre schließlich zur Synthese eines Wirkstoffes namens Sumatriptan. Die ersten, höchst erfolgreichen Versuche mit diesem neuen Medikament wurden Ende 1988 veröffentlicht.

$5\text{-}HT_1$-Rezeptoren sind insbesondere im Karotiskreislauf verteilt, aber Sumatriptan scheint sehr spezifisch zu wirken. Es verengt offenbar nur den Mikrokreislauf und die im Karotiskreislauf so zahlreich vorhandenen und so wichtigen arteriovenösen Kanäle. (Und genau die Öffnung solcher Kanäle, so vermutete Heyck 1969, führe bei Migräne zur Ableitung des Blutes aus der Großhirnrinde.) Doch Lance zeigte, daß Sumatriptan nicht nur auf diese Weise den Mikrokreislauf beeinflußt, sondern auch eine unmittelbare Wirkung auf die Raphe-Kerne hat. Tropft man es unmittelbar auf die Zellen des Nucleus raphe magnus, hemmt es in starkem Maße das Feuern dieser Zellen – es stellt sie und ihre pathologische Reaktivität ab.

Im trügerischen Begriff des «Wundermittels» liegt immer eine Versuchung und immer auch eine Gefahr. Im vorigen Kapitel habe ich einige Anmerkungen dazu gemacht (und es ist ein zentrales Thema in meinem Buch ‹*Awakenings – Zeit des Erwachens*›). Im vorigen – ursprünglich Anfang 1967 konzipierten Kapitel – habe ich geschrieben:

> Lesern, die das Buch zuerst an dieser Stelle aufgeschlagen haben, sei versichert, daß es solche Wundermittel nie gegeben hat und nie geben wird... Die spezifische Behandlung der Migräne ist, ebenso wie die Behandlung der Epilepsie und des Parkinsonismus, eine Angelegenheit des Probierens und Auswählens aus einem großen Repertoire von Medikamenten, die in spezifische Mechanismen des Nervensystems eingreifen, verbunden mit symptomatischer Behandlung, dem Einsatz weiterer hilfreicher Medikamente und – nicht zuletzt – wichtiger nichtpharmakologischer Maßnahmen.

Einen Monat, nachdem ich das geschrieben hatte, wurde ein neues Medikament, das L-DOPA, zur Behandlung des Parkinsonismus angekündigt – eine Substanz, die in ihrer Wirkung so dramatisch und grundlegend ist, daß sich vom Moment ihres Erscheinens an das Leben von Parkinson-Patienten änderte. Was den Parkinsonismus angeht, so mußte ich meine Worte widerrufen. Werde ich das auch für die Migräne tun müssen?

Als ich ‹*Migräne*› schrieb, war ich überzeugt, daß man ein solches Medikament niemals finden würde:

> Es gibt so viele Wege, eine Migräne zusammenzubrauen, wie es Möglichkeiten gibt, ein Omelett zu bereiten. Wenn man ein Zwischenglied, einen Mechanismus ausschaltet, kann sich das ganze System umorganisieren... Schneide eine Temporalarterie, ein Endorgan heraus, und ein anderes wird in Dienst genommen. Versuche, Attacken mit einem, sagen wir, Serotoninhemmer zu blocken, und sie werden sich wahrscheinlich eines anderen intermediären Mechanismus bedienen und sind wieder da.

Ich glaube heute, daß es falsch war, der Migräne eine komplexe «plastische» Struktur, analog der Struktur motorischer Aufgaben oder Handlungen, zuzuschreiben (wie ich es in Kapitel 13 getan habe). Welchen strategischen Zweck Migränen auch immer haben – und ich bin weiterhin davon überzeugt, daß dieser Zweck für manche Patienten große Bedeutung hat –, wir können wohl kaum davon sprechen, daß eine Migräne über eine *Taktik* verfügt; eine Migräne hat einen Mechanismus, aber einen Mechanismus, den wir verstehen und im Prinzip tiefgreifend modifizieren können.

Wir sind im Laufe der letzten zwanzig Jahre auf die fundamentale allgemeine Leitungsbahn von Migränen gestoßen, ein abnormes Feuern von Neuronen der Hirnstammkerne auf der Grundlage irgendeiner intrinsischen (vermutlich chemischen) übermäßigen Sensitivität. Wenn dies wirklich die fundamentale allgemeine Leitungsbahn ist (wenn die Migräne eine fundamentale allgemeine Leitungsbahn *hat*) – der ungeheuren

Vielzahl und Vielfalt ihrer Phänomene und Trigger zum Trotz –, dürfen wir endlich auch auf Medikamente hoffen, die so spezifisch sind, daß wir auf die «irrwitzige Polypharmazie» verzichten können, die bei ihrer Behandlung jahrzehntelang der Brauch war, und können damit auch die Hoffnung verbinden, daß wir eines Tages in der Lage sein werden, unseren Patienten ein potentes und unschädliches spezifisches Mittel anzubieten.

In den abschließenden Bemerkungen der Originalausgabe habe ich mich gefragt, ob ich in meiner Einschätzung der Behandlungsmöglichkeiten von Migräne nicht «allzu pessimistisch» war. Angesichts der Fortschritte der letzten zwanzig Jahre bin ich weniger pessimistisch, aber eine gewisse vorsichtige Skepsis ist geblieben: An einen Durchbruch, ein Wundermittel, ein spezifisch wirkendes Medikament glaube ich erst, wenn ich seine Wirkung mit eigenen Augen gesehen habe.

Nach der überwiegend «chemischen» Orientierung der sechziger Jahre schwang das Pendel in den folgenden Jahrzehnten in die andere Richtung. Jetzt dachte man in den ganzheitlichen Konzepten von Streßabbau, Entspannung, Meditation und Yoga und in Konzepten der Selbsthilfe kraft unseres Wissens oder Verstandes, unterstützt durch die neuentwickelten Biofeedback-Techniken. Man könne nicht wollen, schreibt Nietzsche, man könne nur *etwas* wollen. Das Biofeedback sollte ein normalerweise unsichtbares «etwas», einen normalerweise unsichtbaren physiologischen Parameter deutlich sichtbar und bewußt machen, so daß der Wille sich seiner bemächtigen und es hoffentlich ändern würde.

Sehr früh bereits verwendete man das Biofeedback, um Epileptikern ihre Potentialschwankungen sichtbar zu machen – bei vielen von ihnen mit großem Erfolg. Kann man ähnliche Techniken auch bei Migränikern einsetzen? Welche Parameter können sie unter willentliche Kontrolle bringen?

Das offensichtlichste Korrelat eines Migränekopfschmerzes ist das Pulsieren der frontalen Äste der subkutanen Temporalarterien, und dieses Pulsieren läßt sich leicht messen und auf einem Monitor sichtbar machen. Vaskulärer Kopfschmerz geht gewöhnlich mit einem gewissen Maß an Spannungskopfschmerz einher, und die Spannung von Kopfhaut und Nackenmuskeln ist mittels der Elektromyographie leicht zu beobachten. Auch die Hauttemperatur von Gesicht, Schläfen und Händen ist bei Migräne problemlos zu messen. (Daß man die Temperatur der Hände beobachten soll, klingt zunächst seltsam, entspricht aber der Erfahrung vieler Migränepatienten, daß ihre Hände während der Attacke kalt werden und sich mit deren Abklingen wieder erwärmen.)

Mit Hilfe solcher Feedback-Vorrichtungen (Pulsmeßgeräte, Thermometer, Elektromyographie etc.) konzentriert sich der Patient auf das, was das Meßgerät ihm übermittelt, und versucht, es mit Willenskraft zu ändern. So kann man lernen, das Pulsieren der eigenen Temporalarterien zu vermindern. Das wiederum kann zu deutlicher Besserung der Migränekopfschmerzen führen, was viele andere, von der Schmerzintensität abhängige Symptome positiv beeinflußt. Man kann lernen, die Hauttemperatur der Hände willentlich zu erhöhen, und löst dadurch einen Reflex aus, der den Tonus der erweiterten migränösen Arterien wieder normalisiert.

Daß man lernen kann, auf diese Weise zu intervenieren und die eigenen abweichenden Reaktionen zu modifizieren, ist inzwischen unbestritten. Ob solche Methoden sich als weithin hilfreiche, vorrangige und revolutionäre Therapieform bewähren werden – wie ihre Verfechter behaupten –, steht noch dahin.

In manchen Fällen kann Biofeedback überaus wirksam sein. Eine Patientin schrieb mir, sie sei resistent gegen jegliches Medikament – wie Willis' Patientin (S. 452) «taub für den Zauber jeder Medizin». Diese Frau, gepeinigt von ständigen einfachen Migränen, fragte sich oft, ob sie ihr Leben noch ertragen könne, bis sie es, wenn auch zweifelnd, mit Biofeedback versuchte. Seither ist sie nahezu frei von Migräneanfällen. Ich weiß aber auch von einigen Patienten, denen Biofeedback wenig oder gar nicht half. Andere – und das ist die Mehrheit – hatten begrenzten Erfolg. Wie bei den Medikamenten gibt es also auch hier große individuelle Unterschiede: Wie der einzelne Patient reagiert, ist kaum vorhersagbar, doch den Versuch ist es immer wert, und die meisten Migränekliniken sind inzwischen mit Biofeedback-Geräten ausgestattet.

Angesichts der Tatsache, daß einige dieser Biofeedback-Techniken zweifellos wirksam sind, stellt sich die Frage, was genau dabei geschieht – wird nur ein spezifischer Parameter wie Hauttemperatur oder Pulsfrequenz beeinflußt, oder kommt es mit Hilfe eines Feedback-Gerätes zu allgemeiner Entspannung mit einer Abnahme jeder übermäßigen somatischen und psychischen Erregung?

Streß und psychosomatische Störungen sind immer vertrautere Erscheinungen in unserem Leben geworden, und das Bedürfnis nach Abbau von Streß, nach Entspannung wird immer dringlicher. Im Umgang mit der eigenen Migräne – beim Durchstehen einer akuten Attacke ebenso wie beim Vorbeugen – ist das ganz sicher so. Zwei Techniken, die in den siebziger Jahren populär wurden, waren Yoga und Transzendentale Meditation (was kaum mehr ist als die selbsthypnotisierende Wiederholung eines Mantras). Solche Übungen und Meditationen sind nicht jedermanns Geschmack, aber zweifellos für manche Patienten sehr hilfreich.*

Die Akupunktur spielt in der chinesischen Medizin seit mehr als zweitausend Jahren eine traditionelle Rolle und wird seit zwanzig Jahren – halb seriös, halb als Liebhaberei – auch bei uns praktiziert. Manchen Patienten hilft sie – eine unkontrol-

* Ich hatte einmal Gelegenheit zu beobachten, wie ein Tourette-«Anfall» – mit heftigen Tics, Bellen, Schreien und Zuckungen – durch selbstinduzierte Hypnose (in Form von Transzendentaler Meditation) abrupt und vollständig beendet wurde. Ich hätte eine derartige Wirkung physiologisch nicht für möglich gehalten und begegne solchen Techniken seither mit mehr Respekt.

lierte Studie verzeichnete eine Besserung bei einem Drittel der behandelten Migränepatienten –, aber ob dieser Erfolg eine spezifische Wirkung der Akupunktur oder, wie der scheinbare Erfolg so vieler anderer Behandlungsformen, einem Placebo-Effekt aufgrund der therapeutischen Zuwendung zu verdanken ist, läßt sich nicht sagen. Wir brauchen streng kontrollierte Double-blind-Studien, doch das ist nicht einfach, schließlich handelt es sich um das Setzen von Nadeln und nicht um ein Medikament. Erwiesenermaßen kann Akupunktur – insbesondere auf die körpereigenen Opiatsysteme – physiologische Wirkungen haben. Gut möglich also, daß ihr auch in der Migränebehandlung ein sinnvoller Platz zukommt. Lance hat die Erfahrung gemacht, daß zwar während der Behandlung eine Besserung eintreten kann, die Patienten aber kurz danach wieder in ihr Migränemuster zurückfallen; das kann aber natürlich mit einem spezifisch wirksamen Mittel oder einem Placebo genauso geschehen.

Wenden wir uns zum Schluß wieder dem betroffenen Individuum zu, der *Person*, die Migräne hat. Es gibt in der Tat einen Migränemechanismus, vielleicht auch mehrere, doch die Mechanismen sind untrennbar verbunden mit einem Leben, einer Person. Eine Migräne ist eindeutig ein physiologisches Geschehen, aber sie wird (wie könnte es anders sein) auch zum historischen Geschehen, zum Teil des verschlungenen Gefüges eines gelebten Lebens, jenes lebenslangen Musters von stets sich verändernden Merkmalen und Faktoren, die (wie Dr. Gooddy es formuliert) «der Patient mit Migräne sowohl erleidet als auch erschafft». Wir mögen die einzelne Attacke betrachten, die einzelnen Mechanismen, doch beide sind sie untrennbarer Teil dieses migränösen Raum-Zeit-Kontinuums.

Das erste Problem ist ein rein medizinisches: Wir müssen die Phänomene klären, eine Diagnose stellen, verstehen, was vor sich geht – zum Beispiel begreifen, daß eine Migräne-Aura *kein* Schlaganfall ist (ein Gedanke, der vielen Betroffenen bei ihrer ersten Aura kommt), und uns auch vergegenwärtigen, daß eine Migräne weder eine «Somatisierung» noch eine Hysterie ist (die Last so vieler Vorwürfe und Selbstbeschuldigungen), sondern ein reales und moralisch neutrales Geschehen, das organisch, aber seinem Wesen nach gutartig ist. In einem simplifizierenden medizinischen Ansatz werden alle diese Dinge geklärt – und das kann ja für den Patienten bereits eine enorme Beruhigung sein – und dann die entsprechenden Medikamente verschrieben.

Doch ein Migränepatient klagt nicht nur über eine sich wiederholende Funktionsstörung – er erzählt uns, wenn wir bereit sind, ihm zuzuhören, die Geschichte seines Lebens, seiner Lebensmuster, seiner Reaktionsmuster und (vielleicht) die Geschichte der tiefen Muster, deren er sich nicht bewußt ist, deren jedes oder alle zusammen aber für seine Migräne von Bedeutung sein können. Wir können beim ersten Treffen noch nicht wissen, was Bedeutung hat und was nicht. Wir müssen in allen Einzelheiten die Umstände erkunden, unter denen die Attakken auftreten: Wann sind sie besonders häufig, wann besonders selten? Nach welchen Mustern verlaufen sie, und welches sind ihre provozierenden Trigger? Doch auf einer tieferen Ebene müssen wir etwas über die «Ökonomie» eines Lebens in Erfahrung bringen, über die seelischen und körperlichen «Bedürfnisse» eines Individuums. Und das läßt sich weder schnell noch beiläufig ergründen, dazu bedarf es einer Beziehung zwischen Patient und Arzt und auf der Seite des Leidenden der Einsicht, daß es seine Zeit braucht, den Zusammenhängen zwischen seinen Lebensmustern und seiner Migräne auf die Spur zu kommen. In gewissem Ausmaß muß Unbewußtes bewußt gemacht werden, oder – um mit Freud zu sprechen – aus «Es» «Ich» werden.

Patient 18 (S. 81) – einer meiner ersten Patienten, und das zu einer Zeit, als ich noch ausschließlich physiologisch orientiert war – «ersetzte» zu einem bestimmten Zeitpunkt seine Migränen durch Asthma. Genau an diesem Punkt hatten wir ein seltsames Gespräch: «Glauben Sie», fragte mich der Patient, «daß ich es *brauche*, sonntags krank zu sein, daß ich die Migräne, das Asthma, was auch immer *brauche*?» Mich überraschte die Frage – so hatte ich noch nie gedacht, obwohl ich – wie er – beobachtet hatte, daß er sich nach der erfolgreichen Behandlung seiner Migräneanfälle sonntags «langweilte» und das Gefühl hatte, «nichts zu tun zu haben». Danach änderten sich die «Behandlung», unsere Gespräche und auch die Beziehung zwischen uns – statt der rein physiologischen Probleme standen jetzt Fragen der emotionalen Ökonomie und der Bedürfnisse im Mittelpunkt. Und während wir in der folgenden Zeit nach einer Antwort auf die Frage nach seinem möglichen «Bedürfnis» nach Krankheit und der vermutlichen Rolle seiner Sonntagsmigränen suchten, verschwanden Migräne und Asthma, und das ohne jegliche Medikamente. Er konnte seine Sonntage mehr und mehr *genießen* und verlor das Bedürfnis, krank zu sein.

Auch Patient 68 (S. 63), der migränöse Mathematiker und ebenfalls einer meiner ersten Patienten, zwang mich zu «ökonomischen» Überlegungen. Für diesen Patienten war sehr schnell ein wirksames Medikament gefunden. Ergotamin wirkte, und es wirkte sehr gut. Doch ich heilte ihn nicht nur von seiner Migräne, sondern zugleich auch von seiner Mathematik – paradoxerweise schien er das eine für das andere zu brauchen. An diesem Punkt erklärte er mir: «Ich werde meine Migränen behalten – ich glaube, wir lassen besser alles, wie es ist.» Auch diese Erfahrung half mir, mein ungeduldiges Bedürfnis zu «behandeln» weiter abzubauen und meinen Patienten aufmerksamer zuzuhören, auf jenes umfassende Muster von «Merkmalen und Faktoren» zu lauschen, «das der Migränepatient sowohl erleidet als auch erschafft».

Solche Fragen stellen sich gar nicht oder seltener, wenn die Migräne nur zuweilen, zum Beispiel einmal im Monat oder noch seltener, auftritt. Doch bei einer schweren Migräne, die das Leben stärker beeinträchtigt, ist immer mit komplexen

Wechselwirkungen zu rechnen, und folglich sollte die Behandlung nicht «rein physiologisch» orientiert sein. Natürlich wird man nicht auf physiologische Behandlung verzichten und nach Medikamenten oder anderen Maßnahmen suchen, die dem Patienten helfen. Doch gleichzeitig sollte man tiefer forschen, sollten Arzt und Patient gemeinsam tiefer forschen, denn eine häufig auftretende Migräne ist nicht nur eine Krankheit, sondern eine Lebensform, die den Organismus in ganz besondere Anpassungen und Identitäten zwingt.

Wir kennen das von Patienten, die ihr Leben lang an Epilepsie gelitten haben und sich mit der Entwicklung eines neuen Medikaments plötzlich ihrer Anfälle «beraubt» finden. Sie waren so viele Jahre lang «ein Epileptiker», daß sie die besonderen Anpassungen, die diese Situation von ihnen verlangt hat, nicht von heute auf morgen aufgeben können. Auch ohne Anfälle behalten sie ihre «epileptische Identität» möglicherweise bei.* Und genau das oder etwas ähnliches – eine «Migräne-Identität» – war es, dessen sich mein Patient mit «Sonntagsmigräne» bewußt werden, das er durcharbeiten und auf das er verzichten mußte.

Es ist paradoxerweise gar nicht so einfach, gesund zu sein – in mancherlei Hinsicht ist es leichter, eingeschränkt zu leben, krank zu sein. Mit häufigen Migräneanfällen, mit Symptomen, die alle Lebensbereiche beeinträchtigen, paßt man sich an, lernt man auf eine paradoxe Weise, krank zu sein. Wenn dann mit Hilfe neuer Medikamente oder anderer neuer Maßnahmen die körperlichen Beeinträchtigungen mehr und mehr nachlassen, braucht der Betroffene Zeit, zu genesen und sich

* In «Witty Ticcy Ray» *(‹Der Mann, der seine Frau mit einem Hut verwechselte›)* erzähle ich von meinem Versuch, einen jungen Mann mit seit früher Kindheit bestehendem Touretteschen Syndrom zu behandeln. Dieser Patient mußte seine lebenslange «Tourette-Identität» aufgeben, sich der Herausforderung eines Tourette-freien, normalen Lebens stellen, *bevor* er angemessen auf spezifisch wirkende Medikamente reagieren konnte.

zu erholen – er muß *lernen*, gesund zu sein. Nur so und ganz allmählich, mit Einsicht und Umsicht, kann er den Schatten der einst alles beherrschenden Krankheit schließlich hinter sich lassen, nur so schafft er sich die Möglichkeit, vollständig zu genesen.

Teil V

Migräne als Universalie

17

Migräne-Aura und halluzinatorische Konstanten

In Zusammenarbeit mit Ralph M. Siegel*

Was *sind* diese geometrischen Spektren? Und wie und in welchem Teil der körperlichen oder geistigen Ökonomie entstehen sie?
John Herschel
‹*On Sensorial Vision*› (1858)

Einführung

Migränöse Sehstörungen sind recht verbreitet – betroffen sind mindestens 10 Prozent der Bevölkerung – und oft ebenso bestürzend wie überraschend. Seit der Antike sind sie daher Gegenstand aufmerksamer Betrachtung. So beobachtete im zweiten Jahrhundert Aretaios gleichzeitig mit oder kurz vor den Anfällen «Blitze purpurner oder schwarzer Farben vor den Augen oder alles miteinander vermischt, wie um das Erscheinen eines am Himmel ausgespannten Regenbogens darzustellen».

Detaillierte Beschreibungen – und vor allem Selbstbeschreibungen – aus der Feder von Wissenschaftlern (George Airy, den Herschels, Arago, Brewster, Wheatstone etc.) und Ärzten

* Center for Molecular and Behavioral Neuroscience, Rutgers University, Newark, New Jersey.

(Hubert Airy, Wollaston, Parry, Fothergill etc.) erschienen vor allem im späten 18. und im 19. Jahrhundert. Man hat manchmal den Eindruck, daß jeder Wissenschaftler und Arzt von Rang zu dieser Zeit an Migräne litt und daß sie alle darin wetteiferten, sie zu beschreiben und zu erklären.

Von besonderem Interesse sind die wundervollen Beschreibungen und Illustrationen von Hubert Airy, der 1870 jenes so typische Phänomen – den sich ausbreitenden, szintillierenden Zickzackbogen – beschrieb, den Aretiaos mit einem Regenbogen verglichen hatte:

> Auf seinem Höhepunkt glich er einer befestigten Stadt, umgeben von Bastionen, und diese Bastionen leuchteten in prachtvollen Farben... Das ganze Innere der Festung wallte und brodelte auf wundervolle Weise, wie eine dicke, lebendige Flüssigkeit.

Daß die Wahrnehmung oder Halluzination dieser schimmernden, leuchtenden «Fortifikationen» unveränderlicher Teil jeder Attacke war, veranlaßte Airy zu der Vermutung, sie seien eine «Photographie» irgendeiner gleichermaßen invarianten Struktur im Gehirn. John Herschel erlebte offenbar genau dasselbe («ein Muster in gradlinigen, eckigen Formen, im Ganzen sehr ähnlich... einer Festung, mit vorragenden und einspringenden Ecken, Bastionen und Vorschanzen»), was ihn allerdings zu einer komplexeren Erklärung führte. Für ihn war die Bewegung dieser Fortifikation mit keiner «möglichen Strukturregularität in der Retina oder im Sehnerv» vereinbar. Die Fortifikationen hatten ihren Ursprung eindeutig auf einer höheren Funktionsebene – im Gehirn oder im Geist. Doch sie waren ihrem Wesen nach etwas ganz anderes als herkömmliche Imaginationen oder Vorstellungsbilder, als «sich willentlich... Personen oder Szenen vor Augen zu rufen» oder «Gesichter in zufälligen Flecken zu sehen oder... Bilder im Feuer». Denn Vorstellungen sind persönlich, geometrische Spektren (wie er sie gern nannte) hingegen abstrakt. Und die gewohnte Imagination ist abhängig von Assoziationen, vom Gedächtnis und von der Erinnerung, während geometrische Spektren *de novo* zu entstehen scheinen. Entstammen solche Spektren, solche Muster, dem «Geist»? Wenn sie das tun, argumentiert Herschel, müssen sie aus einem unpersönlichen und unbewußten Teil des Geistes kommen – einem elementaren, «geometrisierenden» Teil des Gehirns oder des Geistes, der «innerhalb unserer Gesamtorganisation, [aber] getrennt von der unserer Persönlichkeit» wirksam ist. Vielleicht, so schließt Herschel und zieht eine Analogie zum natürlichsten optischen Modell, vielleicht «gibt es im Sensorium eine kaleidoskopische Kraft, um durch symmetrische Kombination zufälliger Elemente regelmäßige Muster zu bilden». Und mit der Hypothese eines solchen permutierenden, synthetisierenden Mechanismus enden seine Überlegungen.

Wo also Airy eine feste *Struktur* vermutet, denkt Herschel an eine *Aktivität*, an einen organisierenden, geometrisierenden Mechanismus oder eine Intelligenz. Für Airy erlauben Migränehalluzinationen einen unmittelbaren Blick in die Struktur des Gehirns, für Herschel in die Tätigkeit des Geistes. Beide waren sie davon überzeugt, das Phänomen werfe ein Licht auf etwas Fundamentales.

Typen oder Ebenen von Halluzinationen

Gowers war fasziniert von «subjektiven visuellen Wahrnehmungen» (so der Titel seines Aufsatzes von 1895) und hat im Laufe seines Lebens immer wieder darüber geschrieben. Er verglich die sensorischen Auren von Migräne und Epilepsie und betonte, daß erstere nahezu ausschließlich aus «elementaren» Halluzinationen bestünden – leuchtenden Tropfen, Sternen, Fortifikationen, aber auch komplexeren, variablen geometrischen Formen. Bei der Epilepsie sei die Tendenz zu geometrischen Formen weniger ausgeprägt, hier dominiere vielmehr die Neigung zu szenenhaften Halluzinationen. In den meisten Fällen, so Gowers, nehme die epileptische Entladung ihren Ausgang in den niederen sensorischen Hirnzentren und «steige» bis in die höchsten, «ideatorischen» Zentren. Die Halluzinationen seien, sofern sie aufträten, recht kurz und einfach – ein Ablauf von Sekunden und ein bloßes Vorspiel zu komplexeren Auraformen. So fühlte, wie Gowers berichtet, ein epileptischer Patient «zunächst seinen Herzschlag ... [dann] schien er als Laut hörbar zu werden ... dann erschienen zwei Lichter vor seinen Augen ... [dann] die Gestalt einer alten Frau in einem roten Mantel, die ihm etwas anbot, das den Geruch von Tonquin-Bohnen ausströmte». Dann verlor er das Bewußtsein.

Bei der Migräne steige die Entladung nicht auf diese Weise auf, sondern scheine sich in den unteren Zentren – den primären optischen und haptischen Bereichen des sensorischen Kortex «festzusetzen». Dieser Unterschied, so Gowers, könne etwas zu tun haben mit dem Zeitverlauf der Entladungen – die schnelle epileptische Aura war in wenigen Sekunden vorüber, während die langsamen Erregungen einer Migräne-Aura eine halbe Stunde andauern könnten und eine sehr viel komplexere, wenn auch «elementare» Störung hervorriefen, die auf die niederen Zentren beschränkt blieben.

Zuweilen, wenn auch selten, treten auch bei der Migräne komplexe, «persönliche» Halluzinationen auf; sie bestehen entweder gleichzeitig mit den elementaren Wahrnehmungen oder gehen im Laufe der Zeit, wie in der folgenden Fallbeschreibung von Kinnier Wilson, in diese über:

> ... ein Freund von mir sah zuerst einen großen Raum mit drei bogenförmigen Fenstern und einer weißgekleideten Gestalt, die ihm den Rücken zuwandte und an einem langen, völlig leeren Tisch saß oder stand; das war jahrelang unverändert seine Aura, bis sie allmählich von einer weniger komplexen Form (Kreise und Spiralen) abgelöst wurde, die dann noch später hin und wieder ohne nachfolgenden Kopfschmerz auftrat.

Doch gerade mit diesen «weniger komplexen» Auraformen müssen wir uns beschäftigen und sie zu Analysezwecken in Kategorien einteilen. Dabei ist es hilfreich, drei «Ebenen» der geometrischen Halluzinose zu unterscheiden.

Die erste Ebene ist das, was man umgangssprachlich mit «Sternesehen» (Phosphene) bezeichnet; die zweite ist das klassische expandierende, durch Fortifikationen umgrenzte Spektrum oder Skotom; und die dritte Ebene – seltener beschrieben, aber nicht weniger häufig – besteht aus sich schnell ändernden, verschlungenen geometrischen Mustern. Die drei Ebenen haben eine gewisse Tendenz, auch in dieser Reihenfolge aufzutreten, wobei Phosphene die Sequenz eröffnen:

> Die einfachste Halluzination stellt sich dar als Tanz leuchtender Sterne, Funken, Blitze oder einfacher geometrischer Formen durch das Gesichtsfeld. Phosphene diese Typs sind gewöhnlich weiß, können aber auch in allen Spektralfarben leuchten. Oft schwärmen sie zu Hunderten durch das Gesichtsfeld.

Manchmal bleibt es bei diesem Tanz der Phosphene, während bei anderen Patienten das Phänomen den Rahmen einer Aura überschreiten und (zusammen mit anderen Anzeichen extremer visueller Erregbarkeit) bis zum Ende der Attacke bestehen bleiben kann. Manchmal nehmen die Phosphene komplexere Formen an. So berichtet Gowers von einem Patienten, der «eine leuchtende Scheibe» sah, «die aufstieg, zu einem vierblättrigen Gegenstand auseinanderbrach und dann verschwand».

Manche Patienten (nicht alle) schreiten von diesen Phosphenen zum zweiten Stadium – Fortifikationen und Flimmerskotomen – fort, andere treten, ohne vorherige Phosphene, gleich in dieses Stadium ein. Solche Halluzinationen beginnen, wie wir das aus Airys Beschreibungen und Illustrationen kennen, als eine Art Explosion, als blendendes Licht nahe dem Fixationspunkt, und bewegen sich dann in Form eines riesigen Halbmondes oder Hufeisens nach außen durch das Gesichtsfeld.

Die Erregung ist sehr intensiv – der wandernde Rand oder ein Skotom ist so gleißend hell wie eine weiße Oberfläche in der Mittagssonne. Es durchmißt das Gesichtsfeld – mit einer Flimmerfrequenz von zehn pro Sekunde – innerhalb von etwa zwanzig Minuten.

Die meisten Beschreibungen der Migräne-Aura beschränken sich auf Phosphen und Skotom, doch es gibt noch andere, komplexere und ebenso charakteristische Phänomene:

> ... eine Art visuellen Aufruhrs oder Deliriums, wobei Gitter-, Facetten- und Tafelmotive dominieren – Bilder, die an Mosaike, Bienenwaben, türkische Teppiche [und so weiter] erinnern ... oder Moiré-Muster ... Diese Einbildungen und elementaren Bilder sind [von großer, farbiger Leuchtkraft], höchst instabil und neigen zu plötzlichen kaleidoskopartigen Transformationen.

Polygone Formen – Quadrate, Rhomben, Trapeze, Dreiecke, Sechsecke oder komplexere Figuren, die zuweilen winzige Kopien ihrer selbst enthalten – dominieren das Bild in diesem dritten Stadium. Diese letzteren Ausprägungen beobachtete Herschel nicht sofort, doch im Laufe der Jahre wurden sie deutlicher. So schrieb er in einem Brief an Airy (17. November 1869):

> Seit meinem letzten Brief hat mich das Phänomen sehr häufig heimgesucht ... und es haben sich einige neue Merkmale hinzugesellt – farbig karierte Flecken in einigen Ecken der Fortifikationsformen ...
>
> In einem Vermerk vom 22. Juni finde ich folgendes verzeichnet: «Heute zweimal Fortifikationsmuster in den Augen ... Auch eine Art Karomuster in rechteckigen Flecken und ein Teppichmuster über dem Rest des Gesichtsbereiches.»

Hier beschreibt Herschel Gitter- und Teppichmuster im Kontext von Migräne-Auren, die insbesondere nahe den aktiven Ecken von Fortifikationen entstehen.* Doch damit gibt Her-

* Fortifikationen, schreibt Lashley, sind von extremer Leuchtkraft – ver-

schel sich nicht zufrieden: Aus seiner Feder stammen auch faszinierende Beschreibungen komplexer geometrischer Muster, die er (anläßlich eines kleineren chirurgischen Eingriffs) unter dem «segensreichen Einfluß» von Chloroform gesehen hat: «eine Art von Blenden in den Augen, unverzüglich gefolgt von wunderschönen und vollkommen regelmäßigen und symmetrischen ‹Türkenteppich›-Mustern, wobei sich eine große Zahl von Kreisen außerhalb eines zentralen Kreises oder ihn berührend überschnitten». Und er beschreibt sehr detailliert einige «spontane» Attacken, über deren Entstehungsbedingungen wir nichts Näheres erfahren:

> In den meisten Fällen erscheint ein Gittermuster; die längeren Achsen der Rhomben sind vertikal, manchmal allerdings auch horizontal. An ihren Schnittstellen erscheint dann und wann ein kleiner, umrissener und offenbar komplex gemusterter Fleck... [manchmal] erscheint anstelle des Gittermusters ein Muster aus Rechtecken, und zuweilen sind die Rechtecke ausgefüllt mit einem kleineren Gittermuster oder einem filigranen Rautenmuster... Ganz selten erscheinen komplexe und farbige Muster, wie man sie auf Teppichen findet, doch ich erinnere mich nicht, so einen Teppich je gesehen zu haben, und in zwei oder drei Fällen blieb dieses Muster nicht konstant, sondern änderte sich so schnell, daß kaum Zeit blieb, seine Symmetrie

gleichbar einer weißen Oberfläche, die die Mittagssonne reflektiert. Karomuster, Lattenmuster, filigrane Zeichnungen sind um einiges matter und können der Aufmerksamkeit entgehen. Doch bei manchen Patienten ist es so, wie Herschel es schildert – die Attacken bestehen zunächst nur aus Phosphenen und Fortifikationen, und erst später entwickeln sich Karomuster und feinere Formen. Im stereotypen Rahmen einer medizinischen Anamnese läßt sich auch die Häufigkeit komplexerer geometrischer Formen ermitteln. Erst kürzlich erhielt ich überraschende Beschreibungen der Mosaikillusion von zwei Menschen, die ich ganz zufällig kennenlernte: Beide, so stellte ich fest, hatten medizinische Hilfe gesucht und waren von ihrem Arzt nach «klassischen» Skotomen gefragt worden, doch keinen von beiden hatte man je nach den sehr viel seltsameren Anfällen von Mosaikillusion gefragt, worunter sie ebenfalls litten. Dieses wichtige Symptom, das beide ebenso schön wie beängstigend fanden, war der zuwenig detaillierten medizinischen Anamnese entgangen.

und Regelmäßigkeit zu erfassen, bevor ein anderes an seine Stelle trat. Dieses andere war jedoch kein unvermittelter Übergang zu etwas völlig Neuem, sondern eher eine Variation des Vorangegangenen.

Die folgende Beschreibung ist jüngeren Datums und stammt von Klee (1968):

> Fall 10 berichtete, sie habe rote und grüne Dreiecke gesehen, die sich auf sie zu zu bewegen schienen und dabei gleichzeitig größer wurden. Oft befand sich innerhalb der Dreiecke ein leuchtender Kreis. Manchmal sah sie auch sechseckige Figuren mit einem leuchtenden Ring darin oder ein Leuchten von Rot und Gelb, das aussah wie eine wehende karierte Decke.

Häufiger verbinden sich die Polygone zu jenen «Maschenwerken», die Patienten mit Spinnweben, Bienenwaben, Mosaiken, Netzen oder Gittern vergleichen. Solche Gitterwerke wiederum sind typischerweise beweglich – die Maschen können innerhalb von Sekunden oder Bruchteilen von Sekunden die Form ändern (aus fast vollkommenen Kreisen werden Rhomben, aus Rhomben Trapeze, was auch immer) wie auch die Größe. Das alles scheint spontan und autonom, unbeeinflußt von Verstand oder Willen zu geschehen.

Sind die polygonalen Gitterwerke weniger intensiv, scheinen sie sich über alles zu legen, was die Betroffenen sehen, wie ein blasses, zartes, sich stetig veränderndes Gewebe oder Gitter (auf Tafel 7 A und 7 B finden wir das wunderschön illustriert). Ist das Gitter sehr intensiv, teilt es das Bild in unregelmäßige, kristalline, scharfkantige Fragmente, ein bizarres Phänomen, das manchmal «Mosaikillusion» genannt wird (Tafel 6). Bei grober Fragmentierung vergleichen Patienten die Wirkung mit der von kubistischen Gemälden und ist die Fragmentierung sehr fein, mit den Bildern der Pointillisten. Typisch ist die Bewegung – eine stete Veränderung von Skalen –, und häufig mischen sich simultan unterschiedliche Skalen dazu.

Auch hier sehen Patienten während einer Aura komplexe,

runde Formen jeglicher Art – wir erinnern uns an Kinnier Wilsons Patientin und ihre Kreise und Spiralen. Diese Formen sind meistens ebenfalls wandelbar und instabil und ändern in rascher Abfolge Form, Größe und Bewegung: Kreise wirbeln, drehen sich zu Spiralen, eine Spirale vertieft sich zu einem Strudel, ein großer Strudel zerbricht in kleine Rollen oder Wirbel. Das ganze – oder auch halbe – Gesichtsfeld wird beherrscht von einer gewaltigen, komplexen Turbulenz, die die wahrgenommenen Formen von Gegenständen in eine Art topologischen Aufruhr versetzt. Gerade Kanten werden zu Kurven, Teile einer Szene vergrößert oder verzerrt, als ob sie über Gummi gespannt sind. Klee spricht hier von *Metamorphopsie* – verändert und moduliert werden die Konturen gesehener Objekte. «Bei einer Patientin», schreibt er, «verbogen sich die geraden Teile der Maschine, an der sie arbeitete, wellenförmig.» (Siehe Tafel 5 A und 5 B.)

Schließlich scheint die wahrgenommene Welt vollständig Amok zu laufen, alles bewegt sich und scheint lebendig, alles ist verzerrt und in einem Zustand großer Unruhe. Die Betroffenen können das Gefühl haben, als würden Windungen und Wellen, Strudel und Wirbel, der Raum selbst – normalerweise neutral, ohne Kontur und Muster, unbeweglich und unsichtbar – zu einem gewaltigen, sich aufdrängenden, sich verzerrenden Feld.* Doch faszinierenderweise können solche starken, unge-

* Das Innere der Festung, schrieb Airy als Fünfzehnjähriger in sein Tagebuch, «wallte und brodelte auf wundervolle Weise, wie eine dicke, lebendige Flüssigkeit», und 1870 beschrieb er seine Erlebnisse während verschiedener Attacken in Bildern von fast metereologischer Turbulenz. Wiederholt spricht er von einem langsamen «Rollen», «Wogen» oder «Schwanken» von Teilen seines Gesichtsfeldes – sehr verschieden vom schnellen «Tremor» der Fortifikationen, und in nahezu poetischen Worten erzählt er uns: «An den Rändern des Gesichtsfeldes schien das durcheinanderwirbelnde Licht überzukochen, das sich zuweilen hier und da an einem Sammelpunkt konzentrierte [ein Jahrhundert später können wir hier vielleicht von einem «Attraktor» sprechen] und augenblicklich wie-

stümen Störungen völlig auf eine Gesichtsfeldhälfte beschränkt sein, während die andere ruhig und unerschüttert bleibt (Tafel 2 A und 2 B). Manchmal zeigen sie sich auch nur in einem oder mehreren kleinen Bereichen innerhalb des Halbfeldes. Der leuchtende Bogen eines Flimmerskotoms kann sich dagegen zwar über einen Teil dessen legen, was man gerade im Blick hat, kann Teile des Gesehenen unsichtbar machen oder einen Gegenstand mit schimmernden, irisierenden Nadeln umgeben, verzerrt aber nicht den Raum, das Gesichtsfeld auf diese Weise (Tafel 1 A und 1 B). Verzerrungen sind das ausschließliche Merkmal der dritten Störungsebene.

Die Instabilität dieser Störungen der dritten Ebene ist bemerkenswert. Es gibt hier nicht nur schnelle Modulationen, sondern blitzschnelle (und offenbar übergangslose) Fluktuationen: Eine Rotation ändert plötzlich und offenbar ohne jede Verlangsamung oder irgendeinen Zwischenzustand die Richtung; ein Muster aus Windungen oder Rauten wird abrupt und kaleidoskopartig durch ein anderes ersetzt. Doch trotz starker und anhaltender sensorischer Erregung wandeln sich Unruhe und Aufruhr der Aura zumeist zu einem ruhigeren, organisierteren, geometrischeren Ganzen. Regelmäßige Schnörkelmuster breiten sich über das Gesichtsfeld aus, komplexe Gitter tauchen auf, verschwinden und kommen wieder, können sich zu komplexen Überschneidungen und Moirémustern vervielfachen und überlagern. Auch geometrische Formen höherer Ordnung können erscheinen, offenbar aufgebaut aus polygonalen Netzwerken und vergleichbar bestimmten Muscheln oder Seeigeln oder den komplexen Formen von Radolarien.

Manchmal sind diese Netzwerke von nadelförmiger oder kristalliner Struktur und können sichtbar und zuweilen sprunghaft wachsen «wie Rauhreif auf einer Fensterscheibe» oder «primitive Pflanzen». Manchmal entstehen strahlenförmig symme-

der fortströmte, dem Ufer des kochenden Meeres entlang, übergossen von blauem, rotem und grünem Glanz.»

trische Formen ähnlich Blumen oder Tannenzapfen, die sich ständig in fortwährender Enthüllung ihrer selbst entfalten. Oder «Landkarten», «Landschaften», Pseudogeographien von großer Komplexität, die sich vor dem inneren Auge fortwährend selbst erschaffen, die sich endlos und immer sich selber gleich ausdehnen. Diese «geographischen» Muster haben nichts mit wirklichen oder besonderen Orten zu tun, es sind synthetische oder imaginäre Geographien, die das erregte Gehirn erschafft. Auch sie verschwinden nach einer Weile, und die Welt gewinnt ihr normales Aussehen zurück. Die Aura ist vorüber, jetzt stellen sich Kopfschmerzen ein oder auch nicht. Doch während der letzten zwanzig Minuten hat sich möglicherweise eine so bestürzende, verwirrende (und vielleicht auch wunderschöne) Komplexität entfaltet, daß sie dem Betroffenen unvergeßlich bleibt.

Der beobachtende Verstand bleibt während einer Migräne, selbst während der stürmischsten Migräne-Aura, gewöhnlich ungetrübt. Er ist fähig zu Aufmerksamkeit und Beobachtung, kann beschreiben, analysieren, bildlich darstellen, sich erinnern. So verfügen wir entgegen allen Erwartungen über bemerkenswerte Bilder von einigen dieser tiefen Aurazustände, Bilder, die zwar keine exakten «Photographien» oder Reproduktionen, aber doch wohl gewissenhafte Rekonstruktionen sind.* Und wie wir im nächsten Abschnitt sehen werden, verfügen wir nicht nur über Beschreibungen, sondern auch über detaillierte Analysen im Rahmen anderer neuraler Zustände auftretender analoger Phänomene.

* Das Boehringer-Ingelheim-Archiv bewahrt zahllose Werke der Migränekunst auf, darunter Hunderte von Bildern, die Patienten von ihren Auren gemalt oder gezeichnet haben. Neunzig von ihnen hat man kürzlich im Exploratorium in San Francisco zu einer Ausstellung mit dem Titel «Mosaic Vision» zusammengestellt.

Halluzinatorische Konstanten

Geometrische Formen, sehr ähnlich denen, wie wir sie bei der Migräne kennen, treten auch bei verschiedenen Intoxikationen auf. Für Meskalin hat das Heinrich Kluver (1928) und für Cannabis Ronald K. Siegel (1975, 1977) sehr sorgfältig dokumentiert. Wie sehr sich die Erfahrungen unter dem Einfluß dieser Substanzen und während einer Migräne ähneln, wird in einigen der von Kluver zitierten Fallgeschichten deutlich:

> Unmittelbar vor meinen Augen [berichtet ein Proband nach Injektion von 0,2 gm. Meskalin-Sulfat] befindet sich eine ungeheure Zahl von Ringen, offenbar aus äußerst feinem Stahldraht, die sich permanent im Uhrzeigersinn drehen; diese Kreise sind konzentrisch angeordnet, die innersten unendlich klein, fast wie Punkte, die ganz außen etwa anderthalb Meter im Durchmesser... Während ich sie beobachte, scheint das Zentrum in die Tiefe des Raumes zurückzuweichen, während die Peripherie an ihrem Platz bleibt, bis das Ganze die Form eines tiefen Trichters aus Drahtringen hat. Jetzt flachen die Drähte zu Streifen oder Bändern ab, die aussehen, als ob sie quer gefurcht sind... Diese Streifen bewegen sich in rhythmischer Wellenbewegung nach oben, wie eine endlose Prozession kleiner Mosaiken, die in einer einzigen Reihe die Wand hinaufsteigen. Das ganze Bild ist plötzlich zurückgewichen, das Zentrum mehr als die Seiten, und jetzt, in diesem Moment, hoch über mir, wölbt sich eine Kuppel aus den schönsten Mosaiken... Die Kuppel hat kein erkennbares Muster. Aber jetzt entwickeln sich Kreise auf ihr; die Kreise werden eckig und länglich... jetzt sind es Rhomben, jetzt Rechtecke; und jetzt bilden sich alle möglichen seltsamen Winkel; und jetzt jagen mathematische Figuren einander wild über das Dach.

Und hier eine von Kluvers persönlichen Erfahrungen:

> Eine halbe Stunde nach einer zweiten Dosis von Peyoteknöpfen... Fasanenschwanz (in der Mitte des Gesichtsfelds) verwandelt sich in hellen, gelben Stern; Stern in Funken. Flimmernde Schraube in Bewegung; «Hunderte» von Schrauben... Funken, die aussehen wie explodierende Muscheln, werden zu seltsamen Blumen... For-

men in verschiedenen Farben. Goldregen fällt senkrecht nach unten... Rotierende Edelsteine kreisen um ein Zentrum. Dann ruckartig keinerlei Bewegung mehr. Regelmäßige und unregelmäßige Formen in irisierenden Farben, die mich an Strahlentierchen, Seeigel und Muscheln etc. erinnern... Langsame, majestätische Bewegungen entlang unterschiedlich geformten Kurven, gleichzeitig «verrückte» Bewegungen. Habe das Gefühl von Bewegung *per se*...

Ausgehend von seiner eigenen Erfahrung mit Meskalin und den Berichten anderer, die sich trotz sehr unterschiedlicher kultureller Prägung der Berichtenden außerordentlich ähnlich sind, kommt Kluver zu bestimmten *universalen* Merkmalen oder, wie er es nennt, «Formkonstanten» des halluzinatorischen Erlebens. «Eine dieser Formkonstanten», schreibt er, «erscheint in den Erzählungen als *Gitterwerk, Gitter, Mäandermuster, Filigran, Bienenwaben oder Schachbrettmuster*... Eng verwandt damit ist das *Spinnwebmuster*.» Eine zweite Formkonstante, fährt er fort, «wird beschrieben als *Tunnel, Trichter, Allee, Kegel oder Gefäß*. Eine dritte Formkonstante ist die *Spirale*.» Mit diesen und anderen Formkonstanten kann die Halluzination, wie im folgenden Beispiel Kluvers, haptisch und visuell erlebt werden:

...eine leuchtende Spirale formt sich durch die aktive Bewegung des Bandes. Diese schnell rotierende Spirale bewegt sich im Gesichtsfeld vor und zurück. Gleichzeitig... nimmt eines meiner Beine Spiralform an... Die leuchtende Spirale und die haptische Spirale gehen seelisch ineinander über... man hat den Eindruck von körperlicher und optischer Einheit.

Zu einem ähnlichen Eindruck des Verschmelzens kommt es auch im Zusammenhang mit Gitterhalluzinationen, die nicht nur gesehen und nicht nur auf die Körperoberfläche projiziert werden, sondern die den Körper zerteilen oder an seine Stelle treten – so daß sich der Körper selbst wie ein Mosaik oder Gitterwerk anfühlt. Auch hierfür finden wir bei Kluver ein Beispiel:

> Der Proband berichtet, er habe Mäander vor seinen Augen gesehen, seine Arme, Hände und Finger hätten sich in Mäander verwandelt, und er selber sei mit den Mäandern identisch geworden.

Solcherart simultanes Auftreten komplexer Halluzinationen im visuellen und haptischen Bereich ist bei Migräne-Auren nicht ungewöhnlich – und die Ausstellung «Mosaic Vision», die kürzlich im Exploratorium von San Francisco zu sehen war, gab es etliche Bilder solcher Gittermuster, die somatisch und visuell, als «Netze» oder «Spinnweben» auf dem Körper, erlebt wurden. Das zeigt uns etwas sehr Bedeutsames: Wir haben es hier nicht mit ausschließlich visuellen Phänomenen, sondern mit sensorischen Formkonstanten zu tun oder, ganz allgemein gesagt, mit – vermutlich physiologischen – Organisationsformen, die in jeder räumlich orientierten Sinnesmodalität offenbar werden können.

Einige Jahre nach seiner Beschäftigung mit dem Meskalin wandte Kluver sich wieder einem Thema zu, von dessen großer Bedeutung er fest überzeugt war, und schrieb 1942 eine umfassende Abhandlung über «Mechanismen der Halluzination». Er erforscht die «Geometrisierung», die sich in diesen Formkonstanten ausdrückt, eine Tendenz, die nicht mit der Erzeugung der Hauptmuster (Gitter, Spiralen etc.) aufhört, sondern diese Muster vervielfacht oder in ständiger Wiederholung erzeugt, manchmal in immer kleinerem, ja sogar «mikroskopischem» Maßstab:

> Die Tendenz zur Geometrisierung, die sich in diesen Formkonstanten offenbart, zeigt sich auch in folgenden zwei Merkmalen: a) die Formen werden häufig wiederholt, miteinander kombiniert oder zu Ornamenten und Mosaiken verschiedenster Art weiterentwickelt; b) die Elemente, aus denen sich die Formen zusammensetzen, sind ihrerseits von geometrischen Formen begrenzt.

Diese «geometrische Ornamentstruktur», wie Kluver sie nennt, kann sich im Verlauf einer Intoxikation oder Aura über viele Stufen hin vergrößern, reproduziert sich dabei aber endlos selbst (da sie aus selbstähnlichen Strukturen besteht, die sich im wesentlichen nur durch ihre Größe unterscheiden).

Diese endlose Geometrisierung – diese Geometrisierung bis zur Unendlichkeit – meint auch Herschel, wenn er seine eigenen geometrischen Spektren beschreibt, und sie ist es auch, die wir in der «Mosaik»-Katze des psychotischen Malers Louis Wain wiederfinden (Abb. 5 C). (Und natürlich ist eben diese endlose Geometrisierung und Selbstähnlichkeit auch kennzeichnend für die Entstehung fraktaler Muster.) Eine schöne Illustration eines solchen endlos geometrisierten Formmusters (unter dem Einfluß von Cannabis) finden wir in dem 1975 erschienenen Buch ‹*Hallucinations*› von Siegel und West (Abb. 10).

Kluver macht darauf aufmerksam, daß ähnliche Formkonstanten auch in Zusammenhang mit zahlreichen anderen Zuständen auftreten können: bei bestimmten hypnagogen Halluzinationen, im Rahmen entoptischer Phänomene*, bei Insulin-Hypoglykämie, im Fieberdelir, bei Durchblutungsstörungen im Gehirn, bei manchen Epilepsien und beim Anblick rotierender oder flackernder visueller Reize. Natürlich erwähnt er in

* Einfache geometrische Muster lassen sich durch Druck auf die Augäpfel auslösen und entstehen offenbar im Auge. Solche Muster hat Purkinje schon vor fast zweihundert Jahren dargestellt. Möglicherweise kann die Retina selbst sie erzeugen, und möglicherweise besitzt sie auch ein gewisses Maß an «Selbstorganisation». Doch bei Migräne haben die Muster, wie sogar Herschel schloß, ihren Ursprung im Gehirn, denn sie besitzen eine typisch hemianopische Verteilung und andere Kennzeichen eines «höheren» Ursprungs. Solche Muster erscheinen auch bei völliger Dunkelheit und bei blinden Personen, die keine Augen mehr haben – das gilt im übrigen auch für die elementaren Halluzinationen nach Cannabis- und Meskalingenuß.

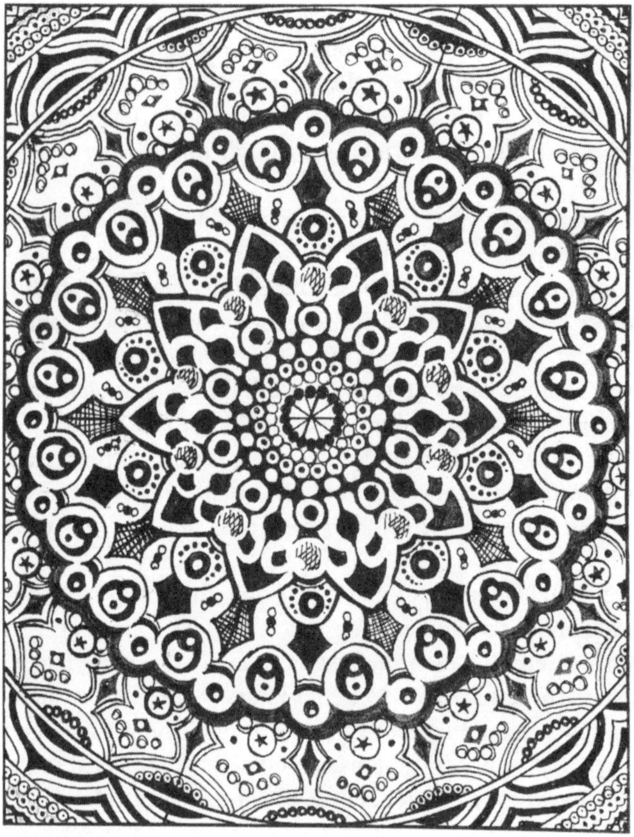

Abb. 10 Geometrisiertes kaleidoskopisches Formmuster
(Mit freundlicher Genehmigung von Dr. Ronald K. Siegel)

diesem Zusammenhang auch die Migräne. (Kluvers Liste ließe sich noch erheblich erweitern: Ein wichtiger – umfassend von Hebb erforschter – «negativer» Anstoß zu Halluzinationen ist sensorische Deprivation. In so einem Fall erzeugt das Gehirn, das keine äußeren Sinnesreize mehr empfängt, einfache Halluzinationen – «Punkte, Striche oder einfache geometrische

Muster», geht dann über zu «so etwas Ähnlichem wie Tapetenmustern», dann zu «isolierten Gegenständen ohne Hintergrund» und schließlich zu «zusammenhängenden Szenen mit gewöhnlich traumähnlichen Verzerrungen.»*

Wenn so viele Ätiologien, so viele Ursachen dieselben Phänomene hervorbringen, muß es, so schließt Kluver, irgendeinen gemeinsamen Weg, einen «grundlegenden Mechanismus» im sensorischen Kortex geben. Die Formkonstanten müssen trotz ihres höchst unterschiedlichen Ursprungs Konstanten der kortikalen Struktur der Organisation sein, müssen uns etwas Fundamentales über das Funktionieren des sensorischen Kortex und über das Wesen der Sinneswahrnehmung und der Verarbeitung von Sinneseindrücken vermitteln.

Kluvers Arbeit in den zwanziger Jahren bestand im wesentlichen darin, zu berichten und einen Überblick zu geben, Erzählungen über Drogenerlebnisse zu sammeln und zu analysieren. Zu seiner Zeit war Meskalingenuß eine seltene und esoterische Angelegenheit, während der Genuß von Cannabis und Psychodelika in den sechziger Jahren geradezu epidemische Ausmaße annahm. Es war Zeit für eine weitere, anspruchsvollere Analyse – und die hat Anfang der siebziger Jahre Ronald Siegel erstellt. Siegel folgte einem experimentellen und quantitativen Ansatz, wo Kluver eher anekdotisch und qualitativ gearbeitet hatte. Siegel stellte sehr schnell fest, daß sein Probanden unter dem Einfluß von Cannabis (und Dimethyltryptamin) im wesentlichen ähnliche Halluzinationen hatten, wie sie von Kluver beschrieben worden waren, und spannte sein Netz weiter als dieser. Er analysierte nicht nur «Formkonstanten» (die er nicht wie Kluver in vier, sondern in neun Kategorien einteilte), sondern auch

* Die Erzeugung solcher Muster und auch Bilder höherer Ebenen bei sensorischer Deprivation ist ganz besonders interessant, denn sie läßt auf eine ständige autonome kortikale Aktivität – sogar im Ruhezustand – schließen, die sich nicht nur bei Überstimulation des Kortex, sondern auch bei Aufhebung der normalen Wahrnehmungsbeschränkungen verstärken und pathologische Ausmaße annehmen kann.

Bewegungskonstanten (konzentrische, rotierende, pulsierende etc. Bewegungen). Ergebnis war ein klareres Bild vom *Fluß* der Halluzinationen und Wahrnehmungsveränderungen während der Drogenerfahrung, von seiner dynamischen und komplexen Organisation in Raum und Zeit.

Wichtig ist insbesondere, daß Siegels Analyse der Instabilität, die Fluktuationen deutlich machte – Kluvers Begriff der «Formkonstanten» mit ihren rein räumlichen Konnotationen vermittelt den irreführenden Eindruck von Stabilität und Invarianz in der Zeit. Es ist kein stabiler Zustand, kein Gleichgewicht, sondern ein höchst instabiler Prozeß fern vom Gleichgewicht, der sich beständig neu organisiert. In diesem Stadium der Halluzinose herrscht unaufhörliche Bewegung, konzentrisch, rotierend, pulsierend – irgendeine Form der Oszillation ist immer da –, aber es gibt auch plötzliche Fluktuationen, plötzliches Ersetzen eines Musters oder Bildes durch ein anderes, das, was Herschel hundert Jahre früher «kaleidoskopisch» genannt hat. Zu solchen kaleidoskopischen Veränderungen kommt es, schätzt Siegel, etwa zehnmal pro Sekunde. Überdies bezieht Siegel in seine Analyse höhere Ebenen ein als Kluver und beschäftigt sich nicht nur mit den elementaren, abstrakten, erfahrungsunabhängigen und kontextfreien Raum-Zeit-Mustern der Halluzinose, sondern auch mit den *Bildern*, die sich bei seinen Probanden entwickelten.

Schon Kluver hatte angemerkt – wie es sich auch in jenen recht seltenen Migräneerfahrungen andeutet, wo geometrische Muster übergehen in Szenen und Bilder –, daß die geometrischen Muster eine Leinwand oder eine «Matrix» bilden können, auf der oder innerhalb deren wirkliche Bilder auftauchen – oft winzige Bilder von Menschen und Orten *innerhalb* der Zwischenräume oder Glieder des Gitters.* Das fand Siegel in seinen Untersuchungen reichlich bestätigt, und seine Veröffentlichungen (1975, 1977) enthalten hierzu wunderschöne

* Siehe Anhang II: Die Visionen Cardanos.

Illustrationen. Solche Bilder haben immer eine persönliche Note, sind Ausdruck der einzigartigen Vorstellungskraft und Erinnerung des Individuums und müssen auf höheren Ebenen als der des primären sensorischen Kortex konstruiert werden.

Doch das Höhere ist nicht möglich ohne das Niedrigere. Wie wir wissen, kann der primäre optische Kortex zwar selbst keine Bilder hervorbringen, ist aber gleichwohl eine Voraussetzung für deren Erzeugung – Patienten mit schwerer Läsion der primären optischen Areae sind nicht nur blind, sondern auch unfähig, innere Bilder zu entwickeln. Der Verlauf von Halluzinationen bei Intoxikationen und Migräne gibt uns Hinweise auf die Art der Aktivität, der vorbereitenden Prozesse, die möglicherweise im sensorischen Kortex ablaufen müssen, bevor er komplexere Bilder erzeugen kann. Sicher nimmt die kortikale Aktivität im Rahmen dieser Zustände eine stark pathologische Form an – sie wird sichtbar, halluzinatorisch, unbeeinflußbar, autonom –, doch das Pathologische könnte auch ein Licht auf gesunde Mechanismen werfen: Und das ist in der Tat der Nutzen der Pathologie.

Mechanismen der Halluzination

Die einfachsten Migränehalluzinationen sind, wie gesagt, die Phosphene – einfache, fast strukturlose, bewegte Lichter im Gesichtsfeld. Nahezu identische Phosphene lassen sich durch direkte elektrische Stimulation der Sehrinde hervorrufen, entweder im primären Feld (Brodmannsche Area 17) oder in den es umgebenden optischen Assoziationsfeldern. In Penfields Studien erzeugte eine solche Stimulation «flackernde Lichter, tanzende Lichter, Farben, helle Lichter, Sterne, Räder, blaue, grüne und rote Scheiben, hellbraune und blaue Lichter, bunte, umherwirbelnde Bälle (etc.)».

Es ist also durchaus möglich, daß Migränen mit einer ähnlichen intern erzeugten Erregung der Sehrinde beginnen (und dafür gibt es unmittelbare physiologische Belege aus der Elektroenzephalographie und aus Messungen visuell evozierter Potentiale einer derartigen Reizung bei Migränen). Doch durch direkte Stimulation der primären Sehrinde lassen sich *ausschließlich* einfache Blitze und Phosphene hervorrufen. Komplexe Formen oder Formen, die sich innerhalb eines längeren Zeitraums entwickeln, hat man dabei nie beobachtet. Penfield und Rasmussen selbst vermerken, daß «uns die deutlichen Zickzack-Konturen von Migränebildern nicht beschrieben wurden». Und Kluver fügt hinzu, daß die bei Meskalin-Intoxikation typischen Formkonstanten durch Stimulation des Okzipitalhirns nicht auszulösen seien. Beides verlangt eindeutig nach einer anderen Erklärung, läßt uns an eine komplexere, länger dauernde kortikale Störung denken.

Was also ist das eigentliche Wesen dieses seltsamen, lang andauernden, sich ausbreitenden kortikalen Prozesses? Gowers schrieb vor fast hundert Jahren:

> Der Prozeß ist sehr geheimnisvoll... Da ist eine seltsame Form der Aktivität, die sich auszubreiten scheint wie Kräuselwellen in einem Teich, in den man einen Stein geworfen hat... [und] in dem Bereich, den die aktiven Kräuselwellen durchlaufen haben, hinterlassen sie einen Zustand ähnlich dem einer molekularen Störung der Strukturen.

Vierzig Jahre später erforschte Lashley auf minutiöse Weise seine eigenen Migräneskotome, zeichnete ihre Umrisse und ihre Vergrößerung während der Durchwanderung des Gesichtsfeldes. Er beobachtete, daß das sich ausbreitende Skotom seine *Form* immer beibehielt, so als liege ihm ein stets gleicher, einförmiger, zentrifugaler Prozeß zugrunde. Zu jener Zeit zeichnete sich die neurologische Forschung vor allem durch die Leidenschaft aus, bestimmte Funktionen in einzelnen Hirnbereichen zu lokalisieren und das Gehirn als Mosaik aus zahllosen, winzigen Zentren zu verstehen. Lashley hingegen war seit langem davon überzeugt, daß hier andere, globalere Prozesse wirksam sein müssen, die in der Lage sind, große (und vielleicht weit auseinanderliegende) Hirnbereiche zu integrieren. In einem früheren Aufsatz (1931) hatte er sich darüber ausführlich Gedanken gemacht und sich eine wellenartige «Diffusion» oder Ausbreitung von Nervenimpulsen durch ein homogenes Netzwerk von Zellen vorgestellt, eine Ausbreitung mit Analogien zur physikalischen Wellenbewegung oder chemischen Diffusion, die wie diese charakteristische Interferenzmuster eines komplexen Typs erzeugt.

Die Ausbreitung seiner eigenen Migräneskotome schien Lashley ein Beispiel einer solchen wellenartigen Erregung zu sein, die sich über ein zusammenhängendes Segment der Hirnrindensubstanz hin fortpflanzte – eine Fortpflanzung, die in diesem Fall einen langsamen und einförmigen Verlauf nahm. Er zeichnete auf, mit welcher Geschwindigkeit sich seine Skotome vergrößerten, verglich das Ergebnis mit den bekannten Dimensionen des Corpus striatum und errechnete, daß sich die Erregungswelle nach ihrem ersten Auftreten nahe der Makula mit einer Geschwindigkeit von etwa 3 Millimetern pro Minute über den Kortex ausbreitete.

Als Gowers 1904 von den «Kräuselwellen» im zerebralen Teich schrieb, war das nicht mehr als eine Metapher. Und als Lashley 1931 über Wellenbewegungen spekulierte, äußerte er sich sehr vorsichtig: Begriffe wie «Massenwirkung» und Wellenbewegung im Kortex, schrieb er, klängen wohl «sehr metaphorisch», doch, so fügte er hinzu, «die Tatsachen verlangen etwas in dieser Art». Jetzt, 1941, nach seinen Selbstbeobachtungen konnte er mit mehr Zuversicht davon ausgehen, daß es solche Wellenbewegungen tatsächlich gab – Gowers' «Kräuselwellen» waren keine bloße Metapher mehr, sie waren zur quantitativen, meßbaren Tatsache geworden.

Doch wie stand es mit der Organisation dieser Welle, ihren Aktivierungsmustern – wie waren die Fortifikationen zu verstehen? Wenn Fortifikationen auftraten, so beobachtete Lashley, behielten sie ihr charakteristisches Muster in jeder Region bei, wobei sie in den oberen Quadranten des Gesichtsfeldes typischerweise feiner und weniger komplex, in den unteren grober und komplexer waren. Sie nahmen mit zunehmender Größe des Skotoms selber nicht an Größe zu – vielmehr kamen mit dem Anwachsen der aktivierten Region neue hinzu. Die Szintillationen, so fügt er hinzu, «scheinen über die Figur hin auf den sich ausdehnenden äußeren Rand zuzutreiben und sich am inneren Rand stetig zu erneuern, ähnlich der Bewegungsillusion einer sich drehenden Schraube». Ihre Flimmerfrequenz (von etwa zehn pro Sekunde) und Muster (aus Geraden und Winkeln) schienen bei allen Betroffenen gleich zu sein.

Lashley beobachtete, daß solche sich wiederholenden Aktivitätsmuster auch im Rahmen anderer pathologischer Zustände auftraten – er zitiert Kluvers Meskalinstudie – und folglich kein migränespezifischer Prozeß zu sein schienen, sondern ein universales Merkmal kortikaler Reaktion und Aktivität. Solche sich wiederholenden Muster, so schloß er, «sind angesichts der sich durch ein uniformes neurales Feld frei ausbreitenden Erregung eigentlich vorhersagbar gewesen... die Musterbildung entspricht dem Organisationstyp, zu dem die kortikale Aktivität aufgrund inhärenter Eigenschaften der architektonischen Struktur gehört.»

Lashley traf bei seinen Zeitgenossen auf harte Kritik und oft sogar auf völlige Ablehnung. Man konnte seine Unzufriedenheit mit den akzeptierten Lokalisationstheorien nicht verstehen und verwies seine Beschwörung von «Massenwirkung» und «Wellen» ins Reich der Phantasie. Doch die Weite und Voraussicht seines Denkens sind bemerkenswert – wir können das heute besser beurteilen als seine Zeitgenossen –, und leider hat er es nicht mehr erlebt, wie seine Vorstellungen empirische Bestätigung und Anwendung fanden. Denn kurz nachdem 1941 Lashleys Aufsatz erschienen war, gelang Leão der Nachweis, daß es bei hirnverletzten Säugetieren zu einer sich langsam ausbreitenden «spreading depression» im Kortex mit genau den Eigenschaften und genau der Ausbreitungsgeschwindigkeit kommen kann, die Lashley nach Beobachtung seiner Skotome errechnet hatte. Und in jüngster Zeit fand man mit Hilfe neuer Techniken der Magnetoenzephalographie bestätigt, daß sich eine solche, sich allmählich über das Corpus striatum ausbreitende langsame Welle von Erregung und Hemmung tatsächlich während Migräne-Auren sichtbar machen läßt (Welch 1990).

Über die architektonischen Strukturen, die diese Erregung organisieren, wußte man bis in die sechziger Jahre hinein nichts. Das änderte sich erst, als Hubel und Wiesel die Existenz einer Vielzahl von «Merkmalsdetektoren» innerhalb der Sehrinde nachweisen konnten – Detektoren, die charakteristischerweise zu kleinen «Säulen» organisiert sind. Das eröffnete einen neuen Zugang zum Problem der Migränefortifikationen, und es war Richards, der 1971 einen solchen neuen Ansatz verfolgte, seine eigenen Skotome – wie vor ihm Lashley, Herschel und Airy – als Beobachtungsfeld nutzend.

Was an den Fortifikationen so auffällt – und von Herschel bis Lashley in jeder Beschreibung erwähnt wird –, ist die *Orientierung* ihrer Bestandteile («gradlinige, eckige Formen... mit vorragenden und einspringenden Ecken, Bastionen und Vorschanzen»), und das läßt vermuten, daß die aktivierten Kortexneuronen entweder selbst solche Orientierungen besitzen (falls es eine genaue Entsprechung zwischen kortikalen und halluzinatorischen Mustern gibt) oder für bestimmte Orientierungen sensitiv sind. Letzteres ist natürlich genau das, was Hubel und Wiesel 1963 nachweisen konnten. Nun messen die Säulen von Hubels und Wiesels Merkmalsdetektoren nur 0,2 Millimeter, während der Größe der Zacken nach Richards' Berechnung jeweils etwa eine Strecke von einem Millimeter auf dem Kortex entspricht. Folglich, so schlecht Richards, aktiviert die vorrükkende Welle nicht einzelne Säulen, sondern Gruppen oder Verbände von Säulen, die auf dieselbe Orientierung ansprechen. Eine über den Kortex wandernde Erregungswelle könnte also (wie Lance meint) eine Gruppe nach der anderen aktivieren und durch direkte elektrische Stimulation bewirken, daß der Patient Lichtstreifen in verschiedenen Winkeln aufleuchten «sieht», während Säule nach Säule stimuliert wird. «Auf diese Weise», schreibt Richards, «ist die Migränefortifikation ein ausgezeichnetes natürliches Experiment: Die fortschreitenden Störungswellen ziehen fortlaufende Spuren über den Kortex und enthüllen in weniger als einer halben Stunde das Geheimnis seiner neuronalen Organisation.»

Zu jener Zeit arbeitete ich an der ersten Ausgabe von ‹*Migräne*› und hatte den Eindruck, daß die Lashley-Richards-Theorie der Skotome und Fortifikationen, vielleicht abgesehen von einigen notwendigen Korrekturen im Detail, im Prinzip durchaus geeignet sein könnte, diese Erscheinungen zu erklären. Doch keine derartige Theorie – der durch eine Erregungswelle aktivierten zytoarchitektonischen Muster – schien mir anwendbar auf die dritte, «Kluversche» Ebene der Migränehalluzinose: auf die in Form und Größe sich ständig verändernden Mosaiken und Gitterwerke, auf gekrümmte Organisationsformen wie Spiralen und Kegel, auf geometrische Formen höherer Ordnung wie türkische Teppichmuster und Radiolarien mit ihrer Neigung zu plötzlichen, kaleidoskopischen Transformationen. «Ganz offenbar», schrieb ich 1970, «müssen wir hier von irgendeiner Form der funktionalen Anordnung *oberhalb* der anatomisch fixierten zytoarchitektonischen Muster ausgehen.» Ich versuchte es mit verschiedenen Theorien, einschließlich einer Theorie von Wahrnehmungseinheiten («gnostischen Einheiten»), die in ihrer Größe variieren konnten, war aber mit keiner zufrieden. Und tatsächlich konnte man 1970 nicht weiterkommen, konnte nicht über das Gefühl hinausgelangen, daß es eines radikal neuen Prinzips oder einer radikal neuen Theorie bedurfte, da die notwendigen empirischen und theoretischen Fortschritte noch in der Zukunft lagen. Wir brauchten dringend ein tieferes Verständnis der funktionalen Anatomie und Physiologie der Sehrinde, eine mathematische Theorie über die Fortpflanzung komplexer Wellen in einem erregbaren Medium und nicht zuletzt eine Möglichkeit, größere Zahlen untereinander verbundener Neuronen zu simulieren oder modellhaft darzustellen. Vielleicht mußten wir auch komplexe Systeme und ihre Selbstorganisation in der Zeit radikal neu betrachten lernen – vielleicht brauchten wir die seinerzeit noch kaum geborene Wissenschaft von den nichtlinearen, dynamischen Systemen – kurz, die Chaostheorie.

Sich selbst organisierende Systeme

Das Problem, vor dem wir standen, war ein Problem der *Morphogenese*, des Ursprungs und des Wachstums biologischer Formen, wenn auch Formen eines recht einfachen geometrischen Typs. Das Problem – sowohl auf dieser einfachen als auch auf sehr viel komplexeren Ebenen – reicht zurück bis zu Aristoteles und war ein ganz besonderes Anliegen von W. d'Arcy Thompson, jener seltsamen Mischung aus Klassizist, Mathematiker und Biologe. Sein Buch ‹*Growth and Form*› ist eine lange Meditation zu diesem Thema. Ein Migräniker oder auch jeder andere, der persönliche Erfahrungen mit Kluvers Konstanten hat, kann ‹*Growth and Form*› nicht öffnen, kann nicht seine Bilder von Radiolarien und Heliozoen, Seesternen und Seeigeln, Tannenzapfen und Sonnenblumen, von Spiralen, Gitterwerken, Tunneln und strahlenförmigen Symmetrien sehen ohne überraschten Ausruf des Wiedererkennens.

Das waren meine Überlegungen, als ich 1968 einen Teil V von ‹*Migräne*› konzipierte, doch der rein topologische Ansatz von d'Arcy Thompson, so schien mir, konnte vielleicht die langsamen Übergänge von Formen oder Mustern ineinander – zum Beispiel eines geraden Gittermusters in ein gekrümmtes (Tafel 7) – erklären, nicht aber die für die Migräne-Aura so charakteristischen, plötzlichen globalen Veränderungen, Fluktuationen, kaleidoskopischen Sprünge. Aus diesem Grund verzichtete ich auf einen Teil V.

Um das zu erklären, war ein anderer Ansatz nötig – und der stand d'Arcy Thompson zur Zeit seines Wirkens (und mir während der Arbeit an ‹*Migräne*›) nicht zur Verfügung. Dieser andere Ansatz kündigte sich vielleicht, wenn auch in ganz theoretischer Form, in einem der letzten Aufsätze des Mathematikers Alan Turing an. Turing (1952) untersucht hier die Probleme der Morphogenese und die Möglichkeit, sie durch eine Welle abzubilden oder in Gang zu setzen, ähnlich den Wellen oder Mustern chemischer Konzentrationen, die sich, wie er zeigte, in einem komplexen chemischen System an einem kritischen Punkt in einem Diffusionsmedium erzeugen ließen.

Ein solches System sollten einige Jahre später Boris P. Belusow und unabhängig von ihm Anatoli Shabotinski entdecken, die komplexe Mischungen von Cersulfat, Malonsäure und Kaliumbromat, gelöst in Schwefelsäure, untersuchten. Wenn man diese Reagenzien zu einer dünnen Schicht auftrug und nicht miteinander verrührte, bildeten sich spontan geometrische und sich vergrößernde Wellenformen – kreisförmige Wellen, die sich von einem fixen Zentrum konzentrisch ausbreiteten, sich nach auswärts im oder gegen den Uhrzeigersinn drehende Spiralen etc. Bewegt und verrührt man die Reagenzien, erscheinen keine räumlichen, sondern gleichermaßen zeitliche Muster, übergangslose Veränderungen oder Oszillationen, die ganze Mischung wird für eine Minute blau, dann rot, dann wieder blau, und das mit einer solchen Regelmäßigkeit, daß Ilya Prigogine von einer chemischen Uhr sprach.

Inzwischen hat man viele andere derartige chemische Systeme entdeckt oder ersonnen, die komplexeste Systeme in Raum und Zeit erzeugen können, deren Bausteine immer bestimmte Grundformen sind ähnlich den halluzinatorischen Konstanten Kluvers oder den Grundelementen in Herschels sensorischem Kaleidoskop. So vermerken Muller *et al.* (1989):

So komplex die beobachteten chemischen Muster auch sein mögen… immer läßt sich eine bestimmte Anzahl von grundlegenden

> Strukturtypen entdecken... Das sind einzelne Punkte, Verzweigungspunkte mit häufig dreieckiger Geometrie, scharf umrissene Bänder, diffuse Streifen, Kreise, unterschiedlich regelmäßige Flekken, Spiralen und Schrauben. Dislokationen, Polygone oder Scheiben sind bereits Zusammensetzungen aus solchen Elementen... oft ausgeführt auf unterschiedlichen räumlichen Ebenen.

Diese spontanen Organisationen von Materie zu komplexen Mustern hat man für bloße Seltsamkeiten, für Launen der Natur gehalten, bis Prigogine die buchstäblich kosmische (oder kosmogenetische) Bedeutung solcher Systeme erkannte und auf einen Schlag ein wissenschaftliches und philosophisches Dilemma löste, das seit den Zeiten der alten Griechen ungelöst war.

Aristoteles sah hinter der Schaffung organischer Formen einen Zweck, einen Plan; Demokrit hielt sie für das Ergebnis einer zufälligen Konfiguration von Atomen. Idealismus und Materialismus wetteifern seit zweitausend Jahren und mehr, doch natürlich kann weder die eine, noch die andere Denkrichtung die Natur (oder überhaupt irgend etwas) erklären. Herschel schwankte bei der Suche nach einer Erklärung für seine geometrischen Spektren zwischen beiden hin und her und sah diese Muster entweder als Ausdruck «eines Gedankens, einer Intelligenz» oder als das Ergebnis einer rein mechanischen Vorrichtung, des seinerzeit in viktorianischen Wohnzimmern sehr populären Kaleidoskops. Natürlich befriedigten ihn beide teleologischen Erklärungen nicht – und in der Tat trifft auch keine von beiden zu.* Es bedarf eines ganz anderen Prinzips, eines Prinzips von Entstehung und Entwicklung, eines Prinzips, das nicht ein präexistentes Muster oder einen Plan impli-

* Oder wie Prigogine dazu sagt: «Der Vorstellung einer immanenten, organisierenden Intelligenz wird also häufig ein der Technologie der Zeit entlehntes Organisationsmodell gegenübergestellt (mechanische, auf Wärmewirkung beruhende, kybernetische Maschinen), worauf unverzüglich die Frage folgt: ‹Wer› baut die Maschine, den Automaten, der einem äußeren Zweck gehorcht?»

ziert, sondern ein spontanes Entstehen von Ordnung und Form.

Dieses neue Prinzip nannte Prigogine «Selbstorganisation» und versteht es als eine universale schöpferische Kraft in der Natur, die Ordnung schafft, Komplexität und den «Pfeil der Zeit», eine spontane Selbstorganisation in der Natur auf jeder Ebene, von der kosmischen über die physiko-chemische und biologische bis hin zur kulturellen. Mit ihr verändert sich unser Verständnis, unsere Sicht der Natur – oder Gottes.

Das Prinzip der Selbstorganisation, der spontan entstehenden Komplexität, eröffnet uns ein neues, überwältigendes Naturbild – eine kreative oder evolutionäre Perspektive anstelle von (oder ergänzend zu) «Uhrwerk»- und «Hitzetod»-Perspektiven. Sich selbst organisierende Systeme sind in der Natur die Regel, doch «entdeckt» hat man sie paradoxerweise erst vor dreißig Jahren, und eine umfassende mathematische Analyse ließ noch etliche weitere Jahre auf sich warten und wurde erst mit der Entwicklung der Chaostheorie möglich. Die Natur, so erkennen wir jetzt, «denkt» in nicht integrierbaren Differentialgleichungen, «denkt» in Form von Chaos und Selbstorganisation, «denkt» in Form von nichtlinearen, dynamischen Systemen. («Das Universum», schreibt Prigogine, «gleicht einem gigantischen Gehirn.») Solche Systeme befinden sich in einem Schwebezustand fern vom Gleichgewicht, und gerade dieser vom Gleichgewicht weit entfernte Zustand verleiht ihnen ihre Sensibilität, ihre Kritikalität und ihre Fähigkeit, sich radikal und unvorhersagbar zu ändern, neue Strukturen und Formen zu erzeugen, zu entwickeln. Solche Systeme mit ihrem «universalen Verhalten», wie Chaostheoretiker es nennen, bleiben uns – obwohl allgegenwärtig – im täglichen Leben verborgen; wir sehen sie nicht und kommen nicht einmal auf den Gedanken, es könnte sie geben.

Der Kosmologe Paul Davies (1988) schreibt:

> Drei Jahrhunderte wurde die Wissenschaft von den Paradigmen der Newtonschen Physik und der Thermodynamik dominiert, die das Universum entweder als sterile Maschine oder als einen Zustand von Degeneration und Verfall darstellten. Jetzt gibt es das Paradigma eines schöpferischen Universums, das den progressiven, innovativen Charakter physikalischer Prozesse anerkennt.

Wenn wir uns fragen, warum sich die Wissenschaft dieser neuen Sicht so lange verschlossen hat (intuitiv war sie in einem gewissen Sinne immer vorhanden), finden wir zumindest einen Teil der Antwort im *idellen* Wesen von Wissenschaft mit ihrer Vorliebe für idelle, vereinfachte Modelle, die der Komplexität der Wirklichkeit selten gerecht werden. Die klassische Dynamik gründet auf solchen Vereinfachungen – wir analysieren die Bewegung eines Pendels (und ignorieren die Reibung) oder die Bewegung zweier Himmelskörper (und ignorieren alle anderen). Diese vereinfachten oder idealen Systeme befinden sich in ewigem Gleichgewicht; es gibt in ihnen keine Störungen, keinen «Zeitpfeil».

Doch natürliche Systeme sind im allgemeinen nicht in sich geschlossen, sondern offen für die Einflüsse ihrer Umgebung, sind Teil der Welt mit all ihren Wechselfällen. Diese Offenheit gegenüber der Umgebung ist die Ursache unvorhersagbarer Fluktuationen, die das System zwingen, sich weiter und weiter vom Gleichgewichtszustand zu entfernen. Irgendwann ist dann ein kritischer Punkt erreicht – jener singuläre Punkt, von dem James Clerk Maxwell spricht –, und an diesem Punkt kommt es zu einer abrupten Veränderung, der sogenannten Bifurkation, an der die nunmehr gewaltig verstärkten Fluktuationen das System in eine neue Phase treiben, die dann möglicherweise ihrerseits auf einen neuen Bifurkationspunkt zusteuert. Es kommt also zu einer ganz unvermittelten Divergenz, die zahllose alternative Wege öffnet. In klassischen geschlossenen Systemen werden Fluktuationen schnell abgedämpft und unterdrückt. In offenen Systemen, wirklichen Systemen, ist im allgemeinen das Gegenteil der Fall: die Fluktuation wird zum

Antrieb, zum «Motor» des ganzen Prozesses. Prigogine nennt dieses Phänomen «Ordnung durch Fluktuationen» und sieht darin ein grundlegendes Ordnungsprinzip der Natur.

Prigogine war natürlich nicht der einzige, der diese neuen Entdeckungen, diese neue Art des Denkens vorantrieb. Es gab unabhängig voneinander und doch übereinstimmend vergleichbare Entdeckungen auf einem Dutzend Gebieten, die vordergründig nichts miteinander zu tun haben, und erst jetzt verstehen wir, wie sie alle auf tiefster Ebene miteinander zusammenhängen. Ein solches komplexes, offenes System, das sich langfristiger Vorhersage entzieht, ist das Wetter. Voraussetzung richtiger Langzeitprognosen, so glaubte man bis in die sechziger Jahre, seien einzig hinreichende Information und Rechenkapazität. Edward Lorenz zeigte, daß dies nicht zutrifft, weil sich die beteiligten Systeme nichtlinear verhalten und die partiellen Differentialgleichungen, die sie darstellen, nicht zu einer Lösung zusammenlaufen, sondern divergieren und sich zu zahllosen Alternativen verzweigen.

Dieser Teilbereich hat sich inzwischen zu einem ganz neuen Forschungsgebiet – dem der Chaostheorie oder der nichtlinearen Dynamik – ausgewachsen. Und die Chaostheorie, so stellen wir zunehmend fest, ist ein Schlüssel zum Verständnis der Komplexitäten und Irreversibilitäten in allen Bereichen der Natur.*

Ein weiterer Ansatz war der von Benoit Mandelbrot und

* Hier waren Mitchell Feigenbaum und andere die führenden Theoretiker. Feigenbaum verdanken wir die Entdeckung der sogenannten «periodenverdoppelnden» Bifurkationen. Gemeint ist die Veränderung von Häufigkeiten des Systems durch exakte Vielfache von zwei nach Veränderung eines Parameters. Entscheidend ist, daß die Bifurkationen in genauer geometrischer Abfolge (der «Feigenbaum-Sequenz») auftreten, die sich aus dem ursprünglichen System nicht vorhersagen läßt. Solche Periodenverdoppelungen findet man in überraschend vielen natürlichen Systemen, vom tropfenden Wasserhahn bis hin zu Herzrhythmen und den chaotischen Bewegungen von Planetenbahnen.

seine Entdeckung von fraktionalen («fraktalen») Periodizitäten und Dimensionen. In seinem Buch ‹*Die Fraktale Geometrie der Natur*› zeigt Mandelbrot Computermuster, die auf unheimliche Weise Wolken, Bäumen, Schneeflocken, Bergketten und so weiter, einer ganzen Welt «natürlicher» Landschaften ähnlich sind und deren Maßstab von geologischen bis hin zu mikroskopischen Ausmaßen variiert. Es ist charakteristisch für natürliche Formen, daß sie gleichzeitig in vielen Größenordnungen existieren und in jeder Größenordnung ihre Form bewahren und isomorph sind. Wenn man die berühmte «Mandelbrot-Menge» mit Hilfe eines Computers vergrößert oder analysiert, erhält man eine endlose Abfolge selbstähnlicher Muster, die von Beginn an sozusagen in ihr enthalten waren. Ähnlich ist es mit den «geometrisch-ornamentalen Strukturen», von denen Kluver spricht. Auch sie haben eine potentiell unendliche Abfolge in immer kleineren Größenordnungen. Solche Phänomene sind aus der Perspektive einer «normalen» euklidischen Welt nicht verstehbar und nicht erklärbar, erscheinen aber vollkommen natürlich, ja sogar unumgänglich, wenn man in fraktionierten Dimensionen oder Fraktalen denkt.

Also hat sich in den letzten zwanzig Jahren eine Revolution vollzogen, die die theoretischen Vorstellungen und Entdekkungen aus vielen Bereichen und Disziplinen zusammenführte, so daß wir jetzt, um mit Feigenbaum zu sprechen, mehr und mehr erkennen, daß auf jeder Ebene, von der kosmischen bis hin zur neuralen, «universale Verhaltensweisen» am Werk sind (Feigenbaum 1980). Die ungeheure Komplexität dieser universalen Verhaltensweisen widerlegt alle diejenigen, die glauben, die Wirklichkeit müsse «einfach» sein – und diese universalen Verhaltensweisen haben für ihre formale Darstellung oder Auflösung nicht nur neue mathematische Ansätze erforderlich gemacht, sondern auch Supercomputer von enormer Kapazität.

Ein neues Modell der Migräne-Aura

Diese aufregenden Entwicklungen haben uns veranlaßt, das bislang so störrische und schwer zu handhabende Problem der komplexen, sich ständig verändernden Auraformen und der halluzinatorischen Formkonstanten im allgemeinen erneut unter die Lupe zu nehmen, auf eine Weise, wie es zur Zeit der Erstfassung dieses Buches noch nicht möglich war. Ebenso wichtig waren die neuen Simulationsmöglichkeiten – das Erstellen von Modellen neuronaler Netze, die zumindest einige der Eigenschaften des wirklichen Kortex aufweisen und deren Verhalten man nach entsprechender Stimulation mit einem Supercomputer sichtbar machen kann, um zu überprüfen, ob sie, wenn sie einen kritischen Zustand fern vom Gleichgewicht erreichen, tatsächlich räumliche und zeitliche Muster ähnlich denen einer Aura erzeugen. An solchen Versuchen arbeiten wir zur Zeit.

Es liegt in der Natur von Modellen, daß sie vereinfachen; wir können unserem Modell nicht geben, was der Kortex hat – hundert Millionen Zellen, zwanzig Zelltypen, sechs Schichten, eine endlose Zahl von intrinsischen und extrinsischen Verbindungen. Doch wir können zumindest einige Realitäten simulieren, allen voran die der Zeit (Siegel 1991). Die Neuronen des Kortex haben Aktionspotentiale, die aufgrund der komplizierten und zeitabhängigen Ionenbewegungen in die Zelle hinein und aus der Zelle heraus entstehen. Tatsächlich sind diese Aktionspotentiale die eigentliche Grundlage der Nerventätigkeit – sie sind das einzige Kommunikationsmittel zwischen Neuronen. Aktionspotentiale pflanzen sich nicht augenblicklich durch ein ganzes Netzwerk fort, sondern brauchen Zeit für ihren Weg durch das Axon und zur Überwindung der Synapse. Diesen Zeitfaktor kann man nicht ignorieren: Migräne-Auren erscheinen in der Zeit und bauen sich in der Zeit auf; sie bestehen nicht aus zeitunabhängigen räumlichen Mustern. Unser Modell verfügt zwar nur über vierhundert «Neuronen» und nur einen (exzitatorischen) «Zelltyp», ist aber gleichwohl mit diesen – wie uns Physiologen beweisen – so entscheidenden zeitbezogenen Eigenschaften ausgestattet: mit Aktionspotentialen, Leitungsverzögerungen (das heißt der Zeit, die ein Aktionspotential braucht, um von einem Neuron zum nächsten zu gelangen) und Synapsen, die für eine «funktionale Anatomie», eine Verbindungsmöglichkeit sorgen, die der des wirklichen Kortex nahekommt. Alle diese Parameter und natürlich auch der Stimulus lassen sich unabhängig voneinander variieren.

Wenn man dieses Netzwerk auf einem kleinen Supercomputer analysiert, lassen sich, abhängig von den verwendeten Parametern, drei unterschiedliche Arten von Verhalten erkennen. Ein einzelner fokussierter Reiz kann dazu führen, daß sich – ausgehend vom Reizpunkt – Wellen ausbreiten, bis sie (nach dem Alles-oder-nicht-Prinzip von Aktionspotentialen) plötzlich kollabieren, aufhören zu existieren. Solche Wellen sind bei ihrer Entstehung, so können wir sagen, den Phosphenen analog und bei ihrer nachfolgenden Ausbreitung nach außen über das Nervennetz den symmetrisch sich ausbreitenden kortikalen Wellen, die der gleichförmigen Vergrößerung der Skotome zugrunde liegen. Zu betonen ist, daß solche Wellen in unserem Modell durch Erregung und Fortpflanzung von Aktionspotentialen entstehen; es sind keine physikalischen Diffusionen oder Strahlungen.

Mit anderen Parametern löst die primäre Aktivitätswelle möglicherweise sekundäre und tertiäre Wellen aus – jedes erregte Neuron kann potentiell zur Quelle solcher subsidiärer Wellen werden –, und diese sekundären und tertiären Wellen können dann – offensichtlich dem Zufall folgend – in konstruktiver und destruktiver Interferenz kollidieren. Die Folge ist eine brodelnde Masse von Erregung, eine Erscheinung analog der gewaltigen Unordnung und dem Aufruhr, dem wir in den früheren, turbulenten Phasen des dritten Stadiums begegnen, vor seiner Selbstorganisation zu Gittern und anderen Formen.

Mit noch anderen Parametern werden wir Zeuge eines ganz neuen und bemerkenswerten Phänomens: Es erscheinen und entwickeln sich spontan komplexe geometrische Muster in Raum und Zeit. Manche dieser Muster sind relativ einfach und entsprechen den Gitterwerken, Strahlenformen und Spiralen, die wir von der Migräne her kennen, andere sind komplexer und erinnern an die entwickelteren «ornamentalen» Formen, die Kluver beschreibt.

Die drei unterschiedlichen, charakteristischen Verhaltensweisen, die unser Netz zeigt, lassen sich durch Veränderung eines einzigen Parameters – zum Beispiel der Stärke der synaptischen Verknüpfungsfähigkeit – auslösen. Doch die Muster sind nicht nur abhängig von der Synapsenaktivität. Sie treten auch auf, wenn man die Ausbreitungsverzögerung variiert. Es scheint, als verfüge das System selbst nur über eine ganz bestimmte Bandbreite von Verhaltensweisen und als seien diese Verhaltensweisen «Universalien» des Systems, das Ergebnis einer spontanen «Selbstorganisation» im Netzwerk. Es ist, als ob hier ein ganzes Feld von Neuronen erregt wird, das sich organisiert und als kohärentes Ganzes verhält; als ob ein solches Feld – einmal erregt – sich auf einen unabhängigen, eigenen Entwicklungsweg begibt, einen Weg, der nur durch seine globalen Eigenschaften und seine Verknüpfungsfähigkeit determiniert wird. Unsere Hypothese ist, daß auch die Neuronen der primären Sehrinde ein solches «Feld» bilden – ein «Feld» im Sinne Lashleys –, und daß uns bei der Erklärung der innerhalb eines Feldes ablaufenden komplexen neuronalen Ereignisse und Integrationen die lokale Perspektive von Mikroanatomie, Zellkernen, Säulen und Zentren weniger hilft als die globale Perspektive von Wellenwirkungen und Interaktionen in einem lebendigen, spontan aktiven, ungeheuer komplexen neuronalen Medium.

Solche globalen Feldparadigmen haben sich für das Verständnis der Herzrhythmen, der elektrischen «Komplexion» des Herzens und ihrer Geometrien in Raum und Zeit als sehr nützlich erwiesen, und das gilt ganz besonders für die pathologischen Formen solcher Aktivierungen, wenn die normalen Muster von Selbstorganisation und Chaos übermäßig verstärkt und destruktiv werden. Und wir können wohl davon ausgehen, daß sie uns ebenso helfen werden, die Hirnaktivität besser zu verstehen, um so mehr, als so viele der «klassischen» Mechanismen sich als begrenzt oder völlig nutzlos erweisen, wenn wir versuchen, uns mit komplexen, sich entwickelnden oder sehr schnell ändernden Aktivitätsmustern auseinanderzusetzen. Besonders offensichtlich wird das auf «höheren» Ebenen, aber auch auf der Ebene der primären Sehrinde sind wir damit konfrontiert, wo die elementaren geometrischen Spektren der Migräne und anderer Störungen erzeugt werden und sich weiterentwickeln.

Ähnliche Gedanken finden wir bei G. B. Ermentrout und J. D. Cowan, die bereits über das visuelle System arbeiteten, als sie Kluvers Arbeit über halluzinatorische Formkonstanten kennenlernten – sie haben ihm ihren 1979 erschienenen Aufsatz gewidmet. Auch Ermentrout und Cowan fragten sich, ob eine Analyse der Ausbreitung von Wellen im primären optischen Kortex die bei Migräne und anderen Störungen auftretenden Formkonstanten erklären könnten. Ihr Modell entsprach nicht ganz der Realität – die Ausbreitung der Welle geschah augenblicklich, der Zeitfaktor blieb unberücksichtigt –, doch als sie ihre Gleichungen mit den mathematischen Methoden der Gruppen- und Bifurkationstheorie analysierten, fanden auch sie die Lösung in phasenverdoppelten stationären Zuständen, als räumliche «Zylinder» und «Gitter», die bei Projektion auf die Netzhaut als die von Kluver beschriebenen Formkonstanten wahrgenommen werden.* Hier treffen sich also ihre Ergebnisse

* Cowan und andere hatten zuvor eine «konforme» Projektion des Gesichtsfeldes auf den Kortex vermutet, das heißt eine formale Abbildung der kreisförmigen Struktur des Gesichtsfeldes auf die geradlinige Struktur des Kortex. Die konforme Abbildung ist ihrem Wesen nach ein Strecken

und unsere, die Ergebnisse einer formalen mathematischen Analyse und einer wirklichen Computersimulation.

Natürlich kann das ein ganz zufälliges Zusammentreffen sein – möglicherweise erzeugen wir geometrische Muster eines «kortikalen» Typs auf eine Weise, die mit dem wirklichen Funktionieren der Hirnrinde nichts gemein hat, die das Gehirn nur nachahmt, aber kein wirkliches Modell von ihr ist. Doch daß das Gehirn es versäumt haben sollte, sich eines so einfachen und natürlichen Mechanismus zu bedienen – eines Mechanismus zudem, der als universale Erscheinung überall in der Natur zu finden ist – und statt dessen (um zum gleichen Ergebnis zu gelangen) einen notwendigerweise komplizierteren und schwerfälligeren gewählt hat, scheint unwahrscheinlich.

Und so hat sich denn, fast anderthalb Jahrhunderte, nachdem Herschel über seinen geometrischen Spektren brütete und sich fragte, ob es nicht «eine kaleidoskopische Kraft im Sinnesapparat» gebe, der Kreis geschlossen. Heute, gegen Ende des 20. Jahrhunderts, können wir dieses sensorische Kaleidoskop

und Krümmen der sichtbaren Welt. Eine solche Projektion bedeutete, daß gerade Wellenfronten im Kortex im Gesichtsfeld als gekrümmte Strukturen wahrgenommen oder halluziniert werden können.

Konforme Projektion zeigte, daß die vier Formkonstanten Kluvers einfachen Erregungsbändern auf dem Kortex entsprachen. Unter dieser Voraussetzung werden Kluvers kreis-, spiral- und strahlenförmige Formkonstanten im Kortex zu einfachen Rechtecken oder «Walzen», die Gitter- und Gewebe- oder Netzkonstanten dagegen zu rechteckigen «Gittern». Ermentrout und Cowans Analyse erzeugte solche Gitter und Walzen, und wir haben ähnliches in unseren eigenen Simulationen gesehen. Aber wir haben auch Gitterwerke, Spiralen und tunnelähnliche Formen gefunden (Tafel 8). Wir können nur hoffen, daß sich mit fortschreitenden technischen Möglichkeiten des Hirn-Imaging – vielleicht besonders beim PET-Scan und in der Magnetoenzephalographie – das Vorhandensein solcher Formen als elektromagnetische Muster im selben Augenblick, da der Patient sie innerlich sieht, im Verlauf von Migräne-Auren nachweisen lassen. Ein solches Imaging wäre eine objektive «Photographie» des Migräneprozesses, wogegen Halluzinationen uns nur ein subjektives Bild geben können.

nachbilden, indem wir ein sich selbst organisierendes neurales Netzwerk seine eigenen Muster schaffen lassen; wir können eine spontane und dynamische «Kaleidoskopie» im Gehirn abbilden. Unser Modellnetz – und das Gehirn selbst – erschafft diese Geometrien aus Energie und Zeit. Sherrington nannte das Gehirn einen «magischen Webstuhl», der sich stets ändernde, ineinander übergehende, aber immer bedeutungsvolle Muster webt. Doch er sprach von Gedanken und Bildern, uns geht es um etwas, das zugleich elementarer und grundlegender ist – um die Erschaffung, um das Spiel reiner Muster, reiner Formen.

Man darf sich nun keinesfalls vorstellen, solcherart sich selbst organisierende Aktivität, die komplexen Muster von Ordnung und Chaos seien nur pathologischen Zuständen eigen. Es mehren sich die Anhaltspunkte dafür, daß chaotische und sich selbst organisierende Prozesse ganz normal im Kortex ablaufen und eine notwendige Voraussetzung für die Verarbeitung von Sinnesreizen und Sinneswahrnehmung sind, aber auch von beidem erzwungen werden. Eines der eindeutigsten Anzeichen hierfür ist ihr Auftauchen in stark vergrößerter Form, wenn Sinnesreize, die sie erzwingen, ausbleiben. Doch die Prozesse von Chaos und Selbstorganisation im Kortex sind normalerweise lokal begrenzt, mikroskopisch und als solche unsichtbar – nur in pathologischen Zuständen verbinden und synchronisieren sie sich, werden global, werden sichtbar, übernehmen das Regiment und drängen sich als gemusterte Halluzinationen ins Bewußtsein. Mit unserem Modell wollten wir eigentlich etwas über die normale Aktivität, die normalen Prozesse der Selbstorganisation erfahren, und erst als wir bestimmte Parameter änderten, wurden diese Prozesse pathologisch – unser Modell hatte sozusagen Migräne.

Unsere Sicht der Natur hat sich in den letzten zwanzig Jahren verändert – wir haben in einer ungeheuren Vielfalt natürlicher Systeme nichtlineare dynamische, chaotische und sich selbst organisierende Prozesse entdeckt und erkannt, daß sie in der

Evolution des Universums eine entscheidende Rolle spielen. Doch wir brauchen gar nicht in die Ferne zu schweifen, um Beispiele zu finden – zur Anhäufung von Hefepilzen oder den Bewegungen des Pluto –, wir haben ein natürliches Labor, einen Mikrokosmos, in unserem eigenen Kopf. Und das ist es, was uns an der Migräne letztlich so fesselt: Sie zeigt uns in Form eines halluzinatorischen Schauspiels nicht nur eine elementare Aktivität der Großhirnrinde, sondern ein ganzes sich selbst organisierendes System, ein universales Verhalten, in genau dem Moment, wo es aktiv ist beziehungsweise abläuft. Sie enthüllt uns nicht nur die Geheimnisse neuronaler Organisation, sondern das schöpferische innerste Wesen der Natur selbst.

Anhang

Anhang I
Die Visionen der Hildegard von Bingen

Die religiöse Literatur aller Jahrhunderte ist voller Beschreibungen von «Visionen», bei denen erhabene und unaussprechliche Gefühle mit der Wahrnehmung leuchtender Erscheinungen einhergehen (William James spricht in diesem Zusammenhang von «Photismus»). In der überwältigenden Mehrheit der Fälle läßt sich nicht sagen, ob das Erlebnis durch eine hysterische oder psychotische Ekstase, durch berauschende Mittel oder durch einen Anfall von Epilepsie oder Migräne zustande gekommen ist. Eine einzigartige Ausnahme bildet die Geschichte der Hildegard von Bingen (1098 bis 1179), einer Nonne und Mystikerin, die über außergewöhnliche geistige und literarische Fähigkeiten verfügte. Von ihrer frühesten Kindheit an bis zum Ende ihres Lebens hatte sie zahllose «Visionen». Diese Erlebnisse hat sie in schriftlicher und bildlicher Form ausgezeichnet dargestellt, und zwar in den beiden Werken *‹Scivias› (‹Wisse die Wege›)* und *‹Liber divinorum operum› (‹Die Gotteswerke›)*.

Ein sorgfältiges Studium dieser Schilderungen und Bilder läßt keinen Zweifel an ihrem Ursprung: Sie waren eindeutig durch Migräne hervorgerufen, und sie beschreiben viele der bereits zuvor erwähnten Auravarianten. Singer (1958) greift in einem ausführlichen Essay über Hildegards Visionen die folgenden Phänomene als besonders charakteristisch heraus: «Bei ihnen allen ist ein hervorstechendes Merkmal ein Lichtpunkt oder mehrere Lichtpunkte, die schimmern und sich gewöhnlich wellenförmig bewegen. Diese Punkte werden meist als Sterne oder flammende Augen gedeutet (Abbildung 11B). In vielen Fällen ist ein Licht, das größer als die anderen leuchtenden Punkte ist, von einer Reihe tanzender konzentrischer Kreise umgeben (Abbildung 11A). Häufig werden eindeutig Befestigungsanlagen dargestellt, die sich in einigen Fällen deutlich von einem farbigen Hintergrund abheben (Abbildungen 11C und D). Oft machen die Lichter den Eindruck, als arbeiteten, kochten oder fermentierten sie. Diese Erscheinung wird auch von zahlreichen anderen Visionären beschrieben ...»

Hildegard selbst schreibt: «Die Gesichte, die ich schaue, empfange ich nicht in traumatischen Zuständen, nicht im Schlafe oder in Geistesgestörtheit, nicht mit den Augen des Körpers oder den Ohren des äußeren Menschen und nicht an abgelegenen Orten, sondern wachend, besonnen und mit klarem Geiste, mit den Augen und Ohren des inneren Menschen, an allgemein zugänglichen Orten, so wie Gott es will.»

Eine dieser Visionen – fallende Sterne, die im Meer erlöschen (11B) – deutet sie als Fall der Engel: «Doch plötzlich geht ... aus dem Geheimnis des auf dem Throne Sitzenden ein großer Stern in lichtem Glanze und strahlender Schönheit hervor. Ihm folgten zahlreiche sprühende Funken ... Mit all seinen Trabanten zieht der Stern zum Süden hin ... Sofort erloschen sie und wurden schwarz wie Kohle ... Sie stürzten in den Abgrund, und keinen von ihnen sahst du wieder.»

Soweit Hildegards allegorische Interpretation. Unsere prosaische Interpretation würde lauten, daß Phosphene, gefolgt von einem negativen Skotom, ihr Gesichtsfeld durchzogen. Visionen mit Befestigungsanlagen sind in ihrem *Zelus Dei* (11C) und *Sedens Lucidus* (11D) abgebildet. Die Fortifikationsfiguren strahlen von einem hell erleuchteten und (im Original) schimmernden farbigen Punkt aus. Diese beiden Visionen sind in einer zusammengesetzten Vision (Seite 2) miteinander kombiniert, wobei sie die Befestigungsanlagen als *Aedificium* der Stadt Gottes deutet.

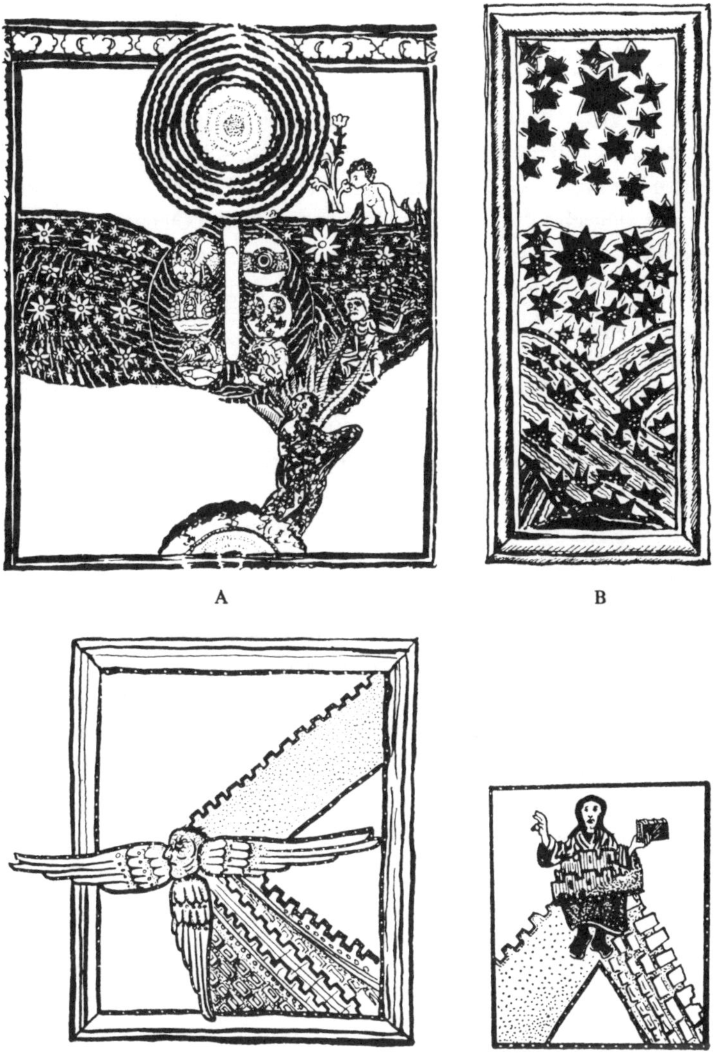

A B C D

Verschiedene Migränehalluzinationen der Hildegard von Bingen aus der Handschrift ‹*Scivias*› (um 1180). A: Funkelnde Sterne auf wabernden gekrümmten Linien bilden den Hintergrund dieser Vision. B: Leuchtende Sterne (Phosphene) erlöschen nach ihrem Fall – positive Skotome, auf die negative Skotome folgen. C und D zeigen die für Migränehalluzinationen typischen Fortifikationsfiguren, die von einem im Original hell leuchtenden, farbigen Punkt ausstrahlen.

Eine tiefe Verzückung begleitete die Wahrnehmung dieser Auren, vor allem wenn, was selten vorkam, auf das ursprüngliche Funkeln und Leuchten ein zweites Skotom folgte: «Das Licht, das ich sehe, steht nicht an einem festen Ort und ist doch heller als die Sonne. Auch kann ich seine Höhe, Länge und Breite nicht bestimmen, und ich nenne es ‹die Wolke des lebendigen Lichts›. Und wie Sonne, Mond und Sterne sich im Wasser spiegeln, so leuchten in ihm die Schriften und Worte, die Tugenden und Werke der Menschen vor mir auf... Zuweilen sehe ich in diesem Lichte ein anderes Licht, das ich ‹das lebendige Licht selbst› nenne... Und wenn ich es betrachte, dann verschwindet alle Trauer, aller Schmerz aus meinem Gedächtnis, so daß ich nicht eine alte Frau, sondern gleich einem jungen Mädchen bin.»

Weil diese Visionen von Ekstase von einer tief empfundenen göttlichen und geistigen Bedeutung erfüllt waren, trugen sie entscheidend dazu bei, daß Hildegard ihr Leben dem Gottesdienst und der Mystik widmete. Sie stellen ein einzigartiges Beispiel dafür dar, wie ein physiologischer Vorgang, der für die allermeisten anderen Menschen banal, unangenehm oder bedeutungslos wäre, bei einem Menschen, dessen Bewußtsein ihn von der breiten Masse abhebt, zur Grundlage höchst ekstatischer Inspirationen werden kann.*

* «Es gibt Augenblicke», sagt Kirillow in Dostojewskis Roman ‹*Die Dämonen*›, «sie dauern nur fünf, sechs Sekunden, da spürt man plötzlich die Gegenwart ewiger Harmonie und hat sie völlig erlangt... Und das Fürchterlichste dabei – es ist so erschreckend klar und so freudvoll. Währte es länger als fünf Sekunden, die Seele ertrüge es nicht und müßte vergehen. In diesen fünf Sekunden durchlebe ich ein Leben und würde dafür mein eigenes ganzes Leben hingeben, denn es lohnt...»

Anhang II
Die Visionen Cardanos (1570)

Zu den ältesten der uns bekannten «klinischen» Autobiographien gehört die faszinierende ‹*Lebensbeschreibung*›, die der italienische Arzt Girolamo Cardano im Alter von siebzig Jahren schrieb. In Kapitel 37 («Einige natürliche, aber sonderbare Eigentümlichkeiten, worunter einige Träume») beschreibt Cardano die seltsamen visionären Anfälle, die er zwischen seinem dritten und sechsten Lebensjahr hatte. Während dieser Anfälle sah er unzählige winzige, sich im Halbkreis bewegende Geschöpfe und Szenen, wobei die Bilder in ein Gitterwerk aus winzigen Ringen eingefügt oder hineinprojiziert waren. Diesen Visionen folgte ein anhaltendes Kältegefühl von den Knien abwärts. Auch wenn Cardano weder Kopfschmerzen noch ein eindeutiges Skotom beschreibt, können seine Visionen doch sehr wohl migränöser Natur gewesen sein:

«Ich sah verschiedenartige Bilder, und zwar war es etwas wie luftige Körper, die aus ganz kleinen Ringen zu bestehen schienen, wie wir sie bei einem Kettenpanzer haben, obschon ich bis dahin noch nie einen solchen Panzer gesehen hatte. Die Bilder bewegten sich von der unteren rechten Ecke des Bettes an in einem Halbkreis herauf und senkten sich langsam wieder nach links hinunter, bis sie völlig verschwanden. Es waren Bilder von Burgen, Häusern, Tieren, Pferden mit Reitern, von Pflanzen, Bäumen, Musikinstrumenten, theatralischen Dingen, von verschiedenartig gestalteten Menschen, von Kleidern aller Art, von Trompeten vor allem, die auf Posaunen zu blasen schienen, obwohl ich keinerlei Laut oder Ton vernahm, außerdem

Soldaten, Menschenmengen, Felder, körperliche Figuren, wie ich sie bis auf diesen Tag noch nie gesehen hatte, Haine und Wälder und andere Dinge, deren ich mich nicht mehr entsinne; mitunter waren es auch ganze Haufen von vielen Dingen, die durcheinanderstürzten, ohne sich freilich zu verwischen und zu vermengen, sondern nur um in aller Eile vorüberzuziehen. Diese Dinge waren alle ganz durchsichtig, nicht so sehr freilich, daß es schien, als seien sie überhaupt nicht da, aber auch nicht so körperlich dicht, daß das Auge nicht hätte durch sie hindurch sehen können; die kleineren Ringe waren dunkler, die Zwischenräume aber ganz durchsichtig. Dies Schauspiel erfreute mich nicht wenig, und ich mochte dann wohl mit starren Augen nach diesen Wundern schauen, so daß mich einmal meine Tante fragte, ob ich denn etwas sehe. Und obwohl ich damals ein ganz kleiner Knabe war, dachte ich doch bei mir selbst: ‹Plaudere ich die Sache aus, so wird vielleicht das, was mir alle diese Pracht vor Augen führt, zornig und macht dem ganzen Fest ein Ende.› Es waren nämlich auch wunderschöne Blumen dabei und vierfüßige Tiere und Vögel jeder Art; aber all diesen so prächtig gemachten Dingen fehlte die Farbe, denn sie waren ganz aus Luft. Und so blieb ich denn, da ich weder in meiner Jugend noch in meinem Alter gewohnt war zu lügen, lange Zeit ganz still, ohne eine Antwort zu finden. Worauf die Tante wiederum fragte: ‹Mein Kind, wohin siehst du denn mit so starren Augen?› Ich weiß nicht mehr, was ich ihr damals zur Antwort gab, glaube aber, daß ich gar nichts geantwortet habe* …

* Komplexe migränöse Halluzinationen oder «Visionen» können insbesondere für Kinder sehr beängstigend sein – die betroffenen Kinder haben, wie Cardano, oft Angst, jemandem von ihren Erlebnissen zu erzählen, aus Furcht, für Phantasten, Lügner, für verrückt oder Schlimmeres gehalten zu werden. J. C. Steele und seine Mitarbeiter, die in Toronto mit migränösen Kindern arbeiten, konnten nicht nur nachweisen, wie häufig solche «Visionen» sind, sondern es gelang ihnen in vielen Fällen auch, diese Kinder dazu zu bewegen, ihre Auravisionen zu malen oder nach

[Danach konnte] ich im Bett von den Knien abwärts fast nie warm werden... als bis es schon wieder gegen den Tag ging.»

ihren Angaben von einem medizinisch ausgebildeten Künstler malen zu lassen (einige dieser Bilder finden sich in Hachinski *et al.* 1973). Dr. Steele berichtete mir, wie ungeheuer erleichternd es für diese «visionären» Kinder war, endlich von ihren seltsamen Erlebnissen zu erzählen und sie malen zu können und dabei auf freundliches, mitfühlendes Verständnis zu treffen – statt auf die Ablehnung und Beschimpfungen, die sie bisher erfahren hatten.

Anhang III
Heilmittel, die Willis (1672), Heberden (1801) und Gowers (1892) empfahlen

Sich mit den Heilmitteln früherer Zeiten zu beschäftigen ist von mehr als nur historischem Interesse. Im folgenden zitiere ich Passagen aus drei berühmten Texten mit Behandlungsanweisungen bei Migräne: Sie stammen von Willis (1672), Heberden (1802) und Gowers (1892).

«Um sie zu heilen – oder wenigstens den Versuch zu unternehmen –, probierten es die besten Ärzte unseres Landes und jenseits des Ozeans während des gesamten Krankheitsverlaufes mit sehr vielen Heilmitteln, die weder Erfolg noch Linderung brachten. Sie erhielt berühmte Heilmittel jeglicher Art und Form, doch immer vergeblich. Einige Jahre zuvor hatte sie aufgrund einer Behandlung mit Quecksilbersalbe eine lange und beschwerliche Zeit unter Speichelfluß gelitten, so daß Gefahr für ihr Leben bestand. Mit dem gleichen Erfolg versuchte sie es mit fast allen Bädern und Wässern. Sie berichtete von häufigem Aderlaß und daß man ihr einmal eine Arterie geöffnet habe… Sie atmete die Luft anderer Grafschaften, ging nach Irland und Frankreich; es gab keine Medizin, seien es Kopfschmerzmittel, Mittel gegen Skorbut und Hysterie, alle bekannten Specifica, zu der sie sich nicht raten ließ, ob von Studierten oder Laien, von Quacksalbern oder alten Weibern. Doch gleichwohl bekannte sie, daß sie von keinem Heilmittel, von keiner Heilmethode irgendeine Heilung oder Linderung erfahren habe, sondern daß die widerspenstige und rebellische Krankheit sich nicht haben zähmen lassen, taub sei für den Zauber jeglicher Medizin.»

Willis, ‹*De anima brutorum*›

«Bei allen Versuchen, diese Krankheit zu heilen, haben sich künstliche Entleerungen nicht nur als nutzlos, sondern auch als schädlich erwiesen; und insbesondere der Aderlaß hat sehr viel Schaden angerichtet. Breiumschläge waren nicht sehr verträglich und haben zum Elend der Patienten zusätzlich beigetragen. Man hat es sehr oft vergeblich mit Chinarinde versucht, ebenso mit Baldrianwurzel, Harzen, Myrrhe, Moschus, Kampfer, Opium, Schierlingextrakt, Niespulvern, Zugpflastern, Ätzmitteln, Elektrisieren, Schierlingssud-Umschlägen, warmer *pediluvia*, Äther, schmerzstillendem Balsam, insbesondere Arneiweinen, Linimentum saponaceum und Bernsteinöl, Öffnen der Temporalarterie und ziehen einiger Zähne; auch ein plötzlich auftretender Gichtanfall bewirkte keinerlei Veränderung dieses hartnäckigen Leidens. Und doch hat man mit Chinarinde hier und da Erfolg, und das nicht so selten, daß man sie nicht doch empfehlen kann: eine Unze oder nur geringfügig weniger sollte man eine Woche lang täglich geben. Zugpflaster hinter den Ohren scheinen die Anfälle abzuschwächen. Und einzelne Patienten wollten nicht auf die gute Wirkung von Ciruta-Extrakt verzichten, soviel täglich, wie sie, ohne schwindlig zu werden, vertragen konnten. Wenn alles nicht half, hat in manchen Fällen ein Viertel Gran Brechweinstein mit vierzig Tropfen Opiumtinktur täglich vor dem Zubettgehen dauerhafte Heilung gebracht.»

Heberden, ‹*Capitis dolores intermittentes*›

«Die spezifische Behandlung besteht erstens in der kontinuierlichen Einnahme von Medikamenten während der Intervalle mit dem Ziel seltenerer und weniger schwerer Anfälle und zweitens in der Besserung der Anfälle selbst. Dabei gilt die Regel, daß die Maßnahmen, die helfen, wenn sie in den anfallsfreien Intervallen angewandt werden, keinen Einfluß auf die akuten Attacken haben... Wie gesagt, *Maßnahmen, die in einem Fall helfen, können in einem anderen, scheinbar ganz ähnlichen Fall versagen...*

Die Wirkung von *Bromid* bei Epilepsie läßt uns natürlich als erstes daran denken, daß es auch bei einer Krankheit, die so viele Merkmale mit der Epilepsie gemeinsam hat, hilfreich sein könnte... Es ist mit größter Wahrscheinlichkeit in den Fällen von Nutzen, in denen sich die Gesichtsfarbe nicht verändert oder das Gesicht während der ganzen Attacke gerötet ist. Oft ist eine Kombination mit *Ergotin* zu empfehlen. In den meisten Fällen allerdings, insbesondere bei auffallender Blässe in den frühen Anfallsstadien, ist *Nitroglyzerin* das Medikament mit der größten Wirkung. Wie Bromid bei Epilepsie regelmäßig während der Intervalle verabreicht, hat es bei vielen Patienten eine eindrucksvolle Wirkung... Sehr nützlich ist die Kombination mit Nux-vomica-Tinktur, Gelsemiumtinktur und verdünnter Phosphorsäure oder mit Lithiumcitrat oder dem sauren Sirup von Zitronen. Manchmal erzielt man bessere Erfolge, wenn man diese Substanzen mit Bromid kombiniert... Ich fand solche Kombinationen des flüssigen Nitroglyzerin-Präparats mit anderen Wirkstoffen sehr viel wirksamer als Nitroglyzerin in Tablettenform. Es ist nicht ratsam, die Einnahme während eines Anfalls fortzusetzen; bei den ersten Anzeichen kann eine Dosis genommen werden, doch wenn sie keine Wirkung zeigt, sollte man bis zum Ende der Attacke aussetzen; diese Medikamente lindern nur selten die Symptome und bewirken zuweilen eine Verschlimmerung...

Während des Anfalls ist absolute Ruhe unbedingt wichtig... Starke Sinneseindrücke sollten vermieden werden... Eine volle Dosis Bromid lindert den Schmerz, und Tinktur von *Indischem Hanf* (fünf bis zehn Tropfen) kann diese Wirkung verstärken; die Einnahme kann alle zwei bis drei Stunden wiederholt werden... Medikamente zur Kontraktion der Arterien sind nahezu wirkungslos. Eine volle Dosis Ergotin bewirkt lediglich, daß die Verstärkung des pochenden Schmerzes, über die manche Patienten klagen, abgemildert wird. Starker Tee oder Kaffee sind bekannte und beliebte Mittel und verschaffen gelegentlich deutliche Linderung, dasselbe bewirken einige Gran *Koffein*...

Wiederholte Galvanisation des Sympathikus ist als Heilmaßnahme empfohlen worden... Ein therapeutischer Wert dieser Behandlung ist, gelinde gesagt, selten wahrnehmbar.»

Gowers, *‹A Manual of Diseases of the Nervous System›*

Dank

Zuallererst fühle ich mich meinen vielen und lange leidenden Migränepatienten verpflichtet, denen ich es verdanke, daß ich dieses Buch schreiben konnte. Sie boten mir die klinische Wirklichkeit, von der alle Beobachtungen ihren Ausgang nehmen und an der jeder Gedanke überprüft werden muß. In einem sehr realen Sinn ist dies also *ihr* Buch.

Einen Blick in eine besondere visuelle Wirklichkeit ermöglichten mir Patienten, die ihre visuellen Erlebnisse während der Migräne-Auren in Bildern festgehalten haben, so daß wir alle sehen können, was für uns kaum vorstellbar ist und was normalerweise nur Migränekranke wahrnehmen.

Zu besonderem Dank bin ich Dr. William Goody verpflichtet, der 1968 das Originalmanuskript von ‹*Migräne*› gelesen, zahlreiche wertvolle Ergänzungen und Verbesserungen vorgeschlagen und großzügigerweise ein Vorwort geschrieben hat.

Dankbar bin ich einer Reihe von Lektorinnen und Lektoren, durch deren Hände das Buch während seiner verschiedenen Auflagen gegangen ist – allen voran Jean Cunningham, die die Erstausgabe besorgte, Hettie Thistlethwaite, Stan Holwitz und Kate Edgar. Die Originalzeichnungen für die Erstausgabe stammen von Audrey Besterman, die fotografischen Illustrationen stellte freundlicherweise Derek Robinson von der Boehringer Ingelheim GmbH zur Verfügung.

Seit dem ersten Erscheinen des Buches hatte ich das Vergnügen, die Arbeit vieler für ihre Beiträge zum Verständnis der Migräne berühmter Kollegen kennenzulernen – insbesondere die Arbeit von Walter Alvarez, J. N. Blau, G. W. Bruyn, Donald Dalessio, Seymour Diamond, Arthur Elkind, dem verstorbenen A. P. Friedman, Vladimir Hachinski, Neil Raskin, Clifford Rose, Clifford Saper, Seymour Solomon, J. C. Steele, Marcia Wilkinson und ganz besonders James W. Lance. Ihnen allen bin ich zutiefst dankbar für die Anregungen, die sie mir gegeben haben, obwohl meine Ansichten – und Irrtümer – gänzlich auf mein Konto gehen. Und schließlich drücke ich meinem Freund und Kollegen Ralph Siegel meinen tiefempfundenen Dank aus, der mir beim Schreiben des letzten Kapitels zur Seite stand und die Computergraphiken erstellt hat, die es illustrieren.

Die Fallgeschichten im Überblick

Seite	Fall Nr.	
45	40	«Rote» Migräne: chronische Gesichtsröte, die sich bei Wut verstärkt.
48, 50	20	Einfache Migränen komplexeren Typs: prodromale Euphorie oder Schläfrigkeit: vaskuläre Kopfschmerzen im Anschluß an diffuse sekretorische und exkretorische Aktivität.
51, 81	18	Klassische und einfache Migränen im Wechsel mit Asthma-Anfällen und Schlafwandeln. Migränen werden eingeleitet durch starke Schläfrigkeit und beendet durch kurzen Schlaf.
54	60	Einfache Migränen, begleitet von hohem Fieber.
53	35	Einfache und menstruelle Migränen mit ausgeprägter Flüssigkeitsretention und Hyperaktivität als Prodromen. Lysis durch massive Diurese und Tränenfluß.
54, 73	51	Einfache und abdominelle Migränen mit deutlicher Miosis und Bradykardie.

62	63	Einfache Migränen mit kurzem hypomanischem Syndrom.
60	12	Als «undeutlich» beschriebene Migräne.
62	71	Schweres menstruelles Syndrom mit prämenstrueller Flüssigkeitsretention und Psychose, postmenstrueller Kopfschmerz und Darmkoliken.
63, 65, (398)	68	Sonntags- (Feiertags-)Migräne, immer mit zwei- bis dreitägiger erhöhter Reizbarkeit als Prodrom, Abklingen mit massiver Diurese und Diaphorese, auf die ein Gefühl großer Ruhe und Frische folgt.
64	66	Einfache Migränen, die früher mit paroxysmalem Erbrechen endeten, später dann mit paroxysmalem Niesen.
78, (213), 412	10	Klassische Migränen mit Kopfschmerz- oder abdominellen Symptomen; in beiden Fällen geht ein Flimmerskotom voraus. Attacken nur bei Vollmond. Lunare Migränen wechseln manchmal mit «Verdrehtheit».
76	58	Klassische Migräne mit Kopfschmerz, begleitet von präkordialen («pseudoanginösen») Schmerzen. Präkordiale Migränen aber auch ohne Kopfschmerzkomponente.
76, 255	76	Einfache Migränen und stuporöse Migräne-Äquivalente in Reaktion auf die Einschränkungen des Klosterlebens.

86	49	Polymorphes Syndrom: postprandiale Starre: einfache Migräne und anhaltender «latenter» vaskulärer Kopfschmerz; paroxysmaler nächtlicher Speichelfluß oder Diaphorese; Orthostase-Syndrom; paroxysmale Darmkoliken; Narkolepsie und Kataplexie.
79	32	Plötzlicher Übergang von menstruellen Leibkrämpfen zu schwerem prämenstruellem Migränekopfschmerz.
115, 143, 229, 232, 378	75	Vielgestaltige Migräne-Auren: Alpträume und «Tagesalpträume» (delirante Auren) mit Halluzinationen, Aphasie und gelegentlich Schlaflähmung; ekstatische Aura mit Parästhesien wie beim Jackson-Syndrom; auch viele Migräne-Äquivalente.
87	64	Polymorphes Syndrom: parosysmales Asthma, wiederholt Ulcus pepticum, rheumatoide Arthritis, angioneurotisches Ödem und einfache Migränen.
87	62	Polymorphes Syndrom: einfache Migräne, Colitis ulcerosa, Psoriasis, im Zusammenhang mit familiär bedingten emotionalen «Fallen» und sekundären Schuldgefühlen.
87	61	Polymorphes Syndrom bei Patienten und Familie: einfache Migräne, Psoriasis, Heuschnupfen, Asthma, Urtikaria, Menièresches Syndrom, Ulcus pepticum, Colitis ulcerosa, Morbus Crohn.

90	21	Polymorphes Syndrom: klassische Migräne, Alpträume, prämenstruelles Syndrom, paroxysmale abdominelle Syndrome, Synkopen, Urtikaria.
111, 115f	67	Klassische Migränen und isolierte Auren mit ausgeprägter Analepsis vor Einsetzen der Skotome.
(135), 139	72	Klassische Migräne mit deliranter Aura.
139	19	Klassische Migräne und ungewöhnlich komplexe isolierte Auren mit Flimmerskotomen, akustischer Fehlwahrnehmung, epigastrischer Aura, Synkopen, Halluzinationen und Delir.
140, (154)	11	Klassische Migräne (Aura nur in der Schwangerschaft), Flimmerskotome bei vorausgehendem Lichtflackern. Manche Auren verbunden mit dem Gefühl einer «angor animi».
(212)	16	Klassische Migräne und isolierte Auren, letztere häufig begleitet von «aufgezwungenem» Denken und Erinnern und angenehmem Affekt.
141	65	Schwere, seltene klassische Migräne mit auffallender Aphasie und Heiterkeit während der Aura.
(116), (125)	69	Klassische Migräne und isolierte Auren. Gehobene Stimmung während Prodrom und Aura. Visuelle Fehlwahrnehmungen höherer Ordnung mit Flimmerskotomen.

142	70	Klassische Migräne und isolierte Auren. Letztere manchmal als «Mosaikillusion».
(154)	14	Klassische Migränen in der Adoleszenz, danach isolierte Auren. Letztere in vielen verschiedenen Formen: mit Skotomen, parästhetisch, affektiv oder mit Synkopen.
151	98	Komplexe «Migrälepsien», verbunden mit Temporallappen-Angiom.
155	90	Arzt mit schweren negativen Skotomen, die sich als Lücken oder Löcher in der Wirklichkeit manifestieren.
157	91	Patientin mit vorübergehender «Löschung» der linken Gesichtsfeldhälfte, der linken Hälfte des Körperfeldes und der «Linksheit», der Vorstellung von «links» allgemein, ausgelöst durch eine exsudierende parieto-okzipitale Läsion.
158f	92	Patientin mit dauerhafter «Löschung» jeglicher Wahrnehmung und Vorstellung von «Linksheit», ausgelöst durch einen sensorischen «Schlaganfall» im Bereich der rechten Hemisphäre.
165	1	Cluster-Kopfschmerz mit Attacken von migränöser Neuralgie und einfacher Migräne während jedes Clusters.
(222)	2	Migränöse Neuralgie und Cluster-Kopfschmerz.

166	3	Migränöse Neuralgie. Unmittelbar vor den Anfällen Tränenfluß, Attacken «entschärft» durch Histamin.
166	5	Klassische Migräne und Cluster-Kopfschmerz.
166	6	Einfache Migräne und migränöse Neuralgie.
166	7	Cluster-Kopfschmerz mit ausgeprägtem Prodrom. Permanentes Hornersches Syndrom.
166	8	Jährliche Cluster von migränöser Neuralgie, die nur während einer psychoanalytischen Behandlung ausblieben.
166	9	Migränöse Neuralgie: Eine beobachtete Attacke wurde in ihrem Verlauf in hohem Maße mitbestimmt vom emotionalen Zustand des Patienten.
169	23	Klassische Migräne mit sporadischen hemiplegischen Attacken.
169, (221)	25	Klassische Migränen mit protrahierter Fazioplegie.
170	24	Seltene einfache Migräne mit drei Anfällen von ophthalmoplegischer Migräne in großem zeitlichen Abstand voneinander, denen jeweils ein «Sperrfeuer» von Anfällen einfacher Migräne voranging.
171	73	Klassische Migräne im Kindesalter mit einem einzigen Anfall von ophthalmoplegischer Migräne.

171	99	25 Jahre lang ophthalmoplegische Migräne mit persistierenden Defiziten.
172	26	«Pseudomigräne», das heißt als «klassische Migräne» fehldiagnostizierte Anfälle, deren wirkliche Ursache ein Okzipitallappen-Angiom war.
173	48	Arteritis temporalis, fehldiagnostiziert als «Migräne».
173	50	«Pseudomigräne» als Folge eines Okzitipallappen-Infarkts.
200	15	Klassische Migräne in Kindheit und Alter, dazwischen 52 Jahre beschwerdefrei.
200	38	Schwere einfache Migränen im späten mittleren Lebensalter nach Verabreichung von Hormonpräparaten.
210	52	Jährliche «Cluster» von einfachen Migränen.
214	74	Menstruelle Migräne, die auch nach der Menopause in exakten monatlichen Intervallen auftrat.
225	54	Einfache Migräne, zurückführbar auf schwere funktionelle Hypoglykämie.
227	43	«Migränestatus» und andere depressive und parasympathische Symptome nach Entzug von Ritalin-Abhängigkeit.
238	4	Migränöse Neuralgie, der immer eine Obstipation vorausgeht und die mit Laxantien kontrollierbar ist.

243	31	Schwere menstruelle Migräne, die mit der Einnahme von kontrazeptiv wirkenden Hormonpräparaten aufhören.
255f	78	Migräne in Verbindung mit Angst um die Gesundheit des Ehemannes.
256	79	Migräne in Verbindung mit unterdrückter Feindseligkeit gegenüber überbehüteten, sehr fordernden Kindern.
256, (323)	80	Sehr schwere («habituelle») Migräne in Verbindung mit hysterischer Verleugnung streßreicher Lebensumstände.
257	81	Klassische Migräne in Abhängigkeit von schwerer Depression, Schuldgefühlen und Selbstvorwürfen. Keine Migräneanfälle nach «Unfällen» (bei bestehender Unfallneigung) und während Schüben von endogener Depression und Institutionalisierung.
258	56	Remission einer habituellen Migräne während Schwangerschaft, Trauerzeit und Krankheit.
259	82	Wiederholte schwere Migränen im Zusammenhang mit einer sado-masochistischen Beziehung zwischen Patientin und Ehemann.
260	84	Symptomatische Migräne und Aufstoßen im Zusammenhang mit ohnmächtigem Zorn über unzumutbare Arbeitsbedingungen.

260	55	Migräne nach Geschlechtsverkehr.
261	83	Sonntags-(Wochenend-)Migräne bei einer zwanghaften «Migränepersönlichkeit».

Glossar

Acetylcholin: Natürlicher «Neurotransmitter», wirksam in parasympathischen und inhibitorischen Systemen – also Adrenalin- und Dopamin-Antagonist.

Adrenalin und Noradrenalin: Hormone des Nebennierenmarks, natürliche «Neurotransmitter» im Nervensystem, die insbesondere der sympathischen und exzitatorischen Aktivität dienen.

Agnosie: Störung des Erkennens trotz intakter Wahrnehmung; Unfähigkeit, Wahrnehmungskomponenten zueinander in Beziehung zu setzen und zu integrieren. Formen: akustische A. («Seelentaubheit»); visuelle A. («Seelenblindheit»); pragmatische A.; Tastagnosie.

Akinesie: Bewegungsarmut bis hin zur vollständigen Bewegungslosigkeit.

Ameisenlaufen: Empfindungsstörung: Kribbeln; das Gefühl, Ameisen liefen über die Haut.

Amusie: Ausfall oder Einschränkung der Fähigkeit, Melodien oder Tonalität aufzufassen (→ *Aphasie*).

Analeptisch: Das Nervensystem anregend. *Analeptika:* Koffein, Riechsalz, Amphetamine etc. *Neuroleptika:* Wirkstoffe gegen Zustände reduzierten Antriebs, gedämpfter Erregung und Aggressivität etc.

Anästhesie: Ausfall von Körper- und Berührungsempfindung (im Unterschied zu → *Parästhesie*).

Aneurysma, Angiom: Seltene Fehlbildungen der Blutgefäße, die in Einzelfällen migräneartige Symptome hervorrufen. Ein *Aneurysma* ist eine ballonartige Wandausbuchtung, ein *Angiom* ein geschwulstartiges Cluster abnormer Blutgefäße.

Angina: Erkrankung mit Verengungszustand und Beengtheitsgefühl, als Angina-pectoris-Syndrom mit in der Herzgegend auftretendem Schmerz, verbunden mit einem Gefühl der Beengung und Bedrohung. Komplikation: Herzinfarkt.

Angioneurotisches Ödem: Blasse, umgrenzte Hautschwellungen im Gesicht und im Kopfhautgewebe, gelegentlich unter – gefährlicher – Mitbeteiligung der Schleimhäute von Mund und Rachen bis hinab ins Verdauungssystem; manchmal allergischen, manchmal «nervösen» Ursprungs. Tritt zuweilen bei Migräne auf.

Angor animi: Angst um die psychische Integrität, Gefühl drohender Auflösung, überwältigendes Grauen und Todesgewißheit. Eine seltsame und schreckliche Form der Angst, die anscheinend nur im Zusammenhang mit organischen Störungen (Migräne, Angina etc.) auftritt.

Aphasie: Verlust des Sprechvermögens (motorische A.) oder des Sprachverständnisses (sensorische A.). Beide Störungen können unabhängig voneinander auftreten. Die «drei As» – Apraxie, Agnosie, Aphasie – sind, zumindest in leichter Form, im Rahmen einer Migräne-Aura nicht ungewöhnlich.

Appendizitis: Blinddarmentzündung.

Apraxie: Unfähigkeit, sinnvolle zweckentsprechende Bewegungen auszuführen, obwohl die Funktionstüchtigkeit des Bewegungsapparates erhalten ist. Es handelt sich nicht um eine Lähmung oder eine hysterische Störung, sondern um eine spezifische Störung höherer Gehirnfunktionen.

Arteriitis temporalis: Entzündung der Schläfenarterienwände. Erblindungsgefahr, wenn auch die Arteria centralis retinae betroffen ist.

Arteriole: Das kleinste, sich in Kapillaren verzweigende arterielle Blutgefäß.

Arousal: Weckreaktion, Entstehung hellen Wachbewußtseins; in weiterem Sinne: Erregung.

Atonie, Hypotonie, Hypertonie: Fehlender/verminderter/erhöhter Muskeltonus. (Erhöht ist der Muskeltonus gewöhnlich in den frühen, angespannten Phasen einer Migräne, vermindert oder kollabiert in den späten, durch Erschöpfung gekennzeichneten Phasen.)

Aufgezwungenes Denken: Abfolgen von Gedanken, Erinnerungen, Vorstellungen, Gefühlen etc., die als aufgezwungen empfunden werden und die die Betroffenen weiterverfolgen müssen. Häufig bei Schizophrenie, aber auch bei organischen Störungen wie Migräne, Epilepsie, Fieber, Delir.

Aura: Bezeichnung für die vielfältigen umheimlichen und wunderbaren Symptome, die oft dem Migränekopfschmerz vorangehen – und ihn häufig ganz ersetzen. Das Wort *aura* verwendete als erster Pelops, Galens Lehrer, der beeindruckt war von dem Phänomen, mit dem so viele Attacken beginnen. Patienten beschrieben ihm die Empfindung als einen «kalten Dampf», und um so einen Dampf, so vermutete er, der die – nach damaliger Überzeugung mit Luft gefüllten – Adern hinaufsteige, könne es sich tatsächlich handeln. Also nannte er ihn auf griechisch «geistigen Dampf».

Automatismus: Ein tranceartiger Zustand, in dem jemand einfache, habituelle Handlungen ausführt oder ein automatisches und sich wiederholendes Verhalten zeigt, ohne sich dessen bewußt zu sein oder sich anschließend daran zu erinnern.

Autonomes (vegetatives) Nervensystem: Teil des Nervensystems mit Zentrum im Gehirn, der sich in Form von Nervenfasern und Nervengeflechten (Plexus) über den ganzen Körper ausbreitet, Tonus und Aktivität von Blutgefäßen, Drüsen, unwillkürlichen Muskeln usw. reguliert und dessen Funktionen automatisch und unbewußt ablaufen. Man kann sagen, daß das Bild der einfachen Migräne vor allem von Störungen der autonomen oder vegetativen Funktionen bestimmt wird. Die einfache Migräne ist ihrem Wesen nach eine vegetative Störung (→*sympathisch/parasympathisch*).

Borborygmus: Eine onomatopoetische Bezeichnung für die Geräusche und Spasmen im erweiterten, geblähten Darm.

Bellsche Lähmung: Einseitige Gesichtsnervenlähmung.

Bradykardie → *Tachykardie*.

Chemosis: Entzündung und Exsudation auf der Augenoberfläche. Macht das Auge feucht und glänzend. Die Chemosis ist eine sehr häufige Begleiterscheinung von Migräneattakken.

Cholezystitis: Entzündung der Gallenblase.

Chorea (wörtlich «Tanz»): Eine seltsame, tanzartige, zukkende Bewegung, die planlos von einem Körperteil zum anderen wechselt. Meistens als Symptom bestimmter Krankheiten (Chorea Huntington etc.) oder bei mit L-Dopa behandelten Parkinson-Patienten. Kann manchmal für wenige Minuten auch bei Migräne auftreten. Komplexe Chorea-Bewegungen haben eine gewisse Ähnlichkeit mit Tics.

Cluster: Gruppe; hier: eine Reihe dicht aufeinanderfolgender Anfälle.

Colitis ulcerosa: Akute oder chronische Schleimhautentzündung des Dickdarms mit geschwürigen Darmwandzerstörungen.

Cornea: «Hornhaut» des Auges.

«Daymare» (Tagesalptraum): Alptraumartiges Erlebnis bei normalem Wachbewußtsein.

Déjà vu: «Schon einmal gesehen»; Bekanntheitstäuschung: eine aktuelle Situation erscheint als «bereits erlebt».

Depersonalisation, Derealisation, Ich-Auflösung: Verlust des Gefühls für das eigene Selbst, für die eigene Welt oder die «Realität». Häufig bei Schizophrenie, aber auch bei akuter Migräne und anderen organischen Störungen.

Detumeszenz: Abnahme eines Blutandrangs, etwa bei genitaler Reaktion, Wut – oder Migräne.

Diaphorese: Schwitzen, insbesondere übermäßiges Schwitzen.

Diathese → *Konstitution*.

Differentialdiagnostik: Diagnostik, die darauf ausgerichtet ist, eine Krankheit innerhalb einer Gruppe symptomatisch ähnlicher Krankheiten zu identifizieren und abzugrenzen.

Dilatation: Ausweitung eines Hohlorgans.

Diplopie: Doppeltsehen; Wahrnehmung zweier neben- oder übereinanderliegender Bilder eines Objekts.

Distal/Proximal: Weiter entfernt von der Körpermitte / näher zur Körpermitte.

Diurese: Harnbildung und -ausscheidung.

Dopamin: Ein dem Adrenalin verwandter Neurotransmitter mit der vornehmlichen Funktion, das neurale Aktivitätsniveau zu erhöhen.

Dumping-Syndrom: Magen-Darm-Kreislauf-Symptomatik nach dem Essen mit Völlegefühl, Stuhldrang, Schmerzen im Oberbauch, Schwächegefühlen etc.

Duodenum: Zwölffingerdarm.

Dysphasie: Sprachausdrucksstörung.

Dysrhythmie: Zur Beschreibung der elektrischen Aktivität (Potentialschwankungen) des Gehirns, wie sie das EEG aufzeichnet, hat sich ein besonderes Vokabular etabliert. Das Kurvenbild erscheint im EEG gewöhnlich bemerkenswert rhythmisch und regelmäßig. Fehlt ein angemessener Rhythmus, nennt man das *Dysrhythmie*. Bei sehr starker Erregung – wie bei Epilepsie oder manchen Migräne-Auren – werden die Wellen hoch, spitz und steil, was ihnen den Namen *Spikes* (Spitzen) eingetragen hat. Zu charakteristischen Veränderungen der Hirnwellen kommt es auch während des Schlafs, bei Lethargie, Unaufmerksamkeit und – gelegentlich – bei Migräne.

Ekchymose: Kleinflächige Hautblutung.

Elektroenzephalographie (EEG): Aufzeichnung bioelektrischer Potentialschwankungen des Gehirns mittels auf der Kopfhaut befestigter Elektroden.

Enzephalisierung: Das Aufsteigen neuraler Funktionen zu immer höheren Ebenen des Gehirns.

Enophthalmie/Exophthalmie: Zurücksinken/Vortreten des Augapfels. Beides kommt bei Migräne vor und ist Zeichen einer Veränderung von Tonus oder «Tuning» der Augennerven.

Epigastrium: Oberbauch (zwischen Rippenbögen und Bauchnabel).
Erythem: Rötung.
Exsudation → *Transudation.*
Extrakranial: Außerhalb des knöchernen Schädels.
Fazioplegie: Lähmung im Bereich der Gesichtsmuskulatur.
Fugue: Poriomanie; Fluchtimpuls aus innerer Unruhe.
Grand mal: Großer epileptischer Anfall mit Aura.
Hämatom: Bluterguß.
Hämorrhagie: Blutung.
Hebetudo: Eine *Abstumpfung* von Empfindung, Emotion und anderen Gefühlen, oft in den späten, den Erschöpfungsphasen von Migränen.
Hemianopsie (Halbseitenblindheit): Eine besondere Form der Blindheit. Ursprung ist eine Störung im Gehirn, bei der die *Hälfte* des Gesichtsfeldes verlorengeht. Die verlorene Gesichtshälfte erscheint nicht dunkel (wie bei normaler Blindheit), sondern als nicht existent. Der oder die Betroffene ist sich der Hemianopsie (oder des Skotoms) möglicherweise gar nicht bewußt – es geht nicht nur das Sehvermögen für diese Hälfte verloren, sondern auch die *Idee* dieser Hälfte.
Hemikranie: Halbseitiger Kopfschmerz.
Hemiparese → *Parese.*
Hemiplegie: Lähmung einer Körperseite als Folge von Schlaganfällen, Tumoren und – sehr selten – Migränen. Eine Hemiplegie folgt auf eine Depression oder Zerstörung der motorischen Areal in einer Hälfte (Hemisphäre) des Gehirns. Im Falle einer – bei Migräne sehr viel häufigeren – *Hemianopsie* sind die optischen Areae betroffen. Bei *hemisensorischen* Defiziten oder *Hemianästhesien* kann die Ursache eine Beteiligung der allgemeinen sensorischen oder haptischen (taktilen) Areae sein.
Histamin: Beim Menschen weitverbreitetes Gewebshormon, das unter anderem als Transmitter von Nervenimpulsen fungieren kann (→ Histamin-Kopfschmerz, Kapitel 4).

Höhere integrative (oder kortikale) Funktionen: Die neuropsychologischen Funktionen, die für das Zusammensetzen von Sprache, komplexen Handlungen, Wahrnehmungen und dergleichen erforderlich sind. Sind diese Funktionen beeinträchtigt, kommt es zu Störungen wie *Agnosie, Aphasie, Apraxie, Amusie* etc.

Holokranie: Beidseitiger Kopfschmerz.

Homöostase: Gleichgewicht, die Aufrechterhaltung physiologischer Konstanz und Stabilität. Das ist (nach Claude Bernard, von dem dieser Begriff stammt), der «Zweck» aller physiologischen Steuersysteme und «die Bedingung für ein freies Leben». Bei Krankheit und bei Migräne ist die Homöostase gestört, und mit abnehmender Stabilität reduziert sich entsprechend auch die Handlungsfreiheit.

Hornersches Syndrom: Eine Hemmung oder Lähmung der zum Auge führenden sympathischen Nerven, die dazu führt, daß das Auge einsinkt, tränt, die Pupille sich verkleinert etc. Kann vorübergehend bei Migräne, besonders bei migränöser Neuralgie auftreten.

Hygrom: Wassergeschwulst.

Hyperämie: Vermehrte Blutfülle in einem Kreislaufabschnitt.

Hyperakusis: Übersteigerte Hörschärfe.

Hypertonie/Hypotonie: Ungewöhnlich hoher/niedriger Blutdruck.

Hypoglykämie: Abnorm niedriger Blutzucker – zuweilen Ursache oder Begleiterscheinung von Migräne.

Hypophyse: Die haselkerngroße Hirnanhangdrüse am Boden des Zwischenhirns; wichtige Hormondrüse.

Hypotonie, orthostatische: Niedriger Blutdruck und verminderte Muskelspannung im Stehen, hervorgerufen durch das Absacken des Blutes in abnorm erweiterte Gefäßbereiche.

Idiosynkrasie: Plötzlich einsetzende Überempfindlichkeit oder Allergie ohne feststellbare vorausgegangene Sensibilisierung.

Iktus: Anfall oder Attacke jeglicher Art. Vor dem Anfall kann es zu *präiktaler* Erregung kommen und nachfolgend zu *postiktaler* Erschöpfung (und Anfallsimmunität).

Jamais vu: «Noch nie gesehen»; Entfremdungserlebnis, bei dem Vertrautes nicht erkannt wird.

Katalepsie: Anhaltendes Verharren in einer Körperhaltung unter Erhöhung der Muskelspannung.

Kataplexie: Ein plötzlicher Verlust des Muskeltonus, manchmal hervorgerufen durch eine jähe Emotion oder eine Migräne: zuweilen verbunden mit Narkolepsie, Schlafparalyse und dergleichen.

Katarrh: Übermäßige Absonderung von Sekret aus der Nase (oder einem anderen System: ältere Ärzte sprechen zum Beispiel auch von «Blasenkatarrh» etc.)

Kinetose: Bewegungs-, Reisekrankheit (zum Beispiel Seekrankheit); Symptome wie Erbrechen, Schwindel, Apathie infolge übermäßiger Reizung des Gleichgewichtsorgans.

Konfabulation: Durch Erinnerungstäuschung bedingte Darstellung vermeintlich erlebter Vorgänge.

Konstitution, (Prä)disposition, Diathese: Altertümliche, aber einflußreiche umfassende Bezeichnung für ein fundamentales (und vielleicht unveränderliches) psychophysiologisches Merkmal oder eine *Anlage*, die die Betroffenen besonders empfänglich oder anfällig macht für Migräne oder irgendeine andere Störung. Häufig wird impliziert, daß dieses Merkmal oder diese Anlage nicht erlernt oder erworben, sondern *angeboren* ist.

Laparotomie: Eröffnung der Bauchhöhle.

Laryngospasmus: Stimmritzenkrampf.

Leukozytose: Vermehrung der weißen Blutkörperchen auf Werte größer als 9000 pro Mikroliter.

Migrälepsie: Hybride Wortbildung für einen hybriden Anfall, der Merkmale der Migräne und der Epilepsie aufweist.

Miktion: Harnentleerung.

Morbus Crohn: Lokale Entzündung des Dünndarms.

Mukös: Schleimig, schleimbildend.

Myoklonus: Heftiges Zucken eines großen Teils der Körpermuskulatur. Derartige Zuckungen erleben wir gelegentlich alle beim Einschlafen. Besonders häufig treten sie jedoch vor und während bestimmter Migränen auf.

Narkolepsie: Ein kurzer, plötzlicher, gewöhnlich traumreicher Schlaf, der fast ohne Vorwarnung eintritt und die Betroffenen überwältigt. Oft besteht ein Zusammenhang mit Alpträumen, Schlafwandeln, Schlaflähmung (wenn man wach ist, aber unfähig, sich zu bewegen) und anderen Phänomenen. Alle diese Schlafstörungen sind der Migräne verwandt.

Neuralgie: Der Schmerz eines gereizten, entzündeten oder verletzten Nervs. Solche «hellen» Schmerzen sind zumeist überaus qualvoll, wenn auch oft nur von kurzer Dauer. Sie sind besonders typisch für die migränöse Neuralgie (Kapitel 4). Die Schmerzen haben eine sehr charakteristische, völlig andere Qualität als *vaskulärer Schmerz* (der Schmerz geschwollener, pochender Blutgefäße) und *Muskelschmerz* (der Schmerz bei verspannten oder krampfenden Muskeln), die bei Migräne sehr viel häufiger sind.

Neurogen: Vom Nervensystem hervorgerufen. So kann bei Migräne etwa Fieber auftreten, das nicht auf eine Entzündung oder eine Infektion zurückgeht, sondern rein «neurogen» ist.

Neuropsychologisch: Die Beziehung (oder Korrelation) zwischen sich ändernden Zuständen des Nervensystems und sich ändernden Zuständen von Wahrnehmung, Empfinden und Geisteszustand; das Zurückführen der psychischen Aktivität auf neurologische und physiologische Prozesse. Alle Migränephänomene geben Anlaß zu neuropsychologischer Forschung, aber die schönsten Zusammenhänge findet man in der Migräne-*Aura*.

Noradrenalin → *Adrenalin*.

Ödem: Anschwellen von Gewebe, einem Organ, einem der Gliedmaßen etc. aufgrund einer abnormen Ansammlung von Körperflüssigkeit.

Oligurie: Verminderte Harnproduktion und -ausscheidung.

Oneir...: Wortteil «Traum», «Träumen».

Ophthalmoplegie: Partielle oder totale Lähmung der Augenmuskeln aufgrund einer Störung zuständiger Systeme im Gehirn. Tritt bei Migräne sehr selten und vorübergehend auf.

Orthostase-Syndrom: Unfähigkeit, im Stehen einen normalen Blutdruck aufrechtzuerhalten; Neigung zu Schwindel oder Ohnmacht bei plötzlichem Aufstehen.

Pankreatitis: Entzündung der Bauspeicheldrüse (Pankreas).

Paralyse: Lähmung.

Parästhesie: Störung von Körper- und Berührungsempfindung; Kribbel- oder Prickelgefühl in einem Körperteil aufgrund einer Störung im Nervensystem. Ein unangenehmes Kribbeln nennt man auch *Dysästhesie*. Jede Störung des normalen Empfindens (zum Beispiel das Gefühl subjektiver Hitze oder Kälte) läßt sich als Parästhesie bezeichnen. Sind die Störungen sehr komplex und nehmen die Form von Bildern an, sprechen wir von *Phantomen*. Die komplexesten Parästhesien und Phantome treten ausschließlich im Rahmen der Migräne-*Aura* auf.

Parenteral: Unter Umgehung des Verdauungstraktes.

Parese: Unvollständige Lähmung; lähmungsartige motorische Schwäche. Hemiparese: halbseitig auftretende Parese.

Paroxysmus: Anfall; plötzliche Änderung von Körperfunktionen, meist von kurzer Dauer.

Pathognomisch: Für eine bestimmte Störung charakteristische – und somit eine Diagnose ermöglichende – Symptome oder Anzeichen.

Pektanginös: Mit Herzschmerzen einhergehend.

Petit mal: Der sogenannte kleine epileptische Anfall; Absence.

Phosphene: Winzige, subjektiv wahrgenommene Strahlen oder Funken, sehr häufig in den frühen Stadien einer Migräne – sogar noch häufiger als vollausgebildete Skotome.

Photophobie/Phonophobie: Eine häufig im Verlauf einer Migräne sich einstellende übermäßige, fast unerträgliche Empfindlichkeit gegenüber Licht/Geräuschen.

Plethora: Blutandrang.

Postpartal: Nach der Geburt.

Postprandial: Nach der Mahlzeit.

Präkordial: Vor dem Herzen.

Prodrom: «Vorbote» eines Krankheitsgeschehens oder Anfalls.

Prosopagnosie: Eine spezifische Unfähigkeit, *Gesichter* oder auch mimischen oder körperlichen *Ausdruck* zu erkennen. Das kann zu Desorientierung und sogar Depersonalisation, Derealisation und so weiter führen.

Protrahiert: Verzögert, in die Länge gezogen, angedeutet.

Pseudomigräne: Gebräuchliche Bezeichnung für eine Migräne oder für migräneartige Symptome als Folge einer anatomischen Anomalie im Gehirn (Tumor, Fehlbildung, Aneurysma etc.). *Diese Migränen sind selten*. Pseudomigränen werden auch symptomatische Migränen genannt, um sie von idiopathischen Attacken, zu unterscheiden, denen keine derartige Anomalie zugrunde liegt.

Psoriasis: Schuppenflechte.

Psychophysiologisch: Ein hochtrabendes Wort für das einfachste und tiefste Geheimnis der Welt – die Beziehung zwischen «Körper» und «Seele», insbesondere ihr Zusammenwirken bei Gesundheit und Krankheit. Die Migräne wird hier dargestellt als häufigste und auffallendste *psychophysiologische Reaktion*; die im Verlauf einer Migräne eintretenden Veränderungen von innerer Haltung und Stimmung sind mit all den körperlichen Veränderungen bei Migräne untrennbar verbunden (→*psychosomatisch, neuropsychologisch*).

Psychosomatisch: Körperliche Reaktionen auf geistige oder emotionale Reize, zum Beispiel das Auftreten von Magengeschwüren, Asthma – und natürlich Migräne – im Zusammenhang mit starker Emotion oder Streß.

Ptosis: Herabhängen eines Augenlids.

Rebound: Rückprall-, Rückstoßeffekt.

Skotom: Wörtlich Dunkelheit, Schatten; umfassende Störungen des Sehvermögens und im Gesichtsfeld in Form eines seltsamen und oft flimmernden Strahlens (Flimmerskotom) oder seltsamer Blindheiten und Ausfälle des Sehvermögens. Skotome gleich welcher Art sind neben Kopfschmerzen zweifellos das häufigste Migränemerkmal, vielleicht sogar häufiger als Kopfschmerzen.

Spektrum: Ein leuchtendes, buntes und wie ein Regenbogen geformtes Skotom im Gesichtsfeld.

Stupor: Fehlen jeglicher körperlicher und/oder geistiger Aktivität bei wachem Bewußtsein.

Sympathisch/Parasympathisch: So werden die beiden großen Teile des *autonomen* (oder vegetativen) Nervensystems genannt. Aktivitäten des sympathischen Systems «stimmen» den Organismus höher, steigern Muskeltonus, Durchblutung der Muskeln, Herzleistung, Blutdruck, Wachheit, Energie und beeinflussen andere Funktionen, um den Organismus auf Arbeit, Kampf oder Flucht vorzubereiten (manchmal auch *ergotrop* genannt). Das parasympathische System hat dagegen mit Konsolidierung, Bewahrung, Ruhe zu tun und reduziert, wenn es aktiv ist (nach Mahlzeiten, während des Schlafes und im letzten Stadium einer Migräne) Energie, Vigilanz, Herzfrequenz, Muskeltonus etc., während die Aktivität von Eingeweiden und Drüsen (manchmal *trophotrop* genannt) ansteigt. Beide Systeme sind normalerweise sehr fein aufeinander abgestimmt oder im Gleichgewicht, doch während einer Migräne ist dieses Gleichgewicht sehr stark gestört.

Sympathoton/Vagoton: Ältere, früher sehr gebräuchliche Begriffe zur Bezeichnung einer vorwiegenden Tendenz zur Überstimulierung des sympathischen Systems (die sich ausdrückt in Reizbarkeit, Wut, Spannung etc.) beziehungsweise des entgegengesetzten parasympathischen oder vagalen Systems (die sich in Schwäche, Kollaps, Rückzug etc. zeigt). Solche abnormen Empfindlichkeiten und das Fehlen des autonomen Gleichgewichts gilt als charakteristisch für Migräniker.

Synästhesie: Eine «Fusion» normalerweise getrennter und als verschieden erlebter Sinnesmodalitäten, so daß zum Beispiel Töne «gesehen», gefühlt und geschmeckt werden (Lurija hat das in seinem «Kleinen Porträt eines großen Gedächtnisses» wundervoll beschrieben).

Syndrom: Buchstäblich: ein *Zusammenlaufen*. Ein Schlüsselwort und ein Schlüsselkonzept in unserem Verständnis der Migräne oder beliebiger anderer Störungen. Ein Syndrom ist eine *Verbindung*, aber keineswegs eine zufällige oder mechanische, sondern eine organische Verbindung von Merkmalen, die auf *natürliche* Weise zusammen auftreten und daher eine Art Kompositum oder Einheit bilden. Wir können also von Migränesyndromen, Parkinsonschen Syndromen, Persönlichkeitssyndromen und so weiter sprechen. Wir können ein Syndrom wahrnehmen oder erkennen, daß etwas ein Syndrom *ist*, lange bevor wir in der Lage sind, seine einzelnen Bestandteile zu analysieren. Die klassische Medizin (oder *Nosologie*) ist eine Naturgeschichte solcher Syndrome – wie die Biologie eine Naturgeschichte und Klassifikation organischen Lebens ist.

Synkope: Ohnmacht, «Blackout» – anfallsartige Bewußtlosigkeit von kurzer Dauer als Folge einer Minderdurchblutung des Gehirns.

Szintillation: Das für viele visuelle Migränephänomene sehr charakteristische Flimmern, insbesondere das sich halbmondförmig ausbreitende Skotom, das Flimmern von Phosphenen und der Filmillusion.

Tachykardie/Bradykardie: Außergewöhnlich schneller/außergewöhnlich langsamer Herzschlag.

Tinnitus: Ein hohes Klingelgeräusch, das kurzzeitig bei Migräne auftreten kann. Manchmal begleitet von Verzerrungen beim Hören, partieller Taubheit oder Schwindel. Tinnitus ist das akustische Äquivalent von Szintillationen und Phosphenen im visuellen und Ameisenlaufen und Parästhesien im taktilen Bereich.

Transudation: Übertreten von Flüssigkeit von einer Körperhöhle oder einem Gewebe in eine andere/ein anderes. Das *Aus*treten von Flüssigkeit an die Oberfläche eines Organs oder der Haut heißt *Exsudation*.

Trophisch: Die *ernährenden* Funktionen von Nerven und Blut nennt man «trophisch». Wenn sie unangemessen sind, haben wir es mit einer Dystrophie oder Atrophie zu tun. Solche Veränderungen sind bei Migräne selten und gewöhnlich vorübergehend und treten in äußeren Körperbereichen wie Haut, Fuß- und Fingernägeln und Haaren in Erscheinung.

Unzinatus-Anfälle: Epileptische Anfälle (oder Migränen) mit Ursprung im *Uncus* tief im Gehirn. Kennzeichnend für solche Attacken sind seltsame Gerüche, Déjà-vu-Gefühle, manchmal lebhafte Kindheitserinnerungen und gelegentlich Sprachstörungen.

Urtikaria: Hautausschlag.

Vagotomie: Durchtrennung des unteren Nervus vagus mit dem Ziel, Abdominalorgane zu denervieren.

Vagovasal: Den Vagusnerv und dessen Einfluß auf den Tonus von Blutgefäßen betreffend. Eine plötzliche Tonusverminderung führt zum sogenannten vagovasalen Anfall (oder zur Ohnmacht).

Vagus: Nervus vagus, der X. Hirn- und größte Eingeweidenerv mit viszerosensiblen und -motorischen End- beziehungsweise Ursprungskernen.

Vaskulär: Blutgefäße betreffend.

Vasomotorik: Bewegung der Blutgefäße, etwa Konstriktion (Verengung) und Dilatation (Erweiterung).

Vertigo: Ein Gefühl des Torkelns oder Schwankens, überaus widerwärtig und unerträglich, mit akutem Verlust von Orientierung und Gleichgewicht.

Vestibulum: Gleichgewichtsorgan im Ohr.

Viszeral: Die Eingeweide betreffend.

Wachanfall: Anfall in Form eines plötzlichen Erwachens aus dem nächtlichen Schlaf mit Unfähigkeit, sich zu bewegen.

Zentrifugal/Zentripetal: Vom Zentrum (oder Zentralnervensystem) zur Peripherie / von der Peripherie zum Zentrum verlaufend.

Zirkadianer Zyklus: 24-Stunden-Rhythmus.

Bibliographie

Abercrombie, J. (1829). *Local Affections of Nerves*. Churchill, London.

Airy, George B. (1865). «The Astronomer Royal on Hemiopsy». *Philosophical Magazine* 30:19–21.

Airy, Hubert (1870). «On a Transient Form of Hemianopsia». *Phil. Trans. R. Soc. London* 160:247–270.

Alajouannie, T. (1963). «Dostoievski's Epilepsy». *Brain* 86:209–221.

Alexander von Tralles (1878). Werke: Originaltext und Übersetzung. Ein Beitrag zur Geschichte der Medicin von Dr. Theodor Puschmann. Wilhelm Braunmüller, Wien.

Alexander, Franz (1951). *Psychosomatische Medizin*. De Gruyter, Berlin.

—. (1978). «Grundzüge der psychosomatischen Forschung», in: *Seelischer Konflikt, körperliches Leiden*, hg. v. G. und A. Overbeck. Rowohlt, Reinbek.

Alexander, F. und **T. M. French** (1948). *Studies in Psychosomatic Medicine*. Ronald, New York.

Alvarez, W. C. (1945). «Was There Sick Headache in 3000 BC?» *Gastroenterology* 5:524.

—. (1959). «Some Characteristics of the Migrainous Woman». *N. Y. State J. Med.* 59:2176.

—. (1960). «The Migraine Scotoma as Studied in 618 Persons.» *Amer. J. Ophth.* 49:489.

Anderson, P. G. (1975). «Ergotamine Headache». 15:118–121.

Aretaios (1969). Schriften des Kappadocier Aretaeus. Unveränderter Neudruck der Ausgabe von 1858. Sändig, Wiesbaden.

Aring, C. D. (1972). «The Migrainous Scintillating Scotoma». *J. A. M. A.* 220:519–522.

Balyeat, R. M. (1933). *Migraine: Diagnosis and Treatment*. J. B. Lippincott Co., Philadelphia & London.

Barkley, G. L., N. Tepley, R. Simkins, J. Moran und **K. M. Welch** (1990). «Neuromagnetic Fields in Migraine: Preliminary Findings». *Cephalalgia* 10 (Nr. 4):171–176.

Barrie, M. A., W. R. Fox, M. Weatherhall und **M. I. P. Wilkinson** (1968). «Analysis of Symptoms of Patients with Headache and their Response to Treatment with Ergot Derivatives». *Quart. J. Med.* 37–319. (Vgl. auch den wichtigen Aufsatz zu diesem Thema in *Brit. Med. J.*, 4. Januar 1969.)

Beaumont, G. E. (1952). *Medicine*. (6. Aufl.) J. & A. Churchill, London.

Bickerstaff, E. R. (1961). «Basilar Artery Migraine». *Lancet* 1:15.

–. (1961). «Impairment of Consciousness in Migraine». *Lancet* 2:1057.

Blau, J. N. Hg. (1987). *Migraine: Clinical, Therapeutic, Conceptual and Research Aspects*. London, Chapman and Hall Medical.

Blau, J. N. und **C. W. M. Whitty** (1955). «Familial Hemiplegic Migraine». *Lancet* 2:1115.

Bleuler, E. (1958). *Dementia praecox oder Gruppe der Schizophrenien*. Leipzig/Wien.

Boismont, A. Brierre de (1853). *Hallucinations: Or, the Rational History of Apparitions, Visions, Dreams, Ecstasy, Magnetism and Somnambulism*. Lindsay & Blakiston, Philadelphia.

Bradley, W. G., P. Hudgson, J. B. Foster, und **D. J. Newell** (1968). «Double-blind Controlled Trial of a Micronized Preparation of Flumedroxone (Demigran) in Prophylaxis of Migraine». *Brit. Med. J.* 2:531.

Bradshaw, P. und **M. Parsons** (1963). «Hemiplegic Migraine: A Clinical Study». *Quart. J. Med.* 34:65.

Brewster, D. (1865). «On Hemiopsy, or Half-Vision», nachgedruckt in *Trans. Roy. Soc. Edinburgh* 24:15–18, 1867.

Bruyn, G. W. (1968). «Complicated Migraine», in *Handbook of Clinical Neurology*, hg. v. P. J. Vinken und G. W. Bruyn. Amsterdam: Elsevier.

–. (1986). «Migraine Equivalents», in *Handbook of Clinical Neurology*, 48:155–171, hg. v. F. C. Rose. Amsterdam: Elsevier.

Burn, Joshua Harold (1963). *The Autonomic Nervous System*. Blackwell, Oxford.

Burton, Robert (1988). *Anatomie der Melancholie*. Artemis, München.

Cannon, Walter B. (1920). *Bodily Changes in Pain, Hunger, Fear, and Rage*. (2. Aufl.) D. Appleton & Co., New York.

Caplan, L., F. Chedru, F. Lhermitte und **C. Mayman** (1981). «Transient Global Amnesia and Migraine». *Neurology* 31:1167–1170.

Cardano, Girolamo (1969). Des Girolamo Cardano von Mailand eigene Lebensbeschreibung. Aus dem Lateinischen von Hermann Hefele. Kösel, München.

Charcot, Jean Martin (1892). *Clinique des maladies du système nerveux*, pp. 71–89. Paris, Babe et Cie.

Cohn, R. (1949). *Clinical Electroencephalography*. McGraw-Hill, New York.

Critchley, Macdonald (1936). «Prognosis in Migraine». *Lancet* 1:35.
—. (1963). «What is Migraine?» *J. Coll. Gen. Pract.* 6 (supp. 4):5.
—. (1964). «The Malady of Anne, Countess of Conway: A case for commentary», pp. 91–97, in *The Black Hole and Other Essays*, Pitman, London.
—. (1966). «Migraine; From Cappadocia to Queen Square», in *Background to Migraine*. Heinemann, London.
Crowell, G. F., *et al.* (1984). «The Transient Global Amnesia-Migraine Connection». *Archives of Neurology* 41:75–79.
Darwin, Charles (1964). *Der Ausdruck von Gefühlen bei Mensch und Tier*. Düsseldorf.
Davies, Paul (1989). *Prinzip Chaos: Die neue Ordnung des Kosmos*. Goldmann, München.
Deutsch, F. (1959). *On the Mysterious Leap from the Mind to the Body*. International Universities Press, New York.
Dexter, J. D. und **T. L. Riley** (1975). «Studies in Nocturnal Migraine». *Headache* 15:51–62.
Diamond, Seymour und **Donald J. Dalessio** (1982). *The Practicing Physician's Approach to Headache* (3. Aufl.) William & Wilkins, Baltimore.
Dow, D. J. und **C. W. M. Whitty** (1947). «Electroencephalographic Changes in Migraine». *Lancet* 2:52.
Dunning, H. S. (1942). «Intracranial and Extracranial Vascular Accidents in Migraine». *Arch. Neurol. Psychiatr.* 48:396.
Edelman, G. M. (1993). *Unser Gehirn, ein dynamisches System: Die Theorie des neuronalen Darwinismus und die biologischen Grundlagen der Wahrnehmung*. Piper, München.
Ekbom, K. A. (1987). «Treatment of Cluster Headache: Episodic and Chronic», in *Migraine*, hg. v. J. N. Blau, S. 433–448. London, Chapman and Hall Medical.
Elkind, A. H., A. P. Friedman, A. Bachman, S. S. Siegelman und **O. W. Sacks** (1968). «Silent Retroperitoneal Fibrosis Associated with Methysergide Therapy». *Journal of the American Medical Association* 206:1041–1044.
Ellertson, B., *et al.* (1987). «Psychophysiological Response Patterns in Migraine Before and After Temperature Biofeedback». *Cephalalgia* 7:109–124.
Engel, G. L., E. B. Ferris und **J. Romano** (1945). «Focal Electroencephalographic Changes during the Scotomas of Migraine». *Amer. J. Med. Sc.* 209:650.
Ermentrout, G. B. und **J. D. Cowen** (1979). «A Mathematical Theory of Visual Hallucination Patterns». *Biological Cybernetics* 34:137–150.

Farquhar, H. G. (1956). «Abdominal Migraine in Children». *Brit. Med. J.* 1:1062.
Feigenbaum, Mitchell J. (1980). «Universal Behavior in Non-Linear Systems». *Los Alamos Science* 1:4–27.
Fitz-Hugh, T. (1940). «Praecordial Migraine: An Important of ‹Angina Innocens›». *New Int. Clinics* 1 (series 3):143.
Flatau, E. (1912). «Die Migräne». *Neurol. Psychiat.*, Heft II.
Foucault, M. (1993). *Wahnsinn und Gesellschaft: Eine Geschichte des Wahns im Zeitalter der Vernunft.* Suhrkamp, Frankfurt a. M.
Freud, Sigmund (1991). *Vorlesungen zur Einführung in die Psychoanalyse.* S. Fischer, Frankfurt a. M.
Friedman, A. P., D. H. Harter und **H. H. Merritt** (1961). «Ophthalmoplegic Migraine». *Trans. Amer. Neur. Ass.* 86:169.
Fromm-Reichmann, Frieda (1937). «Contributions to the Psychogenesis of Migraine». *Psychoanal. Rev.* 24:26.
Fuller, G. N. und **M. V. Gale** (1988). «Migraine Aura as Artistic Inspiration». *British Medical Journal* 297:1670–1672.
Furmanski, A. R. (1952). «Dynamic Concepts of Migraine: A Character Study of One Hundred Patients». *Arch. Neurol. Psychiat.* 67:23.
Gardener, J. W., G. E. Mountain und **E. A. Hines** (1940). «The Relationship of Migraine to Hypertension Headache». *Amer. J. Med. Sc.* 200:50.
Garrett, Elizabeth (1870). «Sur la migraine», Dissertation, Paris.
Gellhorn, Ernst (1967). *Principles of Autonomic-Somatic-Integration.* University of Minnesota Press, Minneapolis.
Gibbs, E. L. und **F. A. Gibbs** (1951). «Electroencephalographic Evidence of Thalamic and Hypothalamic Epilepsy». *Neurology* 1:136.
Gibbs, F. A. und **E. L. Gibbs** (1941). *Atlas of Electroencephalography.* Lew A. Commings Co., Cambridge, Mass. Reprinted by Addison-Wesley Press Inc., Cambridge, Mass. 1950.
Gilles de la Tourette, G. (1898). *Leçons de clinique thérapeutique sur les maladies du système nerveux.* Baillière, Paris.
Gilles de la Tourette, G. und **P. Blocq** (1887). «Sur le traitment de la migraine ophtalmique accompagnée». *Prog. Med.*, 2. Serie, 5:476–477.
Goodell, H., R. Lewontin und **H. G. Wolff** (1954). «The Familial Occurrence of Migraine Headache: A Study of Heredity». *Ass. Research Nerv. Ment. Dis.* 33:346.
Goodman, Louis S. und **Alfred Gilman** (1955). *The Pharmacological Basis of Therapeutics* (2. Aufl.) Macmillan, New York.
Gowers, William Richard (1964). [1881] *Epilepsy and Other Chronic Convulsive Diseases: Their Causes, Symptoms and Treatment.* Dover Publications Reprint, New York.

–. (1988). *A Manual of Diseases of the Nervous System*. Vol. 2:776–795. J. & A. Churchill, London.
–. (1895). «Subjective Visual Sensations». *Trans. Ophthalmol. Soc. U. K.* 15:20–44.
–. (1904). *Subjective Sensations of Sight and Sound: Abiotrophy, and Other Lectures*. P. Blakiston's Son & Co., Philadelphia.
–. (1907). *The Borderland of Epilepsy: Faints, Vagal Attacks, Vertigo Migraine, Sleep Symptoms, and their Treatment*. P. Blakiston's Son & Co., Philadelphia.
Graham, J. R. (1952). «The Natural History of Migraine: Some Observations and a Hypothesis». *Trans. Amer. Clin. & Climat. Ass.* 64:61.
Greene, R. (1963). «Migraine – the Menstrual Aspect». *J. Coll. Gen. Pract.* 6 (supp. 4):15.
Greppi, E. (1955). «Migraine Ground». *Int. Archiv. Allergy App. Immun.* 7:305.
Grimes, E. (1931). «The Migraine Instability». *Med. J. Rec.* 134:417.
Groddeck, Georg (1923). *Das Buch vom Es: Psychoanalytische Briefe an eine Freundin*. Internationaler Psychoanalytischer Verlag, Leipzig/Wien/Zürich.
Hachinski, V. C., J. Porchawka und **J. C. Steele** (1973). «Visual Symptoms in the Migraine Syndrome». *Neurology* 23:570–579.
Hebb, Donald O. (1954). «The Problem of Consciousness and Introspection», in *Brain Mechanisms and Consciousness*, hg. v. J. F. Delafresnaye, Charles C. Thomas, Springfield.
–. (1968). «Concerning Imagery». *Psychological Review* 75:466–477.
Heberden, William (1802). *Commentaries on the History and Cure of Disease*. T. Payne, London.
Herschel, John F. W. (1858). «On Sensorial Vision», nachgedruckt in *Familiar Lectures on Scientific Subjects*. London: Alexander Strahan, 1866.
Heyck, H. (1956). *Neue Beiträge für Klinik und Pathogenese der Migräne*. Thieme, Stuttgart.
–. (1964). *Der Kopfschmerz*. (3. Aufl.) Thieme, Stuttgart
Horton, B. T. (1956). «Histaminic Cephalgia: Differential Diagnosis and Treatment». *Proc. Mayo Clinic* 31:325.
Hubel, D. H. und **T. N. Wiesel** (1963). «Shape and Arrangement of Columns in Cat's Striate Cortex». *J. Physiology* (London) 165:559–568.
Jackson, John Hughlings (1931). *Selected Writings of John Hughlings Jackson*, hg. v. James Taylor. Hodder & Stoughton, London.
Janet, P. (1921). «A Case of Sleep Lasting Five Years, with Loss of Sense of Reality». *Arch. Neurol. & Psychiat.* 6:467.

Jarcho, Saul (1968). «Migraine in Astronomers and ‹Natural Philosophers›». *Bulletin of the New York Academy of Sciences*, vol. 44, Nr. 7:886–891.

Johnson, E. S., N. P. Kadam, D. M. Hylands und **P. J. Hylands** (1985). «Efficacy of Feverfew as Prophylactic Treatment of Migraine». *British Medical Journal* 291:569–573.

Jones, Ernest (1970). *Der Alptraum in seiner Beziehung zu gewissen Formen des mittelalterlichen Aberglaubens*. Reprogr. Nachdruck der Ausgabe von 1912. Kraus, Nendeln.

Keeler, M. H. (1968). «Marihuana-induced Hallucinations». *Disease of the Nervous System* 29:314–315.

–. (1970). «Kluver's Mechanisms of Hallucinations as Illustrated by the Paintings of Max Ernst», in *Origin and Mechanisms of Hallucination*, hg. v. W. Keup. Plenum Press, New York.

Kimball, R. W., A. P. Friedman und **E. Vallejo** (1960). «Effect of Serontonin in Migraine Patients». *Neurology* 10:107.

Klee, A. (1968). *A Clinical Study of Migraine with Particular Reference to the Most Severe Cases*. Munksgaard, Kopenhagen.

–. (1975). «Perceptual Disorders in Migraine», in *Modern Topics in Medicine*, hg. v. J. Pearce, S. 45–51. London, Heinemann.

Kluver, Heinrich (1928 und 1942). *Mescal* und *Mechanisms of Hallucination*, wiederveröffentlicht in einem Band, 1966. Chicago, University of Chicago Press.

Konorski, Jerzy (1967). *Integrative Activity of the Brain: An Interdisciplinary Approach*. University of Chicago Press, Chicago.

Kunkle, E. C. (1959). «Acetylcholine in the Mechanism of Headache of the Migraine Type». *Arch. Neurol. Psychiat.* 81:135.

Lance, James W. (1982). *Mechanisms and Management of Headache* (4. Aufl.). Butterworth Scientific, London/Boston.

–. (1986). *Migraine and Other Headaches*. Scribner's, New York.

–. (1990). «A Concept of Migraine and the Search for the Ideal Headache Drug». *Headache* 30:17.

Lance, J. W. und **M. Anthony** (1960). «Some Clinical Aspects of Migraine». *Arch. Neurol.* 15:356.

Lance, J. W., M. Anthony und **H. Hinterberger** (1967). «The Control of Cranial Arteries by Humoral Mechanisms and its Relation to the Migraine Syndrome». *Headache* 7:93.

Lashley, K. S. (1931). «Mass Action in Cerebral Function». *Science* 73:245–254.

–. (1941). «Patterns of Cerebral Integration indicated by Scotomas of Migraine». *Arch. Neurol. Psychiat.* 46:331.

Lauritzen, M. (1987). «Cortical Spreading Depression as a Putative Migraine Mechanism». *TINS* 10:8–13.

Leão, A. (1944). «Spreading Depression of Activity in the Cerebral Cortex». *Neurophysiol.* 7:359.

Lees, F. und **S. M. Watkins** (1963). «Loss of Consciousness in Migraine». *Lancet* 2:647.

Lennox, W. G. (1941). *Science and Seizures: New Light on Epilepsy and Migraine*. Harper & Bros, New York.

Lennox, W. G. und **M. A. Lennox** (1960). *Epilepsy and Related Disorders*. Little, Brown & Co., Boston.

Leroy, R. (1922). «The Syndrome of Lilliputian Hallucinations». *J. Nerv. & Ment. Dis.* 56:325.

—. (1926). «The Affective State in Lilliputian Hallucinations». *J. Ment. Sci.* 72:179–186.

Lippman, C. W. (1952). «Certain Hallucinations Peculiar to Migraine». *J. Nervous and Mental Disease* 116:346–351.

—. (1953). «Hallucinations of Physical Duality in Migraine». *J. Nerv. & Ment. Dis.* 117:345.

Liveing, Edward (1873). *On Mehrim, Sick-Headache, and Some Allied Disorders: A Contribution to the Pathology of Nerve-Storms*. Churchill, London.

Lurija, Alexander (1970). *Die höheren kortikalen Funktionen des Menschen und ihre Störungen bei örtlichen Hirnschädigungen*. Deutscher Verlag der Wissenschaften, Berlin.

—. (1992a). *Das Gehirn in Aktion: Einführung in die Neuropsychologie*. Rowohlt, Reinbek.

—. (1992b). *Der Mann, dessen Welt in Scherben ging* (enthält die Geschichte «Kleines Porträt eines großen Gedächtnisses»). Rowohlt, Reinbek.

Mandelbrot, Benoit (1987). *Die fraktale Geometrie der Natur*. Birkhäuser, Basel/Boston.

Masters, R. E. L. und **J. Houston** (1967). *The Varieties of Psychedelic Experience*. Dell, New York.

—. (1968). *Psychedelic Art*. Grove Press, New York.

Miles, P. W. (1958). «Scintillating Scotoma: Clinical and Anatomical Significance of Pattern, Size, and Movement». *J. A. M. A.* 167:1810.

Miller, W. R. (1936). «Psychogenic Factors in Polyuria of Schizophrenia». *J. Nerv. & Ment. Dis.* 84:418.

Milner, P. M. (1958). «Note on a Possible Correspondence between the Scotomas of Migraine and the Spreading Depression of Leão». *Electroenceph. Clin. Neurophysiol.* 10–705.

Mingazzini, G. (1926). «Klinischer Beitrag zum Studium der cephalalgischen und hemikranischen Psychosen». *Z. ges. Neurol. Psychiatr.* 101:428.

Möbius, Paul (1894). *Die Migräne*. Wien.

Moersch, F. P. (1924). «Psychic Manifestations in Migraine». *Amer. J. Psychiat.* 3:697–716.

Moreau de Tours, Jacques Joseph (1973). *Hashish and Mental Illness*. Raven Press, New York (Übersetzung des 1845 erschienenen *Du Haschisch et de l'alienation mentale*, Masson, Paris).

Muller, Stefan C., Theo Plesser und **Benno Hess** (1989). «Structural Elements of Dynamical Chemical Patterns». *Leonardo* 22:3–10.

Olesen, J. (1991). «Cerebral and Extracranial Circulatory Disturbances in Migraine: Pathophysiological Implications». *Cerebrovascular and Brain Metabolism Reviews* 3:1–28. New York, Raven Press.

Olesen, J., B. Larsen und **M. Lauritzen** (1981). «Focal Hyperemia Followed by Spreading Oligemia and Impaired Activation of rCBF in Classical Migraine». *Annals of Neurology* 9:344.

Oster, G. (1970). «Phosphenes». *Scientific American* 222:83–87.

Pawlow, Iwan P. (1928–1941). *Lectures on Conditioned Reflexes*. International Publishers, New York.

Penfield, Wilder (1958). *The Excitable Cortex in Conscious Man*. Charles C. Thomas, Springfield.

Penfield, W. und **P. Perot** (1963). «The Brain's Record of Auditory and Visual Experience – a Final Summary and Discussion». *Brain* 86:595.

Penfield, W. und **T. Rasmussen** (1950). *The Cerebral Cortex of Man*. Macmillan, New York.

Peters, J. C. (1853). *A Treatise on Headache*. William Radde, New York.

Piorry, P. (1831). «Mémoire sur une des affections désignées sous le nom de migraine ou hémicranie». *J. Univ. hebd. Méd. Chir.*, prat. 2 (1831):5–18; *J. Méd. Chir.*, prat. Paris, 2. Aufl., vol. II (1936):33–34; *Traité Méd.*, prat. vol. VIII (1850):75.

Plant, Gordon T. (1986). «The Fortification Spectra of Migraine». *British Medical Journal* 293:1613–1617.

Prigogine, Ilya (1988). *Vom Sein zum Werden*. Piper, München.

Prigogine, Ilya und **Isabelle Stengers** (1990). *Dialog mit der Natur*. Piper, München

Ranson, R., H. Igarashi, E. A. MacGregor und **M. Wilkinson** (1991). «The Similarities and Differences of Migraine with Aura and Migraine without Aura: A Preliminary Study». *Cephalalgia* 11 (Nr. 4):189–192, September.

Rascol, A., J. Cambier, B. Guiraud, C. Manelfe, J. David und **M. Clanet**

(1979). «Accidents ischemiques cerebraux au cours de crises migraineuses». *Rev. Neurol.* (Paris) 135:867.

Raskin, Neil Hugh (1988). *Headache* (2. Aufl.) Churchill Livingstone, New York.

—. (1990). «Conclusions». *Headache* 30:24.

Richards, W. (1971). «The Fortification Illusions of Migraine», *Scientific American* 224:88–96.

Rieff, P. (1959). *Freud: The Mind of the Moralist*. Doubleday, New York.

Rose, E. Clifford und **M. Gawel** (1979). *Migraine: The Facts*. Oxford University Press, Oxford.

Sacks, Oliver (1987). *Der Mann, der seine Frau mit einem Hut verwechselte*. Rowohlt, Reinbek.

—. (1989). *Der Tag, an dem mein Bein fortging*. Rowohlt, Reinbek.

—. (1992). «Der letzte Hippie». *Lettre international* 15.

Schreiber, A. O. und **P. C. Calvert** (1986). «Migrainous Olfactory Hallucinations». *Headache* 26:513–514.

Selby, G. und **J. W. Lance** (1960). «Observations on 500 Cases of Migraine and Allied Vascular Headache». *J. Neurol. Neurosurg. Psychiat.* 23:23.

Selye, Hans (1946). «The General Adaptation Syndrome and Disease of Adaptation». *J. Clinic. Endocrinol.* 6:117.

Sicuteri, F. (1959). «Prophylactic and Therapeutic Properties of Methyl Lysergic Acid Butonalomide in Migraine». *Int. Arch. Allergy* 15:300.

Siegel, Ralph (1990). «Chaos and the Single Neuron in Area VI of the Cat». *Abstracts Soc. Neuroscience* 16:230.

Siegel, Ronald K. (1977). «Hallucinations». *Scientific American* 237:132–140, Oktober 1977.

Siegel, Ronald K. und **Murray E. Jarvik** (1975). «Drug-Induced Hallucinations in Animals and Man», in *Hallucinations*, hg. v. R. K. Siegel und L. J. West. John Wiley & Sons, New York.

Singer, Charles (1958). «The Visions of Hildegard of Bingen», in *From Magic to Science*. Dover, New York.

Strauss, H. und **H. Selinsky** (1941). «EEG Findings in Patients with Migrainous Syndrome». *Trans. Amer. Neurol. Ass.* 67:205.

Symon, D. N. K. und **G. Russel** (1986). «Abdominal Migraine: A Childhood Syndrome Defined». *Cephalalgia* 6:223–228.

Symonds, C. (1952). «Migrainous Variations». *Trans. Med. Soc. London* 67:237. Reprint in Symonds, *Studies in Neurology*. London, Oxford University Press, 1970.

Thompson, D'Arcy W. (1942). *On Growth and Form*. Cambridge, Cambridge University Press.

Tissot, Simon André (1768). *Essai sur les maladies des gens du monde*.

Lausanne. Vgl. auch den letzten Band seines *Traité des nerfs et de leurs maladies* (Paris 1778–1780), in dem 83 Seiten der Migräne gewidmet sind.

Tourraine, G. A. und **G. Draper** (1934). «The Migrainous Patient: A Constitutional Study». *J. Nerv. & Ment. Dis.* 80:1.

Turing, A. M. (1952). «The Chemical Basis of Morphogenesis». *Philos. Trans. Roy. Soc.* B237:37.

Vahlquist, B. und **G. Hackzell** (1949). «Migraine of Early Onset». *Acta Paediatrica* 38:622.

Weir Mitchell, Silas (1887). «Neuralgic Headache with Appraritions of Unusual Character». *Amer. J. Med. Science* 93–94; 415–419.

Weiss, E. und **O. S. English** (1957). *Psychosomatic Medicine: A Clinical Study of Psychophysiological Reactions*. W. B. Saunders Co., Philadelphia/London.

Welch, K. M. A. (1987). «Migraine: A Biobehavioral Disorder». *Archives of Neurology* 44:323–327.

Whitehouse, D., **J. A. Pappas**, **P. H. Escala** und **S. Livingston** (1967). «Electroencephalographic Changes in Children with Migraine». *New Eng. J. Med.* 276:23.

Whitty, C. W. M. (1953). «Familial Hemiplegic Migraine». *J. Neurol. Neurosurg. Psychiat.* 16:172.

—. (1971). «Migraine Variants». *British Medical Journal* 1:38–40.

Whytt, Robert (1768). *Diseases Commonly Called Nervous, Hypochondriac, or Hysteric*. Becket, Pond & Balfour, Edinburgh.

Wilkinson, M. und **J. N. Blau** (1985). «Are Classical and Common Migraine Different Entities?» *Headache* 25:211–212.

Willis, Thomas (1684). *De morbis convulsivis* (Amstel 1670), *De anima brutorum* (Oxon 1672). Erste englische Übersetzung (Pordage) in *Dr. Willis' practice of Physick, Being the Whole Works of that Renowned and Famous Physician*. London.

Wilson, S. A. K. (1940). *Neurology*. Vol. 2:1570. Butterworth's.

Wolff, H. G. (1963). *Headache and other Head-Pain*. Oxford University Press, New York.

Register

E

F

G

H

N

Q

R

S

T

U

OLIVER SACKS

Der Mann, der seine Frau mit einem Hut verwechselte

Deutsch von Dirk van Gunsteren
rororo sachbuch 8780

Oliver Sacks erzählt zwanzig Geschichten von Menschen, die die «Balance auf Messers Schneide» verloren haben und in unvorstellbare Abgründe gefallen sind. Wie zum Beispiel Dr. P., ein renommierter Musikwissenschaftler und Sänger, der mit zunehmendem Alter selbst vertraute Gesichter und Gegenstände nicht mehr beim Namen nennen kann. Als er sich von Sacks verabschieden will, greift er nach dem Kopf seiner Frau und versucht, ihn sich aufzusetzen.

Prof. Thomas Lindner, Hamburg, schreibt: «Ein wunderbares Buch, das Produkt eines eigenständigen Denkers, der sich immer wieder von neuem aus der Routine befreit und keine Scheu davor hat, geheiligtes Wissen vom Sockel zu stoßen. Nüchterne Beobachtung und vorurteilslose Schlußfolgerung führen ihn fast zu einer Paradigmen-Revolution der Neurologie.»

Rowohlt

OLIVER SACKS

Awakenings – Zeit des Erwachens

Deutsch von St. Schappo, W. Gutjahr,
M. Lehmann, U. Hausmann, N. Rose, K.-H. Plottek,
M. Tichy und Klaus Henning
rororo sachbuch 8878

Oliver Sacks beschreibt in diesem Buch die Geschichte von Menschen, die an der Gehirnkrankheit encephalitis lethargica, der sogenannten «Europäischen Schlafkrankheit» leiden, und die schier unfaßbaren Heilungserfolge bei der Behandlung mit dem Medikament L-Dopa (Dopamin).
Das Buch wurde 1989 mit Robert de Niro und Robin Williams in den Hauptrollen verfilmt.

Der Tag, an dem mein Bein fortging

Deutsch von Dirk van Gunsteren
rororo sachbuch 8884

«Oliver Sacks hat mit diesem Buch ein neues Genre zur Meisterschaft geführt. Es sind wahrheitsgetreue, sachkundige Horrorgeschichten aus der Welt der Medizin und Neurologie, erzählt als Stoff, aus dem Romane sind.» *Stern TV*

Stumme Stimmen

Reise in die Welt der Gehörlosen
Deutsch von Dirk van Gunsteren
rororo sachbuch 9198

«Ein spannendes, auf jeder Seite neu befriedigendes Buch... Am Ende möchte man fast dasselbe tun, was Oliver Sacks nach dem Schreiben getan hat: die Gebärdensprache erlernen.» *Journal München*

Rowohlt